肿瘤手术护理技术

Nursing Techniques for Tumor Operations

主　编　卢秀英　朱　琳　王守艳

副主编　罗冬梅　陈丽结　刘　艺　沈祝苹

科学出版社

北　京

内 容 简 介

本书编者为多家知名肿瘤医院的护理专家。全书分为19章，对各种肿瘤手术配合及仪器设备操作等内容进行了系统化、标准化的介绍，并以1100余幅图片、31段视频方式展现，有利于各级护理人员的培训和实现标准化管理。书中详述了一些热点问题，如手术室内安全使用抗肿瘤药物的方案、荧光显影技术在肿瘤手术中的应用、肿瘤手术患者困难静脉通路的选择与建立、肿瘤手术患者围手术期深静脉血栓的预防、人文关怀在肿瘤患者围手术期的应用等。

本书适于各级医院手术室护士、肿瘤科护士及护理管理人员阅读参考。

图书在版编目（CIP）数据

肿瘤手术护理技术 / 卢秀英, 朱琳, 王守艳主编. -- 北京：科学出版社, 2025. 1. -- ISBN 978-7-03-080076-3

Ⅰ. R473.73

中国国家版本馆CIP数据核字第2024QR4818号

责任编辑：郭　颖 / 责任校对：张　娟

责任印制：师艳茹 / 封面设计：龙　岩

科学出版社 出版

北京东黄城根北街16号

邮政编码：100717

http://www.sciencep.com

北京中科印刷有限公司印刷

科学出版社发行　各地新华书店经销

*

2025年1月第　一　版　开本：787×1092　1/16

2025年1月第一次印刷　印张：29 1/4

字数：686 000

定价：268.00 元

（如有印装质量问题，我社负责调换）

编委名单

主　编　卢秀英　四川省肿瘤医院
　　　　朱　琳　四川省肿瘤医院
　　　　王守艳　哈尔滨医科大学附属肿瘤医院

副主编　罗冬梅　四川省肿瘤医院
　　　　陈丽结　中山大学肿瘤防治中心
　　　　刘　艺　泸州市龙马潭区人民医院
　　　　沈祝苹　浙江省肿瘤医院

编　委（以姓氏笔画为序）
　　　　马红利　重庆大学附属肿瘤医院
　　　　田仁娣　四川省肿瘤医院
　　　　田昌英　四川省肿瘤医院
　　　　代　云　四川省肿瘤医院
　　　　朱秋燕　浙江省肿瘤医院
　　　　向宏清　四川省肿瘤医院
　　　　刘　君　四川省肿瘤医院
　　　　刘晓丹　哈尔滨医科大学附属肿瘤医院
　　　　刘晓琴　四川省肿瘤医院
　　　　许家丽　广西壮族自治区人民医院
　　　　杜逸群　哈尔滨医科大学附属第一医院
　　　　李明天　中山大学肿瘤防治中心
　　　　吴亚君　四川省肿瘤医院
　　　　张　丹　四川省肿瘤医院
　　　　陈　涛　四川省肿瘤医院
　　　　周　扬　哈尔滨医科大学附属第一医院
　　　　郑　伟　四川省肿瘤医院

赵晓芳　四川省肿瘤医院
荣　蓉　四川省肿瘤医院
柳　露　四川省肿瘤医院
顾玮瑾　复旦大学附属肿瘤医院
秦章兰　广西壮族自治区南溪山医院
徐小利　四川省肿瘤医院
龚　娟　四川省肿瘤医院
蒋　晨　桂林医学院第二附属医院
蒋维连　桂林医学院第二附属医院
赖雁玲　中山大学肿瘤防治中心
裴宇权　北京大学肿瘤医院
廖　芯　四川大学华西第二医院
潘　慧　四川省肿瘤医院

前　言

肿瘤是当前我国居民最主要的死亡原因，已成为严重威胁我国居民健康的重大公共卫生问题，影响着国家经济和社会的可持续发展。2022 年全球新发肿瘤病例 1996 万例，2022 年全球肿瘤死亡病例 974 万例。2022 年中国新发肿瘤病例 482 万例，2022 年中国肿瘤死亡病例 257 万例。中国面临着肿瘤发病率和死亡率持续上升、肿瘤患者数量巨大、癌症患者 5 年生存率低的严峻现实。外科手术是肿瘤规范化治疗的重要方法，对改善肿瘤患者生存及预后具有举足轻重的作用。然而，在恶性肿瘤手术中，肿瘤细胞的种植、转移会严重影响患者预后，因此做好肿瘤手术隔离技术至关重要。同时，在全面提升医疗质量背景下，手术室护理质量是手术质量的重要保障，提高手术室护理质量需要不断完善手术护理技术规范和技术标准体系，从而促进我国手术期护理的高质量、同质化和高效率发展。

因此，四川省肿瘤医院集全国多家知名医院手术室护理工作经验，结合当前肿瘤外科手术的新技术、新方法，将各类专科肿瘤手术护理技术标准化，最终形成《肿瘤手术护理技术》一书呈现给大家。

本书共 19 章，将各种肿瘤手术配合及仪器设备等内容进行了系统化、标准化的介绍，以图片、视频的方式展现，将手术室基础操作、专科操作和仪器设备使用等内容录制视频，以二维码的方式置入本书中，让读者更加容易接受和学习，纸质图书与二维码有机结合，最大限度地拓展纸质书的内容维度，以更为简洁的感官体验、便利的使用方式和丰富多样的信息承载，使肿瘤手术护理技术的标准规范被有效推广，且能达到同质化学习的效果。同时，本书结合国内外前沿的机器人肿瘤外科手术、术中放疗技术、加速康复技术，将肿瘤手术护理技术的规范化配合深入基层，推广到全国肿瘤专科医院和综合性医院，以利于手术室各层级人员的培训，实现标准化、规范化、同质化管理。本书内容在临床得到真正的落实与应用，能积极有效地预防肿瘤患者术后复发转移，提高患者术后生存率，让肿瘤患者受益。

本书从策划到出版历时两年，是团队合作的结晶，全国有 37 名专家参与编写，在此深表感谢！因编者水平有限，难免存在不足，恳请广大读者和手术室护理同仁批评指正！

卢秀英
四川省肿瘤医院手术麻醉科护士长
于成都

目　录

请扫二维码

视频目录

第 1 章

肿瘤外科手术发展

第一节　概述

肿瘤外科建立在现代外科的基础上，随着麻醉、无菌术，以及输血技术的发展而得以发展。总体来看，肿瘤外科经历了“减状手术—根治手术—扩大根治手术—功能外科”四个阶段。现代外科手术始于 1809 年 MacDowell 切除卵巢肿瘤，1881 年，被誉为“腹部外科学之父”的 Theodor Billroth 完成了第一例用胃切除加胃十二指肠吻合术治疗幽门部胃癌，即 Billroth Ⅰ式手术，并获得了成功。此后，各种肿瘤切除手术蓬勃开展，但学者很快发现，单纯切除肿瘤，术后很快会发生局部复发。1894 年，Halsted 详细记录了通过切除乳腺组织、胸肌和腋窝淋巴结来治疗乳腺癌的手术，这一手术被他命名为“根治性乳房切除术”，这大大延长了患者的生存期。肿瘤外科也由减状手术向根治性手术发展，而切除肿瘤和所属区域淋巴结的根治性手术也成为现在肿瘤外科的标志。

在肿瘤外科百年发展中，尤其是 20 世纪 60 年代以后，随着科学技术的进步，对肿瘤生物学特性、肿瘤播散转移途径的认识，肿瘤外科经历了巨大的变化。肿瘤外科手术从单一治疗手段已发展为综合治疗中的主要组成部分。肿瘤外科的基本理念也随之发生了很大的变化，建立在以解剖学、生物学、免疫学和社会心理学基础上的现代肿瘤外科学已经代替了以解剖学为基础的传统肿瘤外科学。随着各种能量平台、手术器械的发展、医疗手段和科学技术的进步，肿瘤外科进入了以联合脏器切除和多脏器切除手术为标志的扩大根治手术时期，肿瘤外科从根治到改良根治，从功能破坏到保留功能，从外放手术到微创手术，从微创外科腔镜手术到微创外科手术机器人，手术的效果与肿瘤患者的生存质量同步提升，肿瘤外科进入了功能外科新时代。

（裴宇权）

第二节　外科手术在肿瘤诊疗中的应用

一、外科治疗的原则

1. *以肿瘤生物学特性为基础的原则*　肿瘤生物学特性是决定治疗方针的重要依据，肿瘤的生物学特性包括组织学分型、分化程度、浸润深度、生长方式、转移规律等，外科治疗须依据肿瘤的生物学特征。

2. 根治性、安全性、功能性结合原则　在根治肿瘤而无癌残留的前提下，尽量缩小切除范围，确保患者手术安全，保证患者术后最大功能的恢复和重建，最大限度地让患者高质量生存、生活与工作。

3. 不接触隔离原则　肿瘤外科手术中的任何不当操作可能造成肿瘤细胞的扩散，而医源性肿瘤扩散是造成手术失败的一个重要因素。

二、外科肿瘤开放手术

20 世纪初期对肿瘤治疗的认识还停留在单纯局部根治观点，认为只要广泛切除，恶性肿瘤就有希望治好，未重视外科手术后患者生存质量受到的影响。扩大化的手术切除提高了肿瘤的切除率，但并没有提高患者的生存率。20 世纪 60 年代，肿瘤外科切除的观点转到“在肿瘤根治的同时，保存机体功能和患者外形”的概念。肿瘤外科正在进行从“解剖切除型手术”到“功能保护型手术”的转变。广泛的“整块”切除的肿瘤根治术也逐渐过渡为适度的肿瘤根治术，从肿瘤需要广泛切除、需要器官切除的传统概念到肿瘤手术可以量体裁衣进行器官功能保护性肿瘤根治术，其重要原因为多学科、多种手段的肿瘤综合治疗及肿瘤外科手术技术的改进。

三、肿瘤外科微创手术

微创技术就其自身而言，其临床应用的目的在于以最小的创伤或侵袭获得最佳的外科治疗效果。实际上，大多数人眼中的微创手术是指腔镜手术，这其实仅仅是“狭义” 的微创治疗概念。近年来，随着基础学科的进步，人们对脏器生理功能及疾病本身的认识不断深入，新术式、新器械和新理念层出不穷，以腔镜手术为代表的微创外科发展迅速，手术入路从“常规切口”逐渐向“最小切口”，甚至“无切口”方向演进。腔镜手术仅仅是其中的一种形式，严格意义上而言，腔镜技术只是手术入路的一种微创体现，它解决的是手术入路问题，这实际上就是狭义概念上的微创。而从广义上来说，微创是一种理念，应当适用于所有侵袭性的手术操作过程中。这种理念强调的不是片面追求速度，更重要的是需减少组织损伤，尽可能地保住机体的自主功能。

微创理念与功能外科的要求也是相辅相成的。近几年来，随着社会医学的发展，临床医生和患者自身更加关注治疗后的生活质量问题，就其肿瘤治疗而言，根治和生活质量并重成为医患的共同目标。在这一背景下，功能外科理念应运而生。微创理念与功能外科两者在本质上是辩证统一的，微创的最终目的在于保“功能”。

肿瘤外科微创技术的发展，基于肿瘤治疗理念的更新，依赖其他学科的进步，外科手术腔镜系统、腔镜手术器械和能量平台的出现使外科手术走向“可视化”“解剖化”和“艺术化”。从开放性手术的“低头看”到腔镜手术平台、4K 超高清显示器平台的“抬头看”，再到微创外科手术机器人，外科手术显像平台的不断进化能够协助医生判断肌肉组织、神经组织、肿瘤边界，更好地保护组织和器官的功能，也使肿瘤外科的手术质量水平进一步提高。从传统的手术刀、手术剪到电钩、电铲，再到后来的超声刀，在这些工具的辅助下，肿瘤外科医生不断突破传统手术禁区，拓宽外科适应证。从以缝针、缝线和持针器为主的手工缝合、吻合到现在的镜下各种切割闭合吻合器，从最初的直线切割闭合器到多角度、多功能的镜下切割闭合吻合器，器械平台的发展将镜下的“不可能”变为“可能”。这些显像平台、能量平台和器械平台的不断推陈出新是外科医生基于微创的理念和信仰不断摸索而得到的，其同时也促进了肿瘤外科微创技术的创新和发展，肿瘤外科手术平台向着安全化、一体化、多功能化和智能化的方向不断发展。

（裴宇权）

第 2 章 手术室护理基础操作技术

第一节　外科手消毒

一、概念

外科手消毒（surgical hand antisepsis）是指外科手术前医务人员用皂液和流动水洗手，再用手消毒剂清除或杀灭手部暂居菌和减少常居菌的过程。

二、外科手消毒目的

1. 清除指甲、手部、前臂的污物及暂居菌。
2. 使手部暂居菌数不超过 $5cfu/cm^2$。
3. 抑制微生物的快速再生。

三、基本要求

（一）外科手消毒原则

1. 先清洗双手，后进行消毒。
2. 手术过程中手被污染或不同的手术中间须重新进行外科手消毒。

（二）消毒剂选择

1. 能够显著减少完整皮肤上的菌落数量。
2. 含有不刺激皮肤的广谱抗菌成分，具有持续抗菌活性。
3. 作用快速。
4. 不与其他物品产生拮抗性。

（三）外科手消毒操作流程

外科手消毒操作流程见表 2-1、视频 2-1 和视频 2-2。

视频 2-1　外科洗手消毒 1

视频 2-2　外科洗手消毒 2

表 2-1　**外科手消毒操作流程**

简要步骤		操作要点	图示
操作准备	人员准备	1. 规范着装，衣帽整齐 2. 摘除首饰；洗手衣置于洗手裤内、袖口卷至肘上 2/3 3. 指甲不可超过指尖，不可佩戴人工指甲或涂抹指甲油（图 2-1）	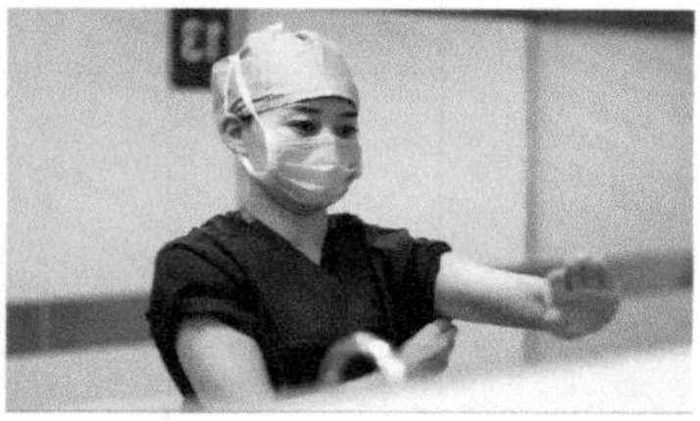 图 2-1　**人员准备**
	用物准备	1. 所需物品是否齐全且在有效期内 2. 物品均处于备用状态	
操作要点	洗手方法	1. 取皂液清洁双手、前臂、上臂下 1/3；注意清洁指甲内的污垢和皮肤的皱褶处（图 2-2）	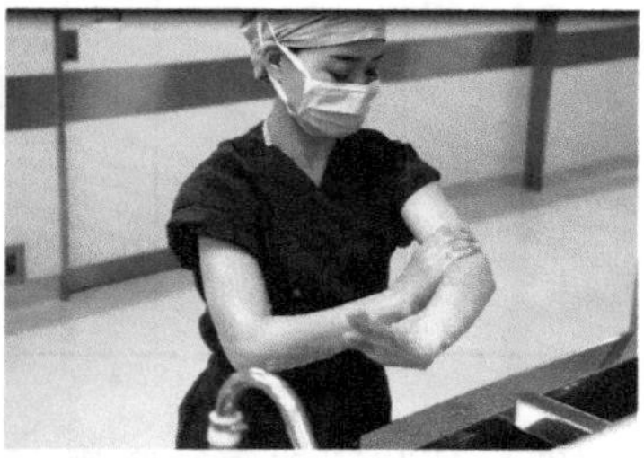 图 2-2　**清洗双手、前臂、上臂下 1/3**
		2. 在流动水下冲洗；沿一个方向从手指到肘部冲洗，不要来回移动手臂（图 2-3） 3. 使用干手物品擦干	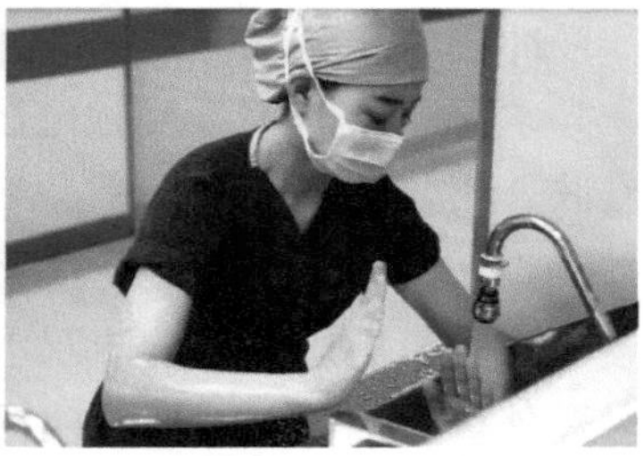 图 2-3　**冲洗**
刷手消毒（不建议常规使用）	刷手方法	1. 取无菌手刷，放入适量洗手液或外科手消毒液 2. 刷洗甲缘、甲沟、指蹼，再由拇指桡侧开始，渐次到指背、尺侧、掌侧，依次刷完双手手指 3. 分段交替刷手掌、手背、前臂至肘 4. 用流动水自指尖至肘部冲洗，不要来回移动手臂 5. 用无菌巾从手至肘上依次擦干，不可回擦；同法擦干另一侧手（图 2-4）	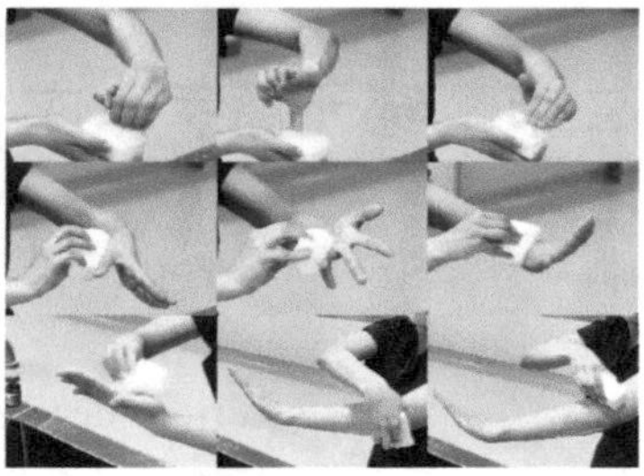 图 2-4　**刷手步骤**
	涂抹手消毒剂方法	手消毒剂的取液量、揉搓时间及使用方法应遵循产品使用说明	

续表

<table>
<tr><th>简要步骤</th><th colspan="2">操作要点</th><th>图示</th></tr>
<tr><td rowspan="2">免刷手消毒</td><td colspan="2">完成外科洗手</td><td></td></tr>
<tr><td>免冲洗手消毒方法</td><td>1. 一侧手心接取免冲洗手消毒剂，揉搓另一侧指尖、手背、手腕至前臂、上臂下1/3
2. 另一侧手接取免冲洗手消毒剂，同上步骤
3. 最后取手消毒剂，按照六步洗手法（图 2-5）洗手</td><td>图 2-5　涂抹手消毒液步骤</td></tr>
</table>

（四）外科手消毒注意事项

1. 在整个过程中双手保持位于胸前不低于肘部，指尖向上，避免水由肘部向指尖倒流。
2. 确保手部皮肤无破损。
3. 冲洗时避免衣裤溅湿。
4. 拿无菌巾的手不要触碰已擦过皮肤的巾面。同时还要注意无菌巾不要擦拭未经刷过的皮肤。
5. 戴无菌手套前，避免污染双手。
6. 摘手套后应立即清洁双手。
7. 外科手消毒剂开启后应标明开启的日期和时间，确保在有效期内使用。

（王守艳　刘晓丹）

第二节　穿无菌手术衣

一、概念

无菌手术衣（sterile surgical gown）是指用于手术室规范环境下的无菌服装。无菌手术衣有三对系带：领口一对系带；左叶背部与右叶内侧腋下各一系带组成一对；右叶宽大，能包裹术者背部，其上一系带与腰部前方的腰带组成一对。

二、目的

穿无菌手术衣的目的是避免和预防手术过程中医护人员衣物上的细菌污染手术切口，同时保障手术人员安全，预防职业暴露。

三、基本要求

（一）穿脱无菌手术衣操作流程

穿脱无菌手术衣操作流程见表 2-2 和视频 2-3。

视频 2-3　穿无菌手术衣

表 2-2　穿脱无菌手术衣操作流程

简要步骤		操作要点	图示
操作准备	人员准备	穿衣者衣帽整齐，进行外科手消毒	
	用物准备	无菌手术衣查看包装完好，在有效期内，化学指示卡已变色	
评估环境		选择宽敞处站立，面向无菌台	
穿无菌手术衣操作要点	取无菌手术衣	从无菌台面抓取后，手提衣领处，抖开，使另一端下垂（图 2-6）	图 2-6　抓取无菌手术衣
	穿无菌手术衣	1. 抓提衣领向前展开手术衣，与肩同齐水平，内侧面面对自己，顺势将双手和前臂伸入衣袖内，并向前平行伸展（图 2-7）	图 2-7　穿无菌手术衣
		2. 巡回护士在后抓住衣领内面，协助将袖口后拉，并系带（图 2-8）	图 2-8　巡回护士协助穿衣

续表

简要步骤		操作要点	图示
	戴手套	采用无接触式戴无菌手套	图 2-9 穿衣人员系带
	系带	解开腰间系带，将右侧系带递给台上其他手术人员或巡回护士用无菌持物钳夹取，旋转后与左手腰带系于胸前，使手术衣右叶遮盖左叶（图 2-9）	
	无菌范围	穿好无菌手术衣以后，双手应举在胸前。无菌区范围为上不过肩、下不过腰、两侧腋前线前（图 2-10）	图 2-10 无菌范围
脱无菌手术衣操作要点		由巡回护士协助解开衣领系带后，脱衣者双手抓住手术衣肩部外侧，使衣袖由里向外翻折，先脱手术衣，再脱手套	

（二）穿脱无菌手术衣注意事项

1. 穿无菌手术衣应在相应手术间内进行，无菌手术衣穿好后不得离开相应手术间。
2. 无菌手术衣不可接触任何非无菌区域，如有质疑应立即更换。
3. 无菌衣破损或可疑污染时应立即更换。
4. 巡回护士向后拉衣领时，不可触及手术衣无菌面。
5. 无接触式戴无菌手套时，穿衣者双手不得伸出袖口。
6. 穿无菌手术衣的医护人员必须戴好手套方可解开腰间活结（卡片）或接取腰带，未戴手套的手不可拉衣袖或触及其他部位。
7. 脱手术衣时，应先脱手术衣再脱手套，避免双手及刷手衣裤污染。
8. 如有接台手术应重新进行手消毒、穿无菌手术衣。

（王守艳　刘晓丹）

第三节　无接触式戴无菌手套

一、概念

无接触式戴无菌手套（closed gloving/non-contact gloving）是指手术人员在穿无菌手术衣时手不露出袖口独自完成或由他人协助完成戴手套的方法。

二、目的

保证医护人员从外科手消毒到穿无菌手术衣及戴手套的整个过程中，消毒完成的手不直接接触手套，在衣袖内完成戴手套的全部动作，有效地防止了未戴无菌手套前拿取无菌物品。

三、基本要求

视频 2-4　无接触式戴无菌手套

（一）无接触式戴无菌手套操作流程

无接触式戴无菌手套操作流程见表 2-3 和视频 2-4。

表 2-3　无接触式戴无菌手套操作流程

简要步骤		操作要点	图示
操作准备	人员准备	衣帽整洁，戴口罩、帽子，不佩戴饰物，指甲长度不超过指尖；进行外科洗手消毒后、穿无菌手术衣	
	用物准备	无菌手套包装完好无破损，在有效期内	
评估环境		操作环境符合无菌技术操作原则，无菌手套置于无菌台面	
操作要点	穿无菌手术衣	双臂平行插入手术衣内，双手不可露出袖口	
	无菌手套放置	无菌手套反向放置，指尖朝向自己，打开包装，暴露手套（图 2-11）	图 2-11　暴露手套
	个人戴手套	一只手隔衣袖取对侧手套置于手部掌侧面，手套指端朝向前臂，与各手指相对应（图 2-12）	图 2-12　拿取手套

续表

简要步骤		操作要点	图示
		拿取手套的手隔衣袖抓住反折面下侧边缘，另一只手隔衣袖将反折面上侧边缘翻套于袖口上，拿取手套的手顺势插入手套内（图 2-13）	图 2-13　戴手套
		再用已戴好手套的手，同法戴另一只手套（图 2-14）	图 2-14　同法戴对侧手套
	摘除手套	戴手套的手持另一手的手套外侧面翻转摘除	
		用已摘除手套的手伸入另一手套的内侧面翻转摘除	

（二）注意事项

1. 手持手套时手稍向前伸，保持一定距离，避免紧贴手术衣。

2. 无接触式戴手套时，未戴手套的手避免露出至袖口外。拉衣袖时用力不可过急，袖口拉至拇指关节处即可。

3. 避免双手露出至衣袖外，所有操作双手应均在衣袖内完成。

4. 戴手套时，将反折边的手套口翻转至全部包裹袖口，不可暴露腕部。

5. 涉及感染、骨科手术时手术人员应戴双层手套（穿孔指示系统），有条件的内层为彩色。

6. 戴好手套后医护人员不可触及非无菌区，如有质疑应立即更换。

7. 无菌手套破损或疑有污染时应立即更换。

8. 摘除手套时，注意清洁的手不要被手套外侧面污染。

（王守艳　刘晓丹）

第四节　铺置无菌器械台

一、概念

无菌器械台（sterile instrument table）是指手术过程中存放无菌物品、手术器械等物品的操作区域。

二、目的

使用无菌单建立无菌区域、无菌屏障，防止手术器械、手术物品再污染，最大限度地减少微生物由非无菌区域转移至无菌区域；同时可以加强管理手术物品。

三、基本要求

（一）铺置无菌器械台原则

1. 严格执行无菌操作技术，明确无菌区和非无菌区。未经消毒的手不可跨越无菌区及接触无菌台内一切物品。
2. 无菌物品需用无菌持物钳夹取，或洗手巡回护士配合拿取至无菌器械台。
3. 取出无菌物品后，即使其未被使用也不可再次放回至无菌容器内。
4. 怀疑无菌器械台、无菌物品污染时，不可继续再次使用。
5. 铺置好的无菌器械台及台上的无菌物品只可供给一个患者使用。

（二）铺置无菌器械台操作流程

铺置无菌器械台操作流程见表 2-4 和视频 2-5。

视频 2-5　铺置无菌器械台

表 2-4　铺置无菌器械台操作流程

简要步骤		操作要点	图示
操作准备	人员准备	洗手护士按照手术室要求规范着装，戴帽子、口罩	
	用物准备	根据手术的性质和术区范围选择合适的器械车；准备无菌持物钳、所有手术用物，无菌物品包装完好无破损、在有效期内	
评估环境	手术间 30min 内未进行清洁打扫，选择近术区较宽敞区域铺置无菌器械台		
操作要点	检查无菌器械包	将无菌包放置于器械车中央，检查其名称、灭菌日期和包外化学指示物，以及包装完整性、是否干燥、有无破损	图 2-15　打开内层包布
	打开无菌器械包及无菌物品	方法 1：打开无菌包的外层包布后，洗手护士进行外科手消毒，巡回护士使用无菌持物钳打开内层无菌单，按照先打开近侧、检查包内化学指示物、走到器械台对侧打开对侧的顺序打开无菌包，四周无菌单沿车缘下垂至少 30cm，巡回护士协助洗手护士穿无菌手术衣、无接触式戴无菌手套，再由巡回护士打开、洗手护士接取无菌敷料及无菌物品（图 2-15、图 2-16）	图 2-16　洗手护士接取无菌物品

续表

简要步骤		操作要点	图示
		方法 2：打开无菌包外层包布后，洗手护士用无菌持物钳打开内层无菌单，并使用无菌持物钳将无菌物品夹至无菌器械台内，操作完成后将无菌器械台放置于安全的位置后进行外科手消毒，巡回护士协助洗手护士穿无菌手术衣、无接触式戴无菌手套（图 2-17）	**图 2-17 洗手护士夹取无菌物品**
	整理无菌器械台	将手术器械按照分类有序放置，无菌物品、无菌敷料按类别、使用顺序、频率放置于指定位置，易于管理，建立隔离区	

（三）铺置无菌器械台注意事项

1. 原则上不能进行覆盖铺置好的无菌器械台。

2. 无菌器械台的台面为无菌区域，无菌单沿车缘下垂至少 30cm，手术器械及物品不可超出器械台边缘。

3. 无菌器械台应保持整洁干燥，如有浸湿应立即更换或加盖无菌单。

4. 移动无菌器械台时，洗手护士不可接触无菌器械台平面以下的区域，巡回护士不可接触下垂的无菌单。

5. 无菌包的规格、尺寸应遵循《医疗机构消毒技术规范》（WS/T367—2012）的规定。

（王守艳　刘晓丹）

第五节　手术器械传递

一、概念

无触式传递（non-contact transfer）是指手术过程中，借助中间物质进行传递、回收手术锐器，防止职业暴露。

二、手术器械传递原则

1. 动作迅速、方法准确、器械正确，术者接过后即可使用，不需要调整方向。

2. 力度适中，以达到提示术者的注意力为宜。

3. 根据手术进程及时更换调整手术器械。

4. 及时回收术区内的器械，避免堆积，防止坠地。

三、手术器械传递方法

（一）不同方向手术器械传递方法

1. 对侧传递　洗手护士拇指握器械前 1/3 处，四指握器械中部，器械前端朝向掌心。

根据对侧术者的位置调整弯侧方向。使用腕部发力，将器械的环柄部拍打在术者的掌心上，以术者接到的器械以弯侧向外为宜。

2. 同侧传递 洗手护士拇指握器械前 1/3 处，四指握器械中部，器械环柄部朝向掌心。通过腕下传递。

（二）锐性器械的传递方法

锐性器械的传递方法见表 2-5。

表 2-5 锐性器械的传递方法

器械名称	传递方法		图示
手术刀	安装刀片	持针器前 1/3 夹持刀片前段背侧，将刀片与刀柄槽相对合（图 2-18）	图 2-18 安装刀片
	拆卸刀片	持针器前 1/3 夹持刀片尾端背侧向上轻抬，推出即可（图 2-19）	图 2-19 拆卸刀片
	手术刀传递	使用弯盘进行无接触式传递，水平传递至术者，防止职业暴露（图 2-20）	图 2-20 无接触式传递
剪刀	洗手护士握住剪刀中部，利用腕部运动适力将环柄部拍打在术者掌心（图 2-21）		图 2-21 剪刀传递
持针器	夹针、带线	洗手护士右手持持针器，用持针器开口处前 1/3 夹持缝针后 1/3，左手接过持针器握住中部，右手拇指、示指或中指捏住缝线前端穿过针孔，缝线过针孔 1/3 后将线反折，合并缝线后卡入持针器前端（图 2-22）	图 2-22 夹针、带线

续表

器械名称	传递方法		图示
	持针器传递	洗手护士手持持针器中部，针尖端朝向掌心，针弧朝向手背，缝线搭在手背或握于掌心，腕部适当发力将环柄部拍打于术者掌心（图 2-23）	图 2-23　持针器传递

视频 2-6　手术器械传递

（三）钝性器械的传递方法

钝性器械的传递方法见表 2-6 和视频 2-6。

表 2-6　钝性器械的传递方法

器械名称	传递方法	图示
止血钳	洗手护士手持止血钳前 1/3 处弯侧向掌心，腕部发力将环柄部拍打在术者掌心（图 2-24）	图 2-24　止血钳传递
镊子	洗手护士手持镊子夹端且闭合其开口，水平或直立式传递，使术者手持镊子中上部（图 2-25）	图 2-25　镊子传递
吸引器	洗手护士手持吸引器中下部直立传递，使术者握住吸引器上部	
拉钩	洗手护士手持拉钩前端，将柄端水平传递至术者（图 2-26）	图 2-26　拉钩传递

（四）缝线传递方法

缝线传递方法见表 2-7。

表 2-7　缝线传递方法

带线方法	传递方法	图示
徒手	洗手护士左手拇指与示指捏住缝线前 1/3、拉出缝线，右手持线的中后 1/3 处水平递给术者；术者的手在缝线的中后 1/3 处接线；当术者接线时，洗手护士双手稍用力绷紧缝线，以增加术者的手感	图 2-27　血管钳带线法
血管钳带线	洗手护士使用止血钳纵向夹紧结扎线前端 2mm，达到结扎时不位移、不滑脱；传递时手持轴部，弯侧向上，用柄端轻击术者手掌传递（图 2-27）	

（五）手术器械传递注意事项

1. 传递器械前、后应检查器械的完整性，防止缺失部分遗留在手术部位。
2. 生理盐水浸湿牵开类器械后传递。
3. 安装、拆卸刀片时勿面对其他人员，尖端向下，对向无菌台面。
4. 传递锐利器械时应采用无接触式传递，预防职业暴露。
5. 传递器械时不可从术者肩上或背后传递。

（王守艳　刘晓丹）

第六节　手术区皮肤消毒

一、目的

清除手术切口处及其周围皮肤上的暂居菌，并抑制常居菌的移动，最大限度地减少手术部位的相关感染。

二、消毒方式

1. 环形或螺旋形消毒　应用于小范围术区的消毒。
2. 平行形或叠瓦形消毒　应用于大范围术区的消毒。
3. 离心形消毒　清洁切口皮肤消毒应从手术野中心部开始向周围涂擦。
4. 同心形消毒　消毒污染手术区域、感染伤口或肛门、会阴部，应从手术区外周清洁部向感染伤口或肛门、会阴部涂擦。以原切口为中心，由上至下、自外向内进行消毒。

三、消毒原则

（一）消毒范围

消毒范围应大于手术切口周围 15cm 的区域。关节手术消毒范围应超过上一个或下一个关节。如术中可能延长切口，应事先相应扩大皮肤消毒范围。每一次的消毒均不超过上次的消毒范围；应至少使用 2 把消毒钳。

（二）消毒顺序

由清洁区向相对不清洁区稍用力消毒。如为清洁手术，以拟定的切口区为中心向周围涂擦。如为污染手术或肛门、会阴处手术，则涂擦顺序相反，由手术区周围向切口中心涂擦。已接触污染部位的消毒敷料，禁止返擦清洁处。

（三）消毒剂的选择

根据不同手术患者年龄和手术那位，选择不同种类用于手术野皮肤消毒的消毒剂。普通外科、颅脑外科、骨外科、心胸外科手术区皮肤宜用 2% ～ 3% 碘酊消毒，待干后，再用 75% 医用酒精涂擦 2 ～ 3 遍；或用 0.5% ～ 1% 碘伏消毒 2 遍。五官科手术如面部皮肤、供皮区皮肤可用 75% 医用酒精消毒。婴儿、碘过敏者，以及面部、会阴、生殖器等处的消毒，可选 0.1% 氯己定、75% 医用酒精、0.5% 水溶性碘剂等（表 2-8）。

表 2-8　常用的皮肤（黏膜）消毒剂

类别	常用名称	常用部位
碘类	2% ～ 3% 碘酊	手术、注射穿刺皮肤及新生儿脐带部位
	0.5% ～ 1% 碘伏	手术、注射穿刺皮肤、新生儿脐带部位及皮肤黏膜
醇类	75% 医用酒精	表面皮肤、颜面部及取皮区皮肤等；脱碘
胍类	0.1% ～ 5% 氯己定	创面、颜面部、会阴、阴道、膀胱的冲洗等
过氧化氢类	3% 过氧化氢溶液	表面皮肤、黏膜

（四）特殊部位消毒

1. 实施头面部、颈后入路手术时，应在皮肤消毒前用防水眼贴（眼保护垫）保护双眼。避免消毒液流入眼内，损伤角膜。

2. 消毒腹部皮肤时，可先将消毒液滴入脐部，待皮肤涂擦完毕后，再蘸净脐部消毒液。

3. 对于结肠造瘘口患者，皮肤消毒前应先将造瘘部位用无菌纱布覆盖，隔离手术切口及周围区域，再进行常规皮肤消毒，最后消毒造口处。

4. 对于烧伤、腐蚀或皮肤受创伤患者，应先用生理盐水冲洗皮肤。

（五）消毒注意事项

1. 消毒剂

（1）选择使用时应考虑手术部位、患者年龄、医生需求，必要时参照说明书。

（2）专人负责、定基数、专柜存放（手术量大的单位可采用专用库房存放），并悬挂相应标识。

（3）易燃消毒剂属于危化品类，应按照国家危化品管理规范执行。

2. 消毒前

（1）检查消毒区皮肤：检查皮肤清洁程度，皮肤有破口或疖肿者应立即告知手术医生。如有破溃肿瘤，提前用无菌敷贴覆盖。

（2）检查消毒剂：名称、开启时间、有效期、浓度、质量。

（3）防止皮肤损伤：消毒剂使用适量，以不滴为宜；应注意相关部位用垫单保护。

3. 消毒过程中

（1）确认消毒质量：范围符合要求，涂擦均匀无遗漏，皮肤皱褶、脐、腋下处消毒规范，避免消毒液渗漏床面。如消毒过程中床单位明显浸湿，应更换床单或加铺一层布单后再铺置无菌单，避免术中患者皮肤长时间接触消毒液浸湿的床单造成皮肤灼伤。婴幼儿患者皮肤消毒时尤应注意。

（2）皮肤消毒应使用两把无菌敷料钳分别夹持碘伏纱布，防止消毒过程中污染。禁止使用后的敷料钳再度放置于无菌器械台上。

（3）在消毒过程中，消毒医务人员双手不可触碰手术区及其上物品。如疑有污染必须重新消毒。

4. 消毒后

（1）注意观察消毒后的皮肤有无不良反应。

（2）消毒液干燥后方可铺单或贴膜。

（六）常见手术野皮肤消毒范围

常见手术野皮肤消毒范围见表 2-9。

表 2-9　常见手术野皮肤消毒范围

手术部位		消毒范围	图示
头颈部（头、颈、面部手术）	头部手术	头部及前额（图 2-28）	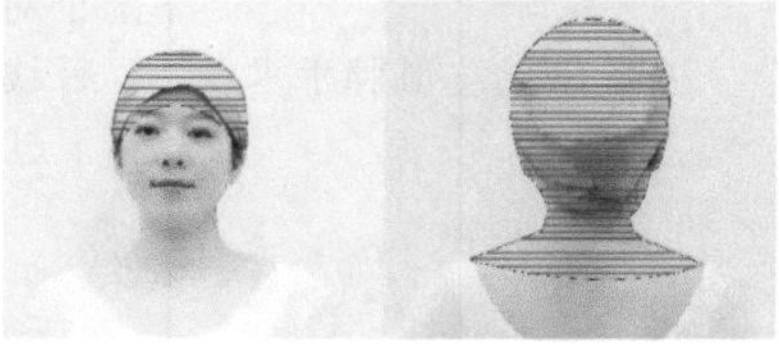 图 2-28　头部手术消毒范围
	颈前部手术	上至下唇、下至乳头，两侧至斜方肌前缘（图 2-29）	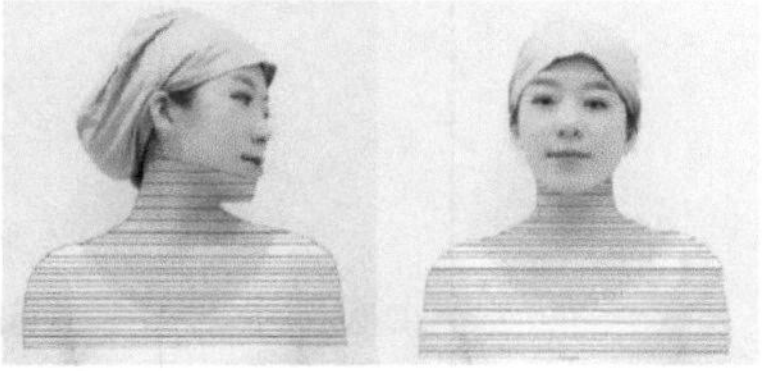 图 2-29　颈前部手术消毒范围
	颈椎手术	上至颅顶、下至两腋下连线	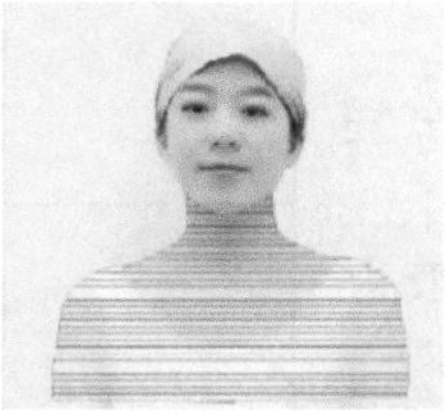
	锁骨手术	上至颈部上缘、下至上臂上 1/3 处和乳头上缘，两侧过腋中线（图 2-30）	图 2-30　锁骨手术消毒范围
胸部（食管、肺、乳腺手术）	食管、肺部手术（侧卧位）	前后过正中线，上肩及上臂上 1/3，下过肋缘；包括同侧腋窝（图 2-31）	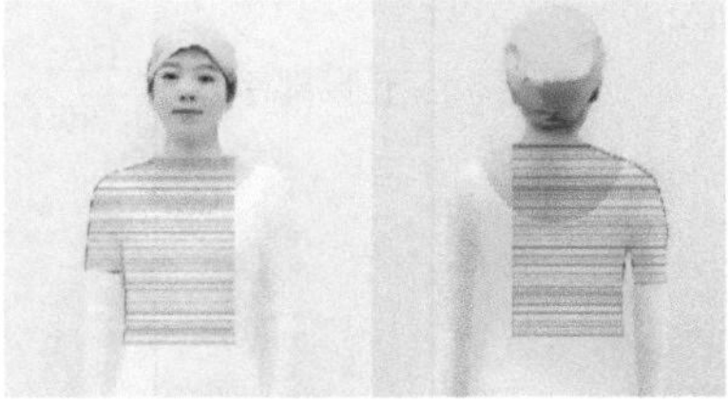 图 2-31　胸部侧卧位手术消毒范围

续表

手术部位		消毒范围	图示
	食管、肺部手术（仰卧位）	左右过腋中线，上至锁骨及上臂，下过脐平行线（图2-32）	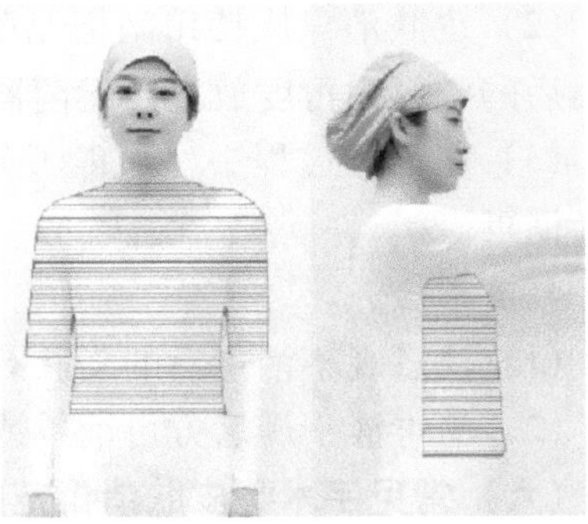 图 2-32　胸部仰卧位手术消毒范围
	乳腺手术	前至对侧锁骨中线，后至腋后线，上过锁骨及上臂，下过脐平行线（图 2-33）	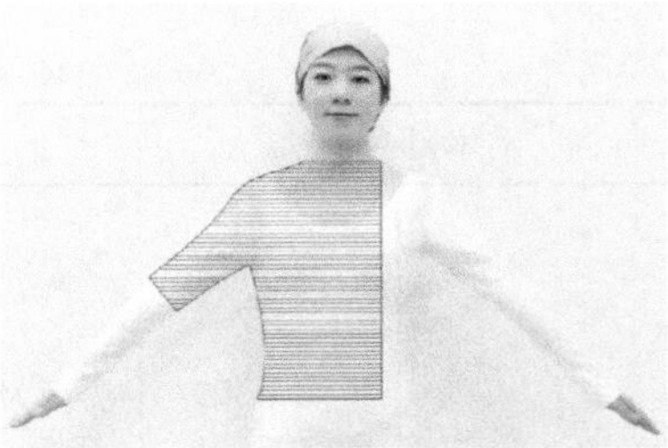 图 2-33　乳腺位手术消毒范围
腹部（胃肠、肝胆、妇科、膀胱、腹股沟、阴囊手术）	上腹部手术	上至乳头，下至耻骨联合平面，两侧到腋后线（图2-34）	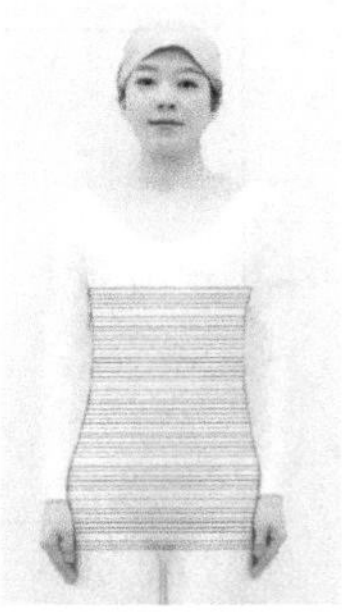 图 2-34　上腹部手术消毒范围
	下腹部手术	上至剑突，下至大腿上1/3处，两侧至腋中线（图 2-35）	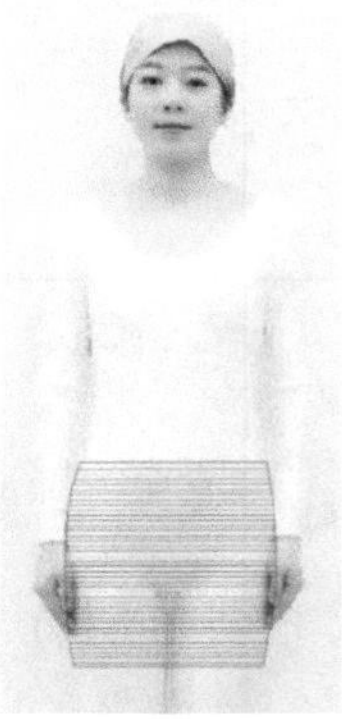 图 2-35　下腹部手术消毒范围

续表

手术部位		消毒范围	图示
	腹股沟和阴囊手术	上至脐平行线，下至大腿上1/3，两侧至腋中线（图2-36）	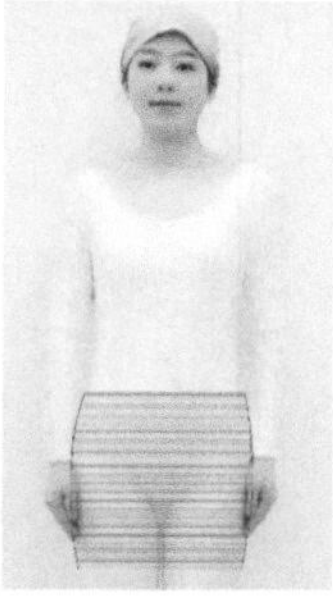 图 2-36　**腹股沟和阴囊手术消毒范围**
肾部（肾脏手术）	肾部手术（侧卧位）	前后过正中线、上至腋窝、下至腹股沟（图 2-37）	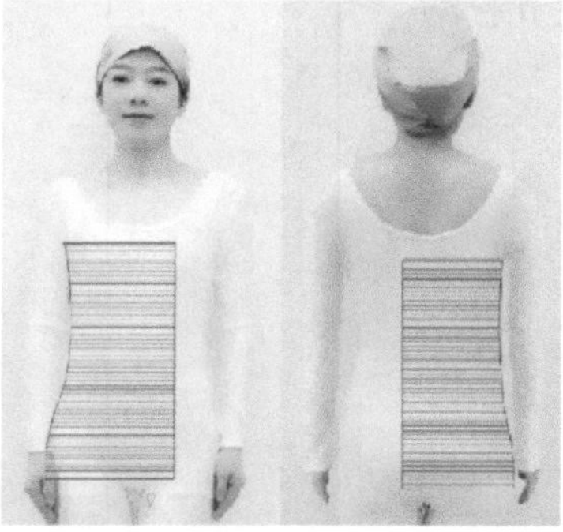 图 2-37　**肾部手术侧卧位手术消毒范围**
背部（脊柱手术）	胸椎手术（俯卧位）	上至肩，下至髂嵴连线，两侧至腋中线（图 2-38）	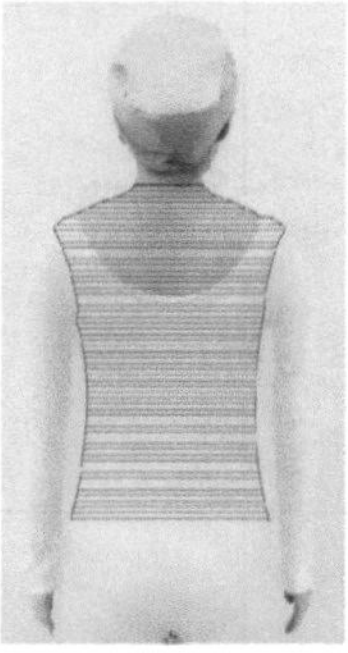 图 2-38　**胸椎手术消毒范围**
	腰椎手术（俯卧位）	上至两腋窝连线，下过臀部，两侧至腋中线（图 2-39）	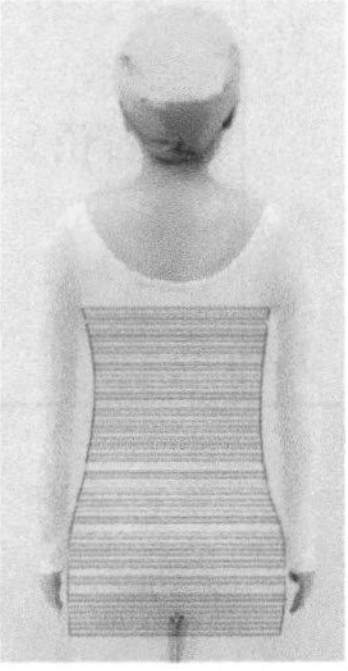 图 2-39　**腰椎手术消毒范围**

续表

手术部位		消毒范围	图示
四肢（四肢、髋关节手术）	四肢手术	手术区周围消毒、上下各超过一个关节（图 2-40、图 2-41）	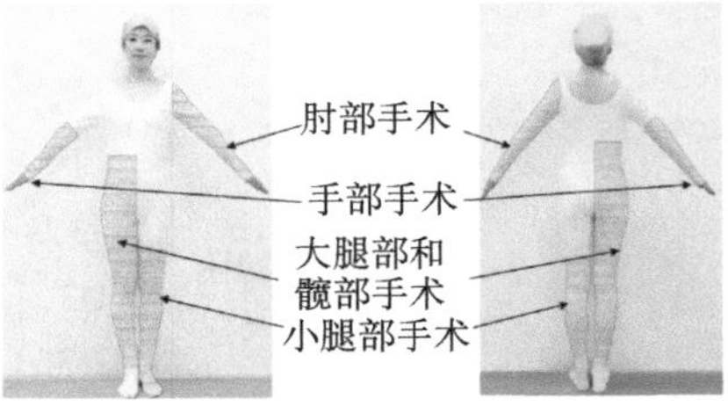 图 2-40　**四肢手术消毒范围** 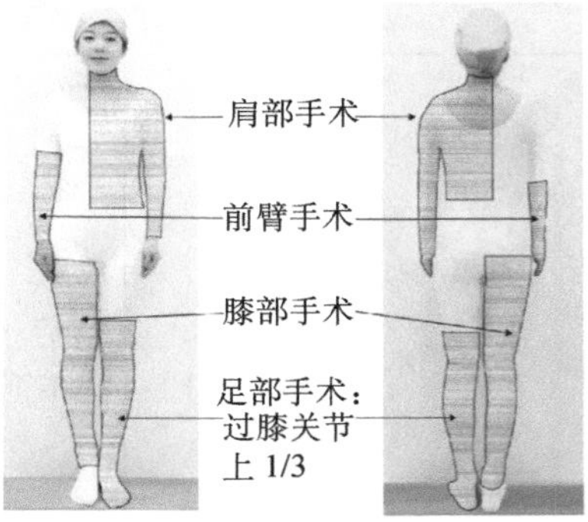 图 2-41　**四肢手术消毒范围**
	髋关节手术	前后过正中线、上至剑突，患肢远端至踝关节上方，健肢远端至膝关节（图 2-42）	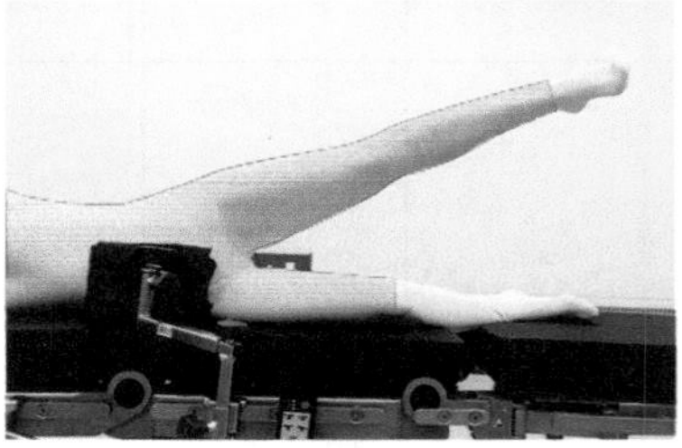 图 2-42　**髋关节手术消毒范围**
会阴（子宫、直肠手术）	子宫、直肠手术（截石位）	耻骨联合、肛门周围及臀、大腿上 1/3 内侧（图 2-43）	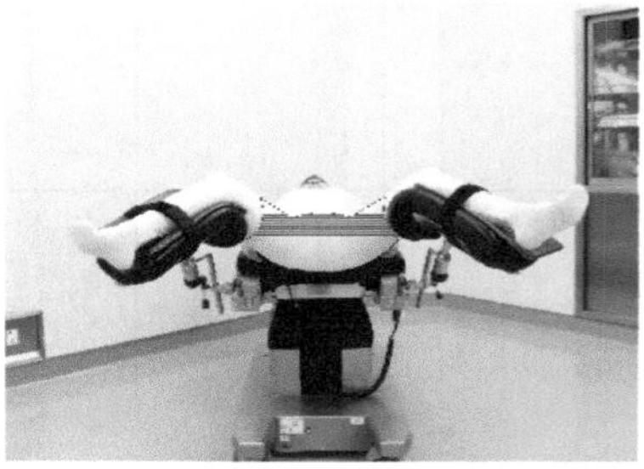 图 2-43　**会阴手术消毒范围**

（王守艳　刘晓丹）

第七节　手术体位安置

一、概念

标准手术体位（standardized patient position）是由手术医生、麻醉医生、手术室护士共同确认和执行，根据生理学和解剖学知识，选择正确的体位设备和用品，充分显露手术野，确保患者安全与舒适。标准手术体位包括仰卧位、侧卧位、俯卧位，其他手术体位都在标准体位基础上演变而来。

二、目的

手术体位安置的目的是充分显露手术野，便于手术者的操作，确保手术顺利进行。不同的手术术式或手术入路常需要不同的手术体位，同一手术体位又可以适用多种手术。体位摆放既要达到易于显露手术野和便于手术操作的目的，又要全面考虑患者正常生理功能需求。常见的手术体位包括仰卧位、俯卧位、侧卧位、截石位等。

三、体位安置的原则

1. 应充分显露手术区域，尽量减少对患者生理功能的影响，注意保护患者隐私。

2. 保持人体正常的生理弯曲及生理轴线，维持各肢体、关节的生理功能体位，防止过度牵拉、扭曲及血管神经损伤。

3. 保持患者呼吸通畅、循环稳定。

4. 注意分散压力，防止局部长时间受压，保护患者皮肤完整性。

5. 正确约束患者，松紧度适宜（以能容纳一指为宜），维持体位稳定，防止术中移位、坠床。

四、体位安置的基本要求

（一）仰卧位

仰卧位（supine position）是将患者头部放于枕上，双臂置于身体两侧或自然伸开，双腿自然伸直的一种体位。

根据不同的手术部位及手术方式演变各种特殊仰卧位。如标准仰卧位适用于头颈部、颜面部、胸腹部、四肢手术等；头（颈）后仰卧位适用于口腔、颈前入路手术等；头高足低仰卧位适用于上腹部手术等；头低足高仰卧位适用于下腹部手术等；人字分腿仰卧位适用于开腹 Dixon 手术等；人字分腿仰卧头高足低位适用于腹腔镜下胃、肝脏、脾、胰手术等；人字分腿仰卧头低足高位适用于腹腔镜下结直肠手术等，见表 2-10 和视频 2-7。

视频 2-7　仰卧位摆放

表 2-10　仰卧位安置操作流程

体位名称	用物准备	操作要点	图示
仰卧位	头枕、约束带，按需准备膝枕、足跟垫	1. 头部置头枕使头和颈椎处于中立位置，头枕高度适宜 2. 上肢掌心朝向身体，肘部微屈用布单固定，远端关节略高于近端关节，有利于肌肉韧带放松和静脉回流 3. 膝下垫膝枕、足下垫足跟垫 4. 距膝关节上 5cm 用约束带固定，松紧适宜，以能容纳一指为宜，防止腓总神经损伤 5. 如术中需要上肢外展，外展角度小于 90°，防止损伤臂丛神经（图 2-44）	图 2-44　仰卧位
头（颈）后仰卧位	另加肩垫、颈垫	1. 肩下平肩峰置肩垫，按需抬高肩部，颈下置颈垫，使头向后仰 15°～30°，保持头颈中立位，充分显露手术部位 2. 防止颈部过伸引起甲状腺手术体位综合征，防止颈部过度扭曲牵拉，颈丛神经引起损伤 3. 保持眼睑自然闭合，避免角膜受损（图 2-45）	图 2-45　头（颈）后仰卧位
人字分腿仰卧位	另加肩挡或足挡	1. 使患者骶尾部移至超出手术床背板与腿板折叠处约 5cm，调节腿板至双下肢分开不超过 90°，站一人为宜 3. 根据手术部位调节适宜倾斜高度(图 2-46)	图 2-46　人字分腿仰卧位

（二）俯卧位

俯卧位（prone position）是患者俯卧于手术床面，面部朝下，背部朝上，保证胸腹部最大范围不受压，双下肢自然屈曲的手术体位。

俯卧位适用于头颈部、背部、脊柱后路、盆腔后路、四肢背侧等手术，见表 2-11 和视频 2-8。

视频 2-8　俯卧位摆放

表 2-11 俯卧位安置操作流程

体位名称	用物准备	操作要点	图示
标准俯卧位	俯卧位支架或方形体位架或俯卧位胸腹垫；俯卧位头枕、头架、头垫；托手架、脚架、会阴保护垫、约束带、各种贴膜	1. 根据手术方式与患者体型选择适宜的体位支撑物并放置于手术床相应位置 2. 麻醉后，由至少四名医护人员共同配合，其中麻醉医生负责保护患者头颈部及气管导管；一名手术医生位于患者转运床一侧，负责翻转患者；另一名手术医生位于患者手术床一侧，负责接住患者；巡回护士负责翻转患者双下肢，采用轴线翻身法将患者安置于俯卧位支撑用物上，妥善约束，避免坠床 3. 检查头面部，确保双眼眼睑闭合，避免角膜损伤，避免压迫眼部眶上神经、眶上动脉、眼球、颧骨、鼻及口唇等，根据患者脸型调整头部支撑物宽度，保持颈椎中立位，维持人体正常生理弯曲，选择前额、两颊及下颌作为支撑点（图 2-47） 4. 将前胸、肋骨两侧、髂前上棘、耻骨联合作为支撑点使胸腹部悬空，避免受压，避开腋窝，保护男性患者会阴及女性患者乳房（图 2-48） 5. 将双膝放置于软枕上，保持功能位避免悬空，给予体位垫保护，双下肢稍分开，足踝部放置软枕，踝关节自然弯曲，足尖自然下垂，约束带置于膝关节上 5cm，避开腘窝（图 2-49） 6. 妥善固定各类管道	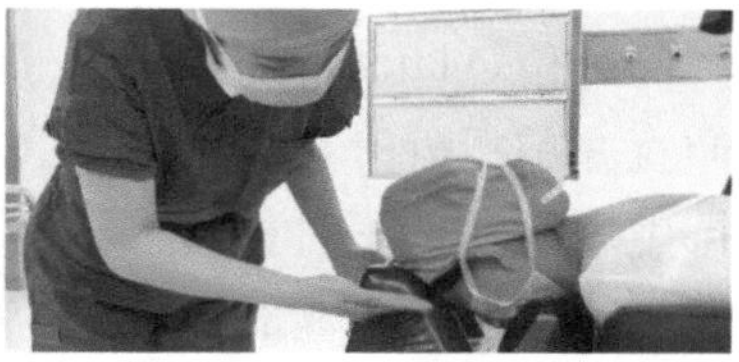 图 2-47 检查头面部 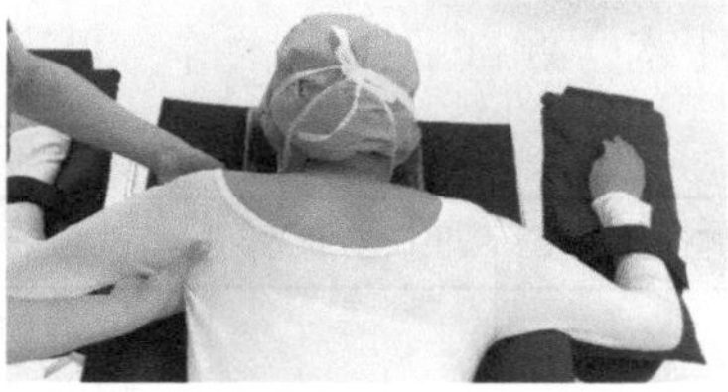 图 2-48 检查受压部位 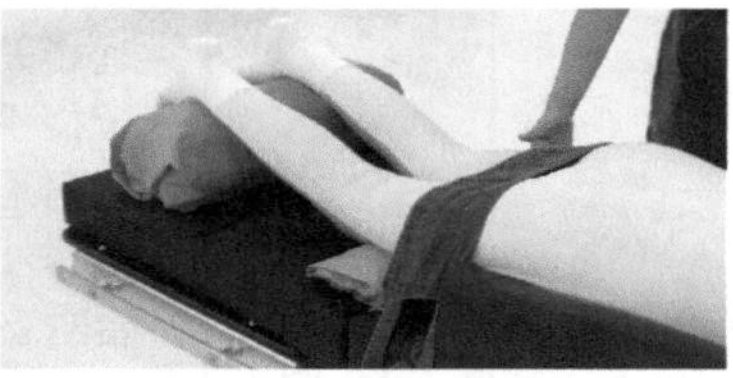 图 2-49 双下肢摆放
骨科颈椎后入路手术俯卧位		患者双臂沿身体纵轴方向向后放置于身体两侧，手心向内，用布单固定（图 2-50）	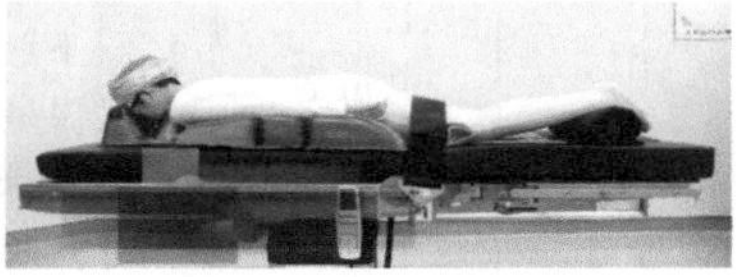 图 2-50 双臂放于身体两侧
骨科胸椎、腰椎后入路手术俯卧位		患者双上肢自然上举、屈曲，远端高于近端，放置于头部两侧或搁手板上，妥善约束、固定，肘关节处垫放体位垫，避免尺神经损伤（图 2-51）	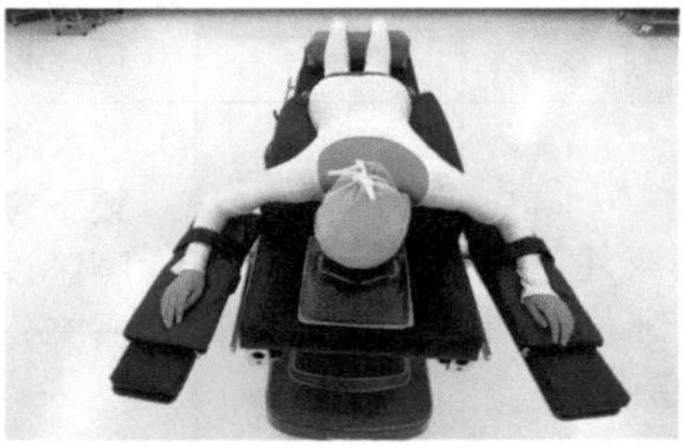 图 2-51 双臂放于搁手板上

续表

体位名称	用物准备	操作要点	图示
神经外科后入路手术俯卧位		放置神经外科专科头架，双上肢向后放置于身体两侧，妥善固定	

（三）侧卧位

侧卧位（lateral position）是指身体向一侧自然侧卧，头部向健侧稍偏。下肢自然屈曲或伸直并前后分开放置，双腿之间放置体位垫。双上肢自然向前伸展，脊柱处于水平线上，保持生理弯曲的一种体位。

侧卧位适用于颞部、肺、食管、侧胸壁、髋关节等部位的手术。根据手术部位的不同，演变出特殊侧卧位以满足手术需求，如泌尿外科肾部手术、输尿管手术等，以及神经外科三叉神经减压术、颞部显微手术等，见表 2-12、视频 2-9 和视频 2-10。

视频 2-9 侧卧位摆放 1

视频 2-10 侧卧位摆放 2

表 2-12 侧卧位安置操作流程

体位名称	用物准备	操作要点	图示
标准侧卧位（图 2-52、图 2-53）	头枕、胸垫、固定挡板、下肢支撑垫、搁手板、可调节手架、上下肢约束带等	1. 取健侧卧位，头下放置头枕，高度平下侧肩，使颈椎处于水平位置 2. 腋下距肩峰 10cm 处放置胸垫，患侧上肢屈曲呈抱球状放置于可调节托手架上，远端关节低于近端关节；健侧上肢外展于搁手板上，远端关节高于近端关节，共同维持胸廓自然舒展，肩关节外展或上举小于 90°，两肩连线保持与手术台垂直 3. 腹侧使用固定挡板支撑耻骨联合，背侧用固定挡板固定骶尾部或肩胛区（距离术野至少 15cm） 4. 双下肢自然屈曲，前后分开放置，保持双腿呈跑步姿态，双腿之间放置支撑垫 5. 用约束带固定下肢及双侧上肢，固定时应避开膝盖外侧，于膝关节上方 5cm 处固定，避免损伤腓总神经 6. 调节手术床时应注意观察，避免患者移位，妥善固定各管路	图 2-52 标准侧卧位正面 图 2-53 标准侧卧位背面
泌尿外科侧卧位（图 2-54）	另加腰垫、头板等	1. 手术部位对准手术床背板与腿板折叠处，腰下置腰垫，调节手术床使患者凹陷的腰区逐渐展开，腰部肌肉拉伸，肾区显露充分 健侧腰腹部放置软垫 将腰部顶高以协助显露手术区 距腋下 10cm 胸壁处放置软垫 保持平整 可防止下侧手臂及腋窝受压 减小下胸壁压疮风险	图 2-54 泌尿外科侧卧位

续表

体位名称	用物准备	操作要点	图示
		2. 患侧下肢伸直，健侧下肢自然屈曲，双下肢之间垫一软枕，用约束带固定（图 2-55） 3. 缝合前及时复位	 **图 2-55　健侧下肢伸直**
神经外科侧卧位（图 2-56）	另加弹性绷带等	如患者侧卧位方向与器械相对，可不使用上侧搁手架，将上侧上肢掌心向内，关节处于功能位，自然放于躯干上侧，用约束带将其固定于身体上，也可以在胸前放置一软枕，使其呈抱枕状固定于身体侧方，可使上肢更自然放于体侧，使手掌屈曲面有效地贴于体侧中心，用弹性绷带固定患者肩部；注意观察肩部肌肉牵拉是否过紧，肩带部位用软垫保护，防止压疮	**图 2-56　神经外科侧卧位**

（四）截石位

截石位（lithotomy position）是患者仰卧，双腿置于腿架上，臀部移至手术床背板边缘，最大限度地暴露会阴部。

截石位适用于肛肠手术、妇科手术、经腹会阴联合切口、尿道相关手术等，见表 2-13 和视频 2-11。

视频 2-11　截石位摆放

表 2-13　截石位安置操作流程

用物准备	操作要点	图示
截石位腿架、体位垫、约束带、托手板、肩挡等	1. 患者取仰卧位，在齐髋关节平面放置截石位腿架，高度应与患者仰卧屈髋时大腿高度相等，保持足尖、膝部、对侧肩部在同一水平线（TKO 连线）（图 2-57），双下肢外展小于 90°（图 2-58）	**图 2-57　保持足尖、膝部、对侧肩部在同一水平线** **图 2-58　双下肢外展小于 90°**

续表

用物准备	操作要点	图示
	2. 腿架托住小腿及膝部，必要时腘窝处垫体位垫，防止损伤腘窝血管、神经及腓肠肌 3. 根据手术术式移动臀部，必要时臀部下方垫体位垫，以减轻局部压迫，同时臀部也相应得到抬高 4. 当需要头低足高位时可加用肩托（图 2-59），以防止患者向头端滑动 5. 当根据手术术式或手术部位调节截石位架高度时，注意髋关节外展两腿间夹角，防止过度牵拉神经肌肉	图 2-59　头低足高位可加用肩托

（五）注意事项

1. 根据手术类型、手术需求、产品更新的情况，选择适宜的体位设备和用品。

2. 在转运、移动、升降或安置患者体位时宜借助工具，确保患者和医护人员的安全。

3. 在转运和安置体位过程中应当做好保暖，维护患者的尊严并保护其隐私。

4. 移动或安置体位时，手术团队成员应当相互沟通，确保体位安置正确，各类管路安全，防止坠床。

5. 安置体位时，避免患者身体任何部位直接接触手术床金属部分；避免患者裸露的不同部位皮肤之间直接接触，以免发生电灼伤。

6. 患者全身麻醉后应对眼实施保护措施，避免术中角膜干燥及损伤。

7. 安置体位后或变换体位后，应对患者身体姿势、组织灌注情况、皮肤完整性和安全带固定位置及所有衬垫、支撑物的放置情况进行重新评估，并观察原受压部位的情况。

（王守艳　刘晓丹）

第八节　术中输血

一、概念

术中输血（intraoperative blood transfusion）是指患者手术过程中将血液制剂通过静脉输注给患者的一种治疗方法。

二、目的

1. 维持血容量，提高血压以抗休克和防止出血性休克。

2. 提供具有携氧能力的红细胞以纠正急性缺血症。

3. 补充各种凝血因子以纠正患者的凝血功能障碍。

三、血液制品种类

血液制品种类见表 2-14。

表 2-14　血液制品种类

血液制品分类	分类名称		
全血	新鲜血		
	库存血		
成分血	血浆成分	新鲜血浆	
		保存血浆	
		冷冻血浆	
		干燥血浆	
		冷沉淀	
	血细胞成分	红细胞	浓缩红细胞
			洗涤红细胞
			冷冻红细胞
		白细胞浓缩悬液	
		血小板浓缩悬液	
血浆蛋白	白蛋白制剂		
	凝血制剂		
	免疫球蛋白和转移因子		

四、术中输血操作要点

（一）取血流程

医护人员凭取血单，携带取血专用箱到血库取血；取血与发血双方必须共同查对患者姓名、性别、病案号、门急诊 / 病室、床号、血型有效期及配血试验结果，以及保存血的编码、外观（检查血袋是否损坏，血液是否渗漏、颜色及形态是否正常）等，核对无误后，双方共同确认签字后方可发出。

（二）输血流程

1. 取回后应由麻醉医生和巡回护士共同核对，双方确认并核对患者姓名、性别、病案号、门急诊 / 病室床号、血型有效期及配血试验结果，以及保存血的编码、外观等内容，核对无误后，双方共同签字确认接收。

2. 输血前须由麻醉医生和巡回护士共同再次核对以上信息。准确无误后方可输血。

3. 输血时应使用符合标准的输血器，且输血前后应用生理盐水冲洗输血器管道。

4. 应遵循先慢后快的原则，同时根据病情和年龄遵医嘱调节输血速度。

5. 观察静脉通道，保持血液输注通畅，防止输血管道扭曲、受压；当出现针头脱落、移位或阻塞时应及时处理。

6. 严密观察患者有无不良反应，如有异常应及时处理。

7. 输血完毕后，医护人员应记录和签字，并将输血记录单(交叉配血报告单)放在病历中，将空血袋低温保存 24h。

（三）注意事项

1. 一名医护人员严禁同时为两名患者取血。输血时必须实施双人核查流程，输注前必须再次核对相关信息。

2. 血液制品不可随意加热，必要时可使用专用加温仪（图 2-60），使用加温仪时应严格遵照使用说明。血液制品中不可随意加入其他药物，不与乳酸钠林格液同时输注。

3. 术中必要时采取加压输血，成人静脉留置针选用不少于 20G（儿童不少于 22G），加压输血过程应缓慢加压，压力不可超过 300mmHg（图 2-61）。

4. 血小板制品应取出即用，输注前保持振荡。其他血液制品从血库取出后应 30min 内输注，4h 内输完。

5. 保持输血器通道通畅，4h 更换一次，如有异常应及时更换。

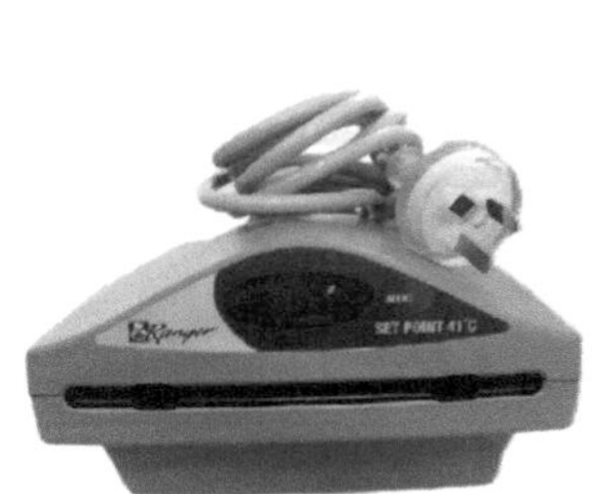

图 2-60 输液、输血加温仪

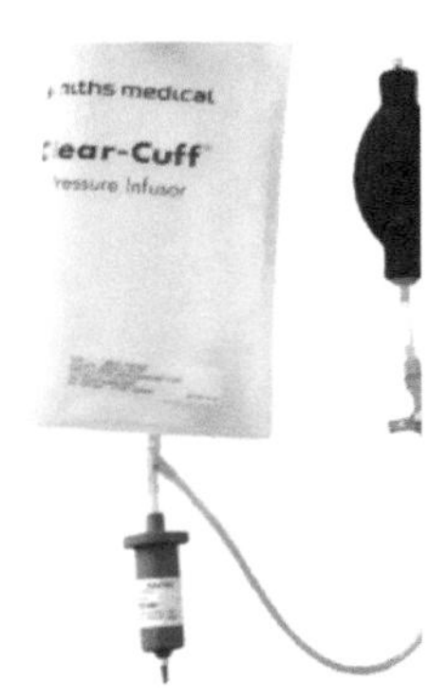

图 2-61 输血加压器

（王守艳 刘晓丹）

第九节 心肺复苏技术

一、心搏骤停

心搏骤停（cardiac arrest，CA）是指心脏有效射血功能突然终止，有原发性和继发性两种。

心搏骤停的主要临床表现为意识消失；大动脉搏动消失；呼吸停止或先呈叹息样呼吸，继而停止；面色苍白或青紫；瞳孔散大、对光反射消失；手术切口不出血、术野血色暗红；监护仪显示心电图成直线、室颤心律及无脉电活动；脉搏血氧饱和度波形消失；无创动脉血压测不出、有创动脉监测波形消失，平均动脉压数值小于 20mmHg；呼气末二氧化碳分压浓度迅速降至 10mmHg 以下或者波形消失。

二、心肺复苏技术

（一）基础生命支持流程

基础生命支持（basic life support，BLS）又称初级心肺复苏，指采用徒手和（或）借助设备来维持心搏骤停患者循环和呼吸的最基本抢救方法。基本程序按照“C-A-B”的顺序，即胸外按压、开放气道、人工通气，见视频 2-12。有条件时，可考虑实施“D”，即除颤。

视频 2-12　心肺复苏技术

1. 明确环境安全，检查患者有无反应，并启动应急反应系统。

2. 判断呼吸和脉搏，同时判断呼吸和脉搏至少 5s，但不超过 10s。判断呼吸时扫视患者胸部，观察胸部是否有起伏；判断脉搏用 2 ～ 3 根手指从气管正中部位滑移到气管和胸锁乳突肌之间的凹陷处，触摸颈动脉搏动。对于儿童，触摸颈动脉或股动脉搏动；对于婴儿，触摸肱动脉搏动。若成人患者无正常呼吸且无脉搏，按照按压与急救呼吸为 30 ∶ 2 的比率进行高质量心肺复苏。若儿童、婴儿患者无正常呼吸且无脉搏，双人施救时按压：通气比率为 15 ∶ 2。

3. 胸外按压（circulation，C）

（1）胸外按压的部位（图 2-62）：胸部中央，胸骨的下半部，相当于男性两乳头连线之间的胸骨处。

（2）胸外按压的手法（图 2-63）：施救者一只手的掌根部放在胸骨按压部位，另外一只手平行叠加其上，两手手指交叉紧紧相扣，手指尽量翘起，保证手掌根部用力在胸骨上，避免发生肋骨骨折。按压时，身体稍向前倾，双肩在患者胸骨正上方，双臂绷紧伸直，以髋关节为支点，依靠肩部和背部的力量垂直向下用力按压。按压和放松的时间大致相等。按压时应高声匀速计数。

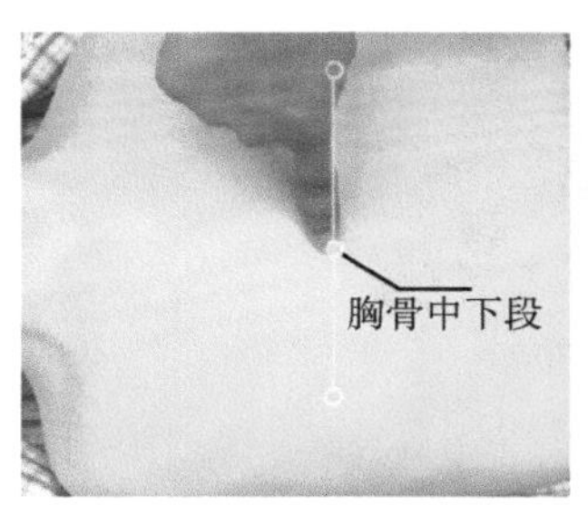

图 2-62　**胸外按压部位**

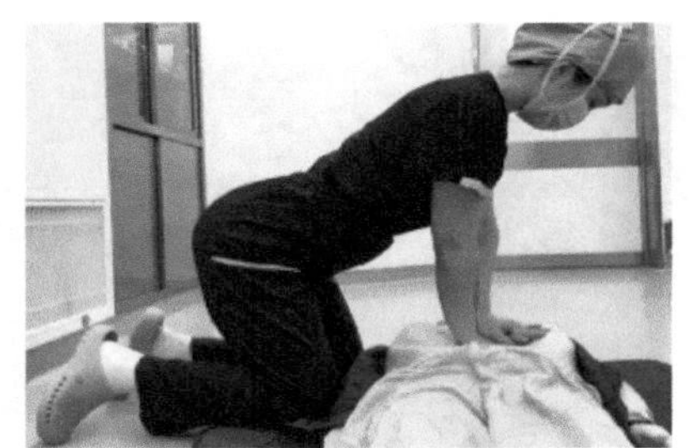

图 2-63　**胸外按压手法**

（3）胸外按压要点：①按压频率为 100 ～ 120 次 / 分，15 ～ 18s 完成 30 次按压；②按压深度至少为 5cm，但不超过 6cm，应避免过度按压和按压深度不足；③每次按压后应使胸廓完全回弹，按压放松时，手掌根部既不要离开胸壁，也不要倚靠在患者胸壁上施加任何压力；④尽量减少中断胸外按压。

（4）儿童和婴儿胸外按压：①儿童，按压部位同成人；但对于大多数儿童，可使用 1 只手或 2 只手的掌根按压胸部；对于非常小的儿童，单手按压技术即可达到预期的按压深度，即至少为胸廓前后径的 1/3，约 5cm。②婴儿，按压部位是两乳头连线之间稍向下方的胸骨下半部分，切忌按压胸部末端。按压深度至少为婴儿胸廓前后径的 1/3，约 4cm。单人施救时，可采用双指按压、双拇指环绕按压或单手掌根按压。双人施救时，医护人员首选双拇指环绕按压。

4. 开放气道（airway，A）：有效的呼吸必须打开患者的气道。开放气道的常用方法包括仰头抬颏法、推举下颌法、抬颈仰头法（图 2-64）。若怀疑患者头部或颈部损伤时，则采取托颌法以减少颈部和脊椎的移动。如果托颌法不能开放气道，则改用仰头抬颏法。对于婴儿，需将其头部置于正中位。

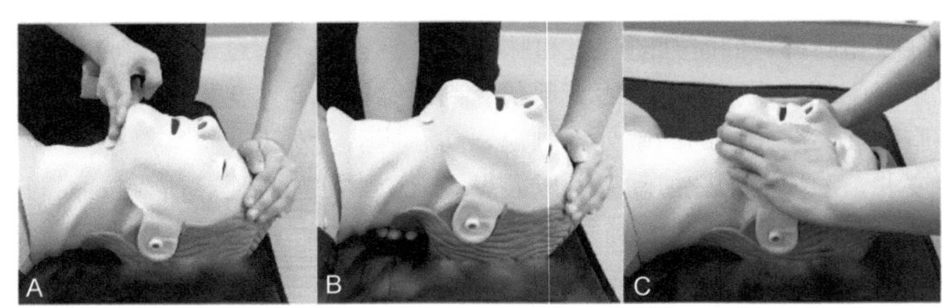

图 2-64　开放气道

A. 仰头抬颏法；B. 抬颈仰头法；C. 推举下颌法

5. 人工通气（breathing，B）（图 2-65）：目的是维持足够的氧合和充分排出二氧化碳。在每 30 次胸外按压结束后，应立即给予 2 次人工通气，每次通气应持续 1s，使胸廓明显起伏，保证有足够的气体进入肺部，但应注意避免过度通气。人工通气可采用口对口、口对面罩、球囊面罩等方法。单人施救时，对于儿童，采用口对口通气技术。对于婴儿，最好使用口对口鼻通气技术。

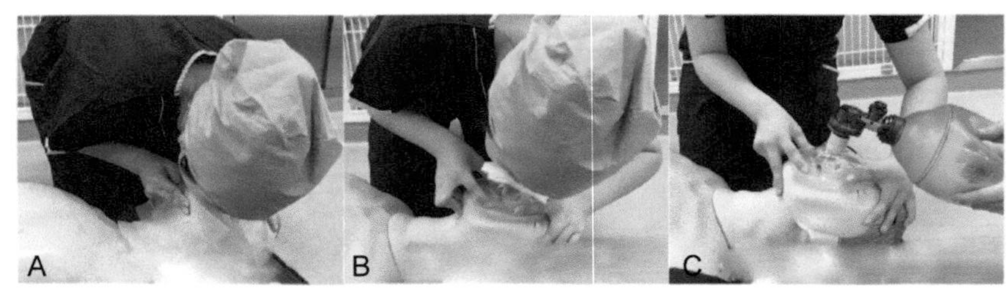

图 2-65　人工通气

A. 口对口人工通气；B. 口对面罩通气；C. 球囊面罩通气

（1）口对口人工通气：施救者用置于患者前额的手的拇指与示指捏住患者鼻孔，用口唇把患者的口完全罩住，进行人工通气。施救者实施人工通气前，正常吸气即可。通气完毕，施救者应立即脱离患者口部，同时放松捏闭患者鼻部的手指，使患者能从鼻孔呼出气体。

（2）口对面罩通气：以患者鼻梁为参照，将便携面罩放置于患者口鼻部，封住面部；施救者将示指和拇指放在面罩的两侧边缘，将另一只手的拇指放在面罩的下缘固定，封闭好面罩，其余手指置于下颌骨边缘提起下颌以开放气道。施救者经面罩通气至患者胸廓抬起，然后将面罩离开口，使患者呼出气体。

（3）球囊面罩通气：当有 2 名及以上施救者时，可采用球囊面罩进行通气。

6. 角色更换：有两个或多个施救者时，应每 2 分钟轮换按压和通气的角色。换人操作时间应在 5s 内完成，以减少胸部按压中断的时间。

（二）术中发生心搏骤停的急救措施

1. 患者去枕平卧，保持呼吸道通畅。

2. 监测心电、血压、脉搏、呼吸，观察患者意识状态、气道有无堵塞、触摸颈动脉有无搏动。

3. 患者出现心搏骤停，即刻实施基础生命支持术和胸外电除颤术。

4. 迅速建立有效的静脉通路，必要时建立两条静脉通路。

5. 遵医嘱及时、准确用药，执行口头医嘱时认真聆听，护士复述内容 1 遍，得到医生确认后方可执行，保留药瓶并做好记录。

6. 严格执行三查八对制度和无菌操作技术流程。积极配合手术医生、麻醉医生抢救。

7. 密切监测生命体征变化及出血量、输入量、尿量，并详细记录。

8. 遵医嘱及时为患者保暖及戴冰帽。

（三）注意事项

及时判断心肺复苏效果，判断复苏成功需继续观察。

1. 大动脉搏动恢复情况，触摸成人患者颈动脉、儿童患者颈动脉或股动脉、婴儿患者股动脉。

2. 自主呼吸恢复。

3. 散大的瞳孔开始回缩。

4. 颜面及口唇颜色由发绀转为红润。

5. 患者神志恢复。

6. 监测生命体征恢复。

（王守艳　刘晓丹）

第3章 手术室护理专科操作技术

第一节 手术安全核查

一、概念

手术安全核查是由具有执业资质的手术医生、麻醉医生和手术室护士三方，分别在麻醉实施前、手术开始前和患者离开手术室前共同对患者身份和手术部位等内容进行核查的工作过程。

二、目的

手术安全核查通过逐项核对相关内容，降低手术差错发生概率，保障医疗质量与患者安全，提高手术团队的工作效率。

三、适用范围

手术安全核查适用于各级各类手术，包括侵入性有创操作，如安置 PICC、穿刺活检、激光治疗、安置宫内节育器等。

四、原则

1. 手术患者均应佩戴能识别其身份信息的标识，以便核查。
2. 手术医生、手术室护士在麻醉医生主持下三方共同核查，并逐项填写手术安全核查表，准确记录核查时间。
3. 应至少同时采用两种以上的方法识别患者身份，如患者姓名、ID 号、出生日期等，但不包括患者的床号或病房号。

五、基本要求

（一）手术安全核查操作流程

手术安全核查操作流程见表 3-1 和视频 3-1。

视频 3-1　手术安全核查

表 3-1　手术安全核查操作流程

简要步骤		操作要点	图示
操作准备	人员准备	具有执业资质的手术医生、麻醉医生和手术室护士三方	
	用物准备	手术安全核查表（图 3-1）	图 3-1　手术安全核查表
麻醉实施前	核查方法	三方按手术安全核查表依次核对患者身份信息、手术方式、知情同意情况、手术部位与标识、麻醉设备安全检查、皮肤是否完整、术野皮肤准备、静脉通路建立情况、患者过敏史、抗菌药物皮试结果、术前备血情况、假体、体内植入物等内容（图 3-2）	图 3-2　麻醉实施前的安全核查
手术开始前	核查方法	三方共同核查患者身份信息、手术方式、手术部位与标识、相关影像资料，陈述麻醉与手术风险预警。手术物品、仪器设备情况、术前术中特殊用药的核查由手术室护士执行并向手术医生和麻醉医生报告（图 3-3）	图 3-3　手术开始前的安全核查
离开手术室之前	核查方法	三方共同核查患者身份信息、实际手术方式、术中用药及输血，清点手术用物，确认手术标本，检查皮肤完整性、各种管路，确认患者去向等内容（图 3-4）	图 3-4　离开手术室前的安全核查
每次核查完毕后	签名确认	每次核查完毕，三方确认后分别在手术安全核查表上签名	

（二）注意事项

1. 手术安全核查必须按照上述步骤依次进行，每一步核查无误后方可进行下一步操作，不得提前填写表格。

2. 术中用药、输血的核查。麻醉医生或手术医生根据情况需要下达医嘱并做好相应记录，由手术室护士与麻醉医生共同核查。

3. 住院患者手术安全核查表应归入病历中保管，非住院患者手术安全核查表由手术室负责保存 1 年。

4. 手术科室、麻醉科与手术室的负责人是本科室实施手术安全核查制度的第一责任人。

5. 局部麻醉手术，由手术医生（主刀 / 一助）与手术室护士核查相关内容并签名。

6. 避免出现计划手术医生与实际手术医生不一致的情况，保障手术过程中主要术者（含第一助手）和麻醉医生全程在场。

7. 手术部位标识由主刀医生或经主刀医生授权的手术医生执行。体表标识在手术部位上以“○”标识，直径≥ 3cm；对于不适宜体表标识的情况，可采用书面标识，在“书面标识确认图”中相应的手术部位以“○”标识，并签字存档保管；影像标识，在影像中相应的手术部位以“○”标识，并留存记录，详见《手术部位标识标准》（WS/T813—2023）。

（马红利）

第二节　手术患者转运交接

一、概念

手术患者转运（patient transport）是指患者术前从病房、急诊、监护室等区域到手术室及术后从手术室到麻醉恢复室、病房、监护室的整个过程。

手术患者交接（patient handover）是指因手术患者发生转运，医务人员对手术患者情况的交接过程。

二、目的

在转运交接过程中需要明确手术患者的适应证、禁忌证、转运必备用品和交接注意事项等，最大限度地减少不良事件的发生，确保患者安全。

三、适用范围

手术室、门诊手术室、介入手术室、内镜检查室和可能实施手术的其他侵入性操作的所有区域。

四、原则

1. 转运人员必须为有资质的医院工作人员。

2. 在转运交接过程中应确保患者身份正确。

3. 在转运前要先确认患者的病情能够耐受转运。

4. 转运前要确认携带的医疗设备及物品，并确认功能完好。

5. 在交接过程中要明确交接的内容和职责，并且按照手术患者交接单进行记录。

6. 正确识别患者身份。

7. 对精神疾病、意识障碍、语言障碍、婴幼儿等特殊手术患者，应有身份识别标识（如腕带、指纹等），同时由患者合法亲属或医护人员参与身份确认。

视频 3-2　手术患者转运交接

五、基本要求

（一）手术患者转运交接操作流程

手术患者转运交接操作流程见表 3-2 和视频 3-2。

表 3-2　手术患者转运交接操作流程

<table>
<tr><th colspan="2">简要步骤</th><th>操作要点</th><th>图示</th></tr>
<tr><td rowspan="2">手术患者由病区转入手术室等待区</td><td>转运前准备</td><td>1. 手术室护士确认手术患者信息，准备合适的转运工具，确认转运工具的性能完好，通知病房
2. 病房护士确认手术患者的术前准备已完成。确保患者着装妥当、已排空大小便、患者随身物品已取下并被妥善保管，女性患者应再次确认月经情况</td><td></td></tr>
<tr><td>转运方法</td><td>1. 手术室护士与病房护士共同核对患者身份信息及手术相关信息，交接无误后逐项填写手术患者交接单，并签字确认
2. 转运途中交接人员应始终在患者头侧，关注患者情况并保持有效沟通，确保安全（图 3-5）
3. 妥善固定，必要时使用约束带，肢体不可伸出转运工具外，以防意外伤害；如有坡道应保持患者头部处于高位；注意管路固定、隐私保护及保暖（图 3-6）
4. 转运过程中注意观察患者病情，必要时进行生命监护，对于特殊患者，协同医生护送至手术室
5. 进入手术室等待区，应再次使用至少两种以上方法确认患者身份，确保无误。指导患者更换鞋帽，视情况选择推床或轮椅，注意约束及保暖。可使用个性化标识作为患者手术间及特殊情况提示，便于转运交接（图 3-7）</td><td>图 3-5　转运途中关注患者
图 3-6　妥善约束转运患者
图 3-7　确认患者身份</td></tr>
<tr><td>手术患者由手术室等待区进入手术间</td><td>转运方法</td><td>将患者转入手术间，手术间巡回护士应再次核对患者身份信息，确保转运推床刹车固定稳妥后（图 3-8），协助患者过床，预防患者跌倒及坠床；注意管路妥善固定，防止转运中发生非计划性拔管</td><td>图 3-8　固定推床刹车</td></tr>
</table>

续表

简要步骤		操作要点	图示
手术患者由手术间转至麻醉恢复室	转运前准备	1. 巡回护士应提前通知麻醉恢复室并告知预计到达时间（图 3-9） 2. 手术结束后，准确填写手术患者交接单，为患者穿好病员服，整理各类管路并妥善固定，通知转运人员携转运工具就位做好准备（图 3-10）	图 3-9　通知麻醉恢复室 图 3-10　输液管路通畅
	转运方法	1. 由麻醉医生发出指令后，手术团队共同将患者转至转运推床上，妥善约束后转至麻醉恢复室 2. 麻醉恢复室护士根据患者情况调节呼吸机参数及心电监护报警值，巡回护士协助连接呼吸管路、心电监测导联，完成生命体征监测，确保平稳后再进行交接。交接内容应包括患者基本信息、手术相关信息、管路情况、伤口情况、皮肤情况、特殊情况等（图 3-11） 3. 交接完成后，双方在手术患者交接单上签字确认	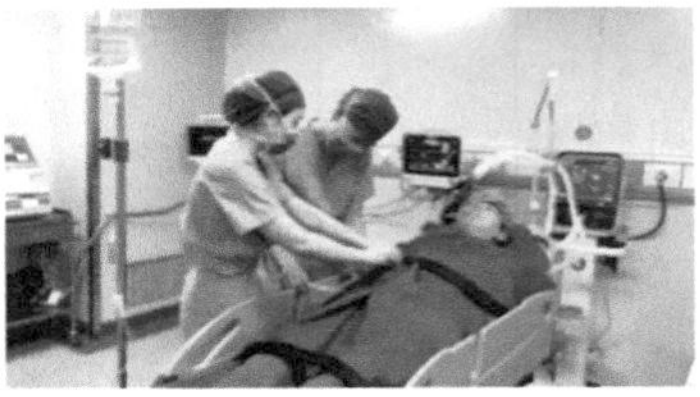 图 3-11　与麻醉恢复室交接
手术患者由手术室转回病区	转运前准备	1. 准确填写手术患者交接单，为患者穿好病员服，整理各类管路并妥善固定（图 3-12）。根据患者病情，确定转运人员、时间及工具，备好转运设备、器械及药品 2. 提前告知病区做好交接准备	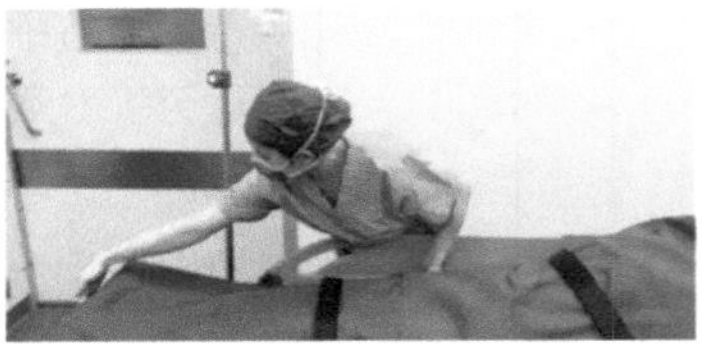 图 3-12　各管路妥善固定
	转运方法	1. 转运过程中，密切观察患者生命体征及病情变化，妥善固定各类管路，确保静脉输液通路通畅，注意隐私保护及保暖 2. 送至病区后，与责任护士共同核对患者信息，监测患者生命体征，确认生命体征平稳后，共同交接核对患者。交接内容应包括患者基本信息、手术相关信息、管路情况、伤口情况、皮肤情况、特殊情况等。交接完成后，双方在手术患者交接单上签字确认（图 3-13）	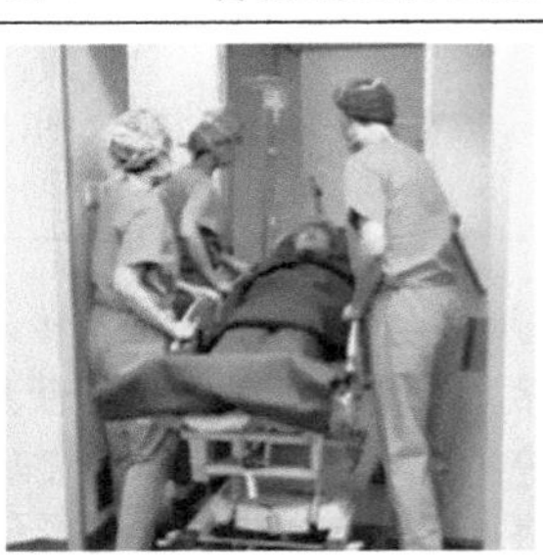 图 3-13　转运患者回病区

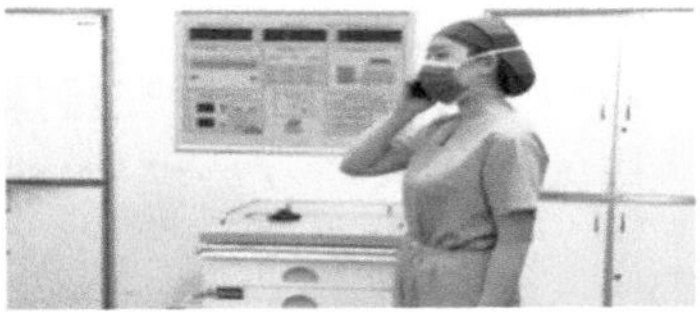

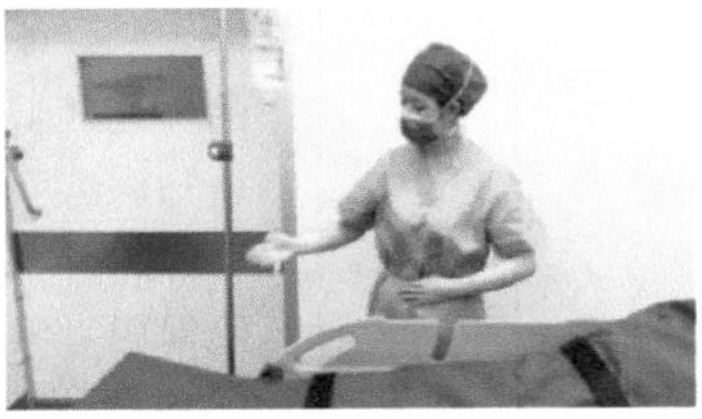

（二）注意事项

1. 要时刻防止意外伤害的发生，如坠床、非计划性拔管、肢体挤压等。

2. 转运前确保输注液体的剩余量可维持至下一护理单元。

3. 在交接时双方需要共同确认患者信息、病情和携带用物等，确认无误后签字，即可完成交接。

4. 转运设备应保持清洁，定期维护保养，转运被单应一人一换。特殊感染的手术患者转运要遵循《医疗机构消毒技术规范》（WS/T367—2012）做好各项防护。

5. 转运前需准备好相应的急救用物和紧急呼叫措施等应急预案，以应对各项突发情况。

6. 严禁将三、四级手术和全身麻醉手术术后患者交由第三方人员独自转运。

7. 四级手术患者在术后首次转运过程中应当由参与手术的医生全程陪同，转运交接时，应当与接收医生及相关医务人员面对面交接，确保转运安全和相关信息传递无误。

（马红利）

第三节　手术物品清点

一、概念

手术物品清点（surgical count items）是指具有资质的手术室护士及手术医生对手术物品的数目及完整性进行规范清点的过程。

二、目的

通过规范清点手术物品，防止手术物品遗留，保障手术患者安全。

三、适用范围

各种不同的医疗环境，实施创伤性诊疗的区域，如住院部手术室、门诊手术室、日间手术室、介入手术室及其他侵入性操作的区域。

四、原则

1. *双人逐项清点原则*　清点时应遵循一定的规律，洗手护士与巡回护士共同按顺序逐项清点。没有洗手护士时，由巡回护士与手术医生共同清点。

2. *同步唱点原则*　洗手护士与巡回护士清点时，应同步清晰说出物品的名称、数目及完整性。

3. *逐项即刻记录原则*　每清点一项物品，巡回护士应即刻在物品清点记录单上准确填写物品名称和数目。

4. *原位清点原则*　第一次清点及术中添加无菌物品时，洗手护士与巡回护士应即刻清点，双方确认无误后方可使用。

五、基本要求

视频 3-3 手术物品清点

（一）手术物品清点操作流程

手术物品清点操作流程见表 3-3 和视频 3-3。

表 3-3 手术物品清点操作流程

简要步骤		操作要点	图示
术前清点	清点前准备	1. 洗手护士需要提前 15～30min 洗手上台，为检查和清点手术物品做准备 2. 洗手护士按要求规范摆台，保持器械台整齐有序（图 3-14） 3. 手术结束应及时清场，防止上台手术患者物品遗留	图 3-14 清点物品摆放
	清点方法	1. 洗手护士与巡回护士可按“手术物品清点记录单”逐项清点，须双人核对手术物品的数目及完整性 2. 应展开清点敷料，并检查完整性及显影标记（图 3-15） 3. 巡回护士进行记录并复述，与洗手护士确认 4. 每一项物品应清点两遍，两遍数目需一致，方可进行下一步清点；如果对计数有任何不确定，则重新清点，直至两遍数目一致 5. 可拆卸的物品要拆分计数，器械的螺丝需进行数目清点并检查是否松动（图 3-16）	图 3-15 清点手术敷料 图 3-16 螺丝数目的清点
术中清点	清点方法	1. 减少交接环节，特殊情况不得交接班，如患者病情不稳定、抢救或手术处于紧急时刻、物品交接不清时 2. 手术切口内应使用带显影标记的敷料（图 3-17） 3. 有带子的敷料，其带子应显露在体腔或深部组织切口外 4. 术中使用敷料不得随意裁剪。必须剪开时，应及时准确记录 5. 医生拿取台上用物应取得洗手护士同意，不应自行拿取，用后器械不得乱放 6. 洗手护士应及时收回器械。关注术者裁剪引流管等物品时，碎片或断端的去向，丢弃时，告知巡回护士，并双方确认	图 3-17 带显影标记的敷料

续表

简要步骤		操作要点	图示
		7. 洗手护士应始终知晓各项物品的数目、位置及使用情况。对于体腔进出手术物品，应与巡回护士即刻沟通并双方确认。关注器械的关节、螺丝、易断裂的部位。术中手术物品意外损坏或断裂时，术者及时与洗手护士共同进行对合，确认拼接后是否能还原物品原样，确保完整性。洗手护士需与巡回护士再次确认（图 3-18） 8. 送检标本不得用手术清点敷料包裹，以防清点不清 9. 手术物品不得被随意拿进或拿出手术间 10. 当手术物品掉落或被污染时，手术人员应立刻告知手术室护士 11. 手术医生有责任配合洗手护士进行物品清点，清点完毕、确认无误后方可关闭体腔 12. 关闭体腔前、后清点用物时，第一遍可从台上（器械台—托盘—手术野）到台下（污物盆）依次清点齐物品，第二遍则从台下到台上反向清点（图 3-19） 13. 术前怀疑或术中发现患者体内有手术遗留异物，取出的物品应由主刀医生、洗手护士和巡回护士共同清点，详细记录，按医院规定上报	图 3-18　关注器械配件 图 3-19　关闭体腔前后清点
术后清点	清点方法	1. 当切口内需要填充治疗性敷料，患者离室前，由当台参与手术的人员共同确认置入敷料的名称和数目，并记录在病历中 2. 每台手术结束后应将手术物品清理出手术间，并对手术间行终末处理	

（二）注意事项

1. 手术物品清点时机

（1）第一次清点，即手术开始前；第二次清点，即关闭体腔前；第三次清点，即关闭体腔后；第四次清点，即缝合皮肤后。

（2）增加清点次数时机

1）如术中需交接班、手术切口涉及两个及以上部位或腔隙，关闭每个部位或腔隙时均应清点，如关闭膈肌、子宫、心包、后腹膜等。

2）术前及术中有体腔填塞物品时，患者离室前需增加第五次清点，避免遗留的风险。

2. 手术物品清点意外情况的处理

（1）物品数目及完整性清点不一致时，立即告知手术医生共同寻找缺失的部分或物品，必要时根据物品的性质采取相应辅助手段查找，确保不遗留于患者体内。

(2) 若找到缺失的部分和物品时，应立刻告知手术医生，手术医生、洗手护士与巡回护士应共同确认其完整性，并放于指定位置，妥善保存，以备清点时核查。

(3) 如采取各种手段仍未找到，应立即报告主刀医生及护士长，利用 X 线检查辅助确认物品不在患者体内，需要主刀医生、巡回护士和洗手护士签字、存档，按清点意外处理流程报告，填写清点意外报告表，并向上级领导汇报。

(马红利)

第四节 患者体温保护

一、概念

维持患者核心体温目标不低于 36.0℃、不超过 37℃ ±0.5℃，维持体温恒定的综合防治措施。

二、目的

维持患者正常体温，防止围手术期（尤其是术中）低体温的发生。

三、适用范围

手术室（包括门诊手术室、介入手术室）、内镜检查室和可能实施手术的其他侵入性操作的所有区域。

四、基本要求

(一) 低体温的预防措施

围手术期低体温防治物理保温和药物干预。

1. 物理保温措施

(1) 被动保温（表 3-4）：应用于整个围手术期，常见被动保温措施见图 3-20 ～图 3-24。

表 3-4 常见被动保温措施

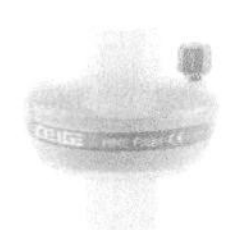	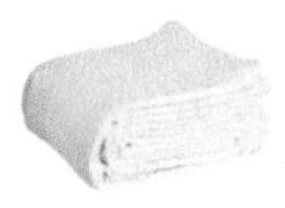	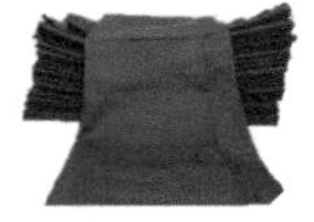	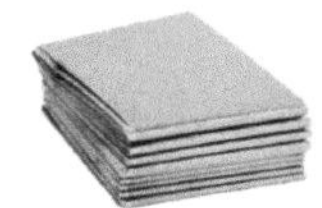	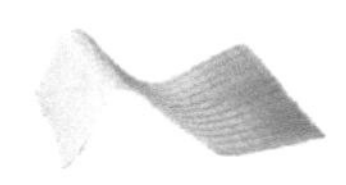
图 3-20 **人工鼻**	图 3-21 **棉被**	图 3-22 **手术单**	图 3-23 **反光毯**	图 3-24 **隔热毯**

(2) 主动保温（表 3-5）：是指利用加热装置产生热量，可应用于皮肤和其他外周组织。将下列主动保温的措施组合实施即为复合保温。

充气加温设备（图 3-25）；静脉输液加温设备（图 3-26），包含各类隔热静脉输液管道、水浴加温系统、金属板热交换器、对流加温系统等低流速或高流速加温设备；传导加热系统（图 3-27），包含传导型电热毯、循环水加热系统、碳纤维电阻加温系统；其他保温措施，包括温热腔镜冲洗液和 CO_2 气体加温等，均可有效减少术中热量丢失。

表 3-5　常见主动保温措施

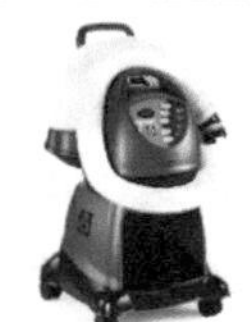

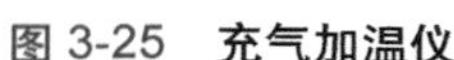

图 3-25　充气加温仪

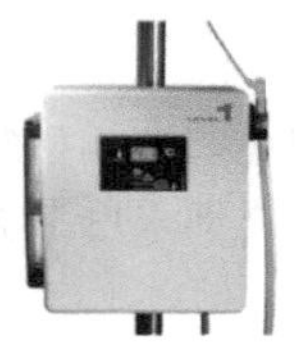

图 3-26　输血输液加温仪

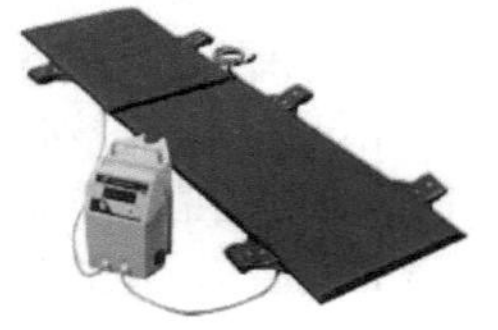

图 3-27　传导型电热毯

（3）环境温度调控：国内外普遍推荐成人术中手术室温度不低于 21℃，实施儿科手术的手术室温度不低于 23℃。

2. *药物干预措施*　药物干预的目的是减少热量再分布（如去氧肾上腺素）和增加代谢产热（如果糖、氨基酸）。

（二）患者体温保护操作流程

患者体温保护操作流程见表 3-6 和视频 3-4。

视频 3-4　患者体温保护

表 3-6　患者体温保护操作流程

简要步骤	操作要点	图示
术前体温保护	1. 患者术前核心体温＜ 36℃，应尽快实施主动保温措施，使患者体温尽量达到 36℃ 2. 麻醉实施前，患者核心体温应不低于 36℃ 3. 患者术前核心体温≥ 36℃，在麻醉诱导前、气管插管或有创穿刺置管等所有操作期间均应主动保温 4. 维持患者所在环境温度 21 ～ 25℃（图 3-28） 5. 整个围手术期均应积极采取体温保护措施 6. 预保温推荐采用充气加温方式，至少 10min	图 3-28　环境温度 23℃
术前体温保护	1. 术中测量和记录患者体温，15 ～ 30 分钟 / 次，并做好被动保温措施（图 3-29） 2. 维持环境温度 21 ～ 25℃，建立主动加温后方可下调环境温度 3. 输入＞ 1000ml 的液体及冷藏血制品时，需加温至 37℃以上（图 3-30） 4. 建议使用加热后的体腔冲洗液和腔镜 CO_2 气体	图 3-29　监测患者体温 图 3-30　输注液体加温

续表

简要步骤	操作要点	图示
术后体温保护	1. 麻醉复苏期间，测量患者核心体温每 15 ～ 30 分钟 1 次 2. 麻醉复苏期间环境温度≥ 23℃ 3. 麻醉复苏期体温管理方案（图 3-31） （1）若患者核心体温正常，可采用被动保温措施 （2）若患者核心体温＜ 36℃，应立即采用主动保温措施，直至患者体温恢复正常 4. 麻醉复苏期间寒战的处理方案：应动态评估患者的核心体温，注意观察低体温症状如寒战、竖毛反应等；可给予药物减轻或抑制寒战反应，常用药物包括曲马多、右美托咪定等（图 3-32） 5. 患者离室到病区前：与主管医生进行术后体温保护的相关交接工作，缩短转运时间，必要时到病房后继续采用主动保温措施	图 3-31　设置体温报警界限 图 3-32　曲马多

（三）注意事项

1. 围手术期应采用综合保温措施。

2. 确认冲洗液温度适宜后方可使用。

3. 应使用安全的加温设备，并按照生产商的书面说明书进行操作，尽量减少可能对患者造成的损伤。

4. 禁止将加温后的输液袋或液体瓶直接应用于患者皮肤加温。

5. 充气式加温仪须与加温毯联合使用，不得单独采用加温仪软管末端直接加热。

6. 加温后液体的保存时间应遵循静脉输液原则及产品使用说明。

7. 使用加温设备需做好病情观察及交接班工作。

8. 手术室护士应提高低体温预防意识及掌握加温设备的使用方法。

9. 高危患者（婴儿、新生儿、严重外伤、大面积烧伤患者、孕妇、器官移植者等）应提前评估患者低体温风险，积极采取措施，预防计划外低体温的发生。

（马红利）

第五节　患者围手术期深静脉血栓的预防

一、概念

深静脉血栓（deep vein thrombosis，DVT）指血流在深静脉内不正常的凝结形成血凝块，阻塞静脉管腔，导致静脉回流障碍，是临床常见的周围血管疾病。常发生于下肢，也可发生于上肢等其他部位。

二、目的

采取护理预防措施，最大限度地降低深静脉血栓形成的风险。

三、适用范围

各级各类医疗机构。

四、基本要求

（一）围手术期深静脉血栓的预防措施

围手术期深静脉血栓的预防措施见表 3-7 和图 3-33 ～图 3-38。

表 3-7　围手术期深静脉血栓的预防措施

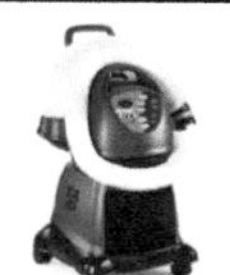

图 3-33　术中保温

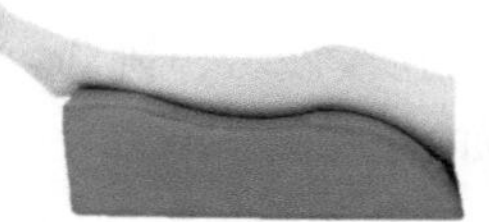

图 3-34　抬高双下肢

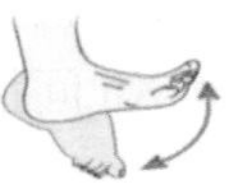
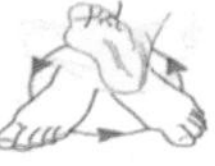

图 3-35　踝泵运动

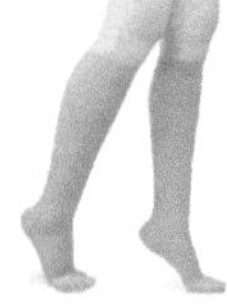

图 3-36　抗血栓袜

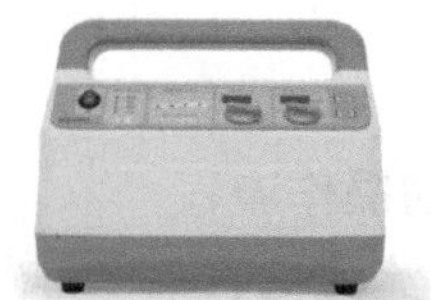

图 3-37　间歇充气加压装置

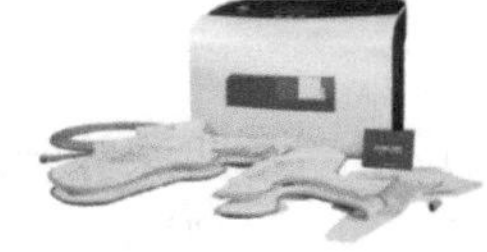

图 3-38　足底加压泵

1. 患者围手术期深静脉血栓的基础预防（表 3-8）

表 3-8　患者围手术期深静脉血栓的基础预防

预防措施	具体描述
围手术期保暖	应辅助患者采取适当体位，通过使用保温毯、调节室温、加盖棉被等方法预防患者低体温
保护血管	1. 在满足治疗需求的前提下尽量选择外径最小、创伤最小的输液装置 2. 应规范置入和维护各类静脉内导管。放置深静脉导管时应先抽回血，确认置管通畅后进行液体输注，降低形成导管相关性静脉血栓的风险 3. 正确选择静脉穿刺部位，尽量缩短扎止血带时间；尽量避免同一血管反复穿刺，尽量避免采取下肢静脉穿刺；正确固定静脉穿刺部位，防止管路扭曲和移位，保证静脉通路通畅
下床活动	应根据病情恢复情况指导患者尽早下床活动
抬高下肢	如无禁忌，应抬高卧床患者的下肢，使下肢高于心脏平面 20 ～ 30cm，避免膝下放置硬枕和过度屈髋
床上活动	应指导和协助卧床患者进行下肢的主动和被动运动，包括踝泵运动（附录 3-1）和股四头肌功能锻炼（附录 3-2）

续表

预防措施	具体描述
避免脱水	病情允许情况下应指导患者每天饮水 1500 ～ 2500ml
健康宣教	应指导患者戒烟限酒，平衡膳食，控制体重、血糖、血脂，不宜久坐

2. 机械预防

(1) 抗血栓袜（附录 3-3）。

(2) 间歇充气加压装置（附录 3-4）。

(3) 足底加压泵（附录 3-5）。

3. 抗凝药物预防　进行药物预防前需先评估患者出血风险（附录 3-6）。

(1) 凝血酶间接抑制剂如肝素、低分子肝素。

(2) 凝血酶直接抑制剂如达比加群酯、阿加曲班、水蛭素类。

(3) 维生素 K 拮抗剂如华法林。

(4) 凝血因子 Xa 直接抑制剂如利伐沙班、阿哌沙班、艾多沙班。

(5) 凝血因子 Xa 间接抑制剂如磺达肝癸钠。

4. 综合预防

(1) 单一一种措施不足以预防 DVT 的发生。

(2) 对于急性期、亚急性期 DVT 患者，应特别注意采取综合措施以避免血栓脱离。

视频 3-5　围手术期深静脉血栓预防

（二）围手术期深静脉血栓预防的操作流程

围手术期深静脉血栓预防的操作流程见表 3-9 和视频 3-5。

表 3-9　围手术期深静脉血栓预防的操作流程

简要步骤		操作要点	图示
手术前预防	术前准备	1. 术前应采用 Caprini 量表（附录 3-7）评估患者导致静脉血流淤滞、血管壁损伤及高凝状态的危险因素 2. 对于存在 DVT 高风险的患者，手术当日应尽量优先安排手术，以减少禁食水时间，并遵医嘱在术前及时输液扩容，补充血容量 3. 术前应向患者或家属交代可能存在的风险隐患，提供 DVT 有关预防措施的说明	
	预防方法	1. 合理安置手术体位，合理使用手术床配件及体位垫，避免压迫胸腔、腹腔及深静脉血管 (1) 仰卧时在不影响手术的条件下，建议抬高下肢，以利于下肢静脉血回流。此外，患者可稍向左倾斜，以避免下腔静脉受压 (2) 截石位时双下肢外展角度＜ 90°，避免双下肢下垂及腘窝受压	

续表

简要步骤		操作要点	图示
		（3）俯卧位时需避免腹部受压 （4）侧卧位时悬空腋窝，避免腋窝神经受压。固定耻骨联合时，正确放置挡板，避免移位造成股静脉受压。术中条件允许时，应定时抬高受压部位/调整体位角度以释放局部压力，减轻对深静脉的术中压迫，避免血液回流速度减慢的发生 2. 正确使用约束带：下肢约束带应固定于膝关节上 5cm 处并保持约束带平整；建议约束带固定松紧度以容纳一横指为宜；体位改变时应检查约束带位置及松紧度，以免影响血液循环，避免血液回流受阻（图 3-39） 3. 术前使用抗凝药、抗血小板药对预防血栓有意义，但应评估用药后的出血风险	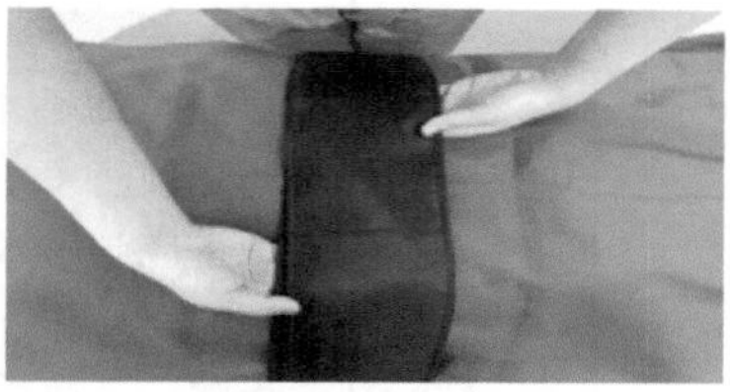 图 3-39　**正确使用约束带**
手术中预防	预防方法	1. 手术室护士应在手术开台前，遵医嘱应用安全有效的方式实施机械预防。巡回护士应遵医嘱在麻醉前使用梯度压力袜、间歇充气加压装置或足底加压泵并做好预防压力性损伤、保温等措施。使用机械预防时，建议首选间歇充气加压装置，使用间歇充气加压装置优于梯度压力袜（图 3-40） 2. 避免血液黏稠度增加：术中应遵医嘱进行补液，静脉输注的各类药物应遵循现用现配原则。术中经评估需要输血时，建议采用新鲜血液或血液成分，控制输血量以减少血栓形成风险。术中输血时，禁止同一通路输注其他液体，以免发生化学反应，增加形成血栓的风险 3. 正确使用止血带（图 3-41）：建议止血带上肢使用时长为 60min，下肢使用时长为 90min，超过设定时间后，连续使用止血带中间需间隔 15min，且尽可能缩短止血带的使用时间。在手术允许条件下建议使用宽幅止血带 4. 控制气腹压力（图 3-42）：建议在进行腹腔镜手术时应缓慢建立气腹，避免因腹部压力骤然增加导致下肢血流缓慢。成人气腹压力应控制在 12mmHg 以下较为安全。建议根据手术情况随时调整气腹压力，维持最佳气腹状态，以减少静脉血流淤滞	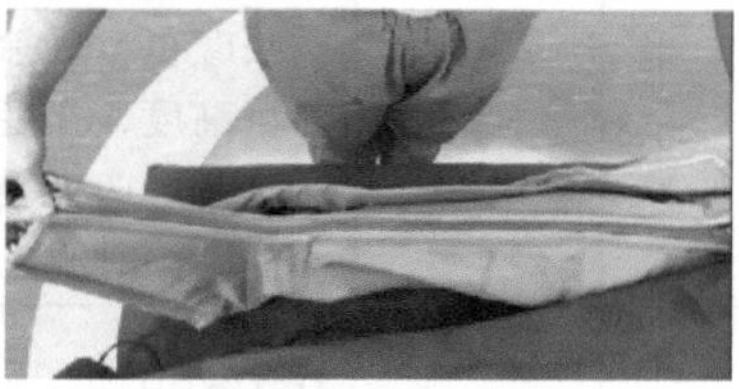 图 3-40　**正确使用间歇充气加压装置** 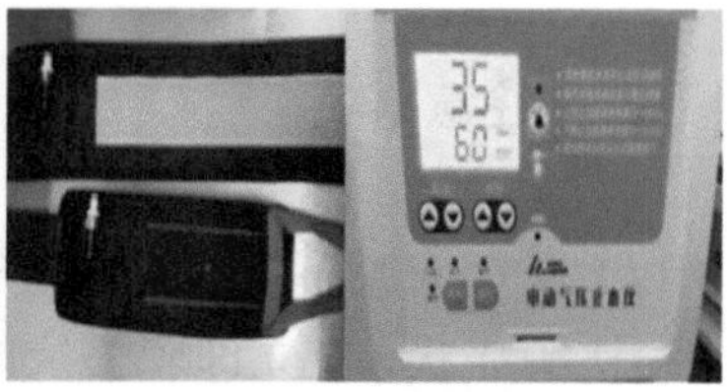 图 3-41　**正确使用止血带** 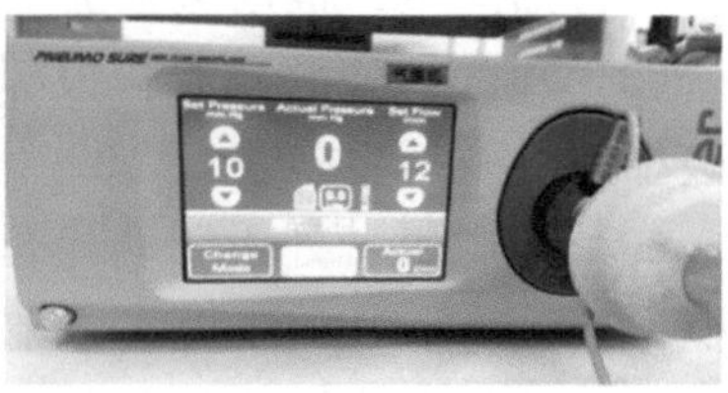 图 3-42　**控制气腹压力**

续表

简要步骤		操作要点	图示
		5. 预防低体温（图 3-43）：术中应全程定时测量并记录患者体温，维持环境温度≥ 23℃，根据手术情况应用充气式加温仪、液体加温器、加温气腹管等加温设备避免患者体温过低。建议术中采用 36.5℃的下肢保温措施，可降低 DVT 的发生率 6. 尽量缩短手术 / 麻醉时间：缩短手术时间是预防术中血栓发生的关键。手术室护士应与手术医生、麻醉医生保持良好沟通与协作，知晓患者手术方案与手术步骤；了解手术医生操作习惯；确保手术器械、各类物品齐全并处在备用状态 7. 观察病情和双下肢情况：巡回护士术中应严密观察患者各项生命体征及下肢皮肤颜色、肿胀等变化，妥善调节器械托盘高度，避免压迫患者肢体；洗手护士应及时收回使用后的手术器械；手术人员操作时避免倚靠压迫患者	图 3-43 预防术中低体温
手术后预防	预防方法	1. 早期活动：患者在麻醉恢复室恢复清醒时，若生命体征平稳，无任何禁忌证，应鼓励患者尽早进行四肢活动（图 3-44） 2. 交接：手术室护士与病房护士准确交接患者术中新增的 DVT 风险因素，协助完成 DVT 风险评估	图 3-44 踝泵运动

（三）注意事项

1. 抗血栓袜

（1）应每天脱下抗血栓袜进行皮肤、肢体的评估，识别并处理下列问题：若出现皮肤过敏、损伤等症状，应立即脱去抗血栓袜，并给予对症处理；若出现下肢肿胀、疼痛、皮温凉、足背动脉搏动减弱或消失等情况，应立即脱去抗血栓袜，评估下肢血液循环情况，测量腿围，并告知医生，根据医嘱确定是否需再次使用或更换不同尺寸的抗血栓袜。

（2）踝部、膝部和大腿根部等部位的抗血栓袜有褶皱时应及时抚平；抗血栓袜有磨损或破损时应及时更换。

（3）术中患者处于制动状态、术中使用肌松药物时不建议使用，反而会增加血栓形成的概率。

（4）使用时应注意松紧适宜，防止足部上卷、腿部下卷，以免产生止血带效应，导致压力性损伤、DVT、肢体动脉缺血坏死等。

2. 间歇充气加压装置　应注意腿套上充气管保持在腿套外表面；应观察病情变化，如出现肢体疼痛、皮肤颜色变化、皮温凉、足背动脉搏动减弱或消失，以及气促、呼吸困难、胸闷、晕厥等症状时，应立即停用，并报告医生进行相应处理。预防并发症：骨筋膜室综合征、腓神经麻痹、压力性损伤。

3. 足底加压泵

（1）使用过程中的观察要点及处理参见间歇充气加压装置。

（2）健康教育要点参见间歇充气加压装置。

4. 药物预防

（1）应观察患者是否出现用药不良反应。出现伤口渗血、皮下血肿、脏器或黏膜出血、月经量增多等情况时，应立即通知医生进行处理。

（2）应观察实验室检查结果，重点关注国际标准化比值（INR）、凝血酶原时间（PT）、活化部分凝血酶时间（APTT）、血小板计数（PLT）等指标，如出现异常值，应立即通知医生进行处理。

（3）使用口服抗凝药时，应对患者做好下列指导：告知常用口服抗凝药的用法用量和注意事项（附录 3-8）；勿自行调节药量或服用处方外药物；未按时服药时，应咨询医生后按要求补服。

附录 3–1　踝泵运动的方法

方法	频次
踝关节屈伸运动：在无痛感或微微疼痛的范围内，最大限度地向上勾足尖，让足尖朝向自己，保持 3 ～ 5s，再最大限度向下绷足尖，保持 3 ～ 5s，以上动作为一组。双腿可交替或同时进行	踝关节屈伸运动每天 3 ～ 4 次，每次 20 ～ 30 组。环绕运动频次和屈伸运动相同。运动频次可根据患者的活动耐受能力适当调整
踝关节环绕运动：以踝关节为中心做踝关节 360° 环绕	

附录 3–2　股四头肌功能锻炼的方法

方法	频次
绷腿锻炼：仰卧，绷直双腿，膝关节尽量伸直，大腿前方的股四头肌收缩，踝关节尽量背伸，保持 10s，再放松休息 10s，以上动作为一组。双腿可交替或同时进行	绷腿锻炼和抬腿锻炼，每天 3 ～ 4 次，每次 20 ～ 30 组。运动频次可根据患者的活动耐受能力适当调整
抬腿锻炼：仰卧，伸直腿，抬高下肢至 20cm 左右高度，维持 5s，缓慢直腿放下，以上动作为一组。双腿可交替或同时进行	

附录 3–3 抗血栓袜使用方法

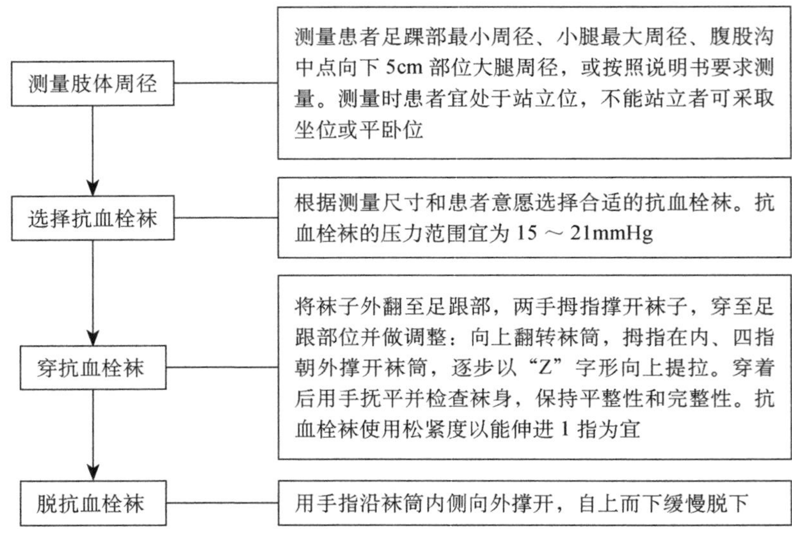

附录 3–4 间歇充气加压装置（IPC）使用方法

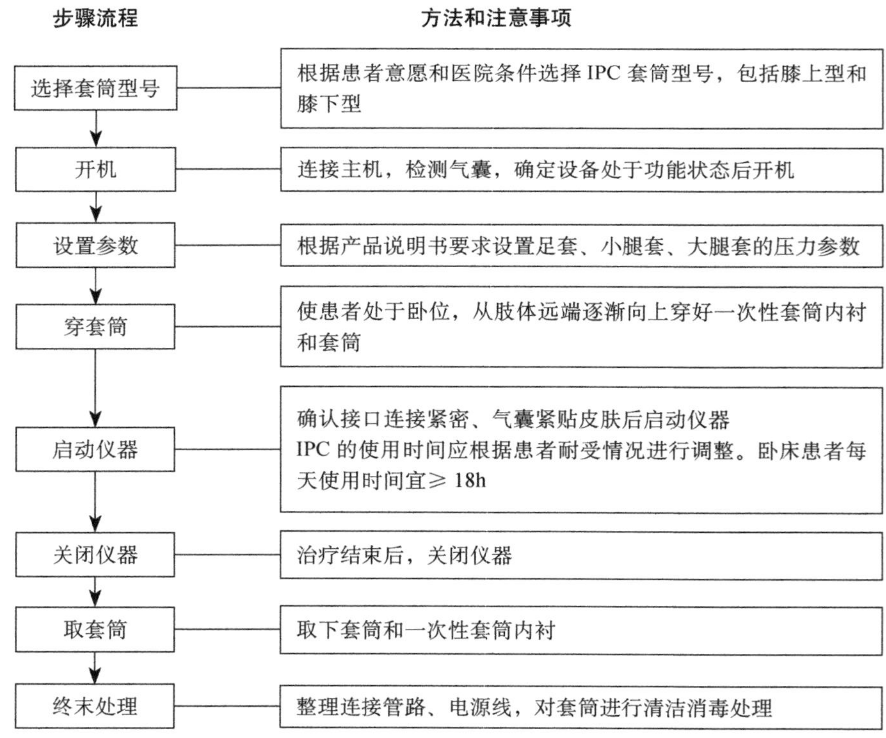

附录 3–5　足底加压泵使用方法

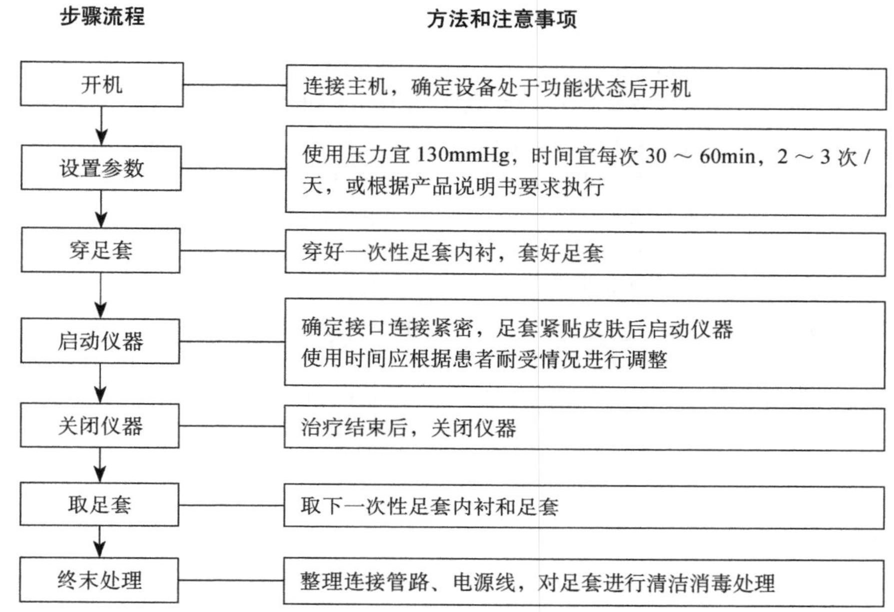

附录 3–6　手术患者出血的危险因素

基础疾病相关	手术操作相关
活动性出血	腹部手术：贫血 / 复杂手术（联合手术、分离难度高或超过一个吻合术）
3 个月内有急性事件	胰十二指肠切除术：败血症、胰漏、手术部位出血
严重肝肾衰竭	肝切除术：原发性肝癌、术前贫血和血小板低
血小板计数＜ 50×10^9L	心脏手术：体外循环时间较长
未控制的高血压	胸部手术：全肺切除或扩大切除术
腰椎穿刺、硬膜外或椎管内麻醉术前 4h 至术后 12h	开颅手术、脊柱手术、脊柱外伤、游离皮瓣重建
同时使用抗凝血药、抗血小板药或溶栓药物，凝血功能障碍	
活动性消化性溃疡	
已知，未治疗的出血性疾病	

附录 3–7 Caprini 量表

1分	2分	3分	5分
年龄为 41 ～ 60 岁 小手术 体重指数＞ $25kg/m^2$ 下肢肿胀 静脉曲张 妊娠或产后 有不明原因的或者习惯性流产史 口服避孕药或激素替代疗法 感染中毒症（＜ 1 个月） 严重肺病，包括肺炎（＜ 1 个月） 肺功能异常 急性心肌梗死 充血性心力衰竭（＜ 1 个月） 炎性肠病史 卧床患者	年龄为 61 ～ 74 岁 关节镜手术 大型开放手术（＞ 45min） 腹腔镜手术（＞ 45min） 恶性肿瘤病史 卧床＞ 72h 石膏固定 中央静脉通路	年龄≥ 75 岁 VTE 病史 VTE 家族史 凝血因子Ⅴ Leiden 突变 凝血酶原 *G20210A* 突变 狼疮抗凝物阳性 抗心磷脂抗体阳性 血清同型半胱氨酸升高 肝素诱导的血小板减少症 其他先天性或获得性血栓形成倾向	脑卒中（＜ 1 个月） 择期关节置换术 髋部、骨盆或下肢骨折 急性脊髓损伤（＜ 1 个月）

注：Caprini 评分 1 ～ 2 分，VTE 风险为低度，建议应用物理预防；Caprini 评分 3 ～ 4 分，VTE 风险为中度，建议应用药物预防或物理预防；Caprini 评分≥ 5 分，VTE 风险为高度，推荐应用药物预防，或建议药物预防联合物理预防。VTE. 静脉血栓栓塞症

附录 3–8 常用口服抗凝药使用注意事项

药物种类	常用药物	注意事项
维生素 K 拮抗剂	华法林	1. 指导患者在服用华法林期间应保持饮食种类稳定，避免食用过多增强或减少华法林药效的食物 2. 增强华法林药效的食物包括银杏、大蒜、生姜、花椒、胡萝卜、木瓜、西柚、芒果、葡萄柚和鱼油等 3. 减弱华法林药效的食物包括含大量维生素 K 的食物（如菠菜、黄瓜、木瓜、西芹、水芹、花菜、甘蓝、动物肝脏）、绿茶、鳄梨、紫菜等藻类和豆制品等
凝血因子Ⅹ a 直接抑制剂	阿哌沙班 艾多沙班 利伐沙班 贝曲沙班	贝曲沙班不宜与食物同服，阿哌沙班和艾多沙班可随餐服用或鼻饲，利伐沙班 15mg 及以上剂量应与食物同服，其他无特殊说明的凝血因子Ⅹ a 直接抑制剂可空腹或随餐服用
凝血酶直接抑制剂	达比加群酯	需整粒服用

（马红利）

第 4 章

手术室常见仪器设备操作技术

第一节　手术床

一、工作原理

电动手术床是以电动液压为动力来控制双向液压油缸的运动，并通过手柄的按键操作进行手术床控制，从而在手术过程中变换各种体位，满足手术操作的需求。

二、应用范围

广泛应用于各种外科手术。

三、基本要求

（一）手术床操作流程

手术床操作流程见表 4-1。

表 4-1　手术床操作流程

简要步骤		操作要点	图示
操作准备	人员准备	衣帽整洁，戴好口罩、帽子，不佩戴饰物，修剪指甲，七步洗手法洗手	图 4-1　用物准备
	设备准备	手术床、遥控器、充电器（备用）（图 4-1）	
评估	评估环境	手术间环境整洁，地面清洁、干燥	
	评估手术床	1. 根据手术需要选择合适的手术床 2. 手术床外观完整、清洁，床板平整、稳固 3. 配件类型齐全、功能完好 4. 手术床制动 5. 各功能板连接牢固 6. 手术床电量充足 7. 床底板下无任何障碍物	

续表

简要步骤		操作要点	图示
	评估患者	评估患者的年龄、病情、意识、合作程度等	
操作要点	手术体位调节	1. 手术床位于层流手术区 2. 启动手术床操作系统 3. 根据手术体位的需要，按下相应的键，直到体位合适（图 4-2） 4. 关闭手术床操作系统	图 4-2　调节手术床
	手术床移动	1. 启动手术床操作系统 2. 长按解锁键，直到其指示灯亮呈红色（图 4-3） 3. 移动手术床至指定位置 4. 长按关锁键，直到其指示灯亮呈黄色 5. 关闭手术床操作系统	图 4-3　手术床解锁
	术后处理	1. 手术结束按复位键，将手术床还原为水平位，并放至最低位（图 4-4） 2. 湿拭清洁手术床并做好手术床使用登记	图 4-4　手术床复位
效果评价	1. 操作熟练 2. 以患者为中心，按照步骤进行操作 3. 设备使用后处理得当		

（二）注意事项

1. 按照手术床及配件的厂家使用说明书操作。
2. 操作者应熟悉手术床的性能及操作方法。
3. 手术床底座及电源线上不应放置物品、配件或重物，防止损伤手术床。
4. 不能喷洒或冲洗底座，避免造成电控系统短路、损坏或零件生锈等故障。
5. 避免手术患者身体直接接触床体的金属部位。
6. 调节手术床时，应检查周围设备及患者身体各部位，避免意外伤害的发生。
7. 发现功能异常时应及时报修。
8. 定期由专业人员维护保养并记录。
9. 定期充电、放电操作，延长蓄电池使用寿命。

（代　云）

第二节　无影灯

一、工作原理

无影灯的原理是利用光学镜子和反射板将光线聚焦到手术区域，形成一个大面积的光源，使手术区域四周光源增加，影子就会被逐渐淡化，从而达到无影的效果。

二、应用范围

广泛应用于各种外科手术治疗和检查。

三、基本要求

（一）无影灯操作流程

无影灯操作流程见表 4-2。

表 4-2　无影灯操作流程

简要步骤		操作要点	图示
操作准备	人员准备	衣帽整洁，戴好口罩、帽子，不佩戴饰物，修剪指甲，七步洗手法洗手	
	设备准备	无影灯（图 4-5）	图 4-5　用物准备
评估	评估环境	1. 手术间环境整洁 2. 无影灯活动范围内无障碍物	
	评估无影灯	1. 根据手术需要选择合适的无影灯 2. 无影灯外观完整、清洁、稳固 3. 按键面板功能完好	
操作要点	无影灯调节	1. 将无影灯对准手术区域固定 2. 打开手术间控制面板的无影灯总电源开关（图 4-6） 3. 打开按键面板上的灯头开关（图 4-7） 4. 安装对应的灭菌手柄 5. 调节无影灯的灯头扶手或者手柄，将灯头调至合适的位置和高度 6. 根据术者习惯或者手术类型的需求，调节合适的色温、光斑大小和亮度（图 4-8）	图 4-6　打开无影灯总电源开关 图 4-7　打开灯头开关 图 4-8　调节亮度

续表

简要步骤		操作要点	图示
	术后处理	1. 手术结束，将无影灯光源调到最低，再关闭灯头开关，最后关闭控制面板上总电源（图 4-9） 2. 湿拭清洁无影灯，并做好设备使用登记	图 4-9　亮度调节至最小
效果评价	1. 操作熟练，动作规范 2. 设备使用后处理得当		

（二）注意事项

1. 按照无影灯的厂家使用说明书操作。
2. 无影灯应由专业人士维修，非专业人士禁止拆卸。
3. 经常检查螺丝有无松动，防止掉落。
4. 无影灯亮度调节时应该由弱到强，禁止一下开到最大而导致灯泡损坏。
5. 调节无影灯时勿碰撞其他物体。
6. 手术结束后应将亮度调节到最弱后再关闭电源开关。
7. 无影灯柄消毒时应采用低温灭菌。
8. 更换灯泡后要确认无误后方可使用，以免损坏电路。
9. 应固定在功能位，保持平衡，防止持重不同影响固定功能。

（代　云）

第三节　医用吊塔

一、工作原理

医用吊塔的工作原理是通过电路和气路系统，将电源供应、数据传输、音视频传输等实现全面的集成和控制，同时满足手术室内各类气体的需求，确保手术室内设备的正常使用。

二、应用范围

广泛应用于手术室和 ICU。

三、基本要求

（一）医用吊塔操作流程

医用吊塔操作流程见表 4-3。

表 4-3　**医用吊塔操作流程**

简要步骤		操作要点	图示
操作准备	人员准备	衣帽整洁，戴好口罩、帽子，不佩戴饰物，修剪指甲，七步洗手法洗手	
	设备准备	医用吊塔（图 4-10）	图 4-10　**用物准备**
评估	评估环境	1. 手术间环境整洁 2. 吊塔活动范围内无障碍物	
	评估设备	1. 医用吊塔外观完整、清洁、稳固 2. 各气体端口、电源端口无异常	
操作要点	吊塔调节	1. 根据手术需求，将吊塔移动至合适位置 2. 连接设备气体、电源接口（图 4-11）	图 4-11　**连接设备气体**
	术后处理	1. 手术结束，将吊塔移回原位 2. 湿拭清洁吊塔，并做好使用登记	
效果评价		1. 操作熟练，动作规范 2. 设备使用后处理得当	

（二）注意事项

1. 按照医用吊塔的厂家使用说明书操作。

2. 在使用医用吊塔之前，需要对设备进行检查，以确保其运行状况良好，符合安全标准和使用要求。

3. 非专业人士不能拆装及维修吊塔。

4. 吊塔平台上承载的医疗设备重量不能超过其装载量。

5. 不能使用暴力移动和操作吊塔。

（代　云）

第四节　电外科设备

一、超声刀

（一）工作原理

超声刀由超声刀能量发生器和超声刀手术器械共同组成。超声刀能量发生器经过超声换能器的作用，将电能转换为机械能，并作用于人体组织，达到使组织分离的目的，并且同时具有切割和凝血止血的功能。

（二）应用范围

超声刀广泛应用于妇科、泌尿科、胸外科、肝胆外科、胃肠科、乳腺外科、血管外科及其他科室。

（三）超声刀操作流程

超声刀操作流程见表 4-4 和视频 4-1。

视频 4-1　超声刀操作要点

表 4-4　超声刀操作流程

简要步骤		操作要点	图示
操作准备	人员准备	衣帽整洁，戴好口罩、帽子，不佩戴饰物，修剪指甲，七步洗手法洗手	
	设备准备	超声刀主机、超声刀线、超声刀头、脚踏（图 4-12）	图 4-12　用物准备
评估	评估环境	操作环境符合要求	
	评估设备	使用前需检查超声刀设备功能状态，并根据手术情况选择合适的超声刀头，调节输出功率	
操作要点	刀头手柄连接	1. 检查超声刀线手柄，八字盘线法检查完整性（图 4-13） 2. 检查超声刀头完整性	图 4-13　检查超声刀线手柄

续表

简要步骤		操作要点	图示
		3. 主利手拿住杆身，非主利手握住手柄，垂直方向对准手柄（图 4-14） 4. 顺时针旋转杆身，非主利手不要触碰刀头任何部位 5. 旋转杆身遇到自然阻力时，顺时针旋转扭力扳手直到听到“哒哒”两声即可	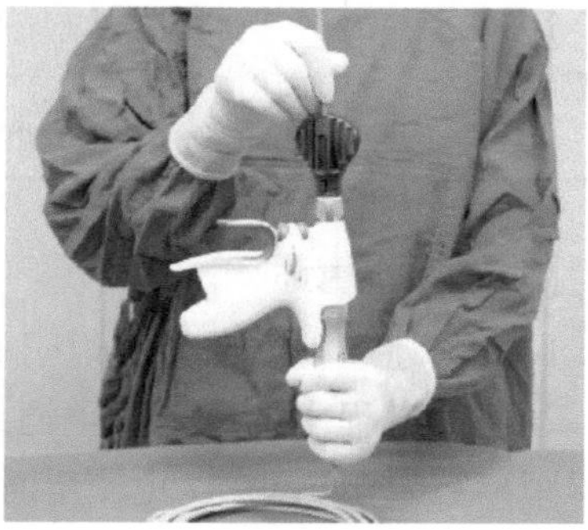 图 4-14　刀头手柄连接
	术前主机安装	1. 连接主机电源线 2. 根据需要连接脚踏开关 3. 连接主机和手柄	
	系统刀头自检	1. 开机，系统自检 2. 刀头自检——张开钳口（图 4-15）	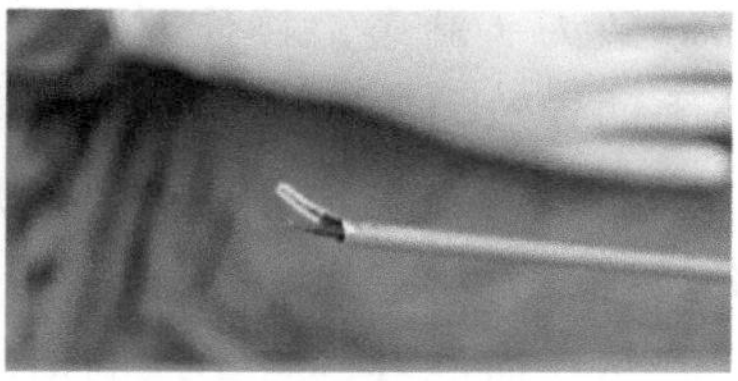 图 4-15　刀头自检
	术中使用要点	1. 检测刀头时需要始终保持刀头钳口张开 2. 洗手护士经常用湿纱布清洁刀头（图 4-16） 3. 洗手护士将刀头完全没于生理盐水中，启动超声刀清洁刀头，但要避免触碰碗壁 4. 激发中勿接触金属或空激发，夹持不宜过多，避免过度激发	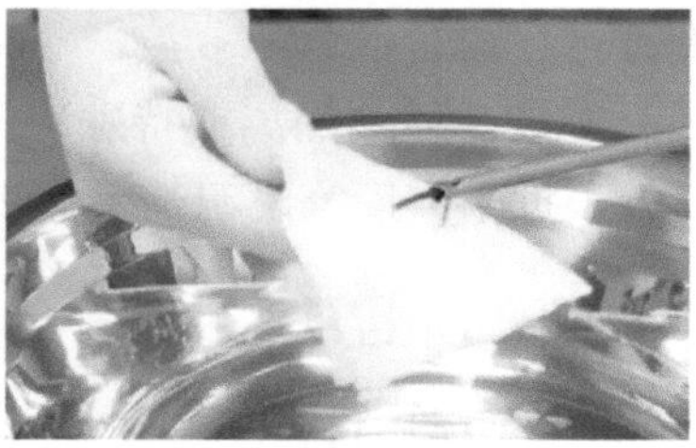 图 4-16　清洁刀头
	刀头拆卸	左手竖直握住手柄，右手旋转扭力扳手两下后，右手继续旋转刀头柄至刀头取下	
	关机	关闭超声刀主机电源开关，拔出超声刀手柄接线，拔除电源	
	整理用物	擦拭超声刀设备，并做好设备使用登记记录（图 4-17）	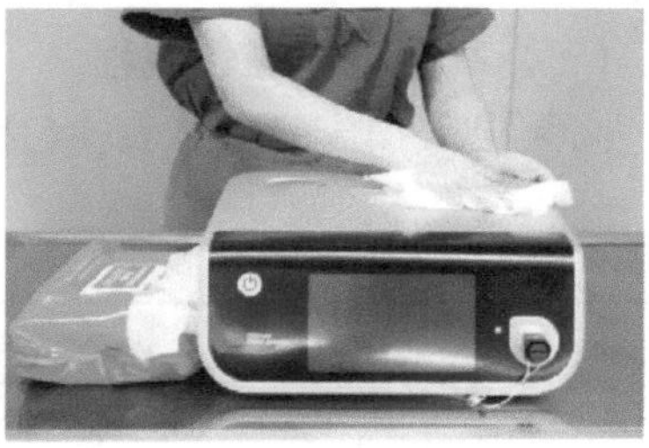 图 4-17　清洁超声刀

续表

简要步骤	操作要点	图示
效果评价	1. 严格执行无菌操作原则 2. 动作流畅，操作规范 3. 设备使用后处理得当	

（四）注意事项

1. 按照超声刀厂家使用说明书操作。

2. 使用过程中，超声刀电源线与电刀电源线不可共用一个插线板，并且两台机器放置位置距离宜大于 1m，以免使用时造成干扰。

3. 手术过程中，器械护士应及时清除刀头上的附着物和血迹，并且每隔 10 ～ 15min 可将刀头完全浸没在生理盐水中，使用快挡将刀头里的组织和血块冲出，避免堵塞而影响使用效果。操作过程中，注意不要碰到金属容器金属壁，容易导致刀头断裂。

4. 超声刀头激发时不能空激发，容易导致刀头损伤；不能使超声刀头接触金属或骨头，容易导致刀头断裂。操作时最好使用刀头的前 2/3 夹持部分组织，过多时会使用更大的力握住手柄导致刀头断裂，过少时容易损伤超声刀头。

5. 连续使用超声刀时间不应超过 10s，否则会导致超声刀头上的白色保护垫损坏，从而降低超声刀功率。

6. 勿在血泊等视野不清的情况下进行切割止血。

7. 使用后应用湿布擦拭手柄线，不能用水冲洗，将其盘绕成弧度为 15 ～ 20cm 的直径线圈进行存放。

8. 血液、体液隔离或特殊感染患者，按特殊感染术后处理。

9. 根据生产厂家说明，手柄线可选择适宜的灭菌方法或者采用一次性无菌保护套保护。

二、高频电刀

（一）工作原理

高频电刀通过有效电极尖端所产生高频高压的电流，形成高温，高压电流与人体组织接触，实现对组织进行分解和凝固，从而达到精准切割的目的。

（二）应用范围

广泛应用于外科手术操作，根据不同的功能，对不同组织进行切割止血。

视频 4-2 高频电刀操作要点

（三）高频电刀操作流程

高频电刀操作流程见表 4-5 和视频 4-2。

表 4-5 高频电刀操作流程

简要步骤		操作要点	图示
操作准备	人员准备	衣帽整洁，戴好口罩、帽子，不佩戴饰物，修剪指甲，七步洗手法洗手	

续表

简要步骤		操作要点	图示
	设备准备	高频电刀主机、电刀回路负极板线、电刀回路负极板、单极电刀脚踏、双极电凝脚踏（根据手术情况选配：电刀笔、电凝钩、电凝线、双极电凝线、双极电凝镊）（图 4-18）	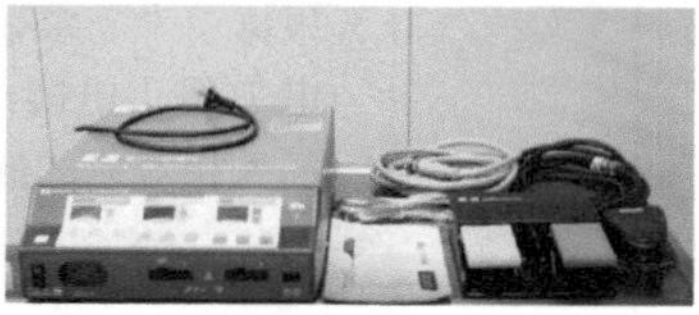 图 4-18 **用物准备**
评估	评估环境	1. 避免暴露于富氧环境中 2. 不能使用可燃、易燃的消毒液聚集在手术野或者浸湿敷料 3. 保持床单位清洁干燥	
	评估患者	1. 评估患者皮肤情况，皮肤是否完整、无破损，干燥，无毛发、文身等 2. 评估患者是否佩戴金属饰品，包括义齿、项链、戒指等 3. 评估患者体内是否有各类医疗设备及其他植入物，如助听器、齿科器具、内置式的心脏复律除颤器等 4. 患者身体有无接触金属物品，如手术床、器械托盘等	
	评估设备	1. 检查电刀主机功能状态，根据手术需求，调节模式及参数 2. 粘贴回路负极板时需评估粘贴部位与手术切口的距离 3. 评估腔镜电凝线、电刀线等导线绝缘层是否完好无破损	
操作要点	开机	1. 连接主机电源线 2. 连接术中所需单极电刀脚踏、双极电凝脚踏开关，并放置在手术者脚下（图 4-19、图 4-20）	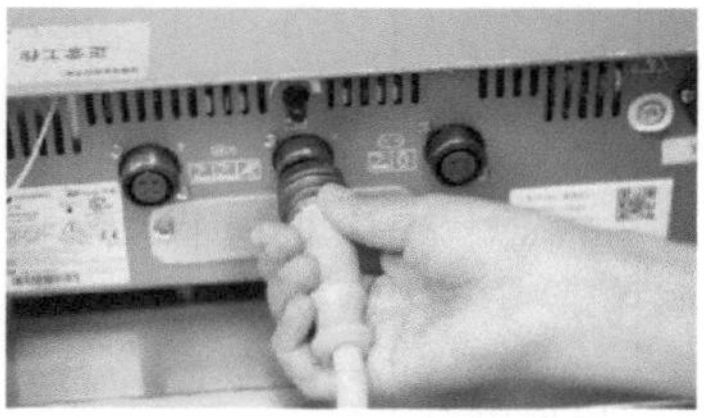 图 4-19 **连接单极电刀脚踏** 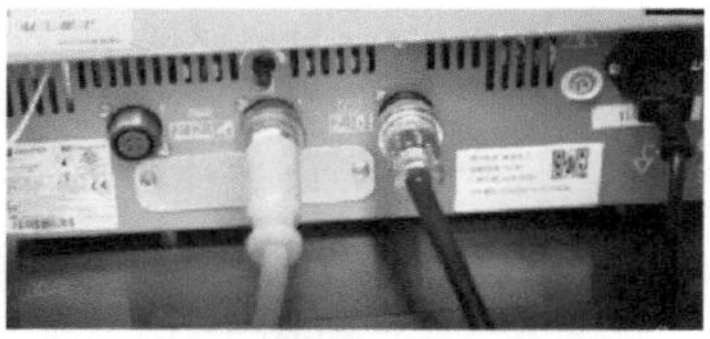 图 4-20 **连接双极电凝脚踏**

续表

简要步骤		操作要点	图示
		3. 根据手术需求，准备双极电凝、单极电刀、电刀线、电凝线、电凝钩等，将各连线插入相对应的插口（图 4-21、图 4-22）	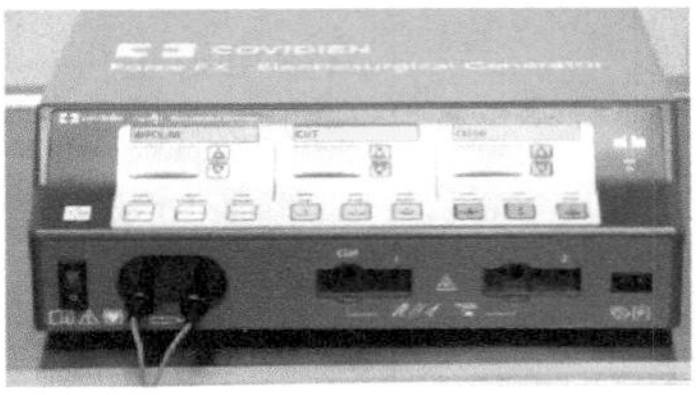 图 4-21 **连接双极电凝** 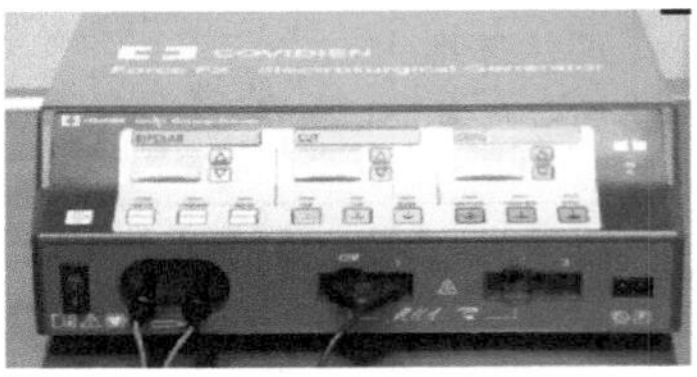 图 4-22 **连接单极电刀**
		4. 开机自检（图 4-23）	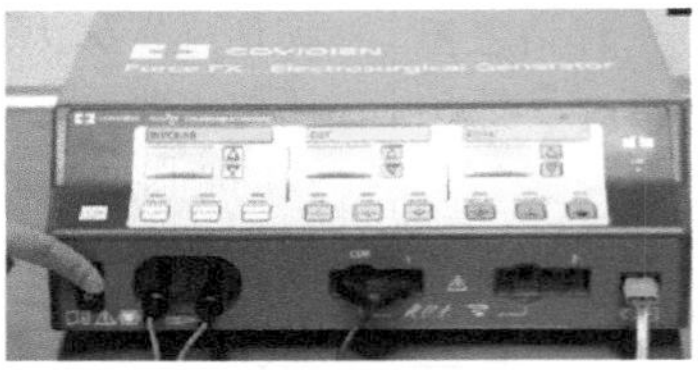 图 4-23 **开机自检**
	单极电刀	1. 连接电刀回路负极板并选择合适的粘贴部位（图 4-24）	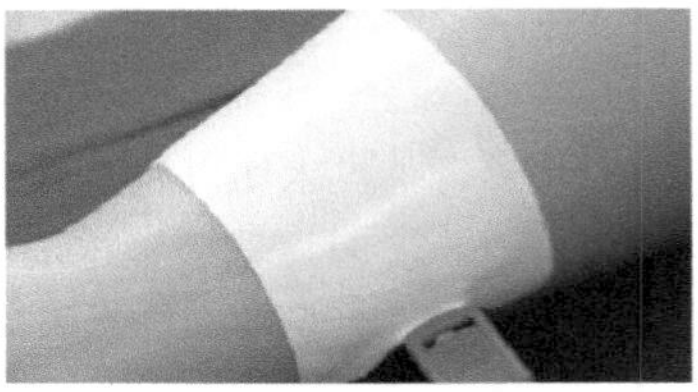 图 4-24 **粘贴电刀回路负极板**
		2. 根据手术需求，选择合适的输出模式及功率（图 4-25）	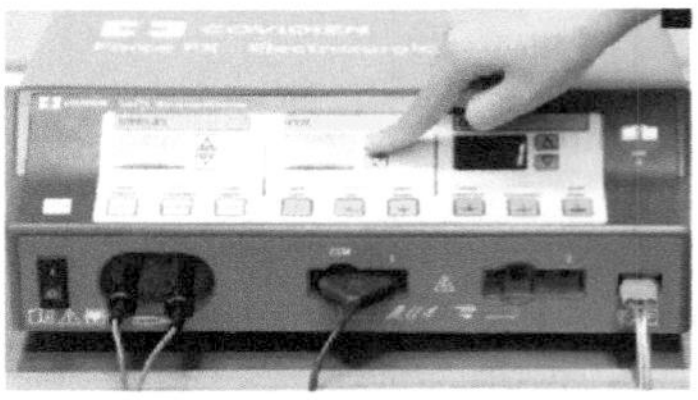 图 4-25 **调节输出功率**
		3. 电刀连线固定时不能与其他导线盘绕，电刀笔不使用时将其置于绝缘保护套内（图 4-26）	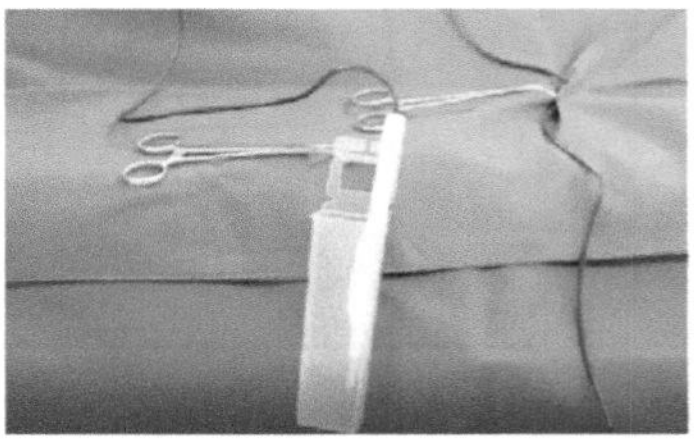 图 4-26 **电刀笔置于绝缘保护套内**

续表

简要步骤	操作要点	图示
	4. 利用手控或脚踏方式测试电刀笔输出功率（图 4-27）	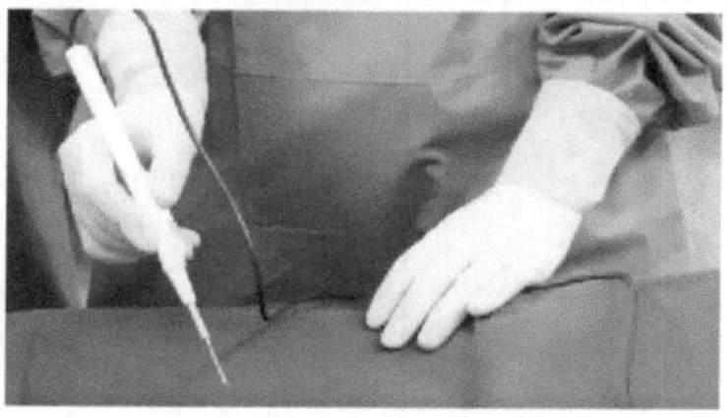 图 4-27　测试电刀笔输出功率
	5. 及时清除电刀笔上的焦痂（图 4-28）	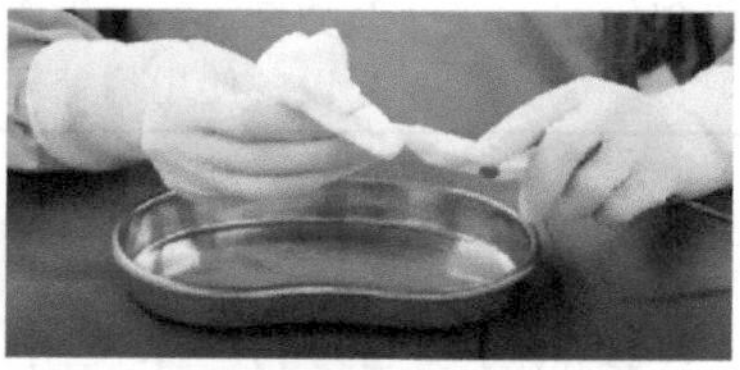 图 4-28　清除电刀笔上的焦痂
双极电凝	1. 使用双极电凝模式时，根据手术部位及医生需求，选择最合适的输出功率（图 4-29）	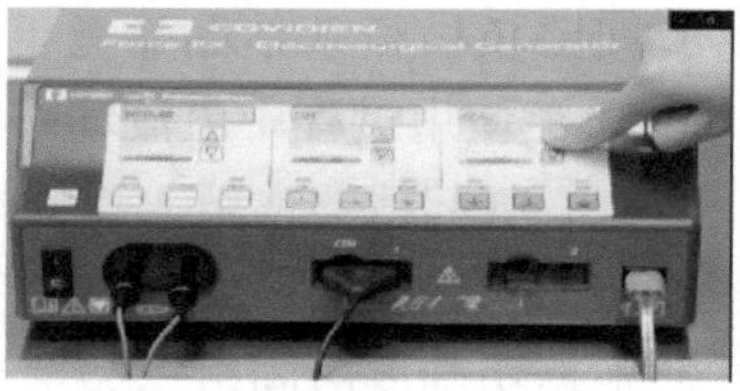 图 4-29　调节双极电凝输出功率
	2. 使用过程中，洗手护士应及时去除双极电凝镊或钳上的焦痂（图 4-30）	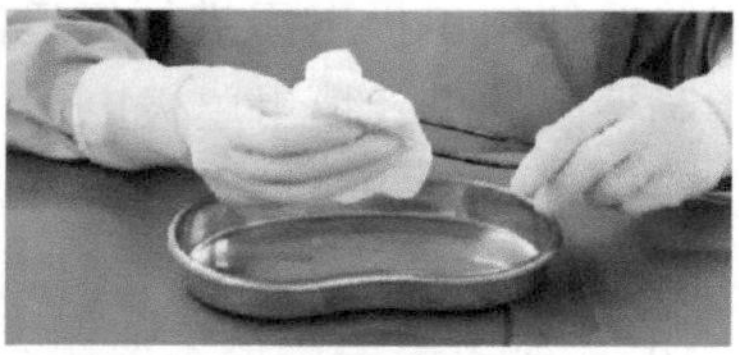 图 4-30　清除双极电凝镊焦痂
关机	1. 手术结束时，需将电刀的输出功率调节至最小后（图 4-31），再关闭主机电源，并拔出单极电刀、双极电凝连线等导线，轻轻揭除回路负极板（图 4-32），拔除电源线	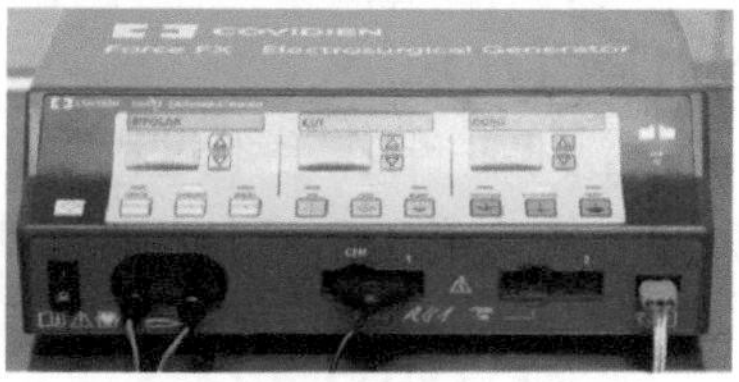 图 4-31　输出功率调节至最低 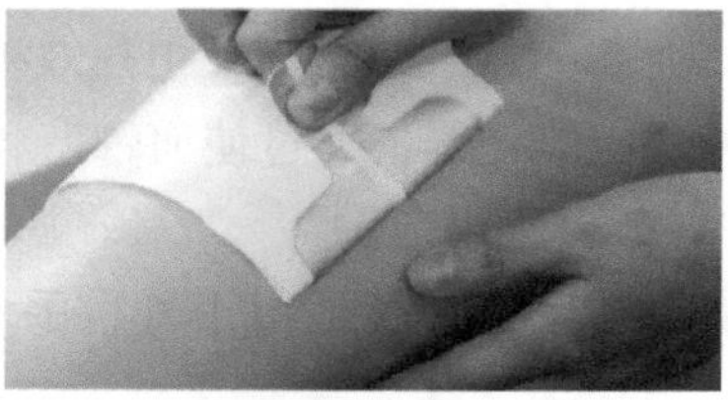 图 4-32　揭除回路负极板

续表

简要步骤	操作要点	图示
	2. 清洁整理电刀设备，并做好使用登记（图4-33）	图 4-33　清洁电刀设备
效果评价	1. 严格执行无菌操作原则 2. 动作流畅，操作规范 3. 设备使用后处理得当	

（四）注意事项

1. 按照高频电刀的厂家使用说明书操作。

2. 回路负极板粘贴部位应保持皮肤完整、无破损，粘贴在肌肉血管丰富、干燥的区域。

3. 回路负极板须粘贴靠近手术切口部位，距离手术切口 > 15cm；距离心电图电极 > 15cm，避免使用过程中电流环路近距离通过心电图电极和心脏。

4. 有心脏起搏器或植入物的患者，禁止或慎用高频电刀，可改用双极电凝。

5. 避免长时间连续使用单极电刀。

6. 根据切割或凝固组织类型选择合适的输出功率。

7. 避免将含有酒精的消毒液积聚在手术床，消毒待干后再使用单极电刀，以免烧伤患者皮肤；使用单极电刀进行气道内手术时应避免气道灼伤。肠道类手术禁止使用甘露醇灌肠，肠梗阻的患者慎用单极电刀。

8. 手术时，器械护士不应将电刀笔连线缠绕在金属物体上，以免发生意外。

9. 手术过程中应将电刀工作提示音调节至手术人员能清晰听到的音量。

10. 腔镜手术前应检查器械绝缘层完整性，避免漏电发生而损伤邻近器官。

11. 双极电凝使用时应采用生理盐水间断滴注，保持组织湿润、无张力及术野清洁，并及时清洁刀头。

12. 洗手护士在手术过程中，采用湿纱布或专业无损伤纱布及时擦除双极电凝器械或电凝镊上的焦痂，不可使用锐器刮除，以免损伤尖端或镊尖的合金材质。

三、血管闭合系统

（一）工作原理

血管闭合系统是一种电热双极血管闭合器，通过发生器产生持续的低电压及电流，形成脉冲式电能传导，通过使血管壁和周围组织中的胶原和弹性蛋白变性达到闭合血管的目的。

（二）应用范围

血管闭合系统适用于外科手术中对 7mm 以下的任何血管和组织束的闭合及切断。

（三）血管闭合系统操作流程

血管闭合系统操作流程见表 4-6。

表 4-6　血管闭合系统操作流程

简要步骤		操作要点	图示
操作准备	人员准备	衣帽整洁，戴好口罩、帽子，不佩戴饰物，修剪指甲，七步洗手法洗手	
	设备准备	血管闭合系统主机、脚踏、配套闭合钳、负极板连线、负极板	
评估	评估环境	1. 避免暴露于富氧环境中 2. 不能使用可燃、易燃的消毒液聚集在手术野或者浸湿敷料 3. 保持床单位清洁干燥	
	评估患者	1. 评估患者皮肤情况，皮肤是否完整、无破损，干燥，无毛发、文身等 2. 评估患者是否佩戴金属饰品，包括义齿、项链、戒指等 3. 评估患者体内是否有各类医疗设备及其他植入物，如助听器、齿科器具、内置式的心脏复律除颤器等 4. 患者身体有无接触金属物品，如手术床、器械托盘等	
	评估设备	1. 检查电刀主机功能状态，根据手术需求，调节模式及参数 2. 粘贴回路负极板时需评估粘贴部位与手术切口的距离 3. 评估所用器械连线等绝缘层是否完整、无破损 4. 评估血管闭合系统放置平面的稳固性	
操作要点	开机	1. 连接主机电源线 2. 根据情况连接脚踏板，并放置在手术者脚下 3. 开机自检（图 4-34） 4. 连接负极板并选择合适的粘贴部位（图 4-35）	图 4-34　开机自检 图 4-35　粘贴负极板

续表

简要步骤		操作要点	图示
	器械连接	1. 待主机自检结束后，插入器械手柄电极（图4-36）	图4-36 插入器械
		2. 调节能量输出功率（图4-37） 3. 利用手控或脚踏方式测试器械输出功率 4. 用器械钳夹血管或组织束，按压手控或脚踏开关即可使用 5. 保持钳口清洁，及时清除电刀笔上的焦痂	图4-37 调节能量输出功率
	关机	1. 将能量平台输出功率调节至最小后关闭主机电源，拔出器械插头，轻轻揭除回路负极板，最后拔除电源线 2. 清洁整理设备，并做好使用登记	
效果评价		1. 严格执行无菌操作原则，动作流畅，操作规范 2. 设备使用后处理得当	

（四）注意事项

1. 按生产厂家说明书规范安装，正确使用。

2. 安装时注意颜色、型号匹配；电源插好后再开主机电源开关。

3. 针对组织厚度不同，夹持器械的力度应有所不同，不应过度用力将组织挤入钳口内。

4. 输出功率的设定应根据应用组织的不同而调整。

5. 钳口不要接触金属物，以免增加电阻。

6. 保持电极干净，电极上残留组织过多会导致输出无效。

7. 当主机发出连续两声短音时提示闭合带已完全形成，应松开激发。

8. 用于血管、组织束和淋巴管的闭合时，其直径应≤ 7mm。

9. 器械连线固定时不能与其他导线盘绕，器械不使用时将其置于绝缘保护套内。

10. 不要将其他设备放在血管闭合系统上或将血管闭合系统放在电气设备上，这样放置不稳定，也不利于充分冷却，还可能对其他电子设备造成干扰。

11. 如有报警时应及时排除故障或暂停使用。

（朱　琳）

第五节　腔镜类设备

一、工作原理

腔镜类设备的工作原理是通过装在内镜前端的光电耦合元件（CCD）将光能转变为电能，确保电信号在摄像系统主机上传输，再通过摄像系统主机将信号转化为数字信号，最后再传输至显示器，保证立体效果图像与实际情况接近，医生通过显示器显示的图像进行手术操作。

二、应用范围

广泛应用于各种微创外科手术。

三、基本要求

（一）腔镜类设备操作流程

腔镜类设备操作流程见表 4-7 和视频 4-3。

视频 4-3　腔镜类设备操作要点

表 4-7　腔镜类设备操作流程

简要步骤		操作要点	图示
操作准备	人员准备	衣帽整洁，戴好口罩、帽子，不佩戴饰物，修剪指甲，七步洗手法洗手	
	设备准备	显示屏、摄像主机、冷光源主机、气腹机（根据手术需要选配）、摄像头、导光束、气腹管（根据手术需要选配）、镜头（图 4-38、图 4-39）	图 4-38　用物准备 1 图 4-39　用物准备 2
评估	评估环境	手术间环境整洁，地面清洁、干燥	
	评估设备	1. 根据手术需要选择合适的腔镜设备 2. 检查摄像主机、冷光源、气腹机等设备的功能状态（图 4-40） 3. 评估摄像头、导光束的完好性	图 4-40　检查导光束

续表

简要步骤		操作要点	图示
操作要点	腔镜设备连接	1. 术前巡回护士根据手术类型将腔镜设备摆放在合适位置，以满足手术医生的视觉需要 2. 连接电源线 3. 连接摄像头（图 4-41）、导光束（图 4-42）、气腹管，将导光束（图 4-43）、摄像头（图 4-44）、气腹管插入相应的接口	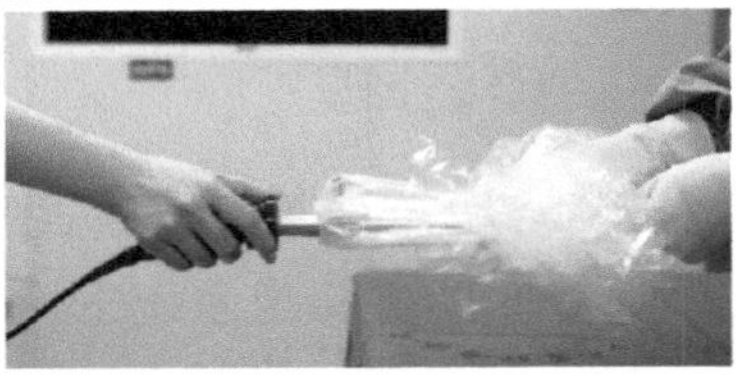 图 4-41　连接摄像头 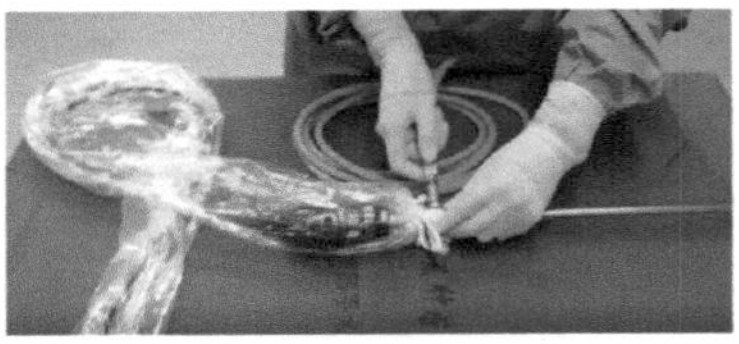 图 4-42　连接导光束 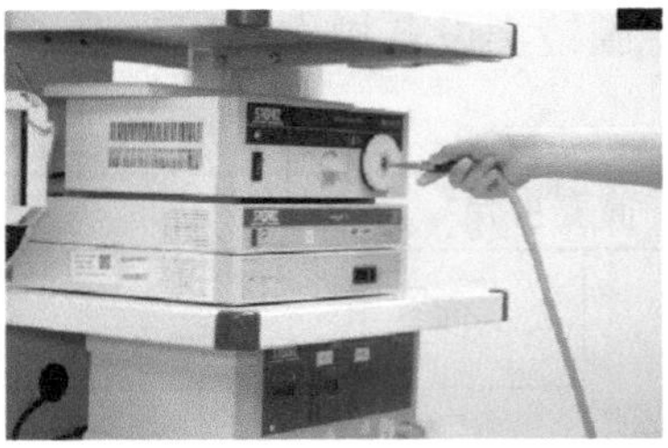 图 4-43　导光束插入接口 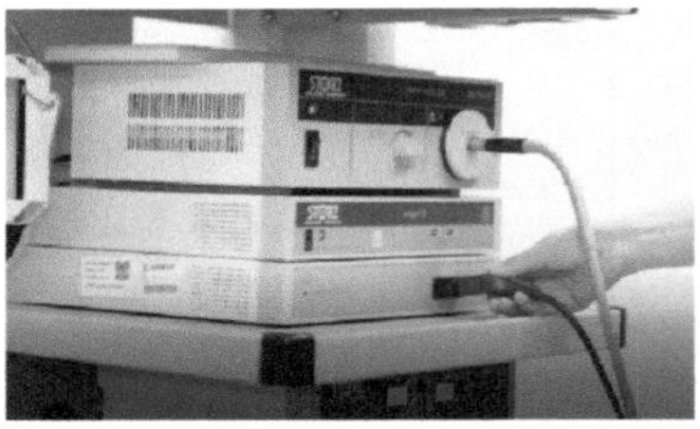 图 4-44　摄像头插入接口
		4. 依次打开显示器、冷光源、摄像主机、气腹机的电源开关（图 4-45） 5. 调节摄像主机参数、光源大小及气腹机参数	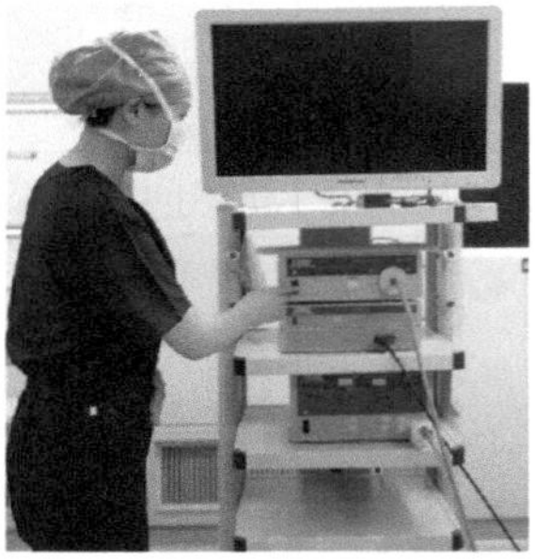 图 4-45　依次打开显示器、冷光源、摄像主机、气腹机的电源开关

续表

简要步骤		操作要点	图示
	术后处理	1. 先关闭各仪器开关，再撤去连接在设备上的摄像头等 2. 清洁整理腔镜设备并做好使用登记	
效果评价	1. 操作熟练，动作规范 2. 设备使用后处理得当		

（二）注意事项

1. 按照厂家使用说明书操作。

2. 操作者使用前，需要通过专业培训，能够掌握腔镜设备的操作方法、注意事项及保养方法，能进行故障处理。

3. 连接和拔除导光束均应在摄像主机关机状态下进行。避免生拉硬拽摄像线及导光束，应把摄像线弯曲环绕部分逐渐拉直后固定。

4. 使用冷光源时，应从小到大逐渐调节冷光源亮度。术中暂时不使用或结束后，应将冷光源亮度调至 0 挡，防止使用时光源亮度突然过强导致灯泡损坏。

5. 手术结束后，待设备冷却，巡回护士应使用浸过 75% 乙醇的湿纱布擦拭仪器设备表面，去除灰尘和污物，并将腔镜设备归位放置备用。

6. 摄像头和内镜镜面术后用保护帽保护，并放于专用器械盒内保存，防止相互碰撞。

7. 导光束要轻拿轻放，粗暴操作可使光导纤维断裂，使光线传输受影响。

（朱　琳）

第六节　显微镜设备

一、工作原理

显微镜设备是利用光学原理，高倍放大并清晰显现组织的显微结构，为医生操作显微外科器械开展手术提供精准定位，同时可减轻对正常组织的损伤，提高手术成功率，以利于术后患者康复。

二、应用范围

广泛应用于眼科、血管外科、整形外科、骨科、创伤外科、耳鼻喉外科、脑外科等各种高难度、精细外科手术，尤其是血管、神经、肌腱等精细部位手术。

三、基本要求

（一）显微镜操作流程

显微镜操作流程见表 4-8 和视频 4-4。

视频 4-4　显微镜操作要点

表 4-8 显微镜操作流程

简要步骤		操作要点	图示
操作准备	人员准备	衣帽整洁，戴好口罩、帽子，不佩戴饰物，修剪指甲，七步洗手法洗手	
	设备准备	显微镜（图 4-46）	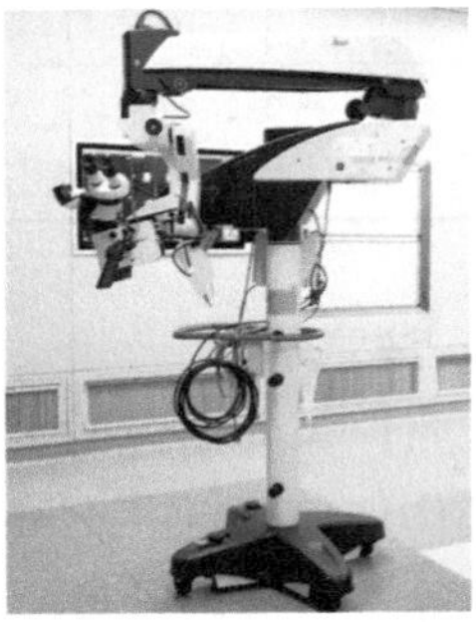 图 4-46 用物准备
评估	评估环境	手术间环境整洁，地面清洁、干燥	
	评估设备	1. 根据手术需要选择合适显微镜 2. 评估显微镜完好性 3. 检查显微镜各部位功能状态	
操作要点	显微镜设备连接	1. 巡回护士松开底座刹车，移动显微镜，根据手术类型及部位，放置于手术床旁的合适位置，并固定底座刹车（图 4-47）	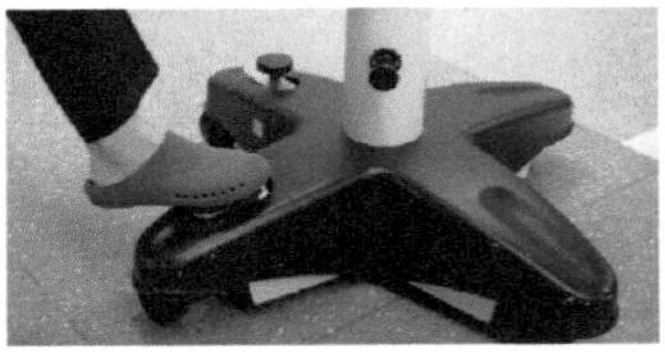 图 4-47 松开底座刹车
		2. 连接电源，打开显微镜电源开关（图 4-48）	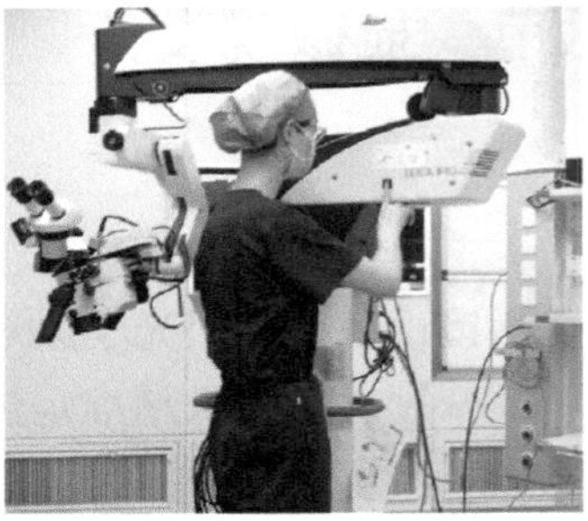 图 4-48 打开显微镜电源开关
		3. 检查光学主体连接部位有无松动(图 4-49)，调节助手镜位置，调节显微镜平衡，展开支架摆臂，套无菌保护套	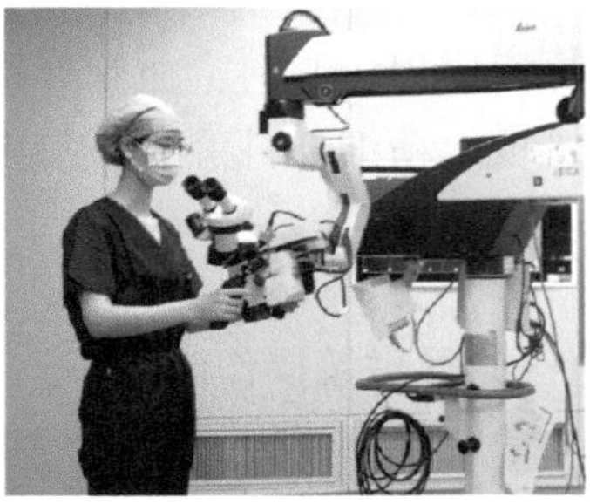 图 4-49 检查光学主体连接部位

续表

简要步骤		操作要点	图示
		4. 开启光源开关（图 4-50），光源的调节应从最小的亮度开始调节至合适，调节目镜需根据术者的瞳距和眼的屈光度进行目镜的调节，再调节物镜焦距，达最大清晰度（图 4-51）	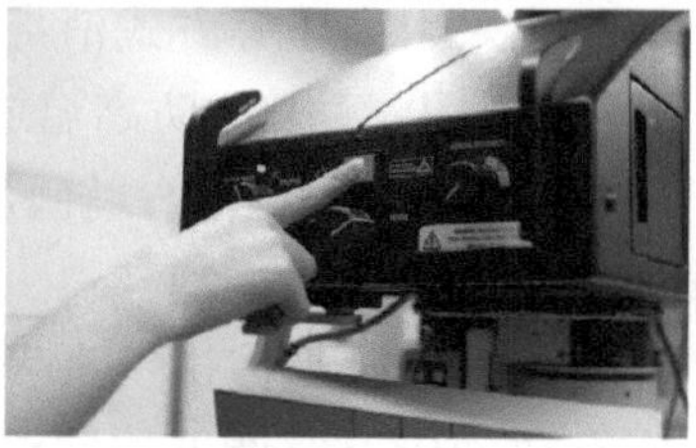 图 4-50　开启光源开关 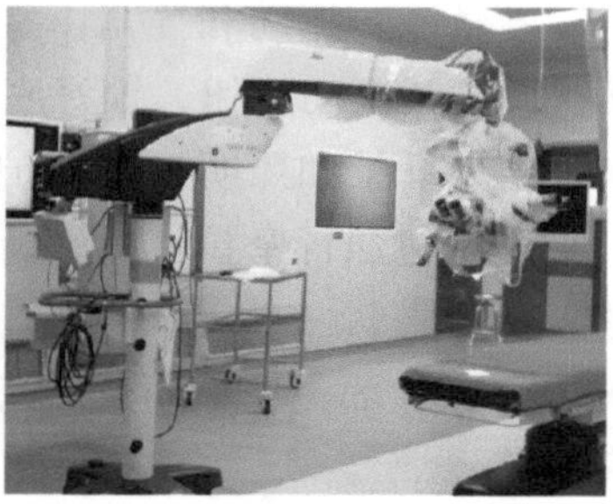 图 4-51　使用状态
		5. 可根据需要录制手术影像（图 4-52）	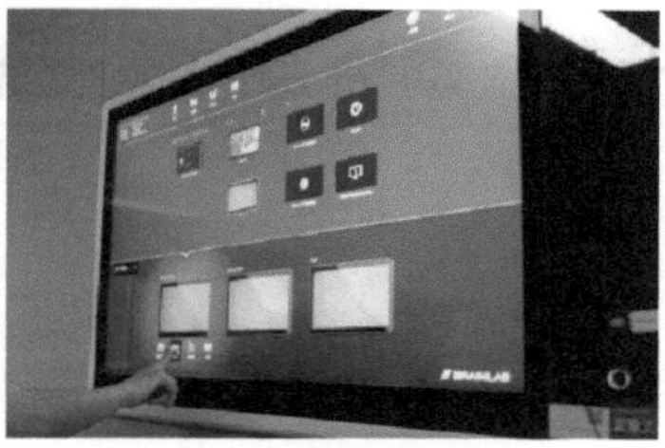 图 4-52　录制手术影像
	术后处理	1. 使用完毕，停止录像，将光源亮度调节至最小，关闭光源；取下无菌罩，收拢支臂架，关闭电源 2. 清洁整理，套上防尘罩归位放置并做好使用登记（图 4-53）	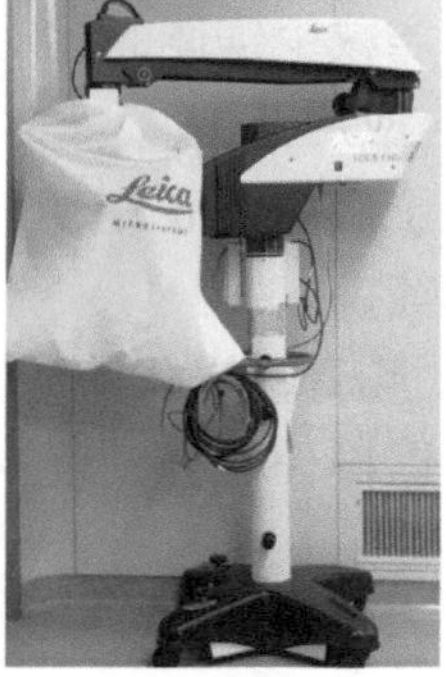 图 4-53　用物归位
效果评价	1. 操作熟练，动作轻柔规范 2. 设备使用后处理得当		

（二）注意事项

1. 按照厂家的使用说明书进行操作。

2. 禁止采用高压等方式消毒显微镜，高压会使旋钮变形、镜片分离。

3. 注意防尘、防潮、防高温或温差巨变。术毕用防尘罩盖住显微镜，保持光学系统清洁。

4. 透镜表面定期去尘，轻轻擦拭镜头表面，从中央到周围反复轻抹至干净，切勿擦拭镜头内面，以免损伤透镜。

5. 每天用镜头纸擦拭镜头表面以达到清洁目的。

6. 存放间应有空调器控制温湿度，相对湿度不超过 60%，以保持仪器干燥。暂不使用的光学部分应放置于干燥箱（瓶）内，同时加入干燥剂。

7. 显微镜防振动和撞击，宜固定手术间放置，防止反复移动。每次使用完毕后收拢各节横臂，拧紧制动旋钮，锁好底座的固定装置。

8. 导光纤维和照明系统保护不良及使用时间过久会导致光通量下降，严重影响光照强度。使用时勿强行牵拉、折叠，使用后理顺线路，不要夹压或缠绕于支架上。导管纤维两端需定期清洁。

9. 保持各部位密封性，严禁随意拆卸目镜、示教镜等可拆卸部分，拆卸后立即加防护盖。

（朱　琳）

第七节　动力系统类设备

一、胸骨锯

（一）工作原理

电动机通过扁轴头带动偏心轴旋转，偏心轴由铜轴衬支撑。旋转的偏心轴带动连杆，使滑块上下运动，于是依靠销圈与滑块紧定的锯条随之上下运动而锯骨。护脚使锯条不易弯曲，并能减少锯体的震动。

（二）应用范围

应用于经胸骨正中切口的手术，如胸骨后甲状腺肿、纵隔肿瘤、心脏直视手术等。

（三）胸骨锯操作流程

胸骨锯操作流程见表 4-9 和视频 4-5。

视频 4-5　胸骨锯操作要点

表 4-9　胸骨锯操作流程

简要步骤		操作要点	图示
操作准备	人员准备	衣帽整洁，戴好口罩、帽子，不佩戴饰物，修剪指甲，七步洗手法洗手	

续表

简要步骤		操作要点	图示
	设备准备	胸骨锯主机、充电器、电池（图 4-54、图 4-55）	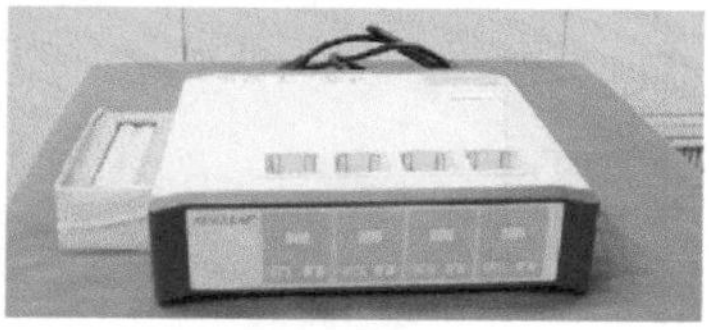 图 4-54 **用物准备 1** 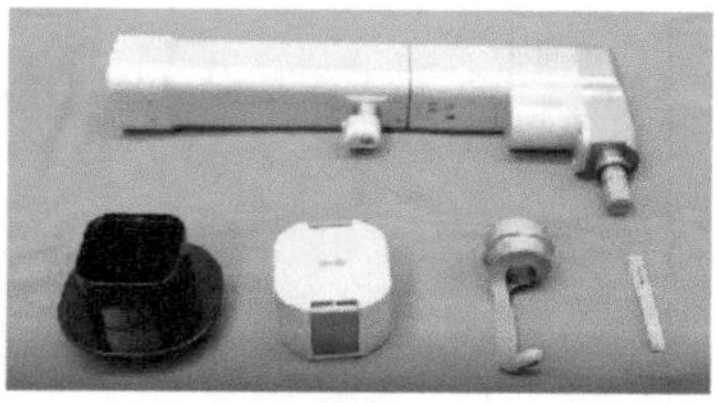 图 4-55 **用物准备 2**
评估	评估环境	1. 手术间环境整洁，地面清洁、干燥 2. 周围环境安全，便于操作	
	评估设备	1. 检查设备充电器及电池功能正常 2. 主机外观及各部件完整	
操作要点	电池充电	1. 充电器接上电源，打开电源开关 2. 将电池的多孔垫片面插入充电器（图 4-56）	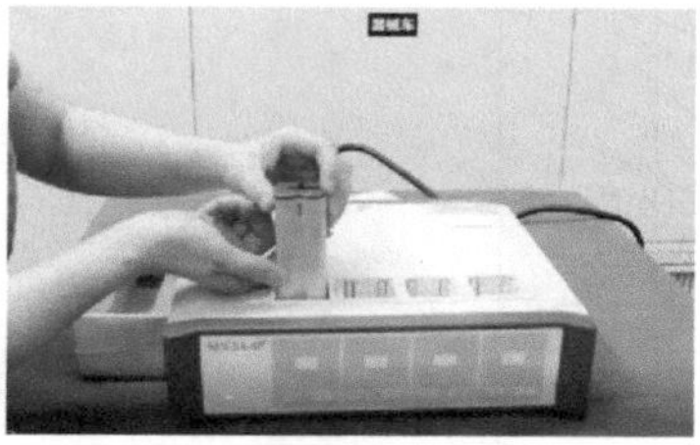 图 4-56 **将电池插入充电器**
		3. 指示灯持续亮为充电，指示灯闪烁为充电完成（指示灯信号显示意义参照各厂家产品说明书）（图 4-57）	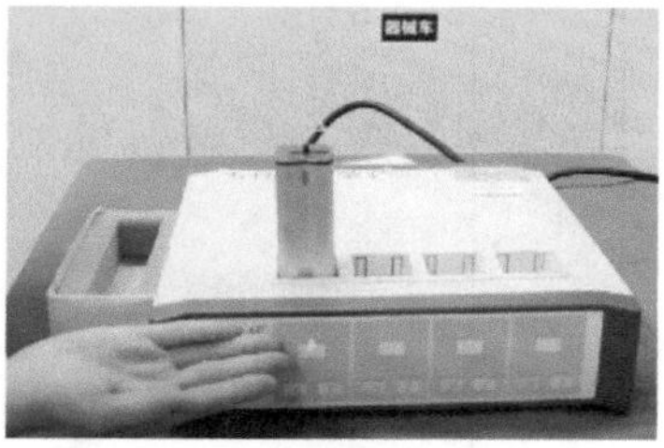 图 4-57 **指示灯亮充电**
	主机安装	1. 确保主机手柄开关处于关闭状态 2. 根据医生操作习惯将锯片插入电锯（图 4-58）	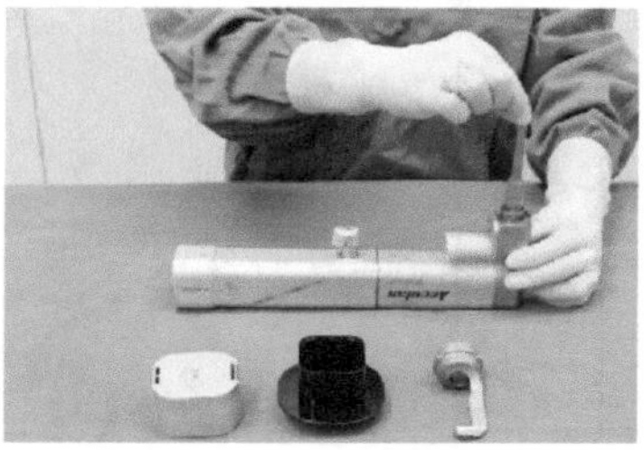 图 4-58 **插入锯片**

续表

简要步骤		操作要点	图示
		3. 套入保护鞘（图 4-59）并锁定（图 4-60）	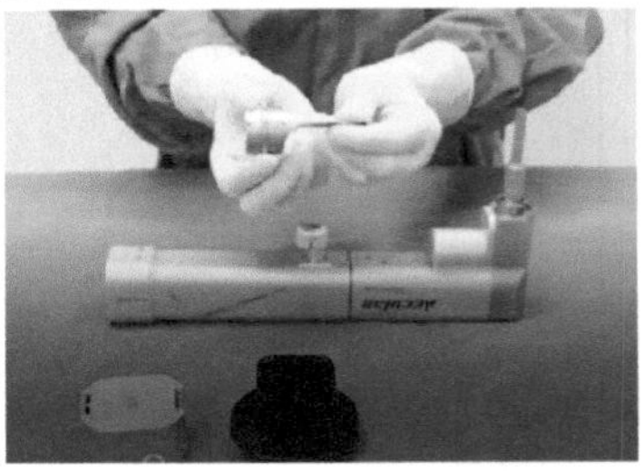 图 4-59　套入保护鞘 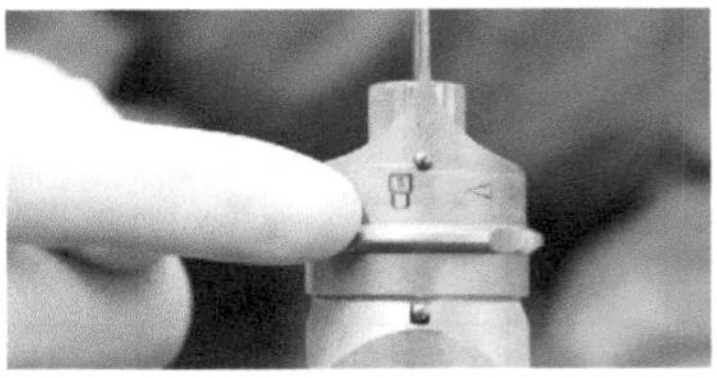 图 4-60　锁定
		4. 将无菌转换对接器插入主机尾部（图 4-61）	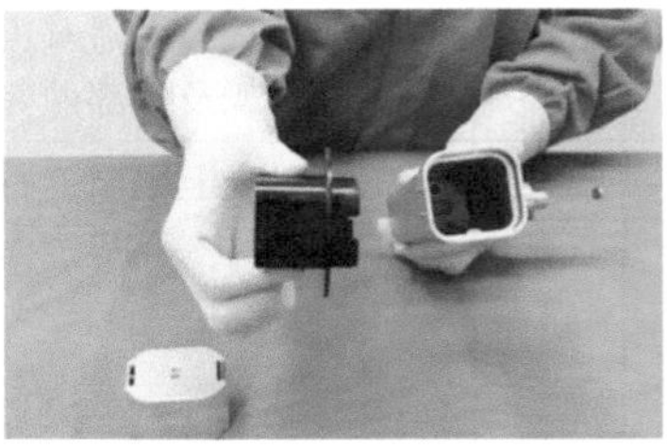 图 4-61　将无菌转换对接器插入主机尾部
		5. 将电池从无菌转换对接器插入主机（图 4-62）	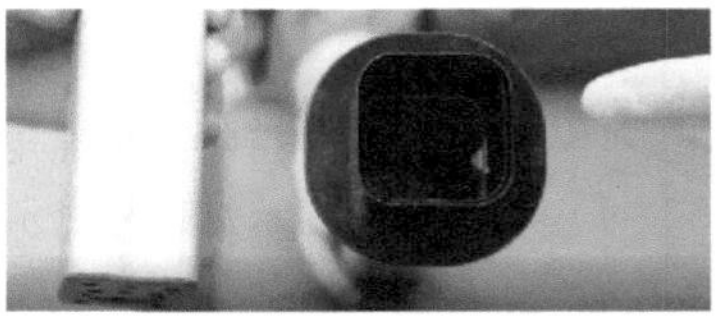 图 4-62　将电池从无菌转换对接器插入主机
		6. 取下无菌转换对接器并盖好主机电池盖（图 4-63）	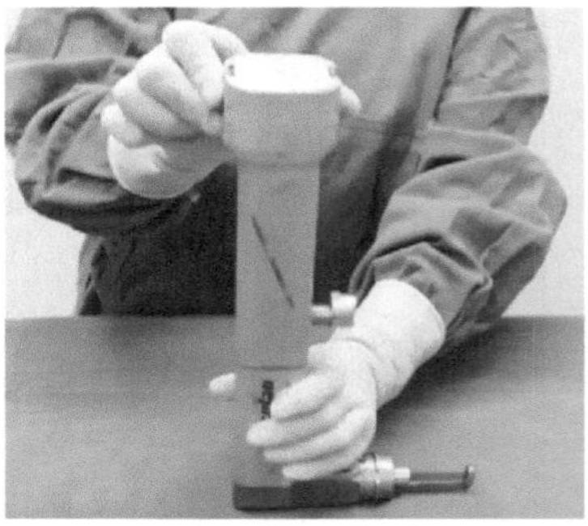 图 4-63　盖好主机电池盖

续表

简要步骤		操作要点	图示
		7. 打开电锯手柄上的开关，检查电锯是否工作，检查完毕关闭开关（图 4-64）	图 4-64　检查电锯是否工作
	术后处理	1. 术毕取出电池（图 4-65） 2. 清洁整理，归位放置并做好使用登记	图 4-65　取出电池
效果评价	1. 操作熟练，动作轻柔规范 2. 设备使用后处理得当		

（四）注意事项

1. 严格遵照产品说明书进行操作。
2. 每次使用完毕后要将电池取出，不能和主机一起高压灭菌。
3. 每次使用完毕后要将主机用湿纱布擦拭干净，不能进行水洗。
4. 在操作间隙或更换锯片时，将主机开关按钮设置为关闭状态，以防意外启动。

二、神经外科动力系统

（一）工作原理

使用电动机作为动力源。电动机可以通过电流的变化来控制机器的运动，同时可以进行实时监测和控制。

（二）应用范围

神经外科动力系统适用于神经外科、耳鼻喉（ENT）外科、整形外科、骨科和创伤外科手术中分离、去除和修整硬组织、软骨和类似物，以及在骨和骨移植材料上钻孔。

（三）神经外科动力系统操作流程

神经外科动力系统操作流程见表 4-10 和视频 4-6。

视频 4-6　神经外科动力系统操作要点

表 4-10　神经外科动力系统操作流程

简要步骤		操作要点	图示
操作准备	人员准备	衣帽整洁，戴好口罩、帽子，不佩戴饰物，修剪指甲，七步洗手法洗手	

续表

简要步骤		操作要点	图示
	设备准备	主机、脚踏、马达线、手柄、磨头、钻头、铣刀头（图 4-66、图 4-67）	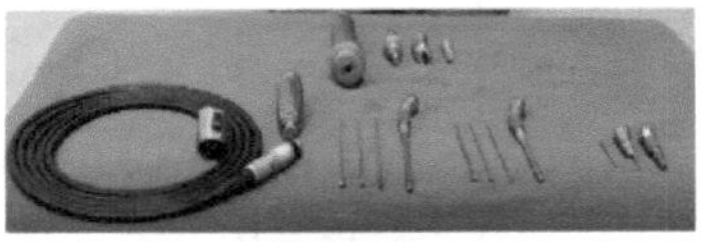 图 4-66　用物准备 1 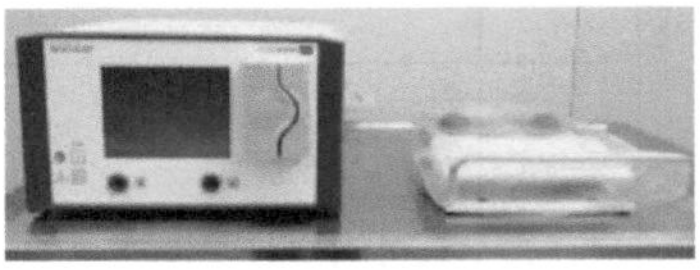 图 4-67　用物准备 2
评估	评估环境	1. 手术间环境整洁，地面清洁、干燥 2. 周围环境安全，便于操作	
	评估设备	1. 主机外观及各部件完整 2. 检查设备功能无异常	
操作要点	安装连接	1. 连接主机电源线 2. 将脚踏连接线插入主机插口（图 4-68）	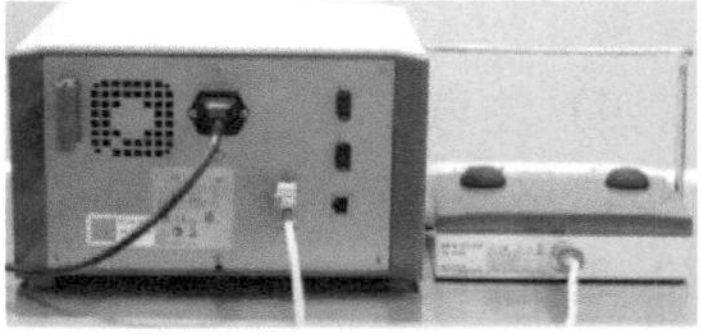 图 4-68　连接电源及脚踏
		3. 根据手术需要选择所需手柄，安装相应刀头，将手柄连接于马达线上（图 4-69）	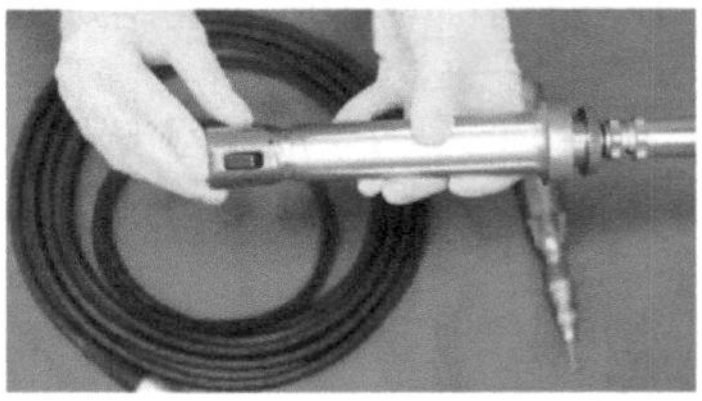 图 4-69　将手柄连接于马达线
		4. 将马达线插入主机接口（图 4-70）	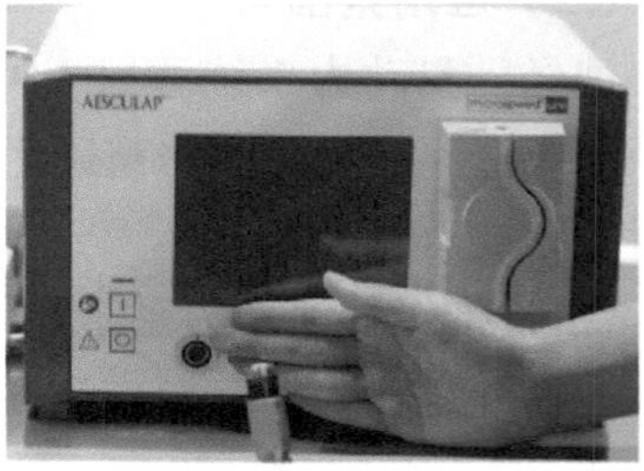 图 4-70　将马达线插入主机接口
		5. 开启主机电源开关，主机接通电源进行自检（图 4-71）	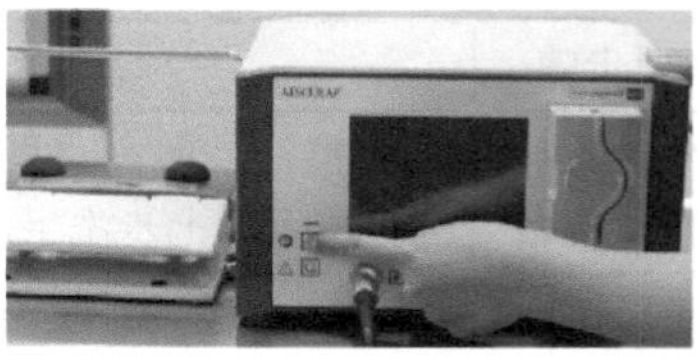 图 4-71　开启主机电源

续表

简要步骤		操作要点	图示
		6. 按下所需模式键，主机进入所选模式状态（图 4-72） 7. 调节需要的转速 8. 调节出水量大小，选择所需的出水模式 9. 踩下脚踏，通过脚踏控制手柄进行操作工作	图 4-72　主机进入所选模式状态
	术后处理	1. 关闭电源，取下手柄 2. 清洁整理，并做好使用登记	
效果评价	1. 操作熟练，动作轻柔规范 2. 设备使用后处理得当		

（四）注意事项

1. 严格遵照产品说明书进行操作。

2. 选择合适的手柄和刀头，并在操作前检查手柄和刀具的连接是否牢固。

3. 动力系统每次使用完毕必须在手术后 1h 内进行彻底的清洁保养，否则会影响手柄的性能和使用。

4. 每次使用完毕手柄可用流动水清洗，切记不能用超声清洗。

5. 清洁之前应拔掉设备电源插头。

6. 禁止使用易燃或易爆的清洁 / 消毒溶液。

（陈　涛）

第八节　加温类设备

一、恒温箱

（一）工作原理

将电能转换为热能，利用热能的传导、辐射和对流来加热物体。

（二）应用范围

广泛应用于各类外科手术术中液体及物品的加热。

（三）恒温箱操作流程

恒温箱操作流程见表 4-11 和视频 4-7。

视频 4-7　恒温箱操作要点

表 4-11　恒温箱操作流程

简要步骤		操作要点	图示
操作准备	人员准备	衣帽整洁，戴好口罩、帽子，不佩戴饰物，修剪指甲，七步洗手法洗手	

续表

简要步骤		操作要点	图示
	设备准备	恒温箱（图 4-73）	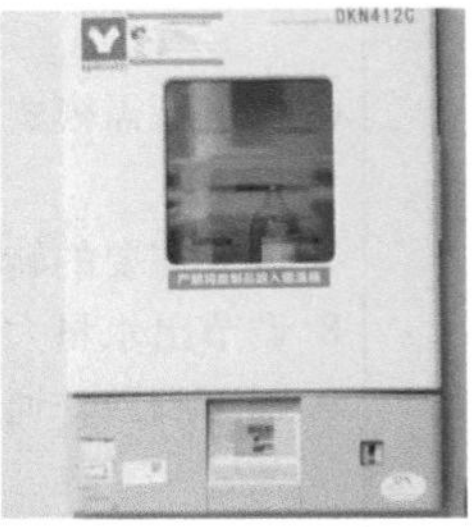 图 4-73　用物准备
评估	评估环境	手术间环境整洁，操作环境符合要求	
	评估设备	1. 评估恒温箱外观完好，放置平稳 2. 检查恒温箱功能无异常	
操作要点	恒温箱调节	1. 接通电源，打开电源开关，等待自检完成（图 4-74）	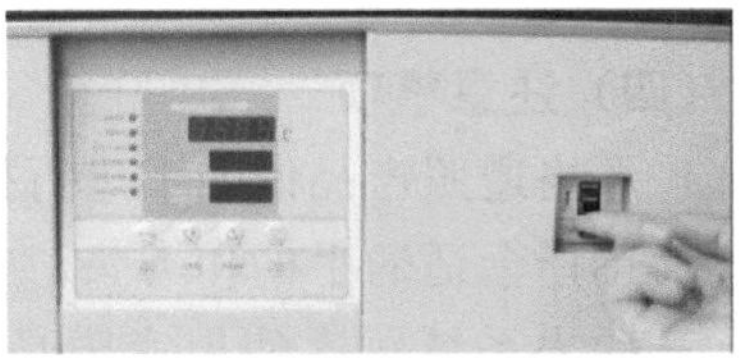 图 4-74　打开电源开关
		2. 调节控制面板按钮，设定温度值（图 4-75）	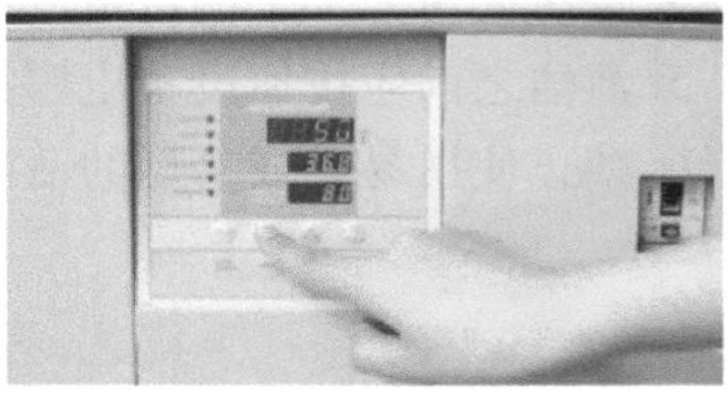 图 4-75　设定温度值
		3. 放入待加温的液体、物品，电子屏可显示预设温度和实际温度值（图 4-76） 4. 实际温度达到设定温度时，加温的液体和物品即可使用	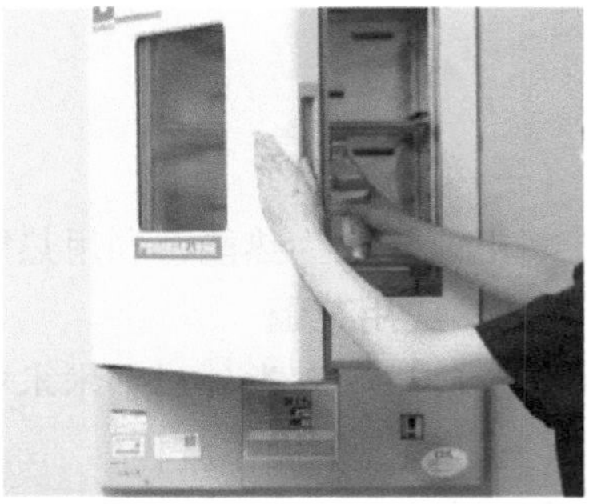 图 4-76　放入待加温液体、物品
	术后处理	1. 手术完毕，关闭电源，取出未使用的加热液体、物品 2. 清洁整理，并做好使用登记	
效果评价	1. 操作熟练，动作规范 2. 设备使用后处理得当		

（四）注意事项

1. 严格按照厂家的产品说明书进行操作。

2. 在开门、关门时，请注意门的开关范围（空间），手、脸不要靠近。避免手、脸靠近造成受伤等。

3. 一般温度设定与人体温度相同。

4. 体积大的温箱可多层设置并放置不同的物品，可单独设置温度。

5. 取出物品后应立即关闭温箱门，请不要在门打开状态下使用干燥箱，避免热散发，影响加温，还会引起加热器异常过热的危险。

6. 放置的加温物品应留有空隙，使循环风均匀通过。

二、输液输血加温设备

（一）工作原理

在输液输血过程中，通过输液输血加温设备中的加温器对输注的液体（血制品）所通过的输液管道进行热传导，从而达到使输注的液体（血制品）能够稳定在所设置的温度中。

视频 4-8　输液输血加温设备操作要点

（二）应用范围

输液输血加温设备主要用于对输入人体的液体、血液进行加温。

（三）输液输血加温设备操作流程

输液输血加温设备操作流程见表 4-12 和视频 4-8。

表 4-12　输液输血加温设备操作流程

简要步骤		操作要点	图示
操作准备	人员准备	衣帽整洁，戴好口罩、帽子，不佩戴饰物，修剪指甲，七步洗手法洗手	
	设备准备	输液输血加温设备（图 4-77）	图 4-77　用物准备
评估	评估环境	手术间环境整洁，操作环境符合要求	
	评估设备	1. 评估输液输血加温设备外观完好 2. 检查功能无异常	

续表

<table>
<tr><th colspan="2">简要步骤</th><th>操作要点</th><th>图示</th></tr>
<tr><td rowspan="4">操作要点</td><td rowspan="3">输液输血加温设备调节</td><td>1. 将输液输血加温设备固定在输液架上（图4-78）</td><td> 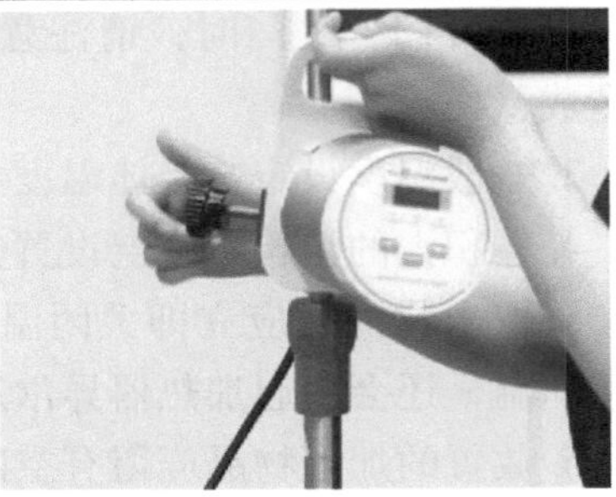图 4-78 固定输液输血加温仪</td></tr>
<tr><td>2. 把输液输血管道按说明缠绕在输液输血加温设备上（图 4-79）</td><td> 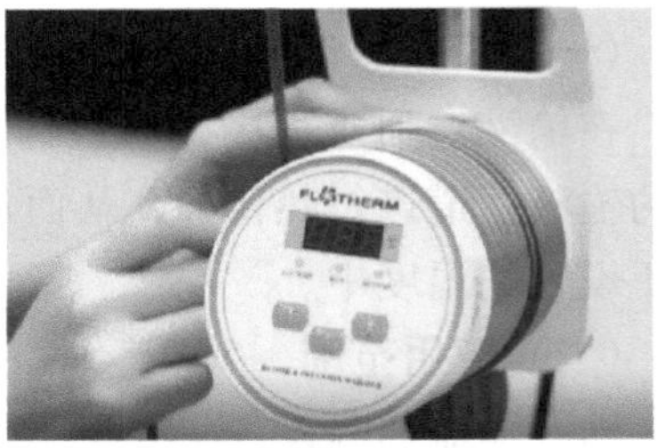图 4-79 缠绕输液输血管道</td></tr>
<tr><td>3. 接通电源，开机，调整温度设定后即可使用（图 4-80）</td><td> 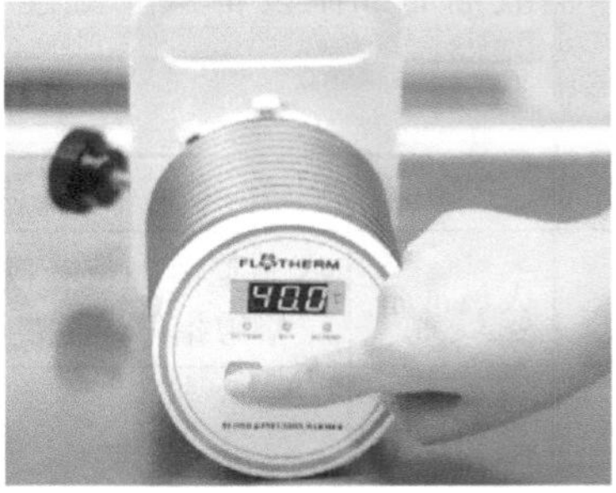图 4-80 开机、设定温度</td></tr>
<tr><td>术后处理</td><td>1. 手术完毕，关机并拔下电源
2. 清洁整理，并做好使用登记</td><td></td></tr>
<tr><td>效果评价</td><td colspan="3">1. 操作熟练，动作规范
2. 设备使用后处理得当</td></tr>
</table>

（四）注意事项

1. 严格按照厂家产品说明书进行操作。

2. 因为受环境温度影响，实际进入人体的液体（血制品）实际温度会比显示的温度更低。

3. 调节的液体（血制品）的流速不同，管道长度不同，流入人体的实际液体温度也与显示的温度不同。

三、充气式加温仪

（一）工作原理

充气式加温仪是一种通过升温装置将加热后的空气不断地吹进盖在患者身上的一次性充气毯内，从而达到为患者升温保暖的目的。

（二）应用范围

充气式加温仪适用于手术室、ICU 和急诊室等，预防和治疗低体温。

视频 4-9　充气加温仪操作要点

（三）充气式加温仪操作流程

充气式加温仪操作流程见表 4-13 和视频 4-9。

表 4-13　充气式加温仪操作流程

简要步骤		操作要点	图示
操作准备	人员准备	衣帽整洁，戴好口罩、帽子，不佩戴饰物，修剪指甲，七步洗手法洗手	
	设备准备	充气式加温仪、一次性加温毯（图 4-81）	图 4-81　设备准备
评估	评估环境	手术间环境整洁，操作环境符合要求	
	评估设备	1. 评估充气式加温仪外观完好 2. 检查功能无异常 3. 根据患者实际情况选择合适的加温毯	
	评估患者	评估患者的年龄、病情、意识、合作程度等	
操作要点	充气式加温仪的连接	1. 参照使用说明，将加温毯在手术床上展开后（图 4-82），再连接充气式加温仪（图 4-83）	图 4-82　将加温毯展开 图 4-83　连接充气式加温仪

续表

简要步骤		操作要点	图示
		2. 将加温毯带孔的一面朝向患者 3. 连接电源，打开电源开关（图 4-84）	图 4-84 连接电源，打开开关
		4. 根据手术类型、环境温度、患者实时的体温及自身情况综合评定，选择适宜的温度和风速（图 4-85），并与医生确认 5. 使用中观察设备运转情况，仪表指示灯是否正常，故障灯有无亮起 6. 使用中观察患者局部体表温度的变化情况，防止局部热损伤	图 4-85 选择适宜的温度和风速
	术后处理	1. 手术完毕，关机并拔下电源，断开充气式加温仪，取下加温毯并按一次性医疗废物处理 2. 清洁并整理设备，做好使用登记	
效果评价	1. 操作熟练，动作规范 2. 设备使用后处理得当		

（四）注意事项

1. 严格按照生产厂家的使用说明书进行操作。

2. 只有充气式加温仪安稳地放置在干燥、硬质、平整的表面上或安全固定之后才能开始加温治疗。

3. 充气加温毯为一次性耗材，仅供单一患者使用，一人一用。

4. 保持加温毯带孔的一面朝向患者，不得把未打孔的一面放在患者身上或者身下。

5. 不能单独使用加温仪软管给患者加温，须始终将软管连接至加温毯，防止造成热损伤。

6. 如果超温指示灯亮起并听到提示声，则不得继续使用，拔掉装置电源插头并联系有资质的服务技术员。

7. 充气式加温仪符合医疗电磁干扰的要求，若其他设备发生无线电频率干扰，请将该设备连接到不同电源。

8. 仪器应定期由专业人员检测及保养。

（陈 涛）

第九节　放射诊疗类设备

一、工作原理

通过影像增强器将患者被检查部位的 X 线图像直接显示在监视器的屏幕上。

二、应用范围

广泛应用于外科手术定位，如骨科内固定手术、溶栓术、支架置入术、介入手术等，还可以用于寻找体内金属异物或器械、敷料等异物遗留体内的定位。

三、基本要求

视频 4-10　放射诊疗类设备操作要点

（一）放射诊疗类设备操作流程

放射诊疗类设备操作流程见表 4-14 和视频 4-10。

表 4-14　放射诊疗类设备操作流程

简要步骤		操作要点	图示
操作准备	人员准备	衣帽整洁，戴好口罩、帽子，不佩戴饰物，修剪指甲，七步洗手法洗手	
	设备准备	移动式 C 型臂 X 射线机（图 4-86）	图 4-86　设备准备
评估	评估环境	1. 手术间环境整洁，地面清洁、干燥 2. 设备移动范围内无障碍物	
	评估设备	1. 评估移动式 C 型臂 X 射线机完好性 2. 检查移动式 C 型臂 X 射线机各部位功能状态	
	评估患者	评估患者的年龄、病情、意识、合作程度等	
操作要点	C 型臂 X 射线机调节	1. 松开脚刹，根据需照射部位将操作机（主机）推至床边，显示器放于医生易观看的位置（图 4-87）	图 4-87　将操作机推至床旁

续表

简要步骤		操作要点	图示
		2. 连接高压电缆（图 4-88）	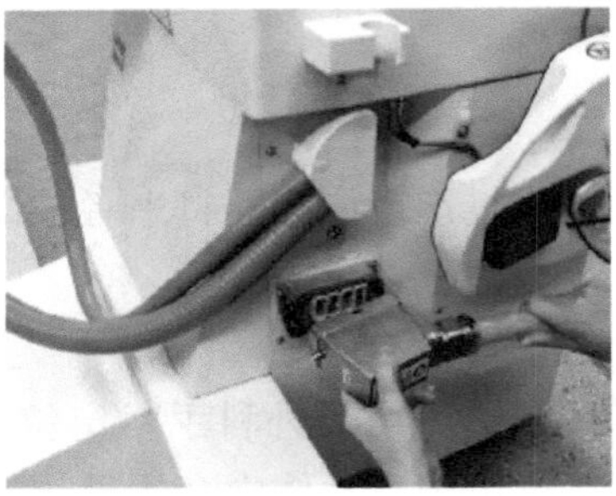 图 4-88 连接高压电缆
		3. 连接电源线，并在电源接触良好的情况下启动操作盘上的电源开关（图 4-89） 4. 松开 C 型臂 X 射线机上制动开关，并将球管接收器调节至需要拍摄的位置，然后锁上各制动开关	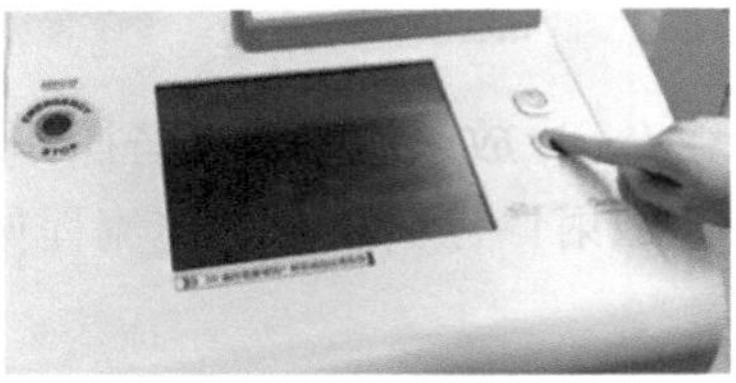 图 4-89 启动电源开关
		5. 根据需要，操作者在操作盘上按下功能按钮，即透视或拍片功能，再通过手动或自动程序调节能量大小（图 4-90）	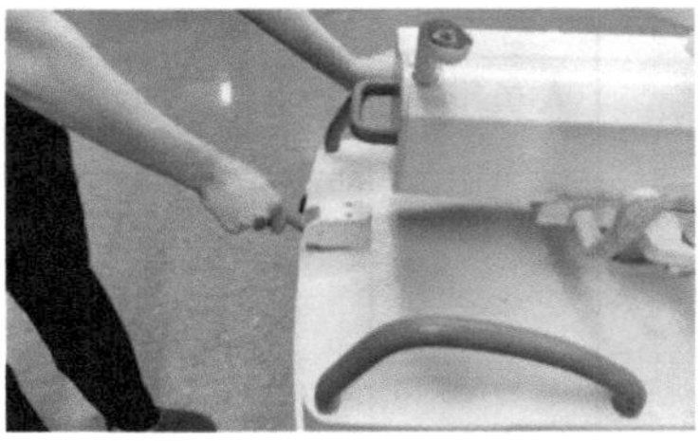 图 4-90 松开制动开关
		6. 工作人员做好防护措施后通过手控或者脚控开关进行放电拍摄（图 4-91） 7. 根据需要调节显示器上图像的清晰度及方位 8. 拍摄结束后，操作者按下操作盘上的电源开关按钮（红色），关闭电源，并拔下电源插头 9. 把 C 型臂 X 射线机推离术野，分开主机与显示器之间的高压电缆，并将主机及显示器推回原处，锁上所有制动开关	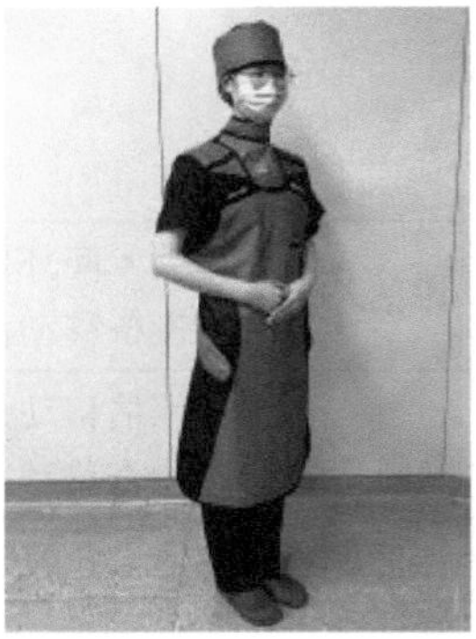 图 4-91 工作人员做好防护
	术后处理	清洁整理，并做好使用登记	
效果评价	1. 操作熟练，动作轻柔规范 2. 设备使用后处理得当		

（二）注意事项

1. 严格按照厂家产品使用说明书进行操作。

2. 保持主机清洁，保证使用时无尘，避免机器靠近手术部位时尘埃落在手术野内。同时也可防止 X 线管面因灰尘而引起放电，导致球管破裂。

3. 避免高压电缆过度弯曲或经常摩擦受损。

4. 操作人员须经过专业培训后方可操作机器，非专业人员勿随意触碰或拆开机器。

5. 推动式 C 型臂 X 射线机可放置在经常使用的手术间附近，因机器体积大，移动不方便。移动过程中需注意控制方向，避免损坏。

6. 应设有专门的防 X 线手术间，手术室四壁及天花板上需用防 X 线透视的材料制造。同时备有可移动的铅挡板，并提供手术工作人员铅橡皮裙、铅橡皮手术衣及铅围脖等防护用品。

7. 照射时，室内人员尽量离开球管和患者 2m 以上距离，与患者距离在 0.91m 内的人员均应佩戴铅制防护用品，避免放射线的照射损伤身体。

8. 拍摄期间，打开手术间门口红色警示灯，防止其他人员误入。

9. 照射中，要注意无菌操作原则，预先在手术区域面上另铺设无菌单，照射完毕后揭去，或在 C 型臂 X 射线机两头套上灭菌布套，以免污染手术区域。在拍摄时，手术医务人员若暂离手术间，需在手术恢复后，重新更换无菌手术衣和无菌手套。

10. 配备方便 C 型臂 X 射线机操作的手术床，其可满足不同手术部位的定位照射。

（陈　涛）

第十节　气压止血带

一、工作原理

气压止血带是系统通过止血带机器内的压力发生控制单元，对止血袖带进行快速充气、放气，控制止血袖带内气体的压力。所输出的压力又通过压力传感器进行监测，同时反馈到信号处理单元，使实际压力值实时地显示在面板上。并且高效气压泵的快速充气使止血带压力增加，从而压迫肢体，阻断血液循环，保障手术野无血，减少出血，以利于手术操作。

二、应用范围

气压止血带适用于创伤止血及四肢手术。

视频 4-11　气压止血带操作要点

三、基本要求

（一）气压止血带操作流程

气压止血带操作流程见表 4-15 和视频 4-11。

表 4-15　气压止血带操作流程

简要步骤		操作要点	图示
操作准备	人员准备	衣帽整洁，戴好口罩、帽子，不佩戴饰物，修剪指甲，七步洗手法洗手	

续表

<table>
<tr><th colspan="2">简要步骤</th><th>操作要点</th><th>图示</th></tr>
<tr><td></td><td>设备准备</td><td>气压止血带主机、止血袖带（图 4-92）</td><td>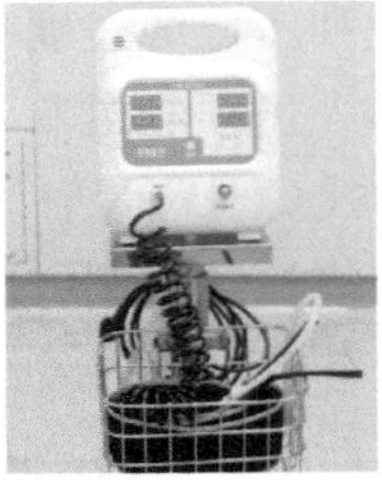
图 4-92　用物准备</td></tr>
<tr><td rowspan="3">评估</td><td>评估环境</td><td>手术间环境整洁，地面清洁、干燥</td><td rowspan="3"></td></tr>
<tr><td>评估设备</td><td>1. 评估气压止血带功能完好
2. 检查袖带外观整洁，衬垫平整，气囊及连接管完好，无漏气，扣和绑带完整</td></tr>
<tr><td>评估患者</td><td>评估患者的年龄、病情、皮肤情况、肢体周长和形状、有无禁忌证等</td></tr>
<tr><td rowspan="2">操作要点</td><td rowspan="2">气压止血带调节</td><td>1. 接通电源（图 4-93），开机自检（图 4-94）
2. 根据患者情况选择合适的止血带</td><td>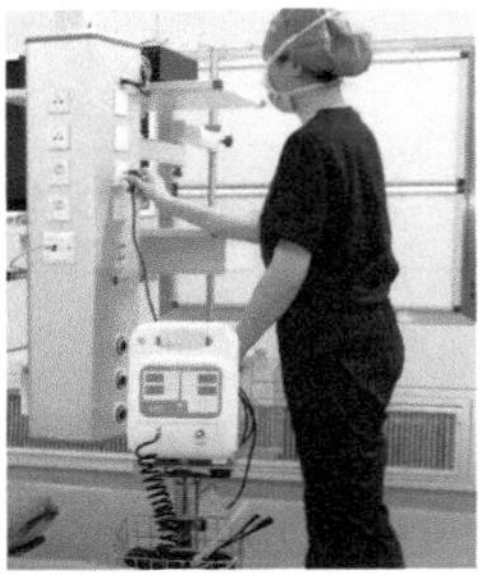
图 4-93　接通电源
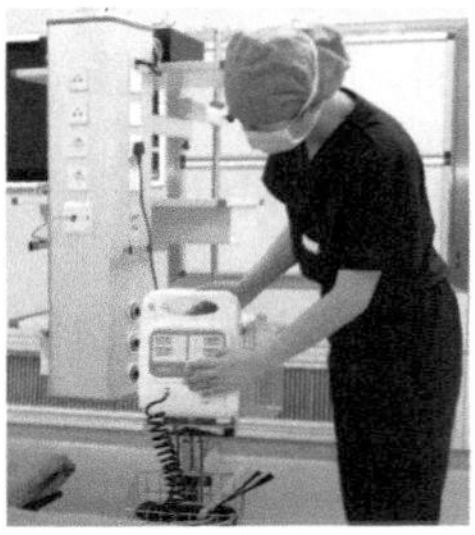
图 4-94　开机自检</td></tr>
<tr><td>3. 袖带内应置保护衬垫，止血带的连接口向头侧（图 4-95）</td><td>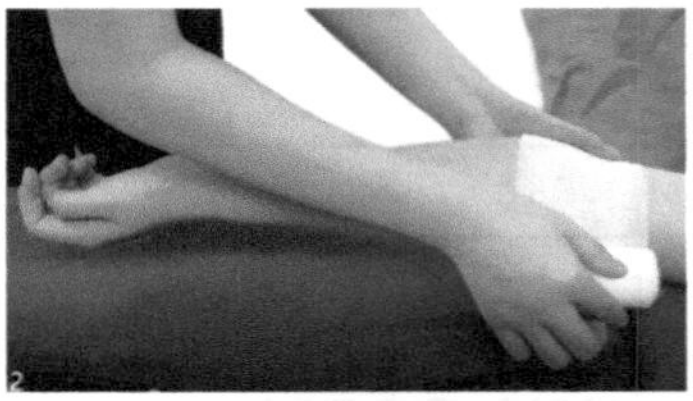
图 4-95　使用纱布作为保护衬垫</td></tr>
</table>

续表

简要步骤		操作要点	图示
		4. 连接止血带时应选择患者肌肉丰富的地方，将止血袖带缚于患者手术肢体的适当部位，松紧度适宜。一般上肢置于上臂近端 1/3 处，下肢置于大腿中上 1/3 处，距离手术部位 10 ～ 15cm 以上（图 4-96） 5. 止血带压力参数值设置，外科医生或麻醉医生根据患者手术部位、病情、手术时间、收缩压等设定压力值。一般标准设定值：上肢 200 ～ 250mmHg，时间＜60min；下肢 300 ～ 350mmHg，时间＜90min。如根据患者血压设定，上肢压力为患者收缩压加 50 ～ 75mmHg，下肢压力为患者收缩压加 100 ～ 150mmHg（图 4-97） 6. 工作时间设定为 60min 7. 根据术前设置的所需压力，按下启动键进行充气（图 4-98） 8. 术中根据手术情况调整止血带压力 9. 发生断电或无电源时，可用手动充气球为止血带充气 10. 使用完毕，按下停止键，设备开始放气	图 4-96　**绑止血袖带** 图 4-97　**设定压力及时间** 图 4-98　**充气**
	术后处理	1. 检查患者皮肤情况 2. 清洁整理设备，并做好使用登记	
效果评价	1. 操作熟练，动作轻柔规范 2. 设备使用后处理得当		

（二）注意事项

1. 遵循厂家的使用说明进行操作。

2. 遵医嘱使用气压止血带，并与手术医生、麻醉医生再次复述、核对确认，记录时间。

3. 手术中如需再次使用气压止血带时，应先放气 10 ～ 15min 后再充气，并重新计时。重复使用时，应缩短充气时间，延长间歇时间，缩短肢体缺血时间。

4. 严格掌握止血带使用禁忌证、压力和时间，避免发生止血带并发症。

5. 高原使用止血带时应严格控制使用时限和压力，尽量缩短在 60min 内。

6. 把握好使用止血带的部位及松紧度，并加以内衬垫保护皮肤。

7. 提示音应调至工作人员可清晰听到的音量。

8. 双侧肢体同时使用气压止血带应将设备、线材标示清楚。

9. 止血带放气，应注意速度，关注生命体征，遵医嘱调节输液速度。

10. 操作人员须经过气压止血带的培训后方可进行操作。

11. 使用后的止血带均应及时清洁，保证清洁，无污垢、无血迹残留。

12. 仪器应定期检测、校正及保养，并做好记录。

13. 需将止血带扎在肢体上才能进行充气，否则易导致止血带爆裂。止血带扎紧后还应另加绷带进行固定，防止因打气后压力过大而挣脱开。

14. 操作时，按键压力不能过大、过快，以免操作键失灵造成患者损害。

15. 气压止血带使用前或使用过程中发现漏气须及时更换，避免气泵持续工作而缩短使用寿命。

16. 止血带按时检修。

17. 使用前需检查设备所有的阀门和袖带是否正常才能保证止血带正常工作。

（荣　蓉）

第十一节　达芬奇手术机器人

一、工作原理

达芬奇手术机器人是一种高级智能的机器人外科手术平台，它包含了手术操作系统控制台、机械臂系统、视频处理成像系统三大部分，同时也是高级的腹腔镜系统。通过机器人的高智能内镜成像系统，医生在控制平台上能够完成对手术视野内病灶的切除与治疗。

二、应用范围

通过微创方法，实施各种复杂的临床外科手术。

三、基本要求

（一）达芬奇手术机器人操作流程

达芬奇手术机器人操作流程见表4-16和视频4-12。

视频4-12　达芬奇手术机器人操作要点

表4-16　达芬奇手术机器人操作流程

简要步骤		操作要点	图示
操作准备	人员准备	衣帽整洁，戴好口罩、帽子，不佩戴饰物，修剪指甲，七步洗手法洗手	图4-99　用物准备
	设备准备	达芬奇手术机器人医生控制台、患者手术平台、影像处理平台、能量设备、气腹机（根据手术情况配备）、达芬奇30°内镜、单极及双极导线、气腹管（根据手术情况配备）（图4-99）	
评估	评估环境	1. 手术间环境整洁，地面清洁、干燥 2. 设备移动范围内无障碍物	

续表

<table>
<tr><th colspan="2">简要步骤</th><th>操作要点</th><th>图示</th></tr>
<tr><td rowspan="2"></td><td>评估设备</td><td>1. 评估机器人医生控制台、患者手术平台、影像处理平台的完好性
2. 拔掉线缆上的保护盖，检查线缆接头和系统插口是否存在碎片或针脚弯曲</td><td></td></tr>
<tr><td>评估患者</td><td>评估患者的年龄、病情、意识、合作程度等</td><td></td></tr>
<tr><td rowspan="3">操作要点</td><td>设备定位</td><td>1. 将医生控制台置于无菌区之外，调整医生控制台的朝向，使医生可以看见手术区域，同时与患者手术平台操作员能清楚沟通，踩下制动器踏板制动
2. 将患者手术平台移到无菌区外备用。需要两人才可安全地移动患者手术平台，其中第一人操作电动驱动装置，第二人（站在第一人对面）引导驱动装置，以确保患者手术平台臂件和患者手术平台不会与任何障碍物碰撞（图 4-100）
3. 将影像处理平台放在无菌区外围，患者手术平台操作员应能够轻松看见影像处理平台组件和触摸屏的位置，并锁定</td><td> 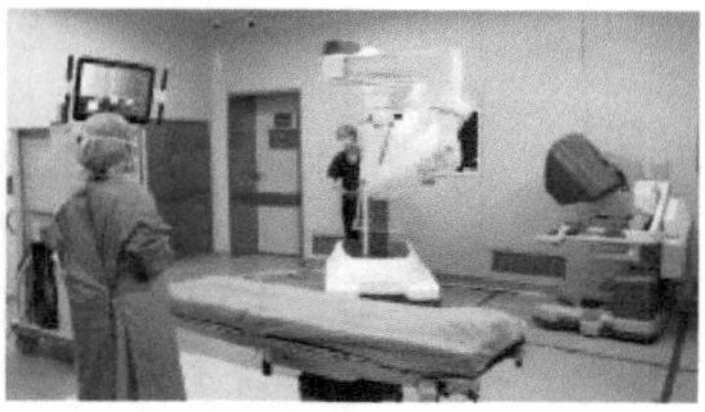图 4-100　设备定位</td></tr>
<tr><td>连接系统</td><td>1. 电源连接：将医生控制台、患者手术平台和影像处理平台上的交流电源线连接到墙上插座（图 4-101）
2. 连接系统电缆：拔掉光缆上的保护盖，打开每个系统纤维插口上的插口盖，将光缆接头上的红色标记与匹配的插口上的红色标记对齐，翻开插口盖，插入光缆接头。如果光缆连接正确，可以听到“咔嗒”声。轻轻拉动接头，确认光缆是否完全插入</td><td> 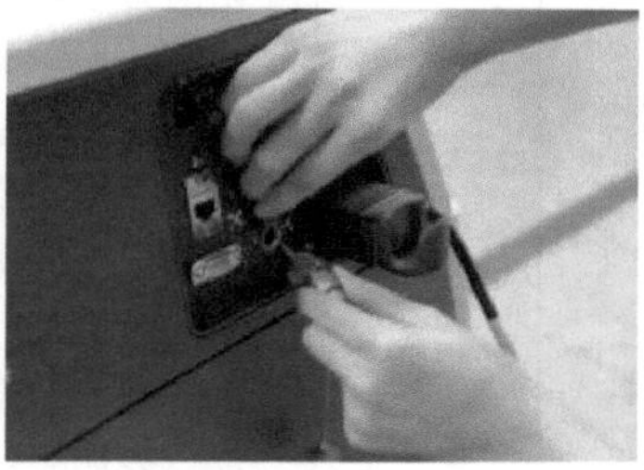图 4-101　连接光缆</td></tr>
<tr><td>启动系统</td><td>1. 确保影像处理平台（包括光纤和辅助光缆）、患者手术平台和医生控制台光缆连接到各个组件
2. 确保所有系统组件都连接到交流电源
3. 按任何单个电源按钮为整个系统接通电源
4. 在启动程序期间，系统执行整体性测试。在整体性测试期间，患者手术平台臂和医生控制台手动控制器会执行各种动作。如听到提示音和语音通知反馈(如启用)，则表示系统已就绪（图 4-102）
5. 患者手术平台臂会移动并执行简短的机械整体性测试。成功完成系统整体性测试后，电源按钮 LED 则常亮蓝色</td><td> 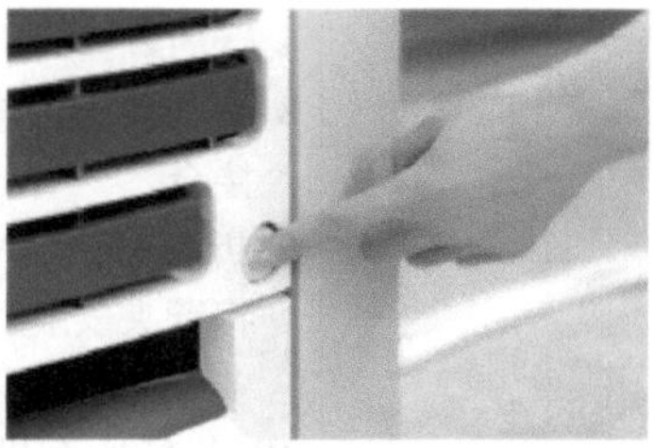图 4-102　启动系统</td></tr>
</table>

续表

简要步骤		操作要点	图示
		6. 医生控制台手动控制器执行自检。手动控制器将移动到开始位置，并且只有到达那里，系统才能工作，自检完成后电源按钮 LED 则常亮蓝色 7. 如有需要，启动期间可按下紧急停止按钮。在系统发出提示音后，医生即可操作系统控制器	
	铺设无菌套	1. 巡回护士在患者手术平台触摸板上按住铺无菌套部署（Deploy for Draping）系统部署吊杆并调整臂，从而准备患者手术平台进行铺无菌套（图 4-103） 2. 洗手护士先为中心立柱套上无菌套（图 4-104） 3. 洗手护士在无菌桌上部分展开机械臂无菌套，使含手形贴签朝向天花板。展开无菌套余料，使臂夹现出，然后翻转无菌套，使器械无菌转接头朝向天花板（不再显示手形贴签）套入机械臂 4. 将双手放在器械托架底部使之稳定，并用两个拇指将无菌转接头压进器械托架，直至听到“咔嗒”声就位，无菌转接头上的圆盘会转动，这时会听到一声提示音，表明系统已识别无菌转接头。如果无菌转接头未接合，则移出转接头并重新安装 5. 将双手伸入无菌套口边，手指放在金属盘后，软带朝向洗手护士。沿着患者手术平台臂件将无菌套朝中心柱移动 6. 将无菌套口边内部的两个金属盘吸附到臂件上的磁性槽中（图 4-105） 7. 收拢多余的无菌套材料并将其移向器械臂的背面 8. 将套管无菌转接头压进套管支架，使之接合 9. 折断无菌套背面臂夹附近的撕型突片，将臂夹安装到器械臂背面，小心地滑动多余无菌套材料，使之远离灰色手柄 10. 装好所有机械臂无菌套后，收拢机械臂到定位激光线内（图 4-106）	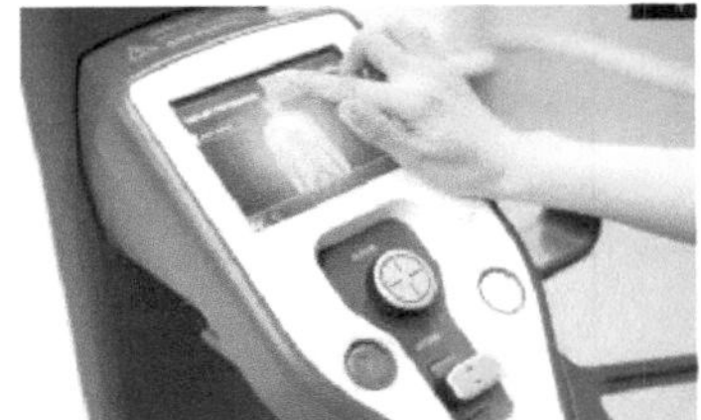 图 4-103　铺无菌套部署 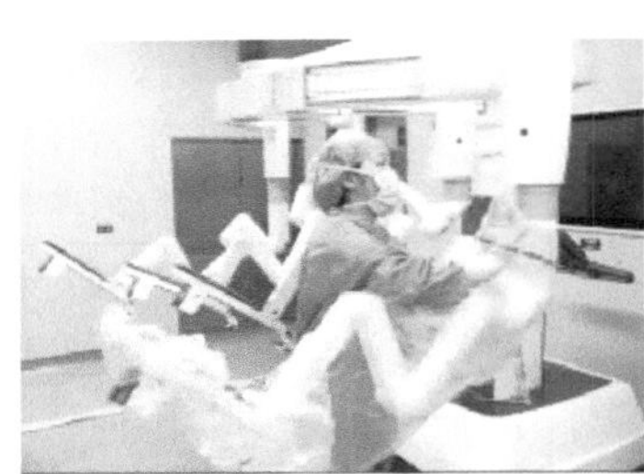 图 4-104　套无菌套 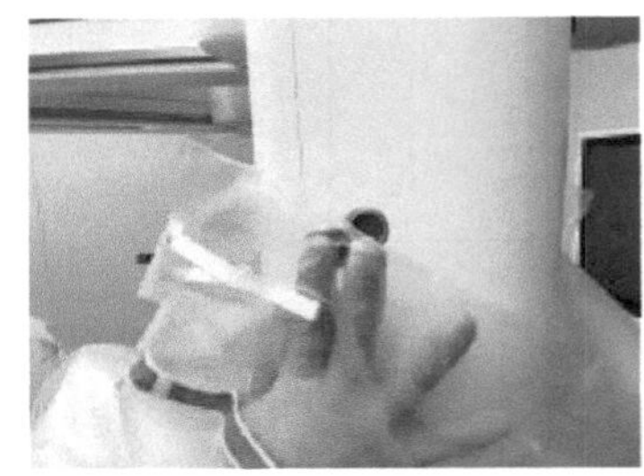 图 4-105　将金属盘吸附到臂件上 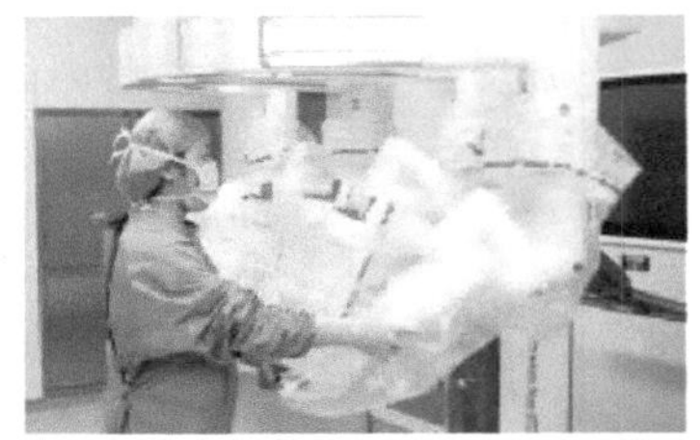 图 4-106　收拢机械臂

续表

简要步骤		操作要点	图示
	连接各类导线及镜头	连接镜头、单双极能量导线、气腹管，连接镜头后使光源处于关闭状态	
	智能对接引导	1. 选择解剖结构（图 4-107）	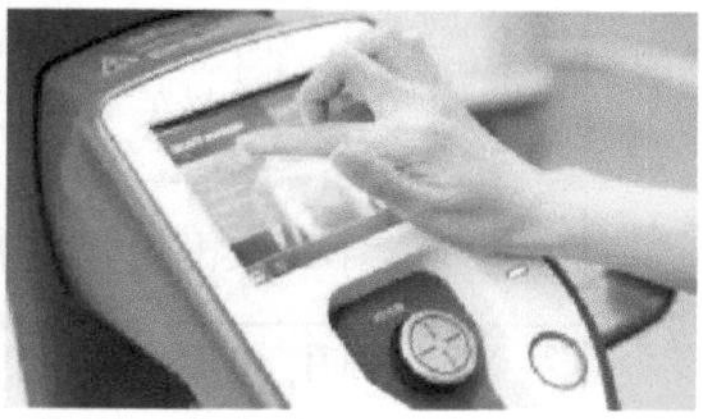 图 4-107　选择解剖结构
		2. 选择患者手术车入路位置（图 4-108）	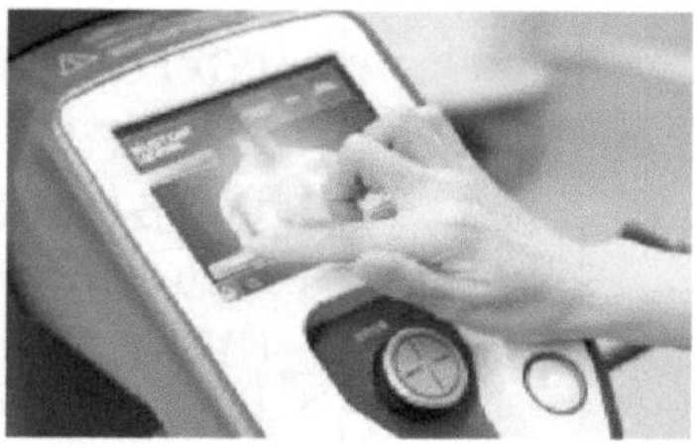 图 -108　选择患者手术车入路
		3. 长按智能对接引导（Deploy for Docking），机械臂展开到合适位置（图 4-109）	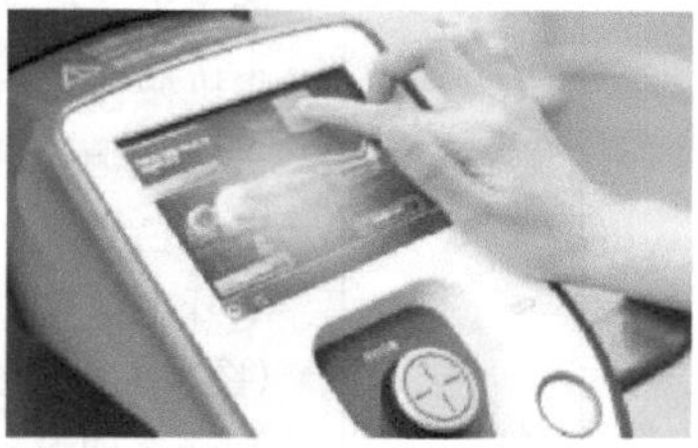 图 4-109　长按智能对接引导
		4. 移动患者手术平台：握住控制舵把手，按下驱动启用开关并缓慢推动患者手术平台至手术台，监控患者与器械之间的安全距离（图 4-110） 5. 移动激光标志至距离初始内镜穿刺孔 5cm 范围以内	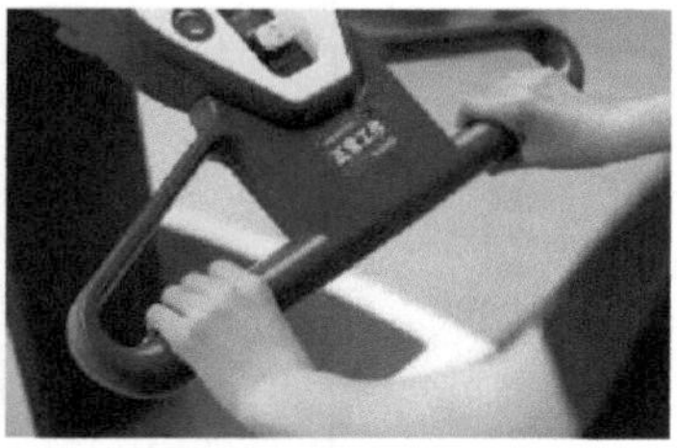 图 4-110　移动患者手术平台
	目标自动定位	1. 将镜头孔套管与镜头臂连接，注意连接时不要移动套管深度 2. 开启光源，医生入位初始内镜臂，将内镜指向目标解剖区域，执行目标自动定位（Targeting）	

续表

简要步骤		操作要点	图示
	调节机械臂	1. 将其余的机械臂与相应的套管对接后锁定 2. 调节大臂吊杆与镜头臂吊杆平行 3. 调节各机械臂上的活动关节使其与初始内镜臂至少保持一拳的距离，调节机械臂各关节与患者或其他无菌障碍物至少保持一拳的距离（图 4-111） 4. 双击大臂按钮释放各臂张力	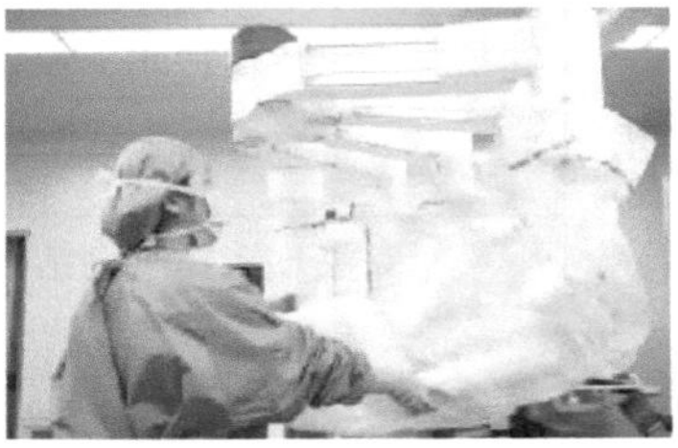 图 4-111　调节机械臂
	安装器械	1. 根据手术选择合适的器械 2. 将器械安装在机械臂上，并将器械的前端放入目标解剖区域视野内	
	术毕撤机	1. 依次取下机械臂上的器械及镜头 2. 断开机械臂与套管的连接 3. 抬高各机械臂 4. 将患者手术平台推离出无菌手术区域（图 4-112） 5. 长按操作屏幕上无菌储存（Sterile Stow），收回机械臂	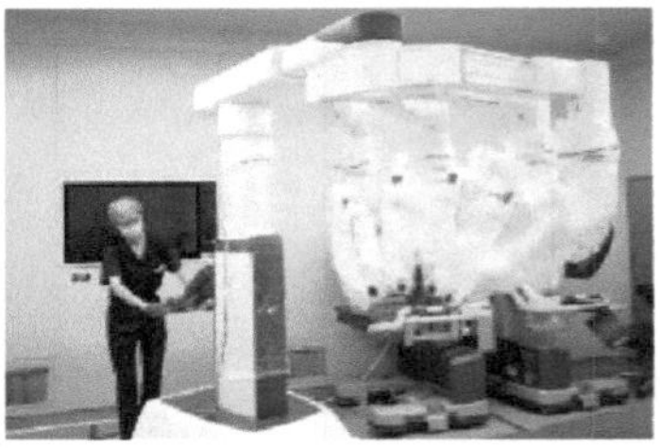 图 4-112　将患者手术平台推离
	术后处理	1. 取下无菌保护套，再次长按 Sterile Stow，将机械臂收到底 2. 关闭电源按钮，待指示灯橙色常亮，拔出蓝色光缆，将保护盖盖好并整理盘好，断开电源（注意患者手术平台不能断电）（图 4-113，图 4-114） 3. 清洁整理设备，并做好使用登记	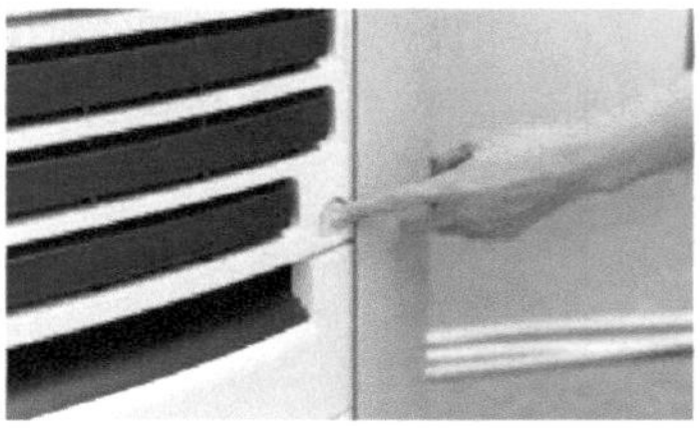 图 4-113　关闭系统 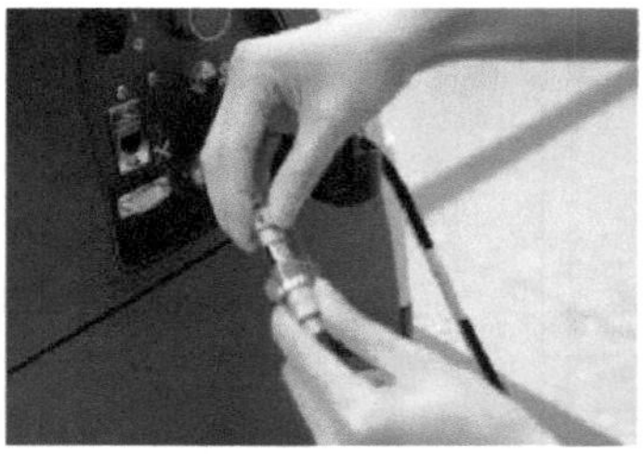 图 4-114　盖好线缆保护盖
效果评价	1. 操作熟练，动作轻柔规范 2. 严格执行无菌操作 3. 设备使用后处理得当		

（二）注意事项

1. 严格按照厂家产品说明书进行操作。

2. 手术间布置系统光缆线时不得将手术区域完全包裹在中央。

3. 光缆线不得踩踏、碾压，不得硬性直角弯折。

4. 光缆线必须在关机的状态下进行插拔。

5. 三个系统都需要一个独立的 16A 电源插座直接连接到墙壁，不得通过接线板连接。

6. 手术开始前，确保手术体位摆放精准、手术入路规范准确及患者安全才能进行设备对接。

7. 应从两侧手柄处推动医生控制平台，不得从后面推机器，也不要拉臂托。

8. 患者手术平台需要 24h 接电，确保 UPS 有 5min 工作的容量，在紧急情况下有充裕的时间撤机，保障患者安全。

9. 避免设置系统时将吊杆旋转 180° 使其与基座相对。

10. 更换器械时应与主刀医生沟通，等主刀医生退出后再更换。

11. 主刀医生离开主控台时，先头离开，再双手离开；保证机器人手术器械在患者腔内保持不动的状态。

12. 不要将内镜电缆或配件电缆放在患者手术平台机械臂上。它们会限制机械臂的活动范围，也可能导致线缆被挤压或损坏。

13. 烫内镜镜头的水温应低于 55℃。

14. 镜头固定在工作臂上时必须将光缆绕一下，保证镜头在旋转时有一定的工作距离。

15. 内镜连接到系统并且光源打开时要小心使用，眼睛直接暴露于发射光将会导致永久性眼睛损伤。

16. 内镜的远端在使用期间可能产生高温。在打开内镜控制器时要避免接触皮肤、组织和衣服，否则可能造成损伤。不要试图用体内组织擦拭内镜的端头。组织可能会被高温损伤，内镜端头可能产生组织沉积物，这会减少光输出。

17. 当内镜连接至内镜控制器时，请勿使用长时间升温的内镜加温方法。这可能导致内镜过热，从而损坏内镜。内镜远端的电子元件产生热量，也会帮助降低起雾。

18. 如果系统出现故障，无法正常移除器械或者医生控制台无法对器械进行控制，请使用器械紧急释放工具。

19. 当发生可恢复故障时，机械臂 / 系统将显示琥珀色的 LED 指示灯，按“Recover Fault（故障恢复）”按钮即可解除此故障报警。

20. 当发生不可恢复故障时，机械臂 / 系统将显示红色的 LED 指示灯，需要重新启动系统才能解决。

21. 设备报错需重启时，应先关机看到全部设备电源灯亮橙色后才能重新启动。

（荣　蓉）

第十二节　抢救类设备

一、除颤仪

（一）工作原理

除颤仪是通过电击来抢救和治疗心律失常患者的医疗电子设备。其释放高能量的脉冲电流，电流快速通过患者心脏，短时间内使大部分心肌细胞同时除极，从而抑制异位兴奋性，中断折返途径，使窦房结恢复主导地位重新控制心搏，从而转为窦性心律。

（二）应用范围

除颤仪主要在抢救中发挥着重要的作用，临床上多用于急诊科、手术室、监护病房及院外抢救等重要场合。

（三）除颤仪操作流程

除颤仪操作流程见表 4-17 和视频 4-13。

视频 4-13 除颤仪操作要点

表 4-17 除颤仪操作流程

简要步骤		操作要点	图示
操作准备	人员准备	衣帽整洁，戴好口罩、帽子，不佩戴饰物，修剪指甲，七步洗手法洗手	
	设备准备	除颤仪、医用导电膏（或生理盐水纱布）、纱布、除颤电极板（或无菌除颤电极板）、电极板连接线	
评估	评估环境	1. 手术间环境整洁，操作环境符合要求 2. 避免富氧环境	
	评估设备	1. 评估除颤仪外观完好，放置平稳 2. 检查除颤仪各部件连接是否紧密 3. 检查充电放电功能是否正常	
	评估患者	1. 心电图波形显示为心室颤动 2. 患者身体避免与金属物接触 3. 患者除颤部位无潮湿、无敷料 4. 体内各类医疗设备及其他植入物情况，如永久性心脏起搏器、植入式机械泵、植入式耳蜗、助听器、齿科器具、内置式的心脏复律除颤器等	
操作要点	胸外除颤	1. 开机 2. 遵医嘱选择除颤模式（图 4-115）	图 4-115 开机选择除颤模式
		3. 均匀涂抹导电膏于两个电极板上（图 4-116）	图 4-116 均匀涂抹导电膏

续表

简要步骤	操作要点	图示
	4. 遵医嘱选择输出能量参数（图 4-117）	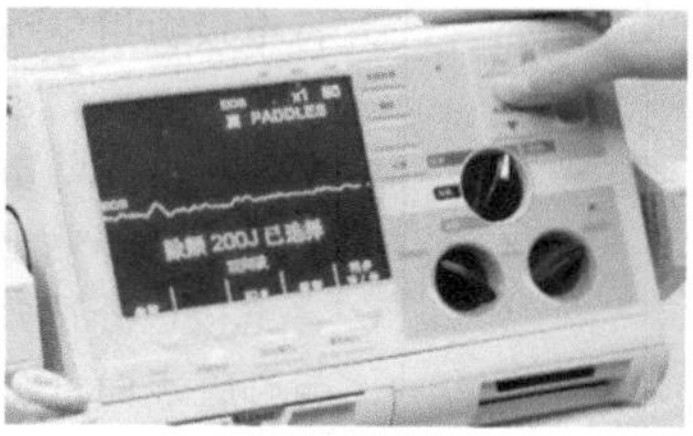 图 4-117　遵医嘱选择输出能量参数
	5. 按下“充电”按钮，将除颤仪充电至所选择能量（图 4-118）	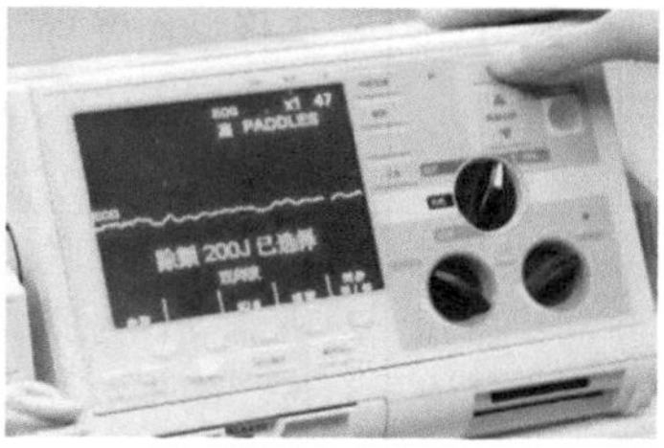 图 4-118　按下“充电”按钮
	6. A（Apex）电极板放在左乳头外侧腋中线（图 4-119），S（Sternum）电极板放在胸骨右缘锁骨下（图 4-120） 7. 再次评估心电图波形，确认是否存在心室颤动 8. 确保操作者与周围人员无直接或间接与患者或病床接触后，双手施压同时按压放电按钮	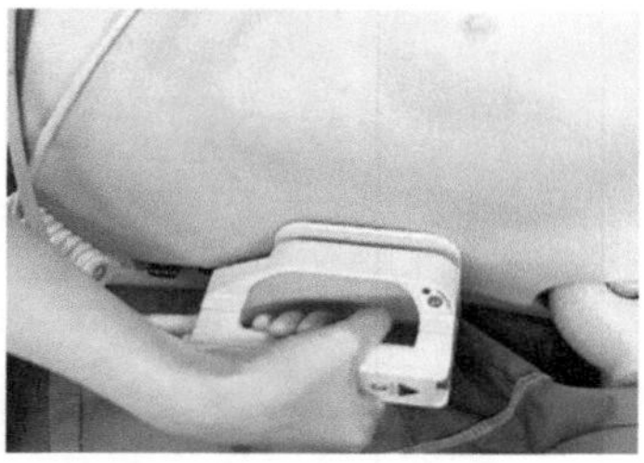 图 4-119　A（Apex）电极板放在左乳头外侧腋中线 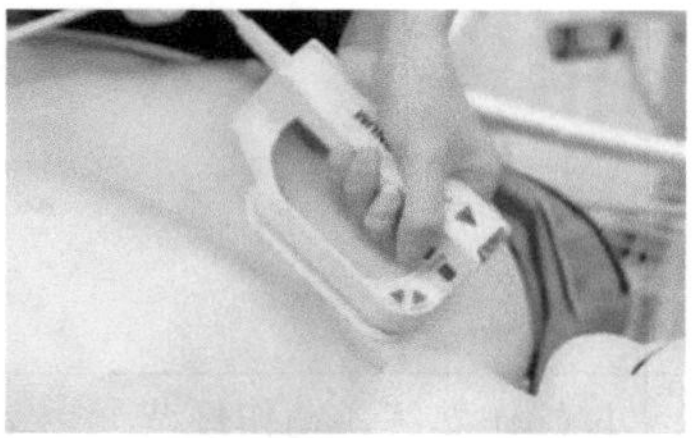 图 4-120　S（Sternum）电极板放在胸骨右缘锁骨下
胸内除颤	1. 开机 2. 根据患者年龄及心脏体积大小选择适宜的电极板（图 4-121）	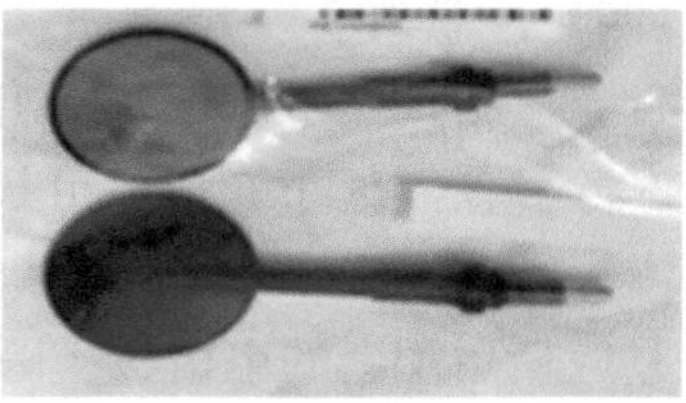 图 4-121　选择合适的胸内除颤电极板

续表

简要步骤		操作要点	图示
		3. 将电极板用生理盐水湿润电极板的金属接触面 4. 遵医嘱选择除颤模式 5. 遵医嘱选择输出能量参数 6. 将电极板分别放在左右心室处，使电极板与心脏表面紧密接触 7. 按下“充电”按钮，将除颤仪充电至所选择能量 8. 确保操作者与周围人员无直接或间接与患者或病床接触后，双手施压同时按压放电按钮	
	同步直流电复流	1. 连接心电导联线至患者胸壁 2. 机器设置为监护模式，确认心律失常类型 3. 按“同步”按钮 4. 遵医嘱选择能量、充电、放电	
	操作后处理	1. 擦拭患者除颤部位皮肤（图 4-122） 2. 关机（图 4-123），擦拭双侧电极板 3. 清洁整理用物，按规范处理，并做好使用登记	图 4-122 擦拭患者除颤部位皮肤 图 4-123 关机
效果评价	1. 操作熟练，动作规范 2. 设备使用后处理得当		

（四）注意事项

1. 应严格按照生产厂家说明书进行操作。

2. 除颤仪应处于充电备用状态，定点放置，定期维护，每日检测并将检测结果打印存档，专人管理。

3. 应使用配套的电极板、医用导电膏。

4. 使用时应均匀涂抹医用导电膏。

5. 将电极板直接贴附于患者的除颤部位，两电极板之间距离≥ 10cm，并确认接触良好。

6. 如患者植入心脏起搏器或心律转复除颤仪（ICD），应避免将电极板直接放在植入装置上，电极板的位置应距离上述装置≥ 8cm。

7. 使用多功能电极片时应确保电极片与皮肤完全紧密贴合，避免气穴形成导致患者皮肤烧伤。

8. 操作者在除颤前应提示周围人员不得触碰患者及手术床，并双臂伸直，将电极板紧贴胸壁，下压力度 4 ～ 11kg。

9. 胸内除颤应根据患者年龄及心脏体积大小准备直径、大小适宜的电极板。

10. 胸内除颤前用生理盐水湿润电极板的金属接触面。

11. 胸内除颤暂不使用时将电极板妥善放置于器械上，避免置于潮湿环境中；电极板应反方向放置，避免不慎触发；避免电极板与患者皮肤直接接触，以免发生漏电。

12. 除颤后清洁整理除颤仪，并做好使用登记。

二、电动负压吸引装置

（一）工作原理

负压吸引器内部装有一个电动机，通过驱动机械装置的旋转产生机械能。机械能通过负压发生器的转换转变成气流形式的能量，形成负压，将容器内的空气、烟雾或污液被抽进吸入器中。

（二）应用范围

常用于手术操作中的排烟、排液及伤口护理中的引流。

（三）电动负压吸引装置操作流程

电动负压吸引装置操作流程见表 4-18 和视频 4-14。

视频 4-14 电动负压吸引器操作要点

表 4-18 电动负压吸引装置操作流程

简要步骤		操作要点	图示
操作准备	人员准备	衣帽整洁，戴好口罩、帽子，不佩戴饰物，修剪指甲，七步洗手法洗手	
	设备准备	电动负压吸引装置、一次性吸引器连接管（图 4-124）	图 4-124 用物准备
评估	评估环境	手术间环境整洁，操作环境符合要求	
	评估设备	1. 评估电动负压吸引装置外观完好 2. 检查功能无异常	

续表

简要步骤		操作要点	图示
操作要点	连接负压吸引装置	1. 连接电源 2. 连接负压装置管路，塞紧瓶塞（图4-125） 3. 打开电源开关（图4-126），根据手术需要旋转压力旋钮调节负压大小（图4-127） 4. 根据手术需要选择自动模式或脚控模式	图 4-125　连接负压吸引装置 图 4-126　打开电源开关 图 4-127　调节负压大小
	术后处理	1. 手术完毕，将压力调至最小后关机并拔下电源 2. 清洁整理，并做好使用登记	
效果评价	1. 操作熟练，动作规范 2. 设备使用后处理得当		

（四）注意事项

1. 使用时严格遵照厂家产品说明书操作，防止漏气。

2. 确保吸引器管路和附件处于无菌状态，避免交叉感染。

3. 定期检查设备的工作状态，如有异常应及时维修或更换。

4. 负压吸引力度不宜过大，以免对患者造成伤害。

5. 使用时应注意观察吸引瓶内液量，当前级吸引瓶内液量达到最大刻度线时要及时停机、倒空，不建议收集液进入后级吸引瓶。

6. 关机前一定要将负压降到最小。

7. 严禁在拆除溢流瓶或溢流防护装置的情况下使用吸引器。

8. 定期保养，若出现故障，应请专业人员维修。

（荣　蓉）

第 5 章

恶性肿瘤手术隔离技术

第一节　恶性肿瘤手术隔离技术操作

一、概念

手术隔离技术（operation isolation technique）是指在无菌操作原则的基础上，外科手术过程中采取的一系列隔离措施，将肿瘤细胞、种植细胞、污染源、感染源等与正常组织隔离，以防止或减少肿瘤细胞、种植细胞、污染源、感染源的脱落、播散和种植的技术。

二、目的

明确恶性肿瘤手术期间的手术隔离原则，为手术室护士在护理操作过程中提供标准化的指导和建议，防止或减少肿瘤细胞的脱落、播散和种植，为肿瘤患者提供安全、可靠的手术保障。

三、应用范围

恶性肿瘤或者可疑恶性肿瘤的穿刺、活检、手术探查、切除手术的全过程。

四、肿瘤隔离原则

肿瘤手术隔离技术旨在通过采取各种措施，防止手术过程中脱落的癌细胞直接种植或传播。由于不恰当的操作，可能导致医源性的癌细胞播散，因此在手术进行过程中，我们要遵循肿瘤手术隔离原则，具体内容如下：

（一）不可挤压原则

在肿瘤手术过程中，动作轻巧，应尽量减少局部摩擦，避免对肿瘤进行挤压或推移，从而将癌细胞挤入淋巴管和血管。关键要点如下：

1. 对于肿瘤患者，术前检查应尽量减少次数，采用轻柔的方式进行。

2. 在肿瘤手术中不应过分追求小切口。

3. 尽量减少术中的探查操作，手术探查应轻柔，避免挤压，手术挤压会增加肿瘤播散的机会。

（二）锐性解剖原则

对于肿瘤手术，必须使用刀和剪刀等进行锐性解剖，通常不使用钝性分离技术。关键要点如下：

1. 使用电刀、超声刀、氩气刀和血管闭合系统（LigaSure）等工具进行切割，封闭小血管和淋巴管以减少出血，还可以提供高温来杀灭切口边缘的癌细胞，减少局部种植和血行转移的可能性。

2. 在止血和结扎过程中，尽量少挤压肿瘤。

3. 避免钝性分离。

（三）隔离肿瘤原则

手术切口在可能条件下尽量远离肿瘤，“不接触”肿瘤。关键要点如下：

1. 在正常组织内进行手术操作，保证切除范围充分；切取及切除活检的切口时应视为可能已被癌细胞污染，在根治性切除时必须将其涉及的范围完全切除，活检时应将根治切口、活检切口事先设计好。

2. 已形成溃疡或菜花状肿瘤，可用手术巾或干纱布块将其包扎缝合，或用无菌薄膜覆盖，以使其与正常组织及手术创面隔离。

3. 手术切缘及创面应以纱布垫妥善保护。

4. 手术不应切入肿瘤，万一不慎切开，应立即用干纱布垫遮盖和缝合，并更换已被癌细胞污染的器械和手套。

5. 一般在紧靠肿瘤区域不使用局部浸润麻醉，以免在加压推注麻醉药时造成癌细胞的扩散。

（四）整块切除原则

肿瘤手术的理论基础是将肿瘤及肿瘤周围的亚临床病灶完整切除。对于囊性肿瘤或怀疑为恶性的肿瘤，手术时强调保持包膜完整性；对于实体肿瘤，手术时强调在一定距离处进行完整切除。在进行淋巴结清扫时，需要整块切除，此时需注意清扫血管表面和侧方淋巴结及淋巴管：在分离动脉和静脉血管之间要注意间隙，同时也要切除淋巴结周围的脂肪组织；所有淋巴结要连成整块一起完整切除。关键要点如下：

1. 先切除肿瘤周围的部分，然后处理肿瘤相邻的部位。

2. 清扫淋巴结时应从远端开始，然后逐渐进行到近侧。

3. 将癌灶、区域或淋巴结及邻近组织作为整段进行切除。

4. 禁止分段切除肿瘤。

（五）减少肿瘤术中扩散机会原则

手术中探查时先远后近，避免把邻近原发灶的癌细胞推向远处；处理肿瘤区大血管时，一般先结扎输出静脉，再结扎动脉，减少血行播散；结肠癌手术在切除肠管之前可用布条结扎肿瘤上、下端肠管，防止癌细胞种植于创面和沿肠壁播散；胸腹内癌若已累及浆膜表面，也应用干纱布垫覆盖，用手术薄膜及用速干胶涂封以防癌细脱落种植。关键要点如下：

1. 游离肿瘤从远离肿瘤部位开始。

2. 先结扎肿瘤根部的静脉，再处理动脉和淋巴管。

3. 在手术过程中阻断肿瘤细胞的血行转移。

（六）减少癌细胞污染原则

减少癌细胞污染的原则主要是避免癌细胞在手术创面上脱落和种植，甚至要避免暴露在盆腔或腹腔中。因此，在癌肿周围进行解剖时，重要的是防止血液流出污染手术区域。此外，腹腔镜手术时，切忌在手术过程中频繁移动 Trocar，研究表明，Trocar 中含有大量肿瘤细胞（烟囱效应）。关键要点如下：

1. 最好使用缝线固定 Trocar 或使用带螺纹的防滑脱的 Trocar。
2. 手术结束时，CO_2 应从 Trocar 阀门内排出，切勿从穿刺孔逸出。
3. 尽量缩短气腹时间及减小压力（气腹压力 $\leq$ 14mmHg，流量 $<$ 5L/min）。
4. 使用专用标本收集袋和腔镜切口保护器进行标本提取和切口保护。
5. 关闭腹壁穿刺点腹膜。

五、基本要求

（一）恶性肿瘤手术隔离技术操作流程

恶性肿瘤手术隔离技术操作流程见表 5-1。

表 5-1　恶性肿瘤手术隔离技术操作流程

简要步骤	操作要点	图示
术前评估	术前访视：巡回护士在手术前一天对手术患者进行访视，了解手术方式和身体状况，并介绍手术流程及注意事项	
术前准备	人员准备：安排经过手术隔离技术培训并通过考核的手术室护士进行恶性肿瘤手术配合；器械护士提前 15 ～ 20min 进行外科洗手、穿手术衣和戴无菌手套（图 5-1）	图 5-1　人员准备
	物品准备 1. 根据不同手术和医生的个人习惯，准备相应的仪器设备和器械，并对其进行功能检查，以确保其处于完好状态 2. 根据手术类型的不同，器械护士准备充足的手术器械及敷料（图 5-2） 3. 准备 3000 ～ 5000ml 温灭菌注射用水	图 5-2　器械准备
器械台准备，建立肿瘤隔离区域	1. 器械护士提前整理无菌器械台，明确有瘤、污染、感染、种植的概念，并在无菌台建立一个“肿瘤隔离区域”，以区分“有瘤区”和“无瘤区”。用无菌巾加盖在切口及器械台面，以保护切口周围及器械台面，在隔离结束后进行撤除（图 5-3）	图 5-3　无菌台准备

续表

简要步骤	操作要点	图示
	2. 准备充足的手术器械，将其分为接触肿瘤和未接触肿瘤用两部分，确保接触过肿瘤后能及时更换器械 3. 根据医院条件和医生的习惯，准备适当的电外科设备 4. 准备“隔离盘”，用于放置肿瘤标本，以及接取直接接触肿瘤的手术器械和纱布	
手术切口的保护	1. 保护皮肤切口：粘贴切口保护膜（图 5-4），动作轻柔，尽量平整，避免出现小气泡；或者选择干纱布垫保护，并用巾钳固定 2. 保护皮下组织：使用盐水纱布垫保护皮下组织后，用牵开器固定并充分显露手术野，确保手术切口安全（图 5-5）。或者根据手术切口的大小，选择一次性切口保护套（图 5-6）	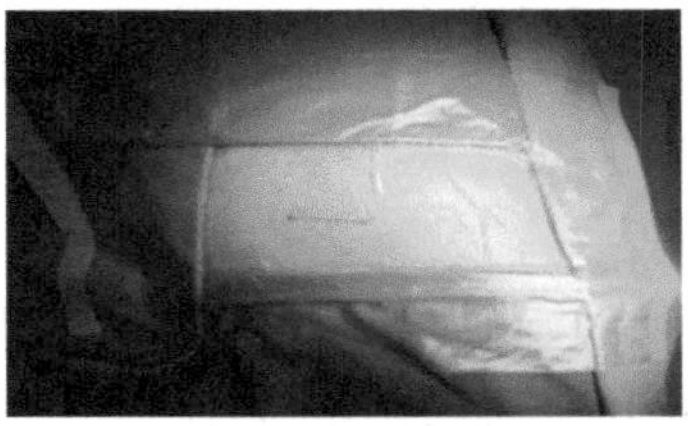 图 5-4　切口保护膜 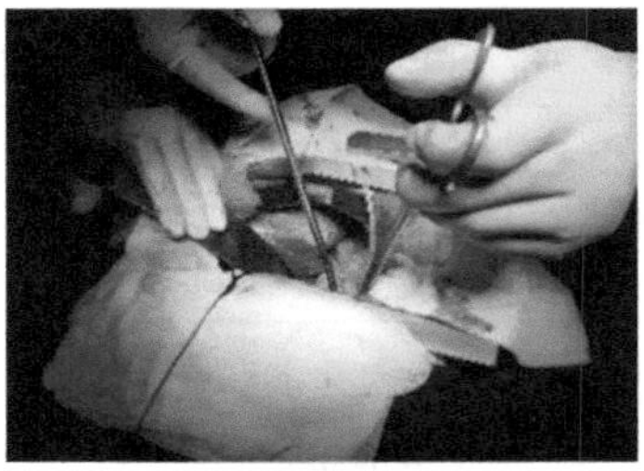 图 5-5　使用纱布垫保护切口 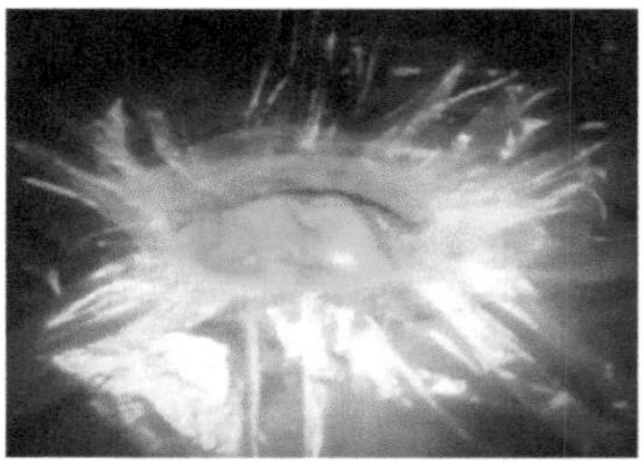 图 5-6　使用切口保护套
体腔探查	1. 手术者进行探查时动作轻柔，切勿挤压，尽量减少探查次数。探查顺序由远到近，先探查周围脏器，再探查原发肿瘤和受累脏器（图 5-7） 2. 术中如发现肿瘤破溃，应及时保护肿瘤区域，并吸引 3. 发现胸腔积液 / 腹水时，及时提供吸引装置进行吸引，避免胸腔积液 / 腹水中的肿瘤细胞播散和种植	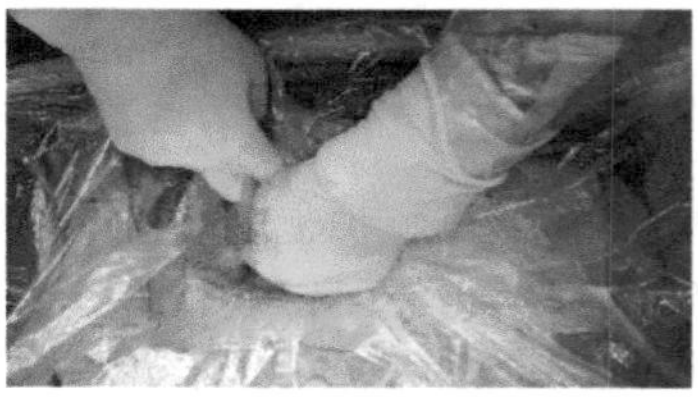 图 5-7　探查体腔

续表

简要步骤	操作要点	图示
	4. 探查后协助手术者更换手套，然后再进行手术，如双手未污染，可不用更换手套（图 5-8）	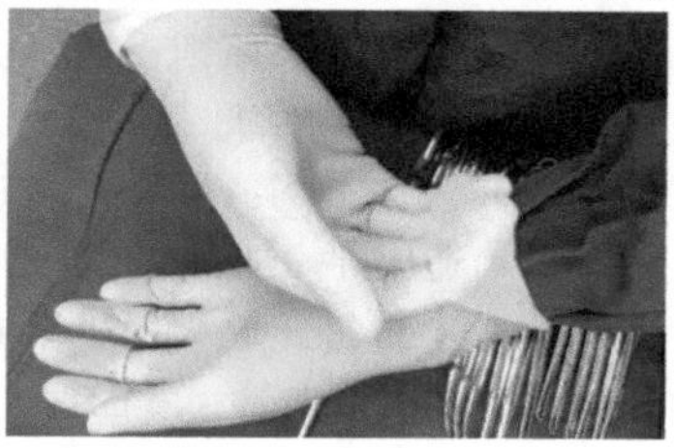 图 5-8　更换手套
手术器械及敷料的管理	1. 严格区分“有瘤区”和“无瘤区”，接触肿瘤的手术器械和敷料放置在隔离区，不可重复使用，也不得放置到非隔离区域，且禁止使用于其他正常组织，避免肿瘤细胞种植 2. 器械护士使用“隔离盘”盛放肿瘤标本及直接接触肿瘤的手术器械、敷料，肿瘤切除后不再使用（图 5-9、图 5-10） 3. 接触肿瘤组织或淋巴结的手术器械、敷料，使用后应采用单独的器械来夹取，不得直接用手接触 4. 器械护士用固定纱布擦拭肿瘤细胞污染的器械。术中已与肿瘤接触或被肿瘤污染的纱布应及时更换，不可停留在手术布类上或重复使用（图 5-11） 5. 结扎过肿瘤血管、淋巴管的缝线，使用后丢弃，不可重复使用	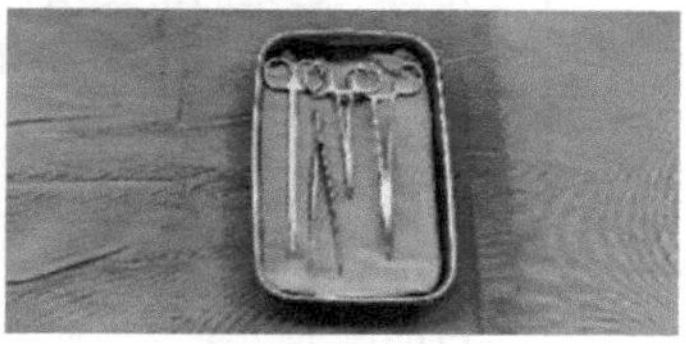 图 5-9　隔离盘 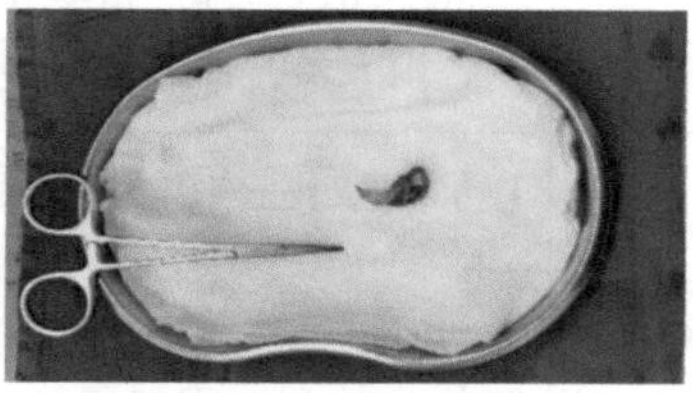 图 5-10　标本盘 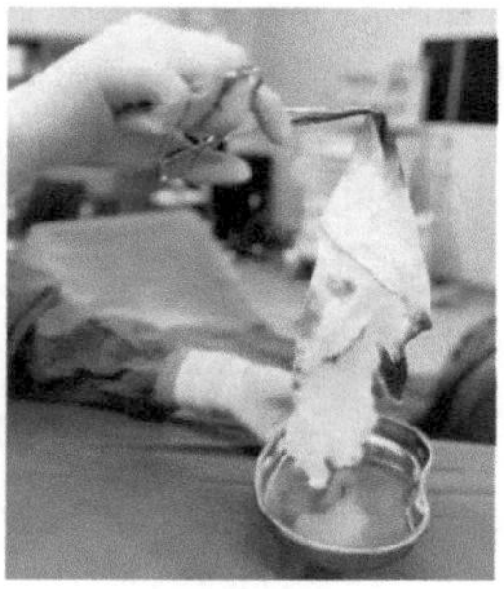 图 5-11　接取纱布
游离、切除肿瘤	1. 隔离肿瘤原则：处理肿瘤时，先用干纱布包裹肿瘤，以保护周围组织；对于破溃的肿瘤，可采用纱布、手套、取瘤袋等方法进行隔离；切除肿瘤时，采用纱布或手套包裹肿瘤部位和空腔脏器残端；术中使用直线型切割吻合器，器械护士在拆卸、更换钉仓时不可直接接触，并避免直接接触使用后的吻合器（图 5-12）	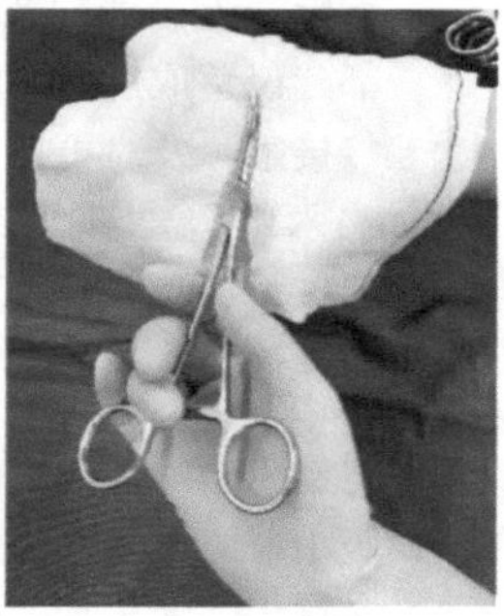 图 5-12　接取器械

续表

简要步骤	操作要点	图示
	2. 整块切除原则：完整切除肿瘤并取出，严禁分段切除肿瘤 3. 锐性解剖：尽量采用锐性游离，避免钝性游离造成肿瘤细胞沿血管、淋巴管扩散 4. 不可挤压原则：尽量避免挤压瘤体，避免肿瘤细胞沿血管、淋巴管扩散 5. 操作顺序：由远而近，先结扎静脉，再结扎动脉，先处理远处的淋巴结，再处理邻近的淋巴结 6. 充分止血：递电外科切割组织并减少出血机会，不仅可以减少出血，还可以封闭淋巴管或血管，减少肿瘤的血行播散和局部种植 7. “互不侵犯”原则：涉及组织修复等多个手术切口的同期手术，需要多组人同时操作时，需要区分有瘤器械与无瘤器械、有瘤操作与无瘤操作，每个切口单独使用一套手术器械、敷料，不能将各组人员、器械和敷料相互混淆	
标本管理	1. 标本取出：切除肿瘤后，在取出肿瘤标本时建议使用取物袋，避免肿瘤与手术切口直接接触（图5-13） 2. 标本放置：用“隔离盘”盛装取出的标本，并将其置于隔离区，护士不得直接用手接触 3. 标本切开：术中需要切口取下的肿瘤组织，或者留取快速病理标本时，需要在隔离区操作，严禁在手术台上进行解剖，之后更换手套，器械不得再使用 4. 留取切缘：需要取切缘组织送检时，建议将切缘组织视同肿瘤组织对待，按照接触恶性肿瘤组织进行器械和敷料的处理 5. 淋巴结清扫：清扫淋巴结时，需要执行恶性肿瘤手术隔离技术，先清扫较远处，再清扫肿瘤近侧，力求将癌灶、区域淋巴结及邻近组织做整块切除；无论清扫范围内的淋巴结是否存在转移，都建议留取过程按转移淋巴结对待，不得用手直接接触；及时更换与肿瘤接触过的器械和敷料 6. 当术中需要留取多个病灶时，切取标本所用的器械、刀片、敷料不应混用，以免污染标本影响病理诊断	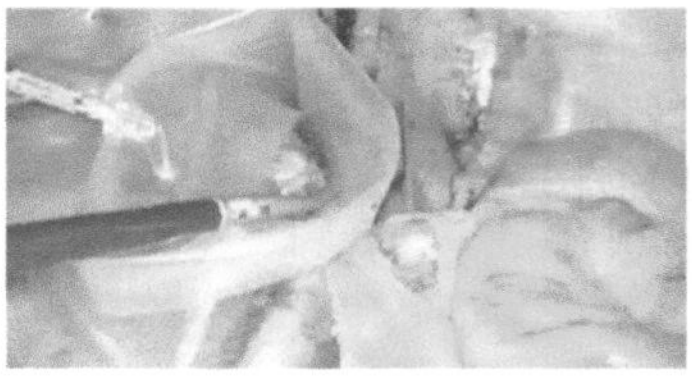 图 5-13　用标本袋装标本
冲洗	1. 将手术台隔离区内的物品撤走，包括器械、纱布、吸引器、擦拭器械的纱布垫，放置在指定的隔离区域内，撤下加盖的无菌巾	

续表

简要步骤	操作要点	图示
	2. 器械护士使用未接触过肿瘤的无菌盆（图 5-14）盛装冲洗液进行冲洗。使用大量温灭菌注射用水冲洗术野，浸泡腹腔，保留 3 ～ 5min，不得使用纱布垫擦拭，避免肿瘤细胞种植	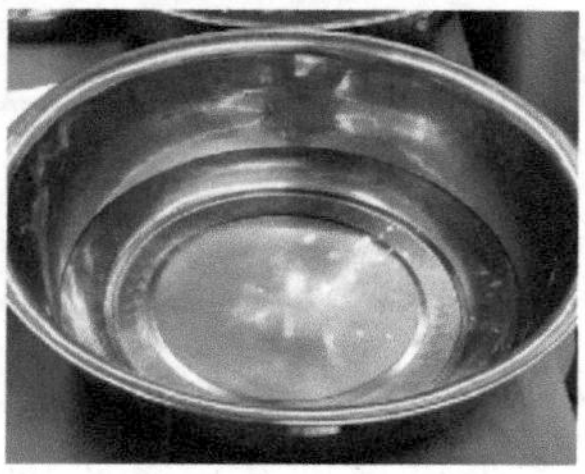 图 5-14　冲洗盆
	3. 根据患者病情，遵医嘱将抗癌药物加入无菌生理盐水或蒸馏水中进行腹腔冲洗（图 5-15）	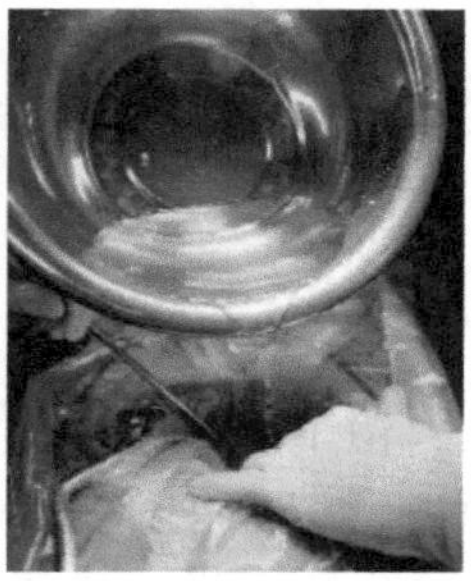 图 5-15　冲洗腹腔
	4. 关闭腹腔及缝合腹壁切口前，需用冲洗液进行冲洗；冲洗后，更换接触肿瘤的手套、器械、敷料，以及擦拭器械的湿纱布垫等，手术切口周围加盖敷料，防止肿瘤细胞在切口处种植转移（图 5-16）	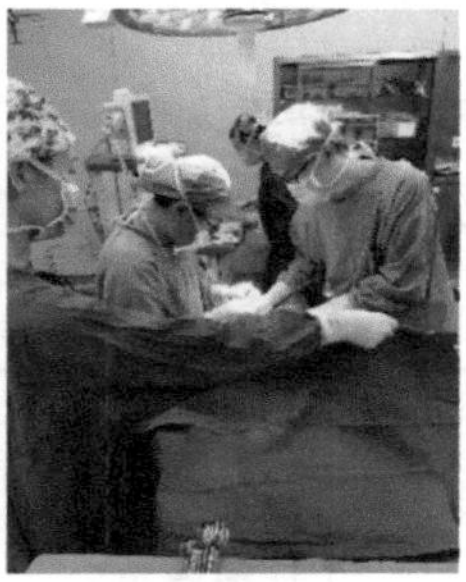 图 5-16　加盖敷料
关闭体腔	物品清点：将污染和未污染的器械分别进行放置；清点物品过程中，应借助未污染的器械辅助清点，不得用手直接接触隔离盘内器械（图 5-17）	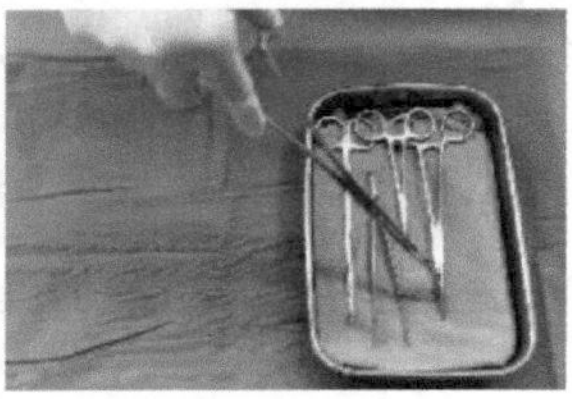 图 5-17　清点隔离盘器械
术后器械处理	1. 器械预处理 2. 与消毒供应室交接（图 5-18）	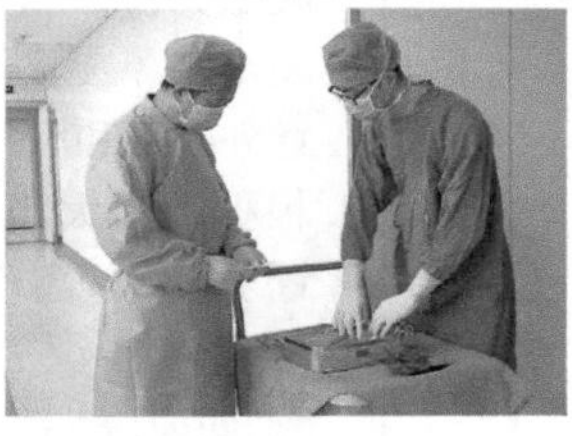 图 5-18　与供应室交接器械

（二）注意事项

1. 手术室护士既是一名肿瘤隔离技术的执行者，又是一名管理者，更是一名监督者，在操作过程中，要严格监督手术各个操作者的隔离技术操作，发现问题，及时纠正。

2. 根据手术性质、类型准备充足的器械及敷料、纱布、缝针、缝线及术中需要的手套。

3. 每家医院使用的无菌台不一样，可根据实际情况划分出相对“瘤区”及“无瘤区”。

4. 隔离盘材质建议选用不锈钢、硬质塑料等，达到能阻隔液体、不容易被浸湿、方便拿取的目的。

5. 手术过程中要贯彻标准预防的措施，术后物品的处理按常规程序进行。

（卢秀英）

第二节　内镜下肿瘤手术隔离技术操作

一、目的

明确内镜下肿瘤手术过程中的无菌操作原则、手术隔离原则，为手术室护士在护理操作过程中提供标准化的指导和建议，防止或减少手术部位病原微生物的感染、播散及肿瘤细胞的种植，为内镜肿瘤手术患者提供安全可靠的手术保证。

二、基本要求

内镜下肿瘤手术隔离技术操作流程

内镜下肿瘤手术隔离技术操作流程见表 5-2。

表 5-2　内镜下肿瘤手术隔离技术操作流程

简要步骤	操作要点	图示
术前器械敷料、设备、器械台准备	1. 准备足够的常规器械和腔镜手术器械，确保污染后能及时更换 2. 器械护士提前洗手，组装腔镜器械，检查腔镜器械的功能性和完整性（图 5-19） 3. 其余步骤见“恶性肿瘤手术隔离技术操作”	图 5-19　腔镜器械准备
穿刺针道处理	1. 使用螺纹穿刺器，如金属穿刺器需固定在腹壁上。检查切口和套管的密封性，如气腹压力持续偏低、切口或套管密封圈处有漏气现象应立即采取相应措施，防止套管意外脱落和漏气，避免造成“烟囱效应” 2. 根据切口大小，选择一次性切口保护套，置于切口周围切口内（图 5-20） 3. 手术结束后先放气，再拔穿刺套管，以避免“烟囱效应”造成穿刺针道种植转移（PSM）	图 5-20　切口保护套

续表

简要步骤	操作要点	图示
二氧化碳气腹管理	1. 护士熟练掌握手术步骤，及时准确传递，术中尽量缩短二氧化碳气腹持续时间 2. 术中调节气腹压力≤ 14mmHg，人工气胸压力≤ 9mmHg，维持流量< 5L/min（图 5-21） 3. 气体加温至 37℃ 4. 术中严格观察气腹压力、持续时间、流量 5. 当术中因能量设备的使用而出现较大的烟雾和水雾时，需要通过穿刺套管阀门排气，保持术野清晰，不能通过切口或穿刺套管创口直接排气。可选一操作孔的阀门上外接负压吸管进行排气 6. 撤消二氧化碳气腹时，先放气再拔穿刺套管。打开套管阀门使二氧化碳从套管内逸出，放尽气体后方可拔除套管，避免"烟囱效应"造成穿刺针道转移	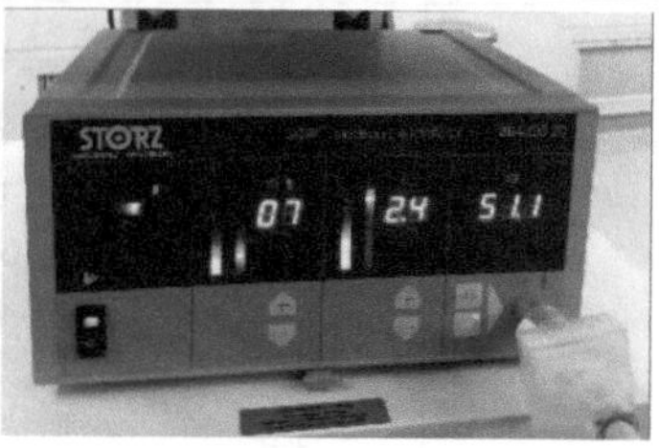 图 5-21　**调节气腹机参数**
游离肿瘤	1. 传递腔镜器械、电钩、超声刀等器械锐性游离并切除肿瘤 2. 在切除肿瘤中使用直线型切割吻合器时，器械护士在拆卸和更换钉仓时不应直接接触已使用过的钉仓及直线型切割吻合器伸入消化道内壁的部分（图 5-22），不应直接接触使用后的吻合器（图 5-23） 3. 擦拭腔镜镜头及腔镜器械时应使用专门的纱布 4. 其余步骤见"恶性肿瘤手术隔离技术操作"	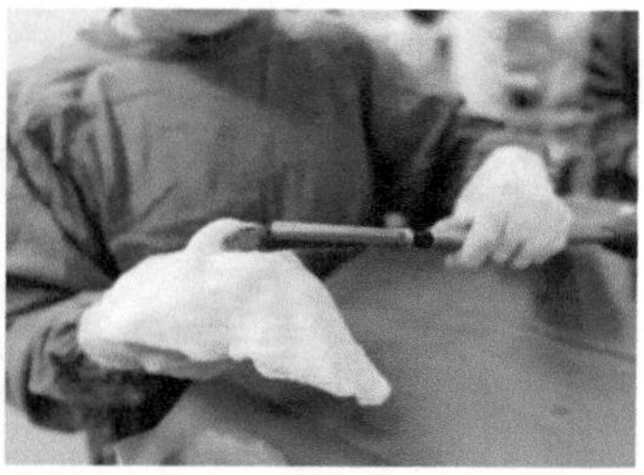 图 5-22　**更换钉仓** 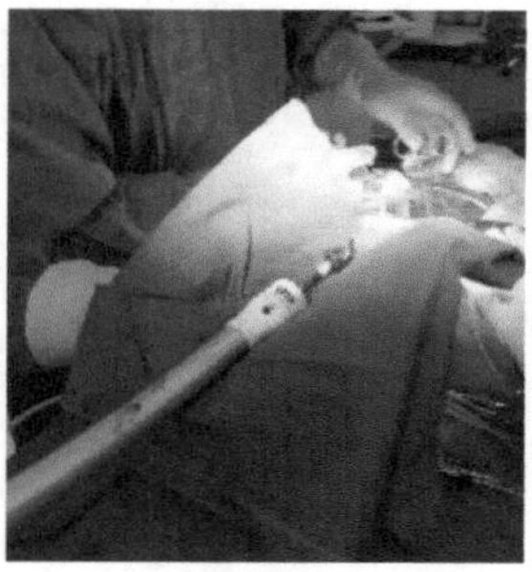 图 5-23　**接取吻合器**
标本取出	如果通过穿刺针道取标本（包括淋巴结），则使用内镜取物袋取出标本。无取物袋时，可使用无菌手套制作标本袋，但要注意清点手套的完整性（图 5-24）	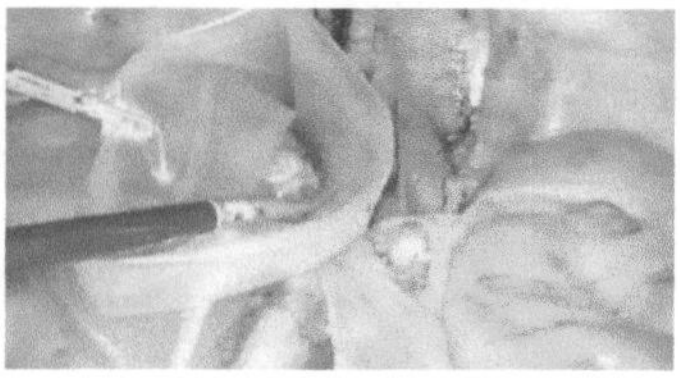 图 5-24　**用标本袋装标本**

续表

简要步骤	操作要点	图示
冲洗	1. 术毕使用未接触过肿瘤的无菌容器盛装大量温灭菌注射用水冲洗术野、浸泡腹腔并保留 3 ～ 5min，彻底吸尽体腔内的冲洗液（图 5-25、图 5-26） 2. 其余步骤见“恶性肿瘤手术隔离技术操作”	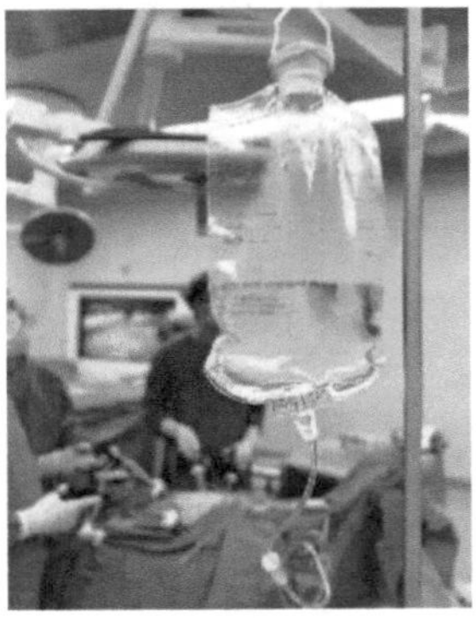 图 5-25　**冲洗创腔（1）** 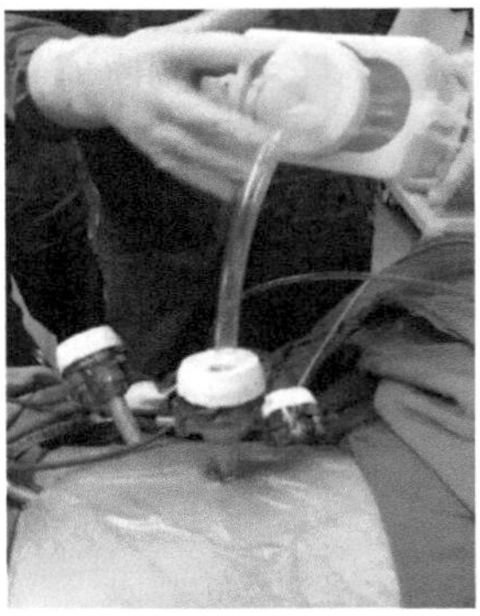 图 5-26　**冲洗创腔（2）**
关闭体腔	关闭腹膜时更换器械，配合医生冲洗穿刺针道创口，关闭穿刺针道创口	
术后器械处理	1. 腔镜器械拆卸预处理 2. 与消毒供应室交接（图 5-27）	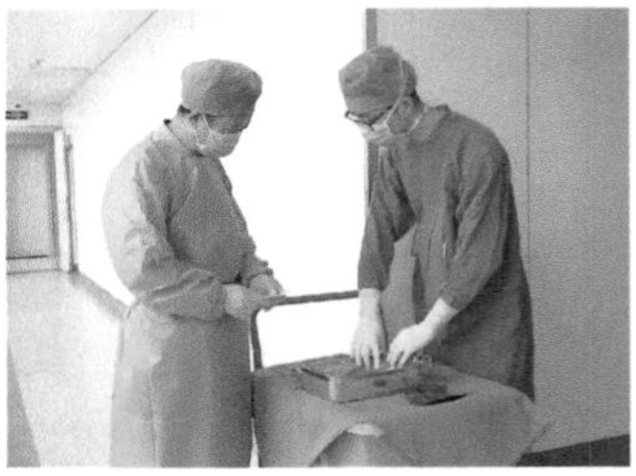 图 5-27　**与供应室交接器械**

（罗冬梅）

第 6 章

头颈肿瘤外科专科护理技术

第一节　甲状腺肿瘤手术

一、解剖学基础

（一）甲状腺的形态

甲状腺略呈“H”形，由左、右两个侧叶和峡部组成，峡部时有垂直向上的延长部，称锥状叶，长短不一，与舌骨相连。甲状腺侧叶呈锥体形，左、右侧叶由中间峡部连接。成人甲状腺的重量为 20 ～ 40g，质地柔软，血液供应丰富，呈红棕色。

（二）甲状腺的位置

甲状腺位于喉下部及气管上部的两侧和前面，舌骨下肌的深面。甲状腺峡部位于第 2 ～ 4 气管软骨前方，其宽窄程度因人而异；甲状腺左、右侧叶贴于喉和气管上段的侧面，左、右侧叶上至甲状软骨中部，下至第 5 或第 6 气管软骨；甲状腺前面由浅入深为皮肤、浅筋膜、颈筋膜浅层、带状肌、气管前筋膜；甲状腺侧叶背面有甲状旁腺，内侧毗邻咽、喉、食管、气管、喉返神经，侧叶后外面以筋膜鞘与颈总动脉贴近。

（三）甲状腺的结构

甲状腺由内、外两层被膜包裹。内层被膜称甲状腺真被膜，亦称甲状腺纤维囊或甲状腺真囊，被膜很薄，紧贴甲状腺腺体，并发出许多小隔伸入腺实质，将腺体分为许多小叶。手术时真被膜无法与腺体分离，其深面有丰富的血管丛，故若损伤出血较多。外层被膜称甲状腺假被膜，又称假被囊或甲状腺外科被膜，被膜是由气管前筋膜形成的甲状腺鞘，并将甲状腺固定在喉和气管壁上。两层被膜间隙内有甲状旁腺、甲状腺血管，甲状腺手术时常在两层被膜间进行血管、甲状旁腺的解剖分离，为保护甲状旁腺及喉返神经应紧贴真被膜逐一分离。

（四）甲状腺的血管、颈部神经、淋巴系统、甲状腺旁腺

甲状腺的血液供应十分丰富。

1. 甲状腺动脉　主要有成对的甲状腺上动脉和甲状腺下动脉，少数还有甲状腺最下动脉（10%）。甲状腺上动脉多数发自颈外动脉起始部，少数亦可发自颈总动脉分叉处或颈总动脉，行向前下方，至甲状腺侧叶上极，分支分布于甲状腺上部和喉。甲状腺上动脉伴喉上神经的外支下行，结扎甲状腺上动脉时应注意，勿损伤喉上神经外支。甲状腺下动脉绝

大多数发自甲状颈干，少数发自锁骨下动脉、椎动脉，自甲状颈干发出后上行，继而转向内，横过颈总动脉、颈内静脉、迷走神经的深面至甲状腺侧叶下极分支入甲状腺，于甲状腺内与甲状腺上动脉吻合。甲状腺最下动脉较小，多数为单支，可发自颈总动脉、头臂干、主动脉弓等动脉。其位置较浅，行于气管前面。

2. *甲状腺静脉* 在腺体形成网状，汇合形成甲状腺上、中、下静脉。甲状腺上静脉和甲状腺中静脉汇入颈内静脉，甲状腺下静脉注入无名静脉。

3. *迷走神经颈部、胸部的分支* 喉上神经起自下神经节，在颈内动脉内侧下行，在舌骨大角处分为内、外支。喉上神经的外支贴近甲状腺上动脉的后上方，穿过咽下缩肌，分布于该肌及环甲肌，术中应注意保护。喉上神经的内支经甲状舌骨膜入喉。术中喉上神经内支损伤，食物易误入呼吸道引起呛咳。外支损伤会使患者声调变低。

喉返神经是在胸腔内由迷走神经发出，右喉返神经勾绕右锁骨下动脉，左喉返神经勾绕主动脉弓，两者沿气管食管沟（右喉返神经仅64%走行于气管食管沟内）上行，经至甲状腺侧叶内后方时，与甲状腺下动脉分支相互交叉。在行甲状腺切除结扎甲状腺下动脉时要特别注意保护该神经。最后两侧喉返神经均紧贴甲状腺侧叶的背面在环甲关节处入喉。

4. *中央区淋巴结* 上至舌骨，外侧界为颈总动脉内侧缘，下界右侧为头臂干上方，左侧为其相对应的水平。对于甲状腺癌，最早出现转移区域多位于中央区。因此，甲状腺癌中央区淋巴结清除具有重大临床意义。其清除范围还应包括气管前、气管旁、喉前淋巴结等，即临床颈部Ⅵ区淋巴结清除术。

5. *甲状腺旁腺* 为内分泌腺，多数呈扁椭圆形，棕黄色，大如黄豆，直径为3～6mm，每个重30～50g，外有薄层的结缔组织膜包裹，常位于甲状腺真假被膜间的纤维囊内，上、下各一对。甲状腺手术时，甲状旁腺易损伤，导致甲状旁腺功能暂时性低下或永久性低下，患者出现低钙血症，故术中应加强对甲状旁腺的保护。

二、手术配合要点

（一）甲状腺全切除术

1. *适应证*

（1）童年时期头颈部有放射线照射或放射线尘埃接触史。

（2）已有远处转移，术后行 ^{131}I 治疗。

（3）多癌灶，尤其是双侧癌灶。

（4）伴有腺外侵犯。

（5）原发灶最大直径＞4cm。

（6）不良病理类型。

（7）伴有单侧较重或双侧颈部淋巴结转移。

（8）肿瘤直径＞1cm 且位于峡部。

（9）中心性散发性或家族性髓样癌。

2. *麻醉方式* 气管内插管全身麻醉，术中需神经监测，需选择神经监护气管插管，建立喉返神经监测系统。

3. *手术体位* 仰卧位，采用肩部垫高、头后仰（避免后仰过度）体位。

4. *手术步骤*　详见表 6-1。

表 6-1　**甲状腺全切除术**

简要手术步骤	配合要点	图示
用物准备	1. 手术敷料：常规头颈手术敷料 2. 手术器械：甲状腺器械 3. 杂项物品：高负压引流瓶、一次性能量器械、止血材料、可吸收缝线 4. 设备：神经探测仪、高频电刀、双极电凝、超声刀	
麻醉实施前安全核查	由具有执业资质的手术医生、麻醉医生和手术室护士三方（以下简称“三方”）在麻醉实施前共同按照手术安全核查表上内容逐项进行核查	
手术开始前物品清点	手术开始前，洗手护士和巡回护士共同按照手术物品清点原则进行清点	
整理无菌器械台	1. 无菌器械台：统一布局，建立“瘤区”和“非瘤区”（图 6-1） 2. 准备好隔离盘用于放置直接接触肿瘤的手术器械，准备好标本盘用于放置手术标本	图 6-1　**无菌器械台摆台**
消毒铺巾	消毒范围：上至下唇，下至乳头，两侧至斜方肌前缘	
手术开始前安全核查	1.“三方”在手术开始前共同按照手术安全核查表上内容逐项进行核查 2. 手术物品准备情况的核查由手术室护士执行并向手术医生和麻醉医生报告	
显露甲状腺	1. 切开皮肤及皮下组织：递碘伏纱球再次消毒手术区域；递 2 块干纱布，分别置于切口两侧；用弯盘传递 20 号或 15 号手术刀于胸骨上窝一横指处做一与颈部皮纹及颈正中线左右对称的弧形切口；递有齿镊牵引，用高频电刀切开皮下组织 2. 游离皮瓣：递直蚊式钳分别提起切口两侧皮缘，用有齿镊或止血钳牵引组织，用高频电刀游离颈阔肌皮瓣，上至甲状软骨上缘，下至胸骨上窝；递 2 个纱球穿过直蚊式手柄用于牵拉，再递 2 把可可钳将 2 个牵拉纱球分别固定于无菌单上翻转皮瓣显露手术野（图 6-2）	图 6-2　**皮瓣牵拉固定**

续表

简要手术步骤	配合要点	图示
	3. 切开颈中白线，逐层分离带状肌：递平镊或止血钳牵引组织，递高频电刀纵行切开颈中白线，递2把甲状腺拉钩牵拉显露，用高频电刀逐层分离带状肌，上至甲状软骨，下至胸骨切迹；递中弯止血钳分离带状肌与甲状腺包膜浅面的间隙，用双极电凝止血。显露出甲状腺（图6-3）	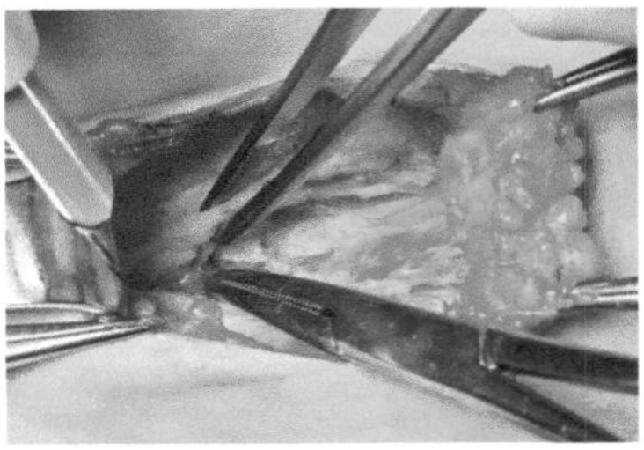 图6-3　游离带状肌
黑染甲状腺及中央区淋巴结	更换干净纱布，递甲状腺拉钩将带状肌向左右两侧牵开，传递1ml一次性使用无菌注射器抽吸好0.1ml纳米炭混悬注射液于甲状腺组织缓慢推注，黑染甲状腺及其引流区域的淋巴结（图6-4）	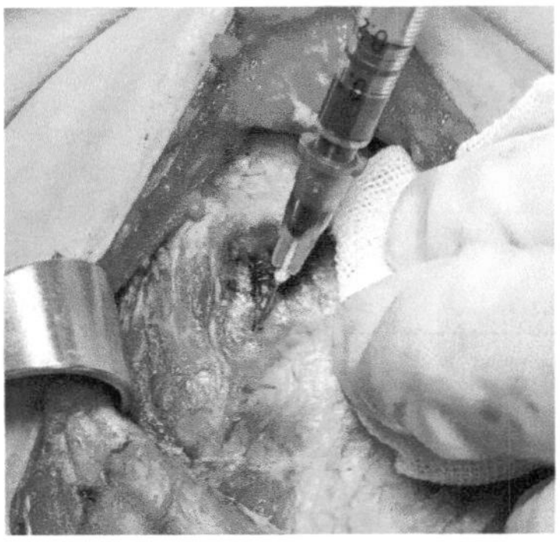 图6-4　注射纳米炭混悬注射液
游离甲状腺和峡部，做一侧甲状腺切除，同法做对侧	1. 处理甲状腺上极：递甲状腺拉钩牵开带状肌；递弯蚊式钳或小弯钳结合高频电刀、超声刀于甲状腺真假被膜间分离甲状腺，用双极电凝止血；分离迷走神经前，递神经监测探头探测迷走神经V1信号；分离出甲状腺上动、静脉分支，辨认出上甲状旁腺，分别递小弯血管钳或直角钳钳夹甲状腺上动、静脉支血管两端，递超声刀中间闭合离断，再递3-0丝线结扎血管近端（图6-5） 2. 游离甲状腺侧叶：递2～3把艾力斯钳钳夹甲状腺腺叶将腺体掀起，用弯蚊式钳或小弯钳继续于甲状腺假被膜游离甲状腺，用双极电凝止血；分离出甲状腺中静脉，递弯蚊式钳分别钳夹血管两端，递超声刀中间闭合离断，再递3-0丝线分别结扎血管近端；递神经监测仪探头探测喉返神经R1信号，递弯蚊式钳解剖喉返神经；远离喉返神经靠甲状腺真被膜用双极电凝及超声刀游离甲状腺，递血管钳分离出甲状腺下动、静脉分支，同甲状腺上动、静法处理该血管（图6-6、图6-7）；递神经监测探头再次探测喉返神经R2信号	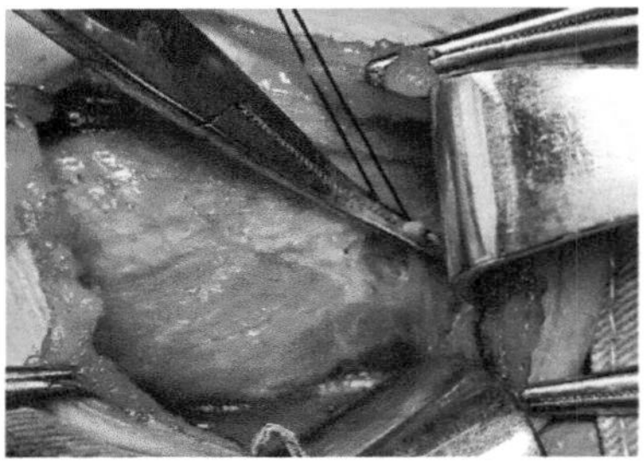 图6-5　处理上极血管 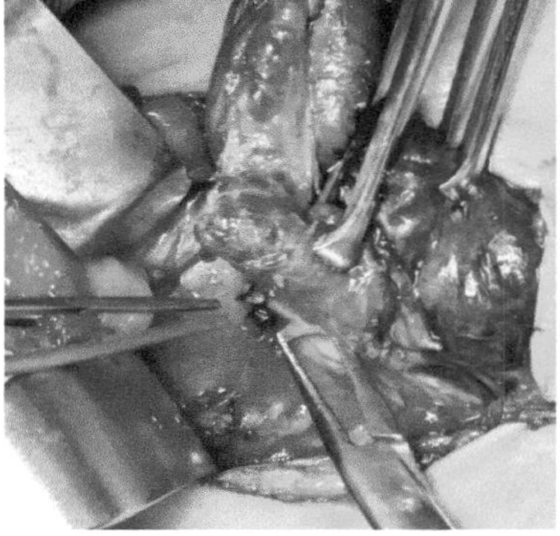图6-6　解剖喉返神经

续表

简要手术步骤	配合要点	图示
	3. 处理峡部及悬韧带：递超声刀或高频电刀离断甲状腺悬韧带、气管前筋膜及峡部与左叶相交处，切除一侧腺叶（图 6-8） 4. 同法切除对侧	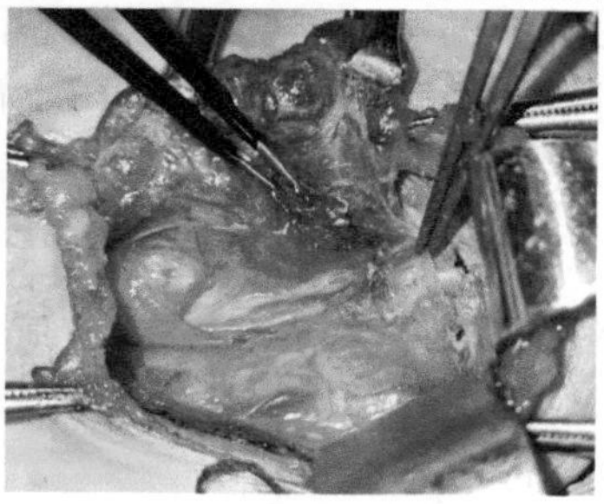 图 6-7　寻找下甲状旁腺 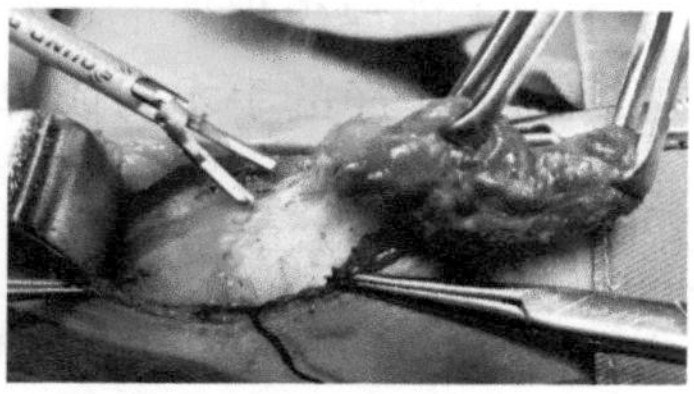 图 6-8　切除一侧腺叶
清除中央区淋巴结	递双极电凝、超声刀、止血钳、平镊清除双侧中央区淋巴结	
检查、冲洗伤口，探测神经，检查甲状旁腺血供，放置止血材料、引流管	1. 用大量温灭菌注射用水冲洗术腔，将冲洗液灌满整个创面及各个间隙，保留 3 ～ 5min 后再吸出，反复进行 2 ～ 3 次冲洗 2. 冲洗后，更换干净的纱布，术者更换干净的手套，加盖干净的敷料 3. 检查术野有无渗血，递双极电凝做好彻底止血 4. 递神经监测探头再次探测迷走神经 V2、R2 信号 5. 再次评估甲状旁腺血供，若血供不佳，将甲状旁腺用干净手术刀或干净剪刀切成颗粒状，分散移置于胸锁乳突肌或带状肌内，递 4-0 可吸收缝线缝合（图 6-9） 6. 根据需要放置止血材料 7. 颈前安置血浆引流管	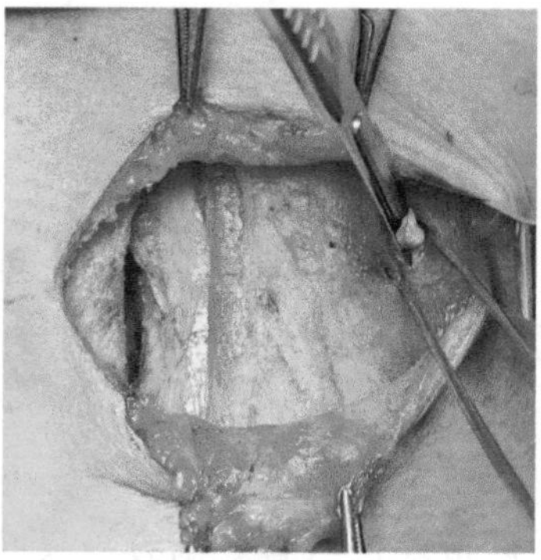 图 6-9　甲状旁腺移植
手术物品清点，逐层缝合切口	1. 关闭体腔前、关闭体腔后、缝合皮肤后按照手术物品清点制度进行清点 2. 每一次清点无误后，方可关闭体腔 3. 用 4-0 可吸收缝线逐层缝合切口	
术毕处理	1. 完成各项护理文书检查、签字 2. “三方”在患者离开手术室前共同按照手术安全核查表内容逐项进行核查	

（二）注意事项

1. 术前需充分了解患者病情，用物准备齐全。如肿瘤巨大侵犯喉返神经，术中有损伤喉返神经的可能，除准备常规甲状腺器械外，还需备好气管切开包，做好气管切开准备，同时备血管显微器械以备用于吻合神经。对胸骨后甲状腺肿瘤还需备胸骨锯等。

2. 术中做好肿瘤隔离技术

(1) 切除的甲状腺及肿瘤、淋巴结需放于标本盘，直接接触肿瘤的器械禁止再次使用并放于隔离盘。

(2) 术腔冲洗后，外科医生需更换干净手套、术野更换干净纱布、切口加铺无菌敷料、更换干净手术器械等。

(3) 术中禁徒手直接抓取使用后的纱布等。

3. 术中不能原位保留的甲状旁腺，需放于干净的容器并用生理盐水浸泡，将甲状旁腺切成颗粒需用干净的手术刀或剪刀。

4. 术中所有标本在放于标本容器前需咨询手术医生，防止甲状旁腺同标本一起误切而一起送检。

5. 颈部切口包扎时需再次检查引流管的引流情况，并用胶布采用“高举平台法”再次固定引流管，防止意外拔管。

（赵晓芳）

第二节 喉部肿瘤手术

一、解剖学基础

（一）喉的形态

喉是呼吸的通道，也是发音的器官。其是由软骨、韧带、关节和肌肉组成的管状空腔，质地较硬，呈肉色。

（二）喉的位置

喉位于颈前正中，第 3 ～ 6 颈椎。喉的上方接喉口，与喉咽部相通。下方以环状软骨气管韧带连接气管。前方被皮肤、颈筋膜与舌骨下肌群覆盖。后方为喉咽部。两侧分别分布有颈血管、神经和甲状腺侧叶。

（三）喉的结构

喉的软骨支架：单个软骨有环状软骨、会厌软骨、甲状软骨；成对软骨有楔状软骨、杓状软骨、小角软骨；喉肌分别有环甲肌、环杓后肌、环杓侧肌、甲杓肌、杓肌。

（四）喉的血管、神经、淋巴系统

声门裂以上的喉黏膜腺体和感觉由喉上神经的喉内支支配；声门裂以下的喉黏膜腺体和感觉由喉返神经支配。喉肌除环甲肌由喉上神经的喉外支支配外，其余的喉肌均由喉返神经支配。

喉上部由甲状腺上动脉的喉上动脉分布，喉下部由甲状腺下动脉的喉下动脉分布。喉的静脉最后汇入颈内静脉。

喉的淋巴汇入颈深淋巴结。

二、手术配合要点

（一）喉部肿瘤切除术

1. 适应证

（1）声带癌已侵及前连合或同侧声带后 1/3 处，使声带运动受限或已累及对侧声带。

（2）声带以外部位等处癌肿。

（3）声门下区癌肿。

（4）喉裂开或喉部分切除术或激光术后、放疗后复发的癌肿，已无喉部分切除指征者。

（5）放疗后复发或对放疗不敏感，肿瘤继续在发展者。

（6）喉部其他恶性肿瘤等。

2. 麻醉方式　气管内插管全身麻醉。

3. 手术体位　仰卧位（头后仰卧位，肩下置肩垫）。

4. 手术步骤　详见表 6-2。

表 6-2　喉部肿瘤切除术

简要手术步骤	配合要点	图示
用物准备	1. 手术敷料：常规喉部手术敷料 2. 手术器械：气切包＋甲状腺器械 3. 杂项物品：止血材料、可吸收缝线、超声刀、高负压瓶、气管套管 4. 设备：电刀、超声刀	
麻醉实施前安全核查	由具有执业资质的手术医生、麻醉医生和手术室护士三方在麻醉实施前共同按照手术安全核查表上内容逐项进行核查（图 6-10）	图 6-10　麻醉前三方核查
手术开始前物品清点	手术开始前，洗手护士和巡回护士共同按照手术物品清点原则进行清点（图 6-11）	图 6-11　术前清点用物
整理无菌器械台	1. 无菌器械台：统一布局，建立“瘤区”和“非瘤区”（图 6-12） 2. 准备好标本盘、隔离盘，用于放置手术标本和直接接触肿瘤的手术器械	图 6-12　无菌器械台摆台
消毒铺巾	1. 消毒范围：上至下唇，下至乳头，两侧至斜方肌前缘	

续表

简要手术步骤	配合要点	图示
	2. 递环钳、弯盘及纱球，纱球蘸弯盘中碘伏消毒术野，再递 4 块治疗巾铺于切口周围，用 4 把巾钳固定治疗巾四角，最后按照顺序铺剖胸单、桌布	
手术开始前安全核查	1. 三方在手术开始前共同按照手术安全核查表上内容逐项进行核查（图 6-13） 2. 手术物品准备情况的核查由手术室护士执行并向麻醉医生、手术医生报告	图 6-13　**切皮前三方核查**
定位切口，手术开始	1. 递碘伏纱球再次消毒手术区域 2. 递 20 号刀片，自舌骨上缘至胸骨上窝处做正中线垂直切口（图 6-14）	图 6-14　**递 20 号刀片**
游离皮瓣	1. 用电刀切开皮下组织，递直蚊式钳夹住皮下组织，将颈浅筋膜、颈阔肌牵拉并显露，用电刀游离切开 2. 用电刀沿颈深筋膜向上游离喉前皮瓣。皮瓣游离上至舌骨上缘处，下至胸骨上窝处，两侧显露带状肌	
固定并提拉皮瓣	递直蚊式钳牵拉皮瓣，将 1 个纱球穿过直蚊式钳手柄用于牵拉，再递可可钳将牵拉纱球固定于切口巾处（图 6-15），皮瓣创面可用湿纱布覆盖保护	图 6-15　**固定牵拉皮瓣的直蚊式钳**
显露气管	递小弯或中弯血管钳，用电刀沿着筋膜白线逐步从深部组织分离出两侧的颈前肌。递甲状腺拉钩，拉开甲状腺峡部，将甲状腺峡部向上或向下牵拉开，以显露气管前壁（图 6-16）	图 6-16　**显露气管**
气管切开	1. 递气管拉钩勾住第 2 ～ 3 或第 3 ～ 4 气管环之间，将气管稍稍向上方提起 2. 主刀用手指固定气管，递 12 号刀片正中切开气管	

续表

简要手术步骤	配合要点	图示
	3. 吸引器吸净分泌物，将合适的气管套管用液体石蜡彻底润滑，放入气管切口内并固定妥当（图 6-17）	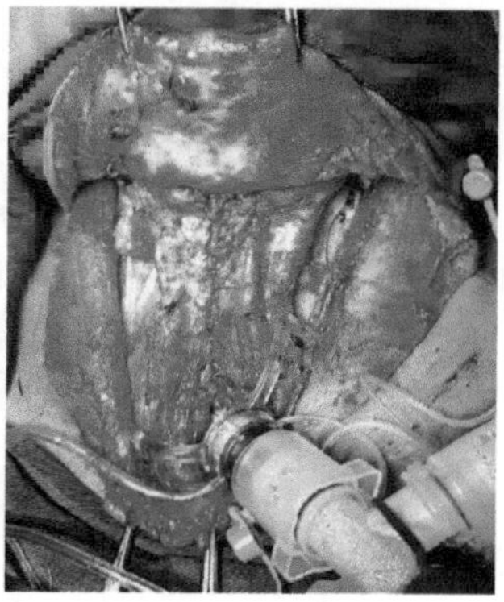 图 6-17　**气管切开**
游离并切断甲状舌肌、胸骨舌骨肌及肩胛舌骨肌	递甲状腺拉钩牵开两侧组织（图 6-18），递艾力斯钳牵拉甲状舌骨肌、胸骨舌骨肌及肩胛舌骨肌，用电刀或超声刀切断，用丝线结扎，用电刀或双极电凝止血	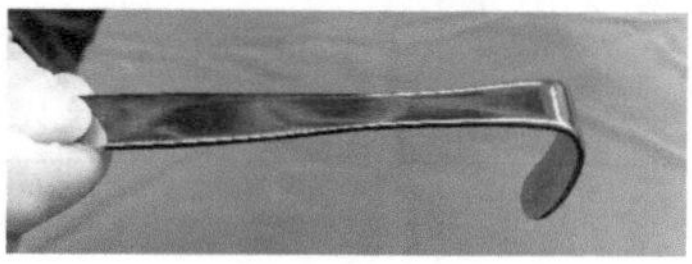 图 6-18　**递甲状腺拉钩**
游离并切断甲状腺峡部	递小弯或中弯血管钳分离组织（图 6-19），用艾力斯钳夹住甲状腺峡部，电刀离断甲状腺峡部，递 3-0 丝线缝扎，用电刀、双极电凝止血，显露上段气管	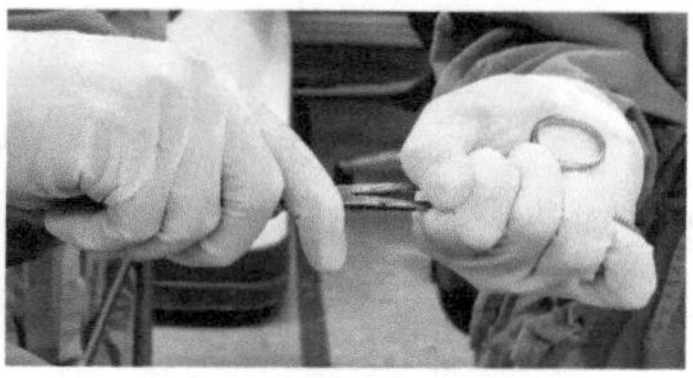 图 6-19　**递血管钳**
游离并切断甲状软骨上角	1. 递鼠齿钳夹住甲状软骨上的咽下缩肌，用超声刀离断，用丝线结扎 2. 用电刀离断甲状软骨上角，递小弯或中弯血管钳游离出喉上神经及喉上动脉，递血管钳带丝线穿透结扎后切断	
离断舌骨	用电刀游离舌骨周围组织，于喉的上方摸到舌骨，显露舌骨体，用电刀先剥离切除一侧舌骨，递艾力斯钳夹住舌骨体，用电刀逐步断掉整个舌骨（图 6-20）	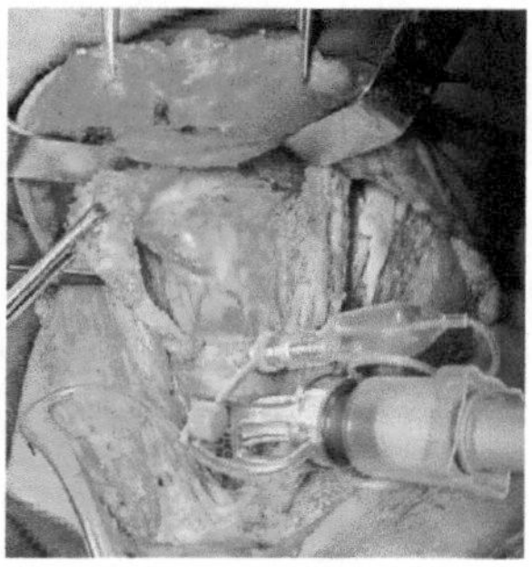 图 6-20　**切除舌骨**
进入喉咽腔	递艾力斯钳夹住喉下部，用电刀及中弯血管钳分离喉体后软组织，用电刀电凝止血，递组织剪剪开咽喉黏膜进入喉咽腔	

续表

简要手术步骤	配合要点	图示
切除喉部及肿瘤	分离喉体后壁，用艾力斯钳夹住喉，将喉向上翻转，明视肿瘤所在部位，沿杓会厌皱襞及会厌舌面黏膜剪开，直至喉体被完全游离并切除（图 6-21）	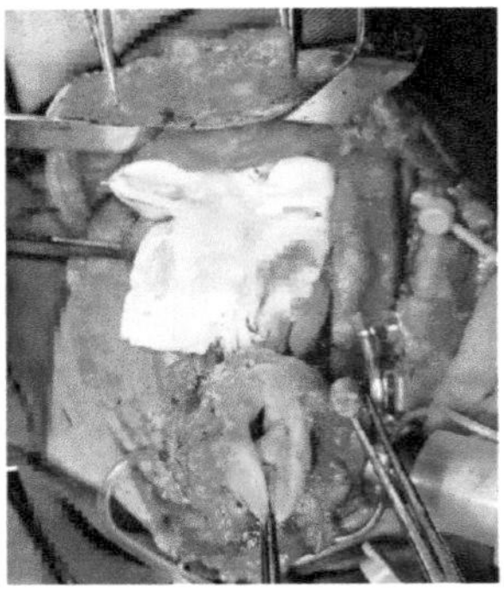 图 6-21　**切除喉部及肿瘤**
取切缘术中送检	递大量温灭菌注射用水冲洗术腔；更换无菌手套、干净纱布；切口四周加铺无菌治疗巾；递干净组织剪及血管钳取切缘术中送检	
关闭喉咽腔	协助手术医生更换手套，内翻缝合咽部黏膜，用黏膜下组织、咽下缩肌及筋膜（5-0 丝线、6×14 圆针）加固缝合喉咽腔（图 6-22）	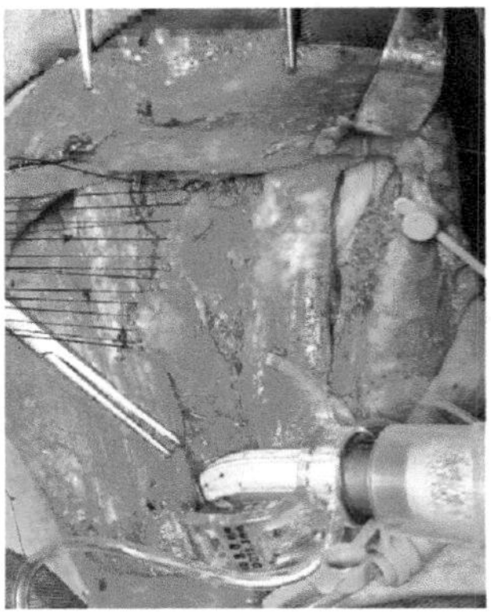 图 6-22　**关闭喉咽腔**
冲洗、止血	递大量温灭菌注射用水冲洗创面，用电刀、双极电凝彻底止血	
放置引流管	递碘伏纱球消毒皮肤，用引流管穿刺器穿过皮肤，安置引流管，递 4-0 可吸收缝线固定引流管（图 6-23）	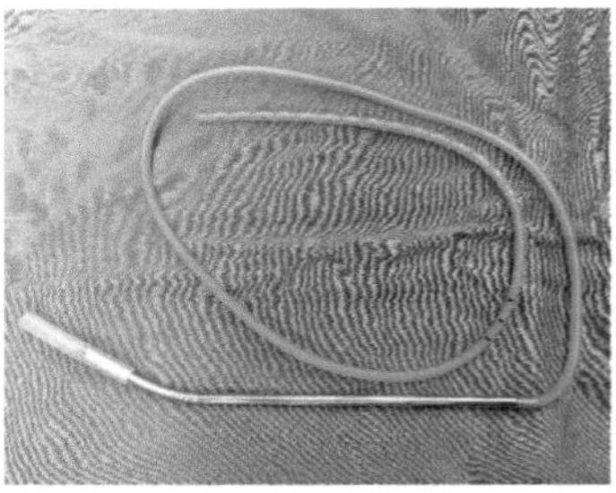 图 6-23　**带穿刺器的引流管**
手术物品清点，关闭体腔	1. 关闭体腔前、关闭体腔后、缝合皮肤后按照手术物品清点制度进行清点 2. 每一次清点无误后，方可关闭体腔	

续表

简要手术步骤	配合要点	图示
固定气管	用 4-0 可吸收缝线逐层缝合颈前肌肉、皮下组织及皮肤。递 0 号丝线、8×20 角针将气管缝于皮肤上，形成气管造口（图 6-24）	图 6-24　递带针线
包扎伤口	消毒皮肤，递“Y”形切口纱置于气管造口及引流管处，其他切口处用碎纱布加压包扎伤口（图 6-25）	图 6-25　“Y”形切口纱及碎纱
术毕处理	1. 完成最后一次手术物品清点 2. 完成各项护理文书检查、签字 3. 三方在患者离开手术室前共同按照手术安全核查表上内容逐项进行核查（图 6-26）	图 6-26　患者离开手术室前三方核查

（二）注意事项

1. 根据手术情况充分准备手术物品，如各种型号的气囊导管、骨剪、剥离子等。

2. 气管切开时注意提醒麻醉医生及时更换呼吸导管，术中使用电刀时注意保护气管插管气囊。

3. 遵循无菌原则。

4. 遵循无瘤原则。

（1）切除的喉及肿瘤放置于标本盘中，接触肿瘤的器械放置于隔离盘，禁止再次使用于正常组织。

（2）标本切除后提醒医生更换手套，于切口周围加铺无菌敷料，同时更换器械。

（3）洗手护士术中禁止徒手接触标本、使用过的纱布、器械等。

（吴亚君）

第三节　口腔颌面部肿瘤手术

口腔颌面部是语言、咀嚼、吞咽、呼吸及面部外形的重要解剖部位。颊黏膜、舌、腭、口底等软组织缺损和下颌骨、上颌骨等骨组织缺损及联合缺损均会造成严重的畸形和功能障碍。口腔颌面部肿瘤的治疗，除了彻底切除肿瘤外，还应把修复重建作为治疗的重要组成部分。

一、解剖学基础

（一）口腔的位置、结构

口腔位于鼻腔下方，向前经口裂通外界，向后经咽峡与咽交通。以硬腭、软腭、舌、口底肌，以及腭垂为界。口腔前壁为上、下唇，两侧为颊，上为腭，下为口腔底。口腔借上、下牙弓分为前外侧部的口腔前庭和后内侧部的固有口腔。

（二）舌的结构

舌有上、下两面。上面称舌背，以“Λ”形界沟将舌分为前 2/3 舌体与后 1/3 舌根。舌体活动性较大，分为舌尖、舌缘、舌背及舌腹。舌背黏膜与深部舌肌紧密相连，表面遍布丝状乳头、菌状乳头、叶状乳头、轮廓乳头四类乳头。舌腹黏膜与口底黏膜相延续，在舌腹正中以舌系带与口底相连。舌系带根部两侧是下颌下腺管和舌下腺大管的开口。舌根相对固定，活动度小。舌根黏膜较厚，有活动度。

（三）舌的位置

舌位于口腔底，表面覆有黏膜，为口腔内重要的肌性器官，协同完成言语、吞咽、感觉及味觉等诸多功能。

（四）舌肌群

舌肌为骨骼肌，分为舌内肌和舌外肌。舌内肌起、止均在舌内，未附着于骨，仅改变舌的形状，其肌纤维分为纵行、横行和垂直 3 种。舌外肌起自舌外，止于舌内，附着于骨并使舌活动，分别为颏舌肌、舌骨舌肌、腭舌肌、茎突舌肌 4 对。

（五）舌的血管、神经、淋巴系统

1. *舌的血管* 舌的血液供应来自颈外动脉的分支舌动脉，还有面动脉的分支腭升动脉和扁桃体支。舌部静脉除舌动脉伴行静脉外，还有舌下神经伴行静脉，二者向后行走均汇入舌静脉，最后汇入颈内静脉。

2. *舌的神经支配* 腭舌肌由迷走神经咽支支配，其余舌肌受来自舌下神经的躯体运动神经支配。舌神经入舌前，在颞下窝内有鼓索纤维加入，共同分布于舌前 2/3 黏膜，司一般感觉、分泌活动及味觉。舌咽神经的舌支分布至舌后 1/3 处，兼有一般感觉和味觉。迷走神经通过喉上神经的内支，分布至舌根和会厌，司味觉和一般感觉。

3. *舌的淋巴* 舌内有丰富淋巴管并形成浅、深两层毛细淋巴管网。一侧黏膜毛细淋巴管网可越过舌中线与对侧黏膜层毛细淋巴管管网吻合，从而引流入对侧的局部淋巴结。因此，一侧舌癌可侵及两侧的局部淋巴结。舌淋巴结经颏下淋巴结及下颌下淋巴结最终引流至颈外侧深淋巴结。舌侧缘部癌多向一侧颌下及颈深上、中群淋巴结转移。

（六）颈部淋巴结分区

头颈部淋巴结组织丰富，淋巴结族群较多，可分为七区。

Ⅰ区：颏下区及颌下区的淋巴结，即二腹肌前腹至下颌骨区域，其中又将颏下区分为ⅠA 区、下颌下区分为ⅠB 区。

Ⅱ区：颈内静脉上组淋巴结，即二腹肌后腹至舌骨，后到胸锁乳突肌后缘上 1/3 区域。其中又将副神经前下区域和后上区域分别分为ⅡA 区及ⅡB 区。

Ⅲ区：颈内静脉中组淋巴结，舌骨平面至肩胛舌骨肌下腹与颈内静脉交叉平面，后到胸锁乳突肌后缘中 1/3。

Ⅳ区：颈内静脉下组淋巴结，肩胛舌骨肌下腹与颈内静脉交叉平面以下至锁骨上，后到胸锁乳突肌后缘下 1/3。

Ⅴ区：颈后三角区淋巴结，胸锁乳突肌后缘至斜方肌前缘，下到锁骨上。

Ⅵ区：中央区淋巴结，上至舌骨，外侧界为颈总动脉内侧缘，下界右侧为胸骨上窝，左侧为其相对应的水平。其主要包括气管前、气管旁、喉前淋巴结等。

Ⅶ区：胸骨上缘至前上纵隔区域。

（七）前臂皮瓣的应用解剖

前臂桡侧皮瓣也称中国皮瓣，最先由我国杨果凡等报道前臂皮瓣血管蒂长，皮瓣较薄，质地柔软，可用于口腔颌面部各个部位软组织群损伤的修复，包括舌、颊、腭、口底、咽、唇、鼻等。

前臂桡侧皮瓣血供来自桡动脉的穿支及两条伴行的静脉，通常情况下选择头静脉作为前臂桡侧皮瓣的回流静脉。肱动脉到达肘部后，在桡骨颈下方分为桡动脉和尺动脉。桡动脉与桡骨平行下降。通常桡动脉两侧伴有两支桡静脉。头静脉沿前臂桡侧上升。

通常情况下皮瓣设计一般在前臂远端的 1/2 或 1/3，远端不应超过第一腕横纹。

（八）股前外侧皮瓣的应用解剖

股前外侧皮瓣供区具有相对比较隐匿、血管蒂较长、皮瓣面积较大、直径较粗等优点，已被广泛应用于临床。

股前外侧皮瓣血供一般由旋股外侧动脉降支供应。

股深动脉或股动脉发出旋股外侧动脉，旋股外侧动脉又分出升支、横支和降支，其中降支是最粗、最长的分支。旋股外侧动脉降支通常于股直肌与股外侧肌之间的肌间隔内穿行一段距离后，进入股外侧肌。旋股外侧动脉降支周围一般伴有两根静脉。

二、手术配合要点

（一）舌大部分切除联合股前外侧皮瓣修复 + 单侧颈部功能性淋巴结清扫

1. 适应证　舌部肿瘤 TNM 分期 T2 ～ T4 期病例，舌体 1/2 以上缺损或全舌缺损，T1N0 病例以外均应考虑同期选择性颈淋巴结清扫术。

2. 麻醉方式　气管内插管全身麻醉。

3. 手术体位　仰卧位，采用肩部垫高、头后仰（颈淋巴结清扫时头偏向健侧），取皮瓣下肢处于自然位置无外旋转。

4. 手术步骤　原发灶切除及股前外侧皮瓣制备可由两组团队同时进行操作，详见表 6-3、表 6-4。

表 6-3　舌大部分切除联合单侧颈部功能性淋巴结清扫（受区）

简要手术步骤	配合要点	图示
用物准备	1. 手术敷料：常规头颈手术敷料 2. 手术器械：上颌窦器械、显微镜、显微器械、血管吻合装置、备微动力	

续表

简要手术步骤	配合要点	图示
	3. 杂项物品：高负压引流瓶、一次性能量器械、止血材料、可吸收缝线、血管缝线、8-0尼龙线 4. 设备：高频电刀、双极电凝、超声刀、负压吸引装置2组	
麻醉实施前安全核查	由具有执业资质的手术医生、麻醉医生和手术室护士三方，在麻醉实施前共同按照手术安全核查表上内容逐项进行核查	
手术开始前物品清点	手术开始前，供区洗手护士与受区洗手护士分别和巡回护士共同按照手术物品清点原则进行物品清点	
整理无菌器械台	1. 无菌器械台：统一布局，建立"瘤区"和"非瘤区"（图6-27） 2. 准备好隔离盘用于放置直接接触肿瘤的手术器械，准备好标本盘放置手术标本	图6-27　**无菌器械台摆台**
消毒铺巾	消毒范围：面部皮肤，下至乳头连线，两侧至斜方肌前缘，供区与受区同时消毒铺巾（图6-28）	图6-28　**上下切口同时消毒铺巾**
手术开始前安全核查	1. 三方在手术开始前共同按照手术安全核查表上内容逐项进行核查 2. 手术物品准备情况的核查由手术室护士执行并向手术医生和麻醉医生报告	
颈淋巴结清扫	1. 切开皮肤及皮下组织：递碘伏纱球再次消毒手术区域；递2张干纱布，分别置于切口两侧；递20号手术刀沿颌下皮纹切开皮肤；递有齿镊牵引、高频电刀切开皮下组织、双极电凝止血 2. 游离皮瓣：递直蚊式钳分别提起切口两侧皮缘，递拉钩牵拉显露、高频电刀切开颈阔肌，于颈阔肌下游离皮瓣，上至下颌骨下缘，下至锁骨，后方到斜方肌前缘，前方达颈中心；用高频电刀、双极电凝止血，必要时递丝线结扎；递2张纱球牵拉直蚊式钳，再递2把可可钳分别牵拉纱球并将其固定于无菌单上，翻转皮瓣显露手术野	

续表

简要手术步骤	配合要点	图示
	3. 游离胸锁乳突肌：递血管钳或平镊做牵引，用高频电刀紧贴胸锁乳突肌前后缘锐性分离；若需离断颈外静脉，递血管钳钳夹血管两端，用超声刀中间闭合离断，递 3-0/2-0 丝线结扎两端 4. 根据患者病情酌情处理颈后三角区，即Ⅴ区淋巴结：递橡胶条或无菌纱球牵引胸锁乳突肌，递甲状腺拉钩牵拉周围组织协同显露手术野；递血管钳分离颈后三角淋巴组织，钳夹需离断的血管，用超声刀闭合离断，血管近端递 3-0 丝线结扎（图 6-29） 5. 解离颈内静脉区，清扫Ⅳ、Ⅲ、Ⅱ区淋巴结：将胸锁乳突肌向颈外侧牵引，递 15 号手术刀锐性切开颈动脉鞘（图 6-30），显露颈内静脉，递血管钳分离，用高频电刀或超声刀将筋膜及其他软组织与静脉壁分开；递血管钳将已解离的软组织及淋巴、脂肪组织提起，用高频电刀或超声刀沿颈内静脉切除周围软组织及淋巴结，用双极电凝及 3-0 丝线结扎止血；递拉钩充分牵拉显露，对副神经予以保护 6. 处理颌下区淋巴结、切除颌下腺：递平镊或血管钳做牵引、血管钳钝性分离，结合高频电刀、超声刀处理术区，清除Ⅰ区淋巴结及其同侧颌下腺；用血管钳钳夹颌下腺导管，用丝线结扎；分离出面动脉、面静脉，近端可选用显微血管夹夹闭，远端选用血管钳钳夹血管，递组织剪离断，远端用丝线结扎，近端做血管吻合支备用	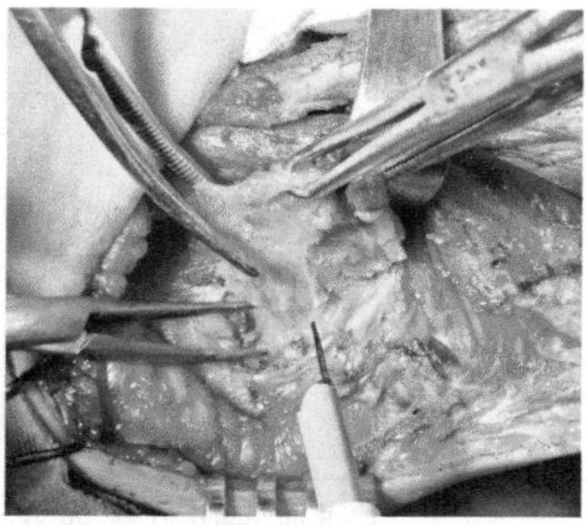 图 6-29　解剖颈后三角区的淋巴组织 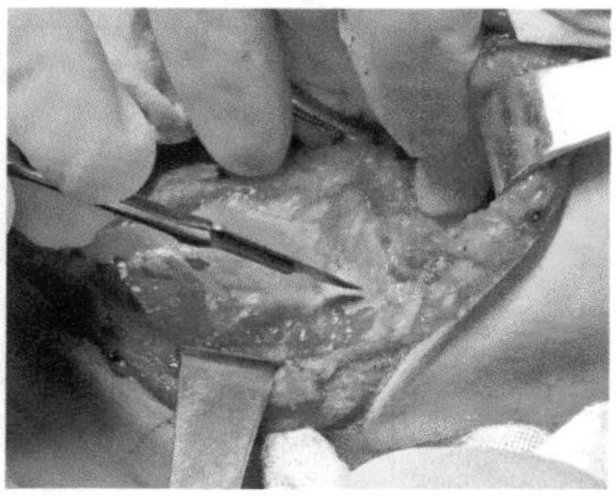 图 6-30　切开颈动脉鞘
切除舌部肿瘤	1. 消毒口腔：递开口器撑开口腔显露术野，递口腔消毒液消毒口腔，必要时递 1 张消毒纱布置于口腔 2. 牵拉舌体：递 2-0 丝线、8×20 圆针或 2-0 可吸收缝线向外牵拉舌体，充分显露肿瘤 3. 切除肿瘤及周围组织：递艾力斯钳夹舌体，递高频电刀或超声刀完整切除部分舌及肿瘤（图 6-31），将舌部肿瘤经下颌骨内侧、口底包括同侧舌下腺连同颈部标本一并切除	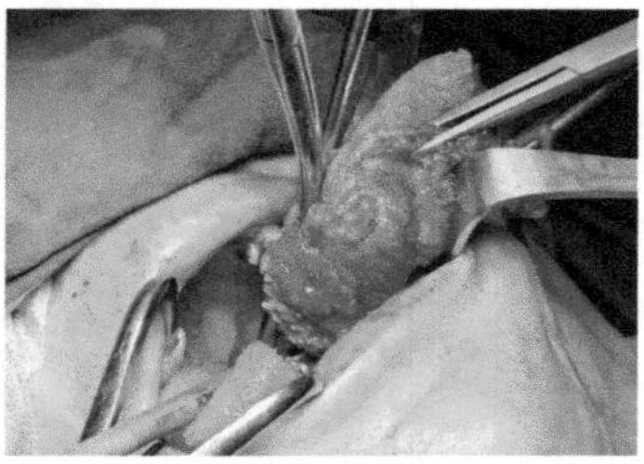 图 6-31　切除舌部肿瘤

续表

简要手术步骤	配合要点	图示
	（图 6-32）；用超声刀及双极电凝彻底止血；根据肿瘤位置，保证安全切缘，必要时切除邻近组织 4. 取切缘术中送检：递大量温灭菌注射用水冲洗术腔；更换无菌手套、干净纱布；切口四周加铺无菌治疗巾；递干净组织剪及血管钳取切缘术中送检	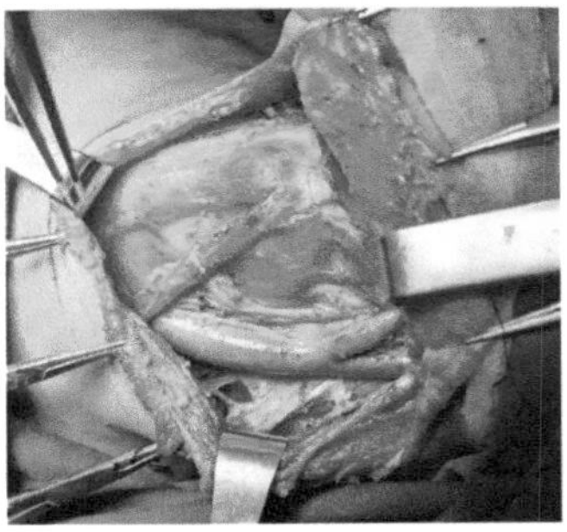 图 6-32　颈部淋巴结清扫完成
受区血管探查	递血管钳分离显露受区血管，通常行颈部淋巴结清扫及原发灶切除时已分离出受区血管并予以保护	
血管吻合	备好手术显微镜，备含利多卡因及肝素钠的生理盐水（2%利多卡因 8 支 +12 500 单位肝素钠 2 支加入 500ml 生理盐水中）冲洗血管吻合端口（图 6-33、图 6-34）；递显微器械、8-0 尼龙线端端吻合 1 ～ 2 支静脉及 1 支动脉，管径较粗静脉亦可采用血管吻合器吻合（图 6-35 ～图 6-37）	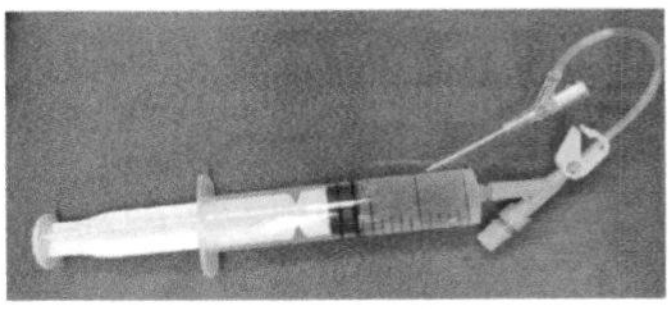 图 6-33　自制血管冲洗装置 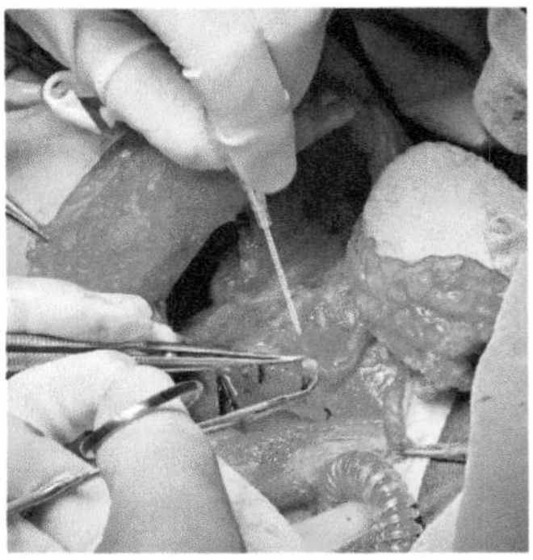 图 6-34　用含有利多卡因及肝素钠的生理盐水冲洗血管吻合端口 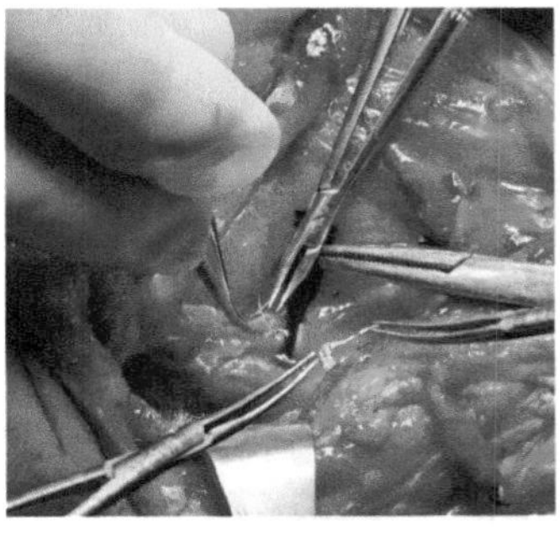 图 6-35　手工端端吻合血管

续表

简要手术步骤	配合要点	图示
		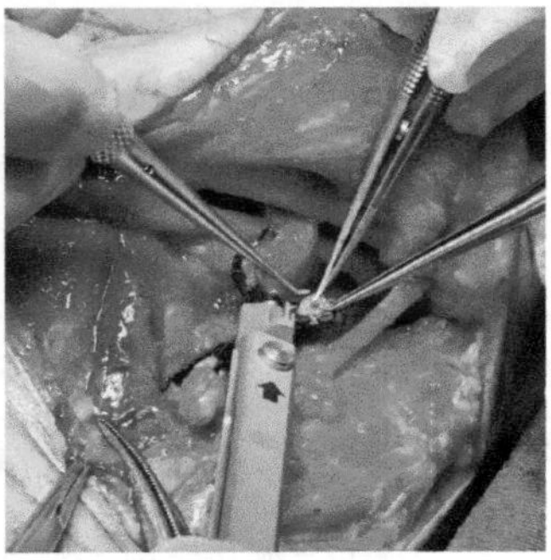 图 6-36　用血管吻合装置吻合血管 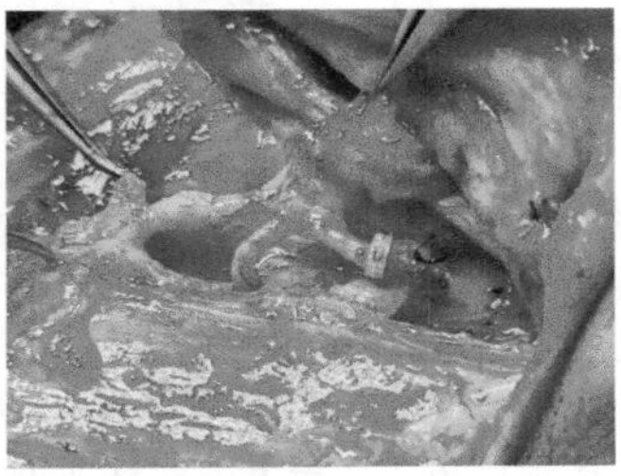 图 6-37　血管吻合完成
皮瓣植入，缝合皮瓣	将皮瓣从下颌骨移至口腔，平铺于舌缺损区，递 3-0 可吸收缝线将舌及口底黏膜、口颊黏膜与皮瓣缝合	
检查、冲洗伤口，放置止血材料、引流管	1. 用大量温灭菌注射用水冲洗颈部术腔，将冲洗液灌满整个创面及各个间隙，保留 3 ～ 5min 后再吸出，反复进行 2 ～ 3 次冲洗 2. 冲洗后，更换干净的纱布，术者更换干净的手套，加盖干净的敷料 3. 检查术野有无渗血，递双极电凝做好彻底止血 4. 根据需要放置止血材料 5. 颈部安置血浆引流管 2 ～ 3 根	
手术物品清点，逐层缝合切口	1. 关闭体腔前、关闭体腔后、缝合皮肤后按照手术物品清点制度进行清点 2. 每一次清点无误后方可关闭体腔 3. 用 4-0 可吸收缝线逐层缝合切口 4. 包扎伤口（图 6-38）	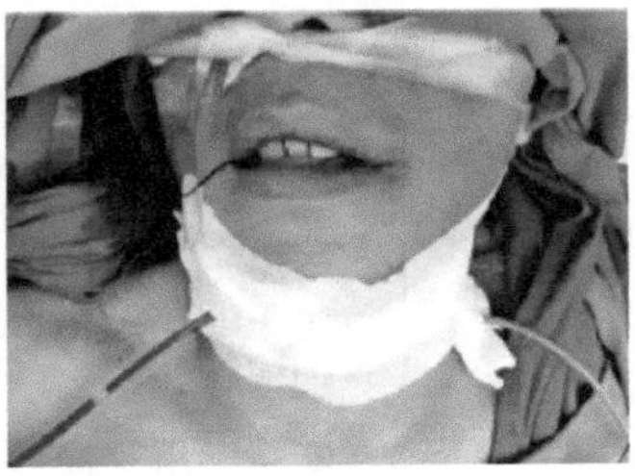 图 6-38　包扎伤口
术毕处理	1. 完成各项护理文书检查、签字 2. 三方在患者离开手术室前共同按照手术安全核查表上内容逐项进行核查	

表 6-4 股前外侧皮瓣制取（供区）

简要手术步骤	配合要点	图示
用物准备	1. 手术敷料：股外侧皮瓣敷料 2. 手术器械：甲状腺器械、显微器械 3. 杂项物品：高负压引流瓶、一次性能量器械、可吸收缝线 4. 设备：高频电刀、双极电凝、吸引装置	
麻醉实施前安全核查	由具有执业资质的手术医生、麻醉医生和手术室护士三方在麻醉实施前共同按照手术安全核查表上内容逐项进行核查	
手术开始前物品清点	手术开始前，供区洗手护士与受区洗手护士分别和巡回护士共同按照手术物品清点原则进行物品清点	
整理无菌器械台	1. 按规范要求统一布局 2. 准备好皮瓣碗，用于放置皮瓣	
消毒铺巾	消毒范围：制取皮瓣部位周围皮肤及上、下各超过一个关节。供区与受区同时消毒铺巾	
手术开始前安全核查	1. 三方在手术开始前共同按照手术安全核查表上内容逐项进行核查 2. 手术物品准备情况的核查由手术室护士执行并向手术医生和麻醉医生报告	
制备皮瓣	1. 切开皮肤及皮下组织：递碘伏纱球再次消毒手术区域；递 2 张干纱布，分别置于切口两侧；递 20 号手术刀沿着皮瓣设计的内侧缘切开皮肤；递有齿镊、高频电刀切开皮下组织及阔筋膜，沿筋膜向外侧解剖分离，递双极电凝止血（图 6-39） 2. 解离旋股外侧动脉降支：递艾力斯钳牵引筋膜，递血管钳沿肌间隙钝性分离，递拉钩牵拉显露，结合高频电刀分离出旋股外侧动脉降支；准备血管显微器械，递显微分离钳沿降支向下寻找可靠的肌皮穿支血管，保障设计皮瓣充足血供；递血管钳从远及近分离显露降支血管蒂部；递血管钳钳夹不需保留的动、静脉，递剪刀于中间离断，递 3-0 丝线分别结扎血管两侧断端 3. 切取皮瓣：递 20 号手术刀切开皮瓣外侧缘皮肤，用干净纱布拭血；递高频电刀沿阔筋膜深面和股外侧肌游离皮瓣，递分离钳结合高频电刀游离出整块皮瓣，并保护穿支血管（图 6-40）；待原发灶将要切除时，检查皮瓣血供后，按需要长度分别递血管钳钳	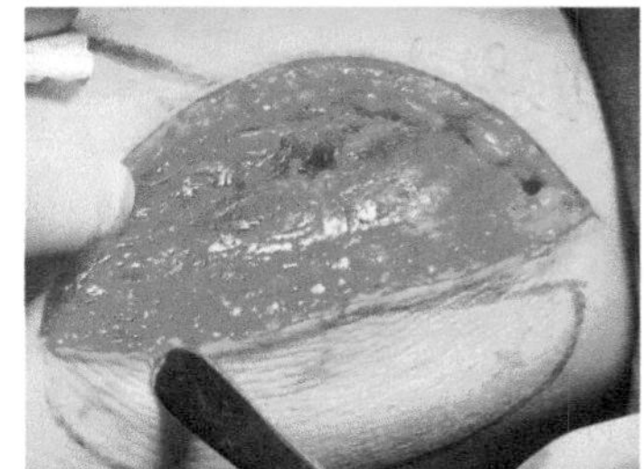 图 6-39 皮瓣内侧切口 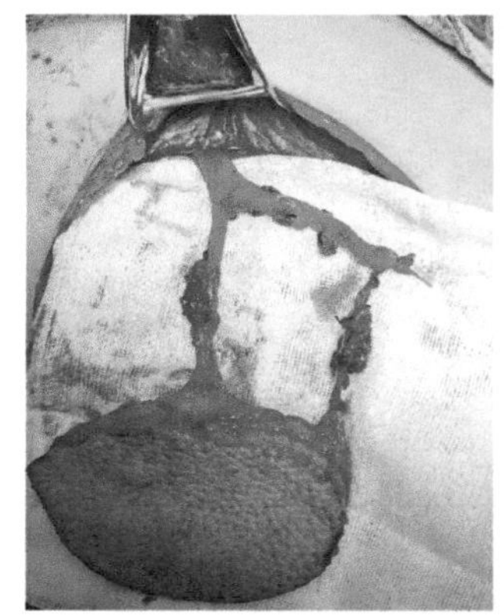 图 6-40 游离制备出整块皮瓣

续表

简要手术步骤	配合要点	图示
	夹旋股外侧动脉降支血管蒂及伴行静脉近心端，递剪刀离断，用 3-0 丝线结扎近心端；皮瓣切取完成置于盛有利多卡因及肝素钠的生理盐水（2% 利多卡因 8 支 +12 500 单位肝素钠 2 支配制于 500ml 生理盐水）碗内备用（图 6-41）	图 6-41　**将皮瓣置于利多卡因及肝素钠生理盐水碗内存放**
检查、放置引流管	1. 检查术野有无渗血，递双极电凝做好彻底止血 2. 腿部肌间隙安置血浆引流管	
手术物品清点，逐层缝合切口	1. 关闭体腔前、关闭体腔后、缝合皮肤后按照手术物品清点制度进行清点 2. 每一次清点无误后方可关闭体腔	
术毕处理	1. 完成各项护理文书检查、签字 2. 三方在患者离开手术室前共同按照手术安全核查表上内容逐项进行核查	

（二）注意事项

1. 术前巡回、洗手护士均应充分了解患者病情，用物准备齐全。若需离断下颌骨的患者，需备微动力系统；根据情况可术前 B 超探查供区血管情况并定位旋股外侧动脉降支的穿支点。

2. 做好压力性损伤的防护，术中在条件允许情况下应每隔一段时间对鼻翼、脚尖、骶尾等受力部进行局部减压。

3. 严格执行肿瘤隔离技术。原发灶切除与供区皮瓣制取同时操作，术中务必加强用物及器械的管理，用于原发灶切除的器械及用物禁用于供区皮瓣制取使用。

4. 术中添加用物需及时清点并记录。手术用物繁杂，纱布用量多，添加用物后及时清点、记录，临床中添置纱布及纱球时可按 10 的倍数添加，利于清点及记录。

5. 术中受区进行血管吻合时可适当调高手术间室温，防止血管受冷收缩、痉挛。同时控制血压，防止血压上下波动范围太大。

6. 颈部伤口包扎，注意包扎力度，可直接使用无菌敷贴，切勿加压，以防压迫吻合血管支出现血管危象。注意保留舌体牵引线。

7. 术后转运患者时注意各管道情况，使患者颈部体位处于中立位。

（赵晓芳）

第四节　腮腺肿瘤手术

一、解剖学基础

（一）腮腺的形态

腮腺略呈锥体形，底向外侧，尖向内侧突向咽旁。

（二）腮腺的结构

腮腺位于颜面部的两侧、外耳道的前方、颧弓的下方、下颌支的后侧，其大部分紧贴于下颌的后窝。

（三）腮腺的结构

腮腺分为浅叶和深叶，通常以下颌骨后缘或以穿过腮腺的面神经丛作为两者的分界。二者之间又在下颌支后缘与颊部相连，其腺体上端可达外耳道和颧弓的下方，下可至下颌角的后方，从而突入下颌后窝内。

（四）腮腺的血管、神经、淋巴系统

腮腺的血液供应来自颈外动脉，具体由穿行于腮腺内颞浅动脉的分支面横动脉及耳后动脉的分支来供应。

腮腺的感觉神经来自于耳大神经分支及耳颞神经腮腺支中的感觉纤维。

耳大神经是颈神经皮支中最大的一支，从胸锁乳突肌后缘中点处穿颈深筋膜浅出，向前上方走行于胸锁乳突肌浅面，其中前支分布于腮腺区皮肤，并和面神经在腺体内相交通，后支向后分布于乳突部及耳廓后的皮肤。

耳颞神经从三叉神经的下颌神经后干分出后，多以两根包绕脑膜中动脉而成一干，其上支向上自腮腺上缘穿出，跨越颧弓浅面，进入颞区，分布于颞下颌关节、耳前、外耳道。患腮腺恶性肿瘤时，疼痛可沿耳颞神经自腮腺区播散至耳颞区及颞下颌关节。耳颞神经的下支与面神经相交通。

腮腺的淋巴结属面部较大的环形组淋巴结群，约有 20 个淋巴结。依淋巴结所在的层次可分为腮腺浅淋巴结及腮腺深淋巴结。

二、手术配合要点

（一）腮腺腺叶及肿瘤切除术

1. 适应证

（1）良性腮腺肿块。

（2）慢性腮腺炎反复发作，非手术治疗无效者。

2. 麻醉方式　气管内插管全身麻醉。

3. 手术体位　平卧位（肩下置肩垫，头偏向健侧）。

4. 手术步骤　详见表 6-5。

表 6-5　腮腺腺叶及肿瘤切除术

简要手术步骤	配合要点	图示
用物准备	1. 手术敷料：常规腮腺手术敷料 2. 手术器械：腮腺或甲状腺器械 3. 杂项物品：止血材料、可吸收缝线、高负压瓶、超声刀、口修膜补片 4. 设备：电刀、超声刀	
麻醉实施前安全核查	由具有执业资质的麻醉医生、手术医生和手术室护士三方在麻醉实施前共同按照手术安全核查表上内容逐项进行核查（图 6-42）	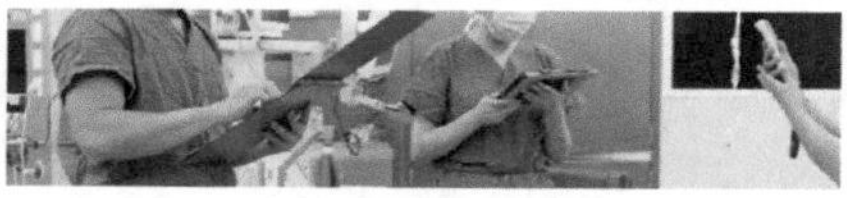 图 6-42　麻醉前三方核查
手术开始前物品清点	手术开始前，洗手护士和巡回护士共同按照手术物品清点原则进行清点（图 6-43）	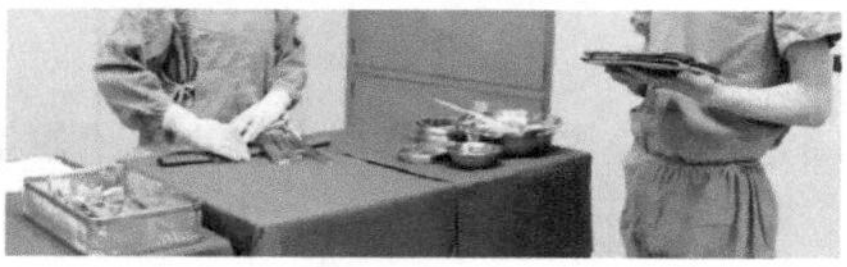 图 6-43　术前清点用物
整理无菌器械台	1. 无菌器械台：统一布局，建立“瘤区”和“非瘤区”（图 6-44） 2. 准备好标本盘、隔离盘，用于放置手术标本和直接接触肿瘤的手术器械	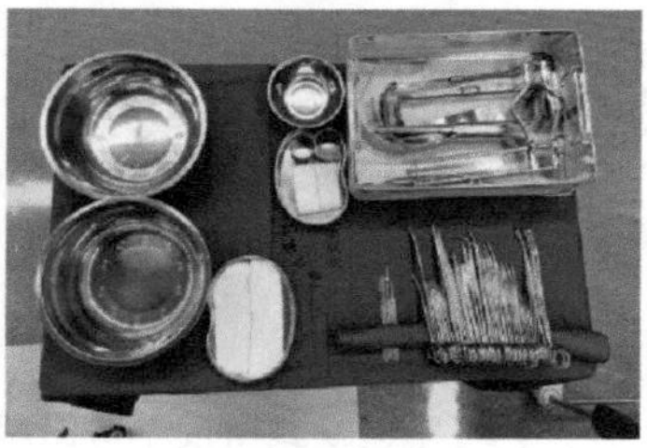 图 6-44　无菌器械台摆台
消毒铺巾	消毒范围：上至患侧发际上 8cm，下至锁骨上线，前至面部中线，后至耳后 8cm	
手术开始前安全核查	1. 三方在手术开始前共同按照手术安全核查表上内容逐项进行核查（图 6-45） 2. 手术物品准备情况的核查由手术室护士执行并向麻醉医生和手术医生报告	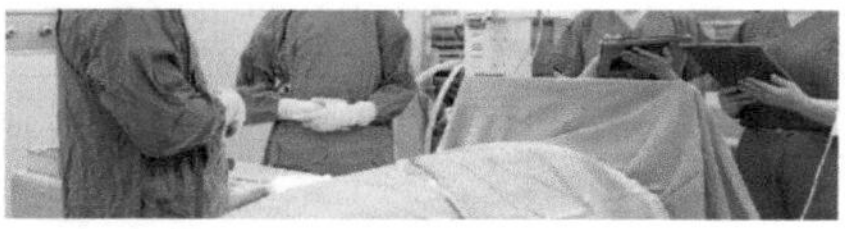 图 6-45　切皮前三方核查
定位切口，手术开始	1. 递碘伏纱球消毒手术区域，递 15 号刀片沿耳屏前做纵行切开，向下绕过耳垂达下颌支后凹的上部，继而向下延伸，在下颌角下 2cm 处转向前方，平行下颌骨下缘向前延伸 2 ～ 3cm，呈“S”形切口（图 6-46） 2. 电刀切开皮下组织，边切边凝，同时用双纱擦拭血液	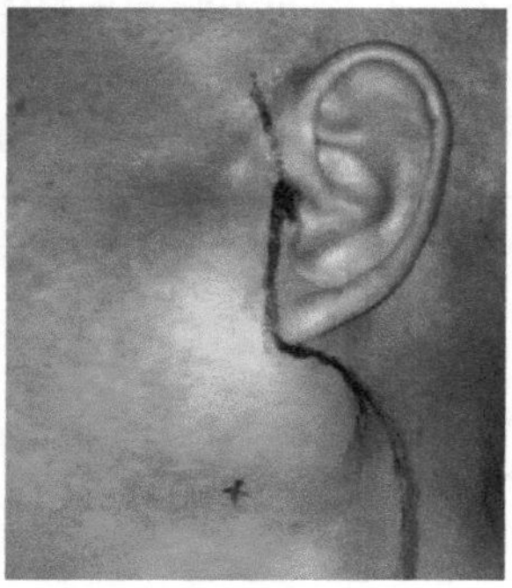 图 6-46　“S”形切口

续表

简要手术步骤	配合要点	图示
游离皮瓣	用电刀切开，电凝止血，递直蚊式钳提拉皮瓣（图6-47）	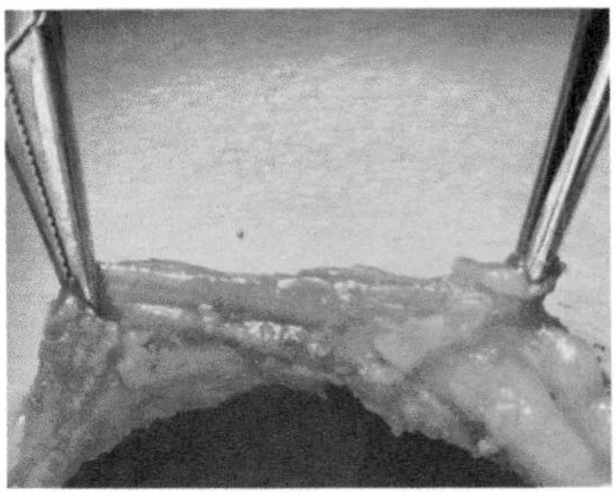 图6-47 **用直蚊式钳提拉皮瓣**
固定并提拉皮瓣	1个纱球穿过直蚊式钳手柄，递可可钳固定纱球于切口巾处，显露皮下组织（图6-48）	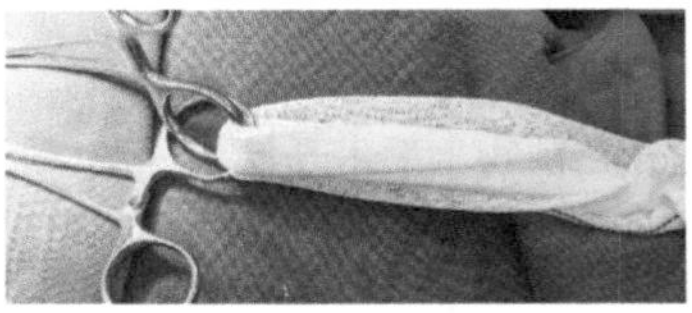 图6-48 **固定提拉的直蚊式钳**
游离腮腺浅叶或深叶	电刀游离，递蚊式钳或小弯钳牵拉、显露术野	
解剖面神经	递蚊式钳或小弯钳解剖面神经，找到面神经主干及其三支分支（图6-49）	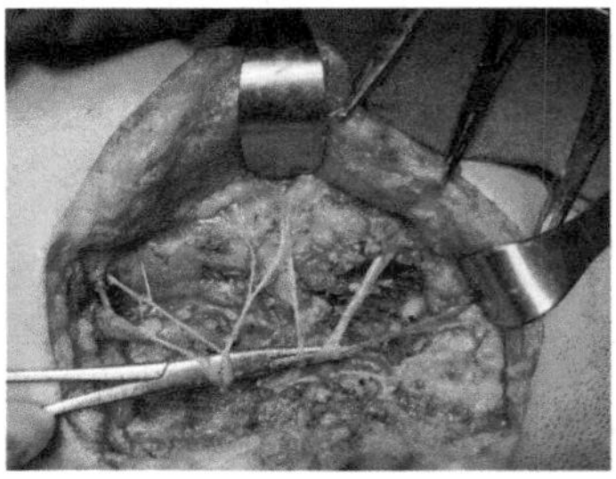 图6-49 **解剖面神经**
切除腮腺腺叶及肿瘤	递艾力斯钳夹住腮腺腺叶，用超声刀或电刀直接切除患侧腺体及肿瘤（图6-50）	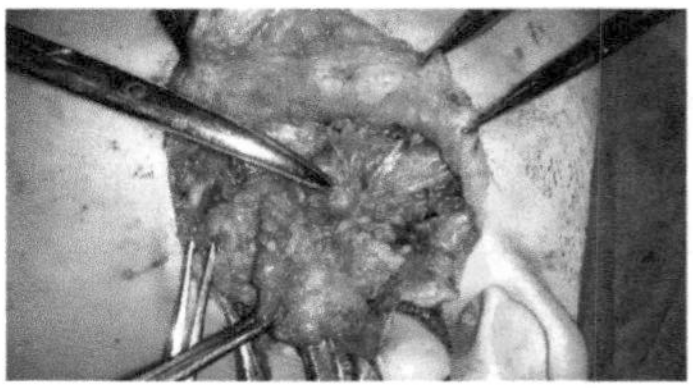 图6-50 **切除腮腺腺叶及肿瘤**
取标本	递标本盘接取标本，三方共同核对标本名称及患者信息（图6-51）	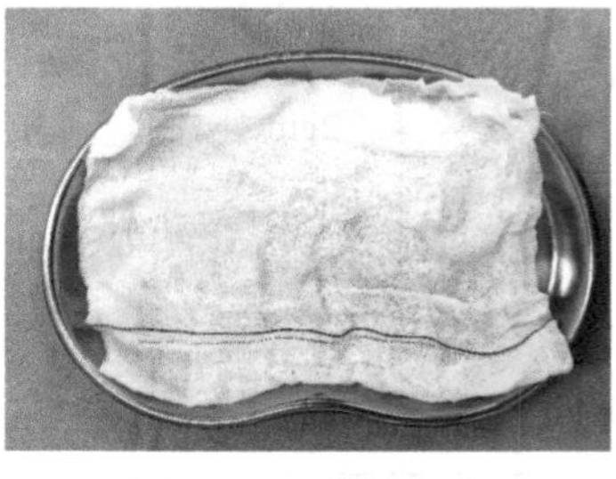 图6-51 **递标本盘**

续表

简要手术步骤	配合要点	图示
冲洗、止血	递温灭菌注射用水清洗创面，用电凝彻底止血	
放置引流管	递碘伏纱球消毒皮肤，用引流管穿刺器穿过皮肤，安置引流管，递 4-0 可吸收缝线固定引流管（图 6-52）	图 6-52　安置引流管
手术物品清点，关闭体腔	1. 关闭体腔前、关闭体腔后、缝合皮肤后按照手术物品清点制度进行清点 2. 每一次清点无误后方可关闭体腔	
覆盖伤口	递碎纱布（图 6-53）及胸双纱加压包扎伤口，并根据需要连接负压引流瓶，收拾用物	图 6-53　碎纱布
术毕处理	1. 完成各项护理文书检查、签字 2. 三方在患者离开手术室前共同按照手术安全核查表上内容逐项进行核查	

（二）注意事项

1. 遵循无菌原则

2. 遵循无瘤原则

（1）切除的腮腺及肿瘤放置于标本盘中，接触肿瘤的器械放置于隔离盘，禁止再次使用于正常组织。

（2）标本切除后提醒医生更换手套，于切口周围加铺无菌敷料，同时更换器械。

（3）洗手护士术中禁止徒手接触标本、纱布等。

（4）避免面神经的损伤，注意操作轻柔，充分显露，切忌强力牵拉。

（吴亚君）

第五节 常用特殊仪器设备操作

神经监测仪

（一）工作原理

术中神经监测（IONM）指应用各种神经电生理技术的监测手段，在术中利用电流刺激，运动神经产生神经冲动，神经冲动导致肌肉收缩发出肌电信号，记录电极接收肌电信号，传回神经监测仪进行信号处理，形成肌电图（electromyography，EMG）波形并发出提示音，进而保护神经功能的完整性。

神经监测仪主要进行电刺激释放、肌电信号处理、信息储存与显示功能，使用时在主机界面对部分系统参数进行设置调节。

（二）喉返神经监测系统

喉返神经监测系统除神经监测仪外还包括刺激端、记录端、界面盒、抗干扰静音检测器等。

刺激端即释放电流的刺激电极，目前常用的刺激电极类型有探针式电极、集成式电极和连续监测电极。

记录端即接收肌电信号，包括记录电极及其接地电极，目前气管插管表面电极和甲状软骨针状电极是最为典型的两种记录电极。

（三）适用范围

1. 甲状腺恶性肿瘤尤其需行颈部淋巴结清扫。
2. 甲状腺二次及以上手术。
3. 胸骨后甲状腺肿瘤切除，肿瘤巨大有压迫喉返神经或喉返神经移位可能者。
4. 甲状腺全切除术。
5. 腔镜下甲状腺切除手术等。

（四）操作流程

1. 术前准备型号适宜的神经监护气管插管。
2. 麻醉后，采用神经监护气管插管。
3. 于剑突处皮下插入记录端接地电极，并妥善固定。
4. 将白色刺激电极线、绿色接地电极线、刺激探针连接线与神经监护插管的连接连线分别插入界面盒中相对应的颜色插口。
5. 将神经监测设备放置在远离电外科设备的地方，并在高频电刀线上连接抗干扰静音检测器。
6. 所有设备连接完成后，打开神经监测仪设备开关。
7. 在“Setup”界面选择头颈部，选择“Thyroid”甲状腺监测界面，进入后进行电极检测，确认 Vocalis 1、Vocalis 2、Stim 1 Return、Ground 信号连接正常。再进入“Monitoring”界面，即监测界面，检查肌电基线波动在 10μV 以下，事件阈值设置为 100μV。
8. 术中开始监测时可将刺激探针电流强度设定为 3mA，大范围探测，有信号后再将电流强度设定为 1mA，精确位置进行探测。

9. 术中喉返神经监测按四步法监测

第一步，监测获取 V1 信号，即在手术操作前刺激迷走神经获得的 EMG。

第二步，监测获取 R1 信号，即喉返神经显露前，在其走行区域内定位识别后探测获得的 EMG。

第三步，监测获取 R2 信号，即喉返神经显露部的最近端获得的 EMG。

第四步，监测获取 V2 信号，即术野彻底止血后，关闭切口前，探测迷走神经肌电信号。

10. 信号解读，EMG 基本参数包括振幅、潜伏期和时程。

11. 如需对监测信号进行保存留档，可在“Reports”界面进行数据打印。

12. 监测毕，撤出界面盒各连线，关闭电源开关。

13. 清洁整理神经监测仪设备并做好使用登记。

（赵晓芳）

第 7 章 神经肿瘤外科专科护理技术

第一节　神经外科幕上 / 幕下肿瘤手术

一、解剖学基础

（一）幕上 / 幕下结构的形态

小脑幕以上称为幕上结构，小脑幕以下结构称为幕下结构。幕上结构为额叶、颞叶、顶叶及基底神经节，幕下结构指幕上结构以外的结构，包括小脑、脑桥、中脑、延髓、第四脑室等。成对的大脑半球是构成大脑的最大部分，它们被纵裂分开并由胼胝体连接，向下以脑间与脑干和脊髓相延续，包裹侧脑室和第三脑室。大脑半球有三个面：外侧面、内侧面和底面；三个缘：上缘、下缘和内侧缘；三个极：额极、颞极和枕极；三类白质纤维：投射纤维、联合纤维和联络纤维；五个脑叶：额叶、顶叶、颞叶、枕叶和岛叶。最重要的解剖标志是它的三个缘、三个极、外侧裂、纵裂和中央沟。大脑半球的最大横径在顶叶。纵裂为一深在的裂隙，分隔两侧大脑半球的上部，内有镰状硬膜突起即大脑镰将两侧半球的前部和后部分开。大脑镰的前部没有后部宽，因此前部大脑镰游离缘与胼胝体之间的距离较大，两侧半球的内侧面没有镰而直接相对。越向后游离缘逐渐向胼胝体倾斜并与之贴近。扣带回的前部位于大脑镰游离缘的下方，容易越过中线，但其中部和后部下方的扣带回逐渐减少，更多的脑回位于游离缘的上方，跨越中线的移位受到坚韧大脑镰的限制。

（二）幕上 / 幕下结构的位置

大脑幕在大脑的幕上区域位于大脑的上半部，是大脑与小脑的一个交界，幕上指的是大脑的枕叶部分，大脑凸面脑膜瘤是指肿瘤基底与颅底硬脑膜或硬脑膜窦没有关系的脑膜瘤。早期的部位分类以冠状缝为标志，分为冠状缝及冠状缝前、后 3 区。通常将凸面脑膜瘤分为 4 个部分：前区主要为额叶，中央区包括中央前后回感觉运动区，后区指顶后叶和枕叶、颞区。凸面脑膜瘤包括 3 种类型：脑外型、外生型、脑内型。其中最常见的是脑外型。小脑幕是指贴合在颅后窝里面、小脑上面一层非常致密的硬脑膜结构，幕下指的是小脑、枕大池等，幕上 / 幕下是多个断层的，是一个实质器官的分界，小脑位于颅后窝内，由左右两侧的小脑半球及中间的小脑蚓部组成，在脑桥和中脑的后方，延髓的上方，其下部组成第四脑室的盖。

（三）幕上 / 幕下的结构

幕上区域主要结构之一大脑被分成两个半球。这两个半球被裂缝分成四个独立的裂片，负责大脑中不同的任务。大脑半球神经胶质瘤除少数胶质细胞瘤良性外，多数胶质细胞瘤为恶性。肿瘤一般呈侵袭性生长，分界不清，手术难以全切，术后容易复发。肿瘤周围的脑组织都有明显的水肿带，且恶性程度越高，水肿越明显，导致颅内压增高明显。额叶负责逻辑和规划，额叶的一小部分，称为布罗卡区，负责语言发展。小脑不仅有维持身体平衡、保持和调节肌肉张力及调整肌肉的协同运动的功能，而且其所处位置也十分重要，包括生命体征的脑干和脑脊液循环的通道。小脑半球和小脑蚓部为脑肿瘤的好发部位，脑桥和延髓后上方的肿瘤多见。

（四）幕上 / 幕下的血管、神经系统

颅脑的动脉系统包括颈内动脉系统和椎 - 基底动脉系统。大脑半球的绝大部分和间脑前半部由颈内动脉系统供应，脑干、小脑、间脑后半部、颞叶和枕叶，主要由椎 - 基底动脉系统供应。脑动脉依其位置、走行和分布，可分为皮质支和中央支。皮质支在脑的软膜下呈网状吻合，自吻合网上发出细小分支垂直进入脑实质；中央支发自脑底动脉环及其邻近的动脉干，它们垂直进入脑实质。

颅脑的静脉系统多不与动脉伴行，脑静脉分为浅静脉和深静脉，浅静脉主要收集大脑半球的皮质和髓质的静脉血；深静脉主要收集大脑深部髓质、间脑、基底神经节、内囊和脑室脉络丛等处的静脉血。由浅、深静脉引流的静脉血首先注入硬膜窦，再汇流至颈内静脉，最终回至心脏。在浅、深静脉之间有广泛的吻合支，以保证静脉的充分引流。脑静脉没有典型的防止血流回流的瓣膜，仅有类似瓣膜的结构，如在静脉开口处和硬膜窦内具有隔膜及小梁结构，它们可以防止颅内静脉引流过速。

颅脑一共 12 对脑神经，分别是嗅神经、视神经、动眼神经、滑车神经、三叉神经、展神经、面神经、前庭蜗神经、舌咽神经、迷走神经、副神经、舌下神经。

二、手术配合要点

（一）幕上肿瘤切除术

1. 适应证

（1）大脑凸面脑膜瘤。

（2）大脑半球内肿瘤。

（3）大脑星形细胞瘤。

（4）大脑转移瘤。

2. 麻醉方式　气管内插管全身麻醉。

3. 手术体位　仰卧位，肩下垫软枕，头略后仰，床头抬高 15°，使头部略高于心脏水平，以减少脑部供血、减轻局部水肿、利于静脉回流，头钉架固定。双手置于身体两侧，静脉留置针配合延长管妥善固定，肘关节、骶尾部、足跟部预防压力性皮肤损伤，腘窝下垫软枕垫，保持膝关节呈放松功能位置。

4. 手术步骤　详见表 7-1。

表 7-1 显微镜下幕上肿瘤切除术

简要手术步骤	配合要点	图示
用物准备	1. 手术敷料：常规神经外科手术敷料 2. 手术器械：神经外科手术常规器械、显微神经外科器械、电钻、颅脑牵开器 3. 设备：显微镜、高频电刀、吸引器、动力系统、超声吸引器，胶质瘤患者备彩超 4. 一次性物品：颅脑手术贴膜、纱布、手套、冲洗球、刀口贴、头皮夹钳、输液器、明胶海绵、脑棉、(23号、11号)手术刀片、显微镜套、吸引器管、(5×8、10×20) 缝针、(3-0、2-0、0号) 缝线、骨蜡 5. 特殊物品：一次性电刀、双极电凝、电钻、引流管、人工硬脑膜、止血材料、颅骨固定系统	
术前风险评估	1. 手术风险评估 2. 皮肤压力性损伤评估	
麻醉实施前安全核查	由具有执业资质的手术医生、麻醉医生和手术室护士三方在麻醉实施前共同按照手术安全核查表上内容逐项进行核查	
手术开始前物品清点	手术开始前，洗手护士和巡回护士共同按照手术物品清点原则进行清点	
整理无菌器械台	1. 无菌器械台：统一布局，建立“瘤区”和“非瘤区”(图 7-1) 2. 准备好隔离盘和标本盘，用于放置直接接触肿瘤的手术器械和手术标本	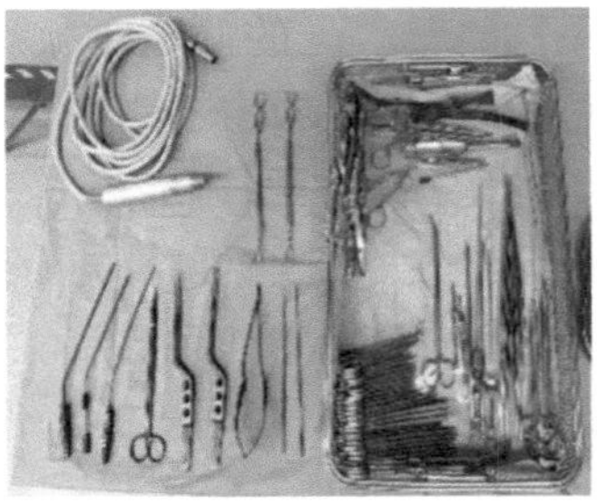 图 7-1 无菌器械台摆台
消毒铺巾	1. 消毒前注意事项：贴膜保护患者眼和棉球保护外耳道 2. 消毒范围：切口周围 15cm 3. 做好皮肤压力性损伤防护	
手术开始前安全核查	1. 三方在手术开始前共同按照手术安全核查表上内容逐项进行核查 2. 术前物品准备情况的核查由手术室护士执行并向手术医生和麻醉医生报告	
切开头皮及帽状腱膜层	1. 准备好手术刀、纱布、电刀、双极电凝、头皮夹、头皮夹钳、5mm 吸引器（图 7-2)	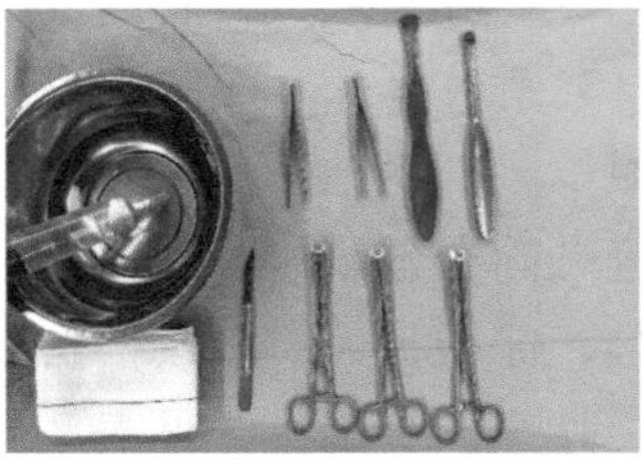 图 7-2 准备所需无菌物品

续表

简要手术步骤	配合要点	图示
	2. 传递纱布和手术刀片，切开头皮及帽状腱膜层 3. 用头皮夹钳安装好头皮夹给头皮止血，头皮的血管丰富、出血多，如遇动脉性出血传递 5mm 吸引器和双极电凝进行止血（图 7-3）	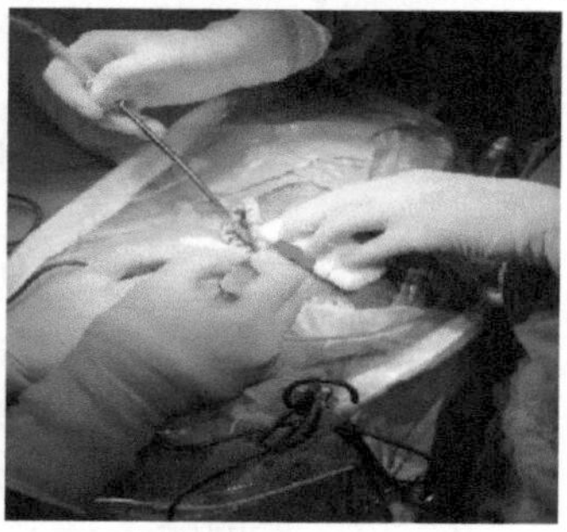 图 7-3　**切开头皮及帽状腱膜层**
游离皮瓣、剥离骨膜、充分显露颅骨	1. 传递电刀、5mm 吸引器逐渐深入切开皮瓣，递骨膜剥离子剥离骨膜 2. 递两块湿盐水纱布包裹皮瓣，对其进行保护并减少出血 3. 递头皮拉钩将包裹好的皮瓣进行固定，充分显露颅骨（图 7-4）	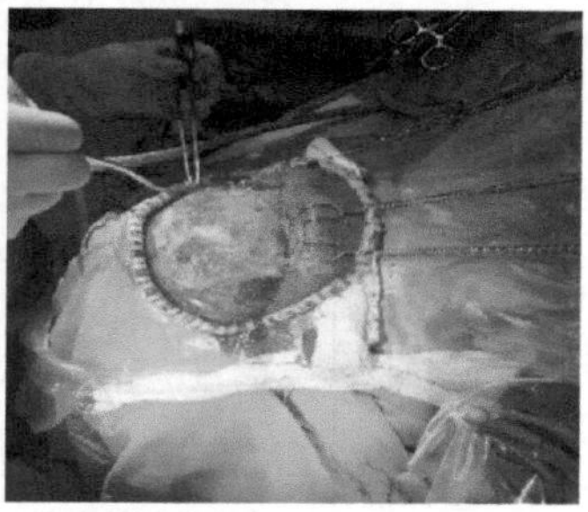 图 7-4　**牵拉皮瓣，显露颅骨**
切开骨瓣，显露硬脑膜	1. 准备好电钻、铣刀、冲洗球、明胶海绵、脑棉、骨蜡、带钩神经剥离子、蚊式钳、骨膜剥离子 2. 以肿瘤的位置为中心切开骨瓣，递电钻钻孔、冲洗球打水。递带钩神经剥离子，剥离颅骨内板并用蚊式钳夹出，钻好的孔用神经剥离子游离内板与硬脑膜，防止在用铣刀时硬脑膜与内板粘连，损伤硬脑膜及脑组织。递铣刀和冲洗球，铣开颅骨孔间的颅骨，显露硬脑膜（图 7-5），在颅骨周围进行钻眼，方便将硬脑膜悬吊。巡回护士协助外科医生将显微镜套好及处理好神经外科专用手托	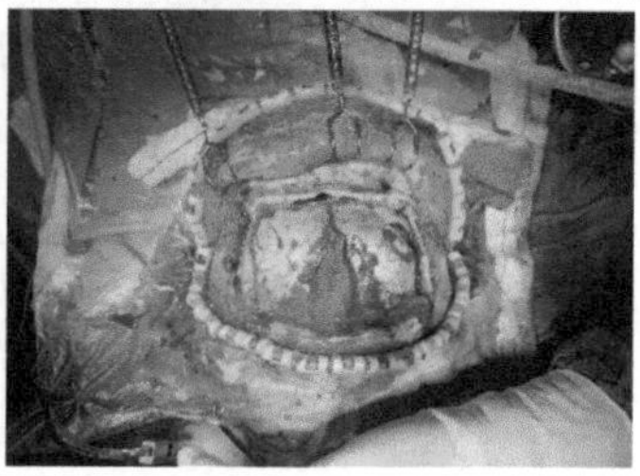 图 7-5　**切开骨瓣，显露硬脑膜**
切开硬脑膜，显露脑组织	1. 准备好手套、硬膜刀、长钩镊、硬膜剪刀、明胶海绵、脑棉、冲洗球、(5×8) 硬膜针、(3-0) 缝线、持针器 2. 传递冲洗球清理骨瓣周围骨粉末，医生更换好手套，巡回护士将显微镜安置于合理位置 3. 传递硬膜刀和钩镊切开硬脑膜，将切开的硬脑膜用（5×8）硬膜针、3-0 丝线缝于骨缘周围的软组织上（图 7-6）	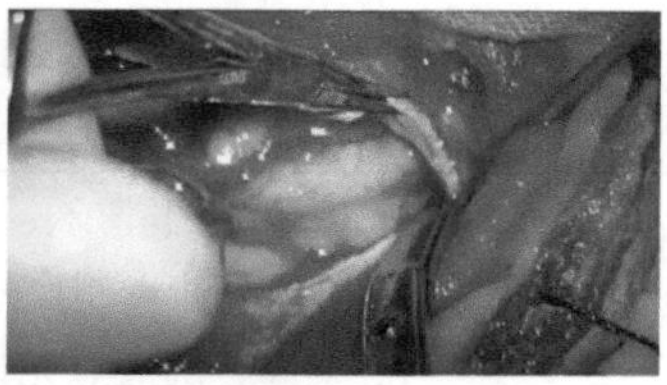 图 7-6　**悬吊硬脑膜，显露脑组织**
切除肿瘤	1. 准备好神经外科显微器械（2mm 显微吸引器、显微剥离子、直尖型显微镊，显微剪刀）、明胶海绵、脑棉、超声乳化吸引刀（CUSA）、颅脑牵开器、弯盘	

续表

简要手术步骤	配合要点	图示
	2. 在手术显微镜下，递双极电凝沿肿瘤边缘电凝蛛网膜上的血管、显微剪刀剪开蛛网膜。递显微吸引器和双极电凝游离肿瘤和周围脑组织，显露肿瘤。较大肿瘤可用超声吸引器进行囊内切除，递显微剥离子、显微剪刀显露肿瘤边界进行全切（凸面脑膜瘤） 3. 术中递彩超探头找到最佳手术路径，递双极电凝、显微剪刀切开大脑皮质，递脑板分开大脑皮质直视肿瘤，递直尖型显微镊夹取肿瘤，肿瘤较大，显露一部分肿瘤之后，用超声乳化吸引刀（CUSA）进行囊内切除，四周用双极电凝分离脑内肿瘤切除（图 7-7）	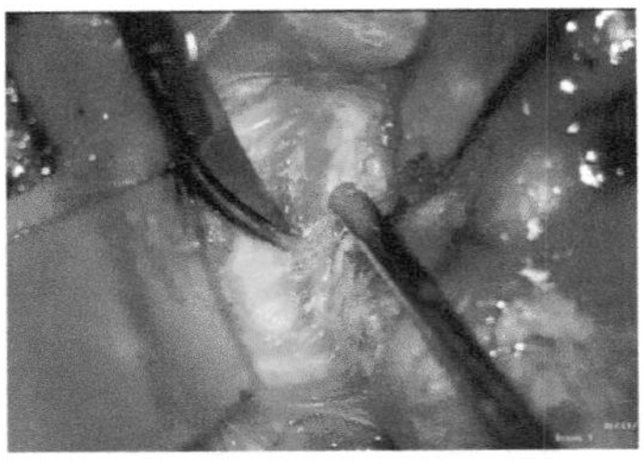 图 7-7 **切除肿瘤**
止血，缝合硬脑膜 冲洗颅腔，放置止血材料	1. 准备好脑棉、明胶海绵、止血纱布、缝针、缝线、持针器、冲洗球、长钩镊 2. 递冲洗球进行冲洗观察有无出血，根据出血情况选择双极电凝止血或脑棉、明胶海绵压迫止血。根据需要放置止血材料，递止血纱布覆盖在创面上，确定无流动出血后，递（5×8）硬膜针、3-0 丝线缝合硬脑膜（图 7-8） 3. 缝合完硬脑膜后巡回护士将医生的显微镜撤下，巡回护士将显微镜安置到合理位置，同时打开无影灯	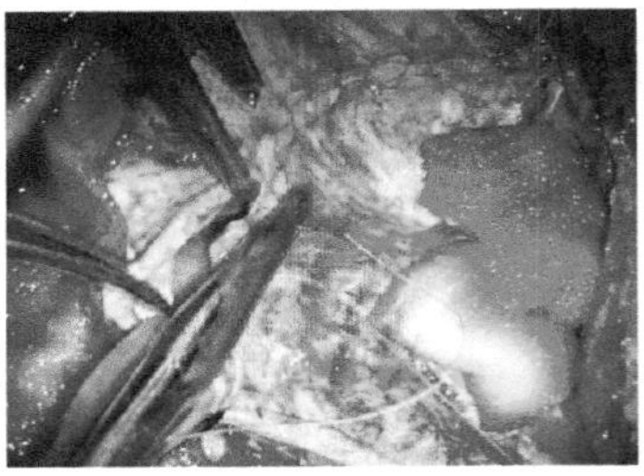 图 7-8 **止血，缝合硬脑膜**
骨瓣复位，缝合头皮，放置引流管	1. 准备好颅骨内固定系统、骨膜剥离子、引流管、碘伏纱布、短钩镊、缝针、缝线、持针器、剪刀、刀口贴 2. 器械护士与医生共同将取下的骨瓣安装上固定系统，递碘伏纱布给引流穿刺点进行消毒，下引流管，递针线固定引流管 3. 递骨膜剥离子充分显露骨瓣，将取下的骨瓣进行复位固定。复位后卸下头皮拉钩，递短钩镊、缝针、缝线逐层进行缝合（图 7-9）	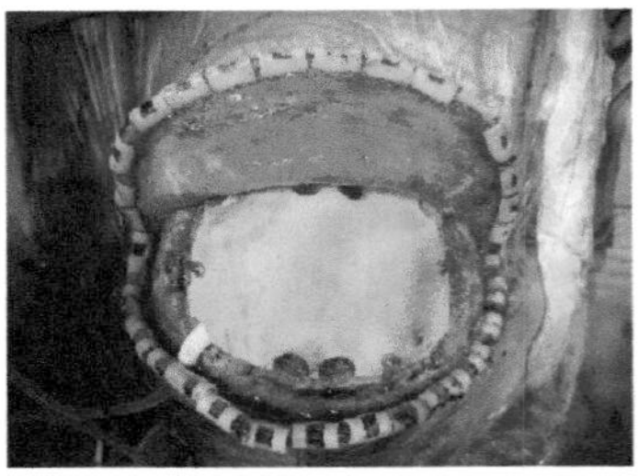 图 7-9 **骨瓣复位，缝合头皮**
手术物品清点，关闭体腔	1. 关闭颅腔前、关闭颅腔后、缝合皮肤后按照手术物品清点制度进行清点 2. 每一次清点无误后方可关闭颅腔	
术毕处理	1. 完成各项护理文书检查、签字 2. 三方在患者离开手术室前共同按照手术安全核查表上内容逐项进行核查	

（二）显微镜小脑肿瘤切除术

1. 适应证

（1）小脑星形细胞瘤。

（2）小脑室管膜瘤。

（3）小脑髓母细胞瘤。

（4）小脑血管母细胞瘤。

2. 麻醉方式　气管内插管全身麻醉。

3. 手术体位　俯卧位或侧卧位（根据手术入路决定）。

4. 手术步骤　详见表 7-2。

表 7-2　**小脑肿瘤切除术**

简要手术步骤	配合要点	图示
用物准备	1. 手术敷料：常规神经外科手术敷料 2. 手术器械：神经外科手术常规器械、显微神经外科器械、电钻、颅脑牵开器、椎板钳、颅后窝拉钩、单抓钩 3. 设备：显微镜、高频电刀、吸引器、动力系统、超声吸引器，胶质瘤患者备彩超 4. 一次性物品：颅脑手术贴膜、纱布、手套、冲洗球、刀口贴、头皮夹、输液器、明胶海绵、脑棉、手术刀片、显微镜套、吸引器管、缝针、缝线、骨蜡 5. 特殊物品：一次性电刀、双极电凝、电钻、引流管、人工硬脑膜、止血材料、颅骨固定系统	
麻醉实施前安全核查	由具有执业资质的手术医生、麻醉医生和手术室护士三方在麻醉实施前共同按照手术安全核查表上内容逐项进行核查	
手术开始前物品清点	手术开始前，洗手护士和巡回护士共同按照手术物品清点原则进行清点	
整理无菌器械台	1. 无菌器械台：统一布局，建立“瘤区”和“非瘤区”（图 7-10） 2. 准备好隔离盘和标本盘，用于放置直接接触肿瘤的手术器械和手术标本	图 7-10　**无菌器械台摆台**

续表

简要手术步骤	配合要点	图示
消毒铺巾	1. 消毒前注意事项：用无菌贴膜保护患者眼，将棉球填塞外耳道，切口做标记（图 7-11） 2. 消毒范围：切口周围 15cm 3. 做好俯卧位或侧卧位皮肤压力性损伤防护	图 7-11　**消毒前准备**
手术开始前安全核查	1. 三方在手术开始前共同按照手术安全核查表上内容逐项进行核查 2. 术前物品准备情况的核查由手术室护士执行并向手术医生和麻醉医生报告	
切开头皮、皮下组织及显露颅骨	1. 准备好手术刀、纱布、电刀、双极电凝、头皮夹、头皮夹钳、5mm 吸引器、颅后窝拉钩、单抓钩、骨膜剥离子（图 7-12） 2. 传递纱布和手术刀片切开头皮及皮下层，用头皮夹钳安装好头皮夹给头皮止血 3. 递颅后窝拉钩拉开头皮，递电刀逐层切开肌肉，显露所需要骨瓣大小，卸下颅后窝拉钩换上单抓钩充分拉开肌肉，显露颅骨（图 7-13）	图 7-12　**准备所需无菌物品** 图 7-13　**切开头皮，显露颅骨**
切开骨瓣，显露硬脑膜	1. 准备好电钻、铣刀、咬骨钳、椎板钳、神经剥离子、蚊式钳、明胶海绵、脑棉、冲洗球 2. 以肿瘤的位置为中心切开骨瓣，递电钻钻孔，用冲洗球打水。递带钩神经剥离子，剥离颅骨内板并用蚊式钳夹出，钻好的孔用神经剥离子游离内板与硬脑膜（防止在用铣刀时硬脑膜与内板粘连而损伤硬脑膜及脑组织）。递铣刀和冲洗球，铣开颅骨孔间的颅骨	

续表

简要手术步骤	配合要点	图示
	3. 递磨钻、咬骨钳、椎板钳扩大骨窗，显露硬脑膜（图 7-14） 4. 巡回护士协助外科医生套好无菌显微镜保护套、神经外科专用手臂支撑托架，安置于正确位置	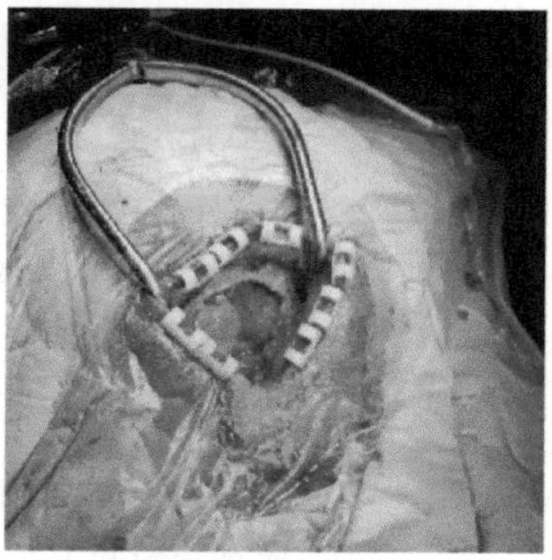 图 7-14　**显露硬脑膜**
切开硬脑膜，显露脑组织	1. 准备好手套、硬膜刀、长钩镊、硬膜剪刀、明胶海绵、脑棉、冲洗球、（5×8）硬膜针、3-0 缝线、持针器 2. 递冲洗球清理骨瓣周围骨末，医生更换好手套 3. 递硬膜刀和长钩镊切开硬脑膜，将切开的硬脑膜用（5×8）硬膜针、3-0 丝线缝于骨缘周围的软组织上	
切除肿瘤	1. 准备好神经外科显微器械(2mm 显微吸引器、显微剥离子、显微镊、直尖型显微镊、显微剪刀)、明胶海绵、脑棉、超声乳化吸引刀(CUSA)、颅脑牵开器、弯盘 2. 打开硬脑膜后，根据术前检查判定是否为胶质瘤，如遇胶质瘤患者，术中递彩超找到最佳手术路径。在切除胶质瘤时传递直尖型显微镊，用弯盘盛装肿瘤并留取病理标本。递双极电凝镊、5mm 吸引器进行胶质瘤切除。待胶质瘤切除后，术中递彩超确定是否全切 3. 如遇重要血管，递显微神经剥离子、显微剪刀进行游离 4. 如遇小脑幕脑膜瘤，递电凝镊、2mm 显微吸引器、显微剪刀，先离断肿瘤小脑幕基底，然后再传递显微剥离子、显微剪刀分离肿瘤和脑组织，进行肿瘤全切（图 7-15）	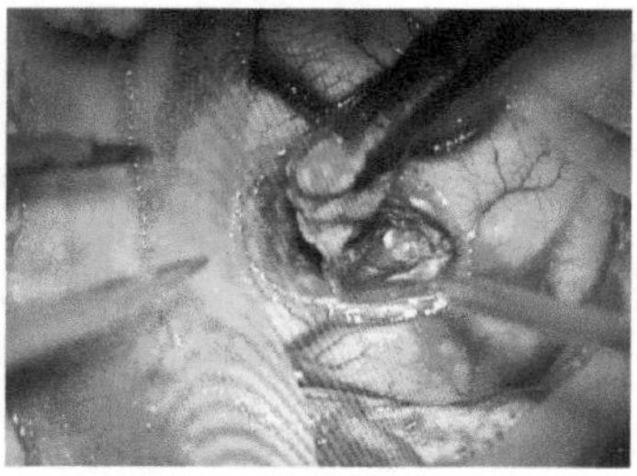 图 7-15　**切除肿瘤**
止血，缝合硬脑膜，冲洗颅腔，放置止血材料	1. 准备好脑棉、明胶海绵、止血纱布、（5×8）缝针、3-0 缝线、持针器、冲洗球、长钩镊 2. 递冲洗球进行冲洗，观察有无出血，根据出血情况选择双极电凝止血或脑棉、明胶海绵压迫止血。根据需要放置止血材料，递止血纱布覆盖在创面上，确定无流动出血后，递（5×8）硬膜针、3-0 丝线缝合硬脑膜（图 7-16）	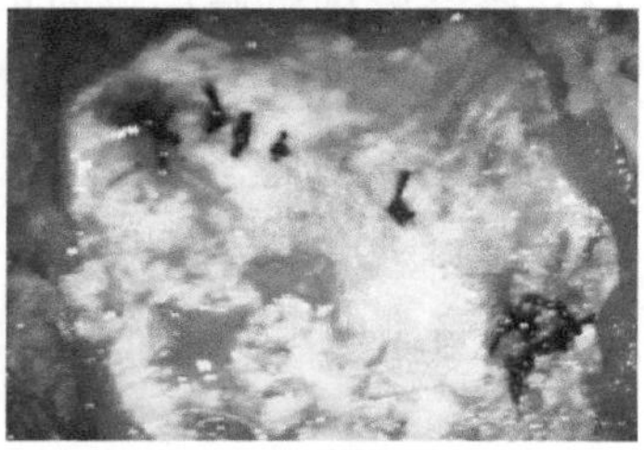 图 7-16　**止血后缝合硬脑膜**

续表

简要手术步骤	配合要点	图示
	3. 缝合完硬脑膜后巡回护士与医生将显微镜撤下，巡回护士将显微镜安置到合理位置，同时打开无影灯	
骨瓣复位，缝合头皮，放置引流管	1. 准备好颅骨内固定系统、骨膜剥离子、引流管、碘伏纱布、短钩镊、缝针、缝线、持针器、剪刀、刀口贴 2. 器械护士与医生共同将取下的骨瓣安装上固定系统，递碘伏纱布给引流穿刺点进行消毒，下引流管，递针线固定引流管 3. 递骨膜剥离子充分显露骨瓣，将取下的骨瓣进行复位固定。复位后卸下头皮拉钩，递短钩镊、缝针、缝线逐层进行缝合（图 7-17）	图 7-17 骨瓣复位
手术物品清点，关闭体腔	1. 关闭颅腔前、关闭颅腔后、缝合皮肤后按照手术物品清点制度进行清点 2. 每一次清点无误后方可关闭颅腔	
术毕处理	1. 完成各项护理文书检查、签字 2. 三方在患者离开手术室前共同按照手术安全核查表上内容逐项进行核查	

（三）幕上 / 幕下肿瘤手术配合注意事项

1. 切除肿瘤注意事项

（1）术中出血根据手术空间大小，准备好不同大小的明胶海绵和脑棉。

（2）切下来的肿瘤标本应放在准备好的弯盘内，肿瘤全部切除后将弯盘放置于瘤区。

（3）颅底被肿瘤侵蚀，骨质被破坏，可用骨蜡封闭，用人工硬脑膜覆盖，防止术后发生脑脊液漏。

2. 止血，缝合硬脑膜注意事项

（1）在无流动出血的情况下，器械护士应与巡回护士共同清点手术器械及脑棉、纱布、缝针、注射器针头等手术物品的数量和完整性。

（2）如遇硬脑膜破损严重则需要用人工硬脑膜进行修补，用生物蛋白胶封闭，防止发生脑脊液漏。

（3）硬脑膜缝完后应再次清点手术物品的数目及完整性。

（4）缝合完硬脑膜后巡回护士与医生将显微镜撤下，巡回护士将显微镜安置到合理位置，同时打开无影灯。

3. 骨瓣复位，缝合头皮注意事项

（1）缝合头皮前巡回护士应与器械护士共同清点手术器械及手术物品的数量和完整性。

（2）缝合头皮完毕后器械护士与巡回护士再次清点手术器械与手术物品的数量和完整性。

（周　扬）

第二节　椎管与脊髓肿瘤手术

一、解剖学基础

（一）椎管与脊髓的形态

椎管由游离椎骨的椎孔和骶骨的骶管连接而成，椎管前壁由椎骨后缘、椎间盘后缘和后纵韧带组成，上接枕骨大孔与颅腔相通，下达骶管裂孔而终。椎骨由前方的椎体和后方的椎弓两部分组成，包括颈椎 7 块，胸椎 12 块，腰椎 5 块，骶椎 5 块及尾椎 4 ～ 5 块。椎骨在幼年时期有 33 ～ 34 块，随着年龄的增长，5 块骶椎融合成 1 块骶骨，尾椎融合成 1 块尾骨。椎体约呈短圆柱状，内部为骨松质，外为薄层骨密质。上、下椎体以软骨连成柱状，是椎骨承重的主要部分。椎弓在椎体后方，后部呈板状，称椎弓板，左右椎弓板相连形成完整的椎弓，椎体和椎弓共同围成椎孔，与椎体相连的部分称椎弓根，稍细，上下各有一切迹，分别称椎上切迹和椎下切迹，椎下切迹较明显。相邻椎骨在椎弓根处的上、下切迹处共同围成椎间孔。各椎骨的椎孔连成贯穿脊柱的椎管以容纳和保护脊髓。椎弓上有 7 个突起，向后方伸出的一个称棘突，多数可在背部正中线处摸到，左右各伸出一个横突，棘突和横突都有韧带和肌肉附着，椎弓上下各有一对突起，称上关节突和下关节突，相邻椎骨的上、下关节突相对，以关节面组成关节突关节。椎管内有脊髓、脊髓被膜、脊神经根、血管及少量结缔组织。

脊髓是源自脑的中枢神经系统延伸部分，是细的管束状神经结构，位于脊柱的椎管内且被脊椎保护，上端与颅内的延髓相连接，下端与第 1 腰椎体下缘平齐，与脊柱的弯曲一致。外形为前后稍扁的圆柱状，下端呈圆锥形，随着个体发育而有所不同，外包被膜，全长 45cm。脊髓两旁发出许多成对的神经（称为脊神经），分布到全身皮肤、肌肉和内脏器官。脊髓是周围神经与脑之间的通路，也是许多简单反射活动的低级中枢。脊髓的全长粗细不等，有两个膨大部分，自颈髓第 4 节到胸髓第 1 节称颈膨大。

（二）椎管与脊髓的位置

椎管是脊柱中的一种组织成分，位于人体后背的正中间部位，是保护神经和脊髓的重要结构。椎间由相邻椎骨的椎上切迹与椎下切迹围成，是节段性脊神经出椎管及供应椎管内软组织和骨结构血运的血管及神经分支进入椎管的门户。上、下界为椎弓根，前界为椎体和椎间盘的后外侧面，后界为椎间关节的关节囊，黄韧带外侧缘亦构成部分椎间孔后界。椎间盘亦称椎间板，位于椎骨的椎体之间，是骨块相互之间起衬垫作用的弹性软骨性圆盘。髓核位于软骨板和纤维环中间，是由纵横交错的纤维网状结构即软骨细胞和蛋白多糖黏液样基质构成的弹性胶冻样物质。脊神经由与脊髓相连的前根、后根在椎间孔合并而成。

（三）椎管与脊髓的结构

由与脊髓相连的前根、后根构成椎管和脊髓。前根属运动性，由位于脊髓灰质的前角和侧角及骶髓副交感核的运动神经元轴突组成。后根属感觉性，由脊神经节内假单极神经元的中枢突组成。脊神经节是后根在椎间孔处的膨大部分，为感觉性神经节，主要由假单极神经元胞体组成。脊神经出椎间孔后立即分为前支、后支、脊膜返支。脊神经前支粗大交织成丛，然后再分支分布。脊神经前支形成的丛有颈丛、臂丛、腰丛和骶丛。脊神经后支一般都较细小，按节段地分布于颈、背、腰、骶部的深层肌肉及皮肤。

（四）脊髓的血管、神经系统

脊髓的动脉系统主要是3条纵行动脉贯穿脊髓全长，它们分别是1条脊髓前动脉和成对的脊髓后动脉。脊髓前动脉在延髓水平呈“Y”字形，起于两侧椎动脉，并沿脊髓腹面中线下行。脊髓后动脉起于椎动脉或小脑下后动脉，沿脊髓后外侧面下行。

脊髓的静脉回流与其动脉分布基本一致，共有6条纵行静脉干，它们之间形成吻合。其中，走行于中线的是脊髓前静脉和脊髓后静脉。双侧成对分布脊髓前外侧静脉和脊髓后外侧静脉，与脊神经的前根静脉和后根静脉汇集到硬膜和椎骨骨膜间的椎内静脉丛。

脊髓共有31对脊神经，每对都与相应脊髓节段对应。其分别有8对颈神经，12对胸神经，5对腰神经，5对骶神经，1对尾神经。

二、手术配合要点

（一）显微镜下椎管内脊髓病变切除术

1. 适应证：椎管内脊髓病变切除术。

2. 麻醉方式：于平车上进行气管内插管全身麻醉。

3. 手术体位：麻醉医生、手术医生及手术室护士至少5人合作摆放安置手术体位，患者气管插管固定稳固，采用同步搬运法，患者双上肢置于身体腋前线，自然平放于身体两侧，约束带松紧适宜固定即可。保持生理曲度，将患者从平车仰卧翻转180°，置于摆放体位垫的手术床上，保持气管插管位置不变，手术床上患者胸骨位置横放一软垫，髂前上棘位置横放一软垫，使腹部悬空，以利于腹式呼吸。双下肢膝关节处横放一软垫，踝关节自然弯曲，足背下横放一软枕，趾尖悬空。

4. 根据监测需要，安置稳固电生理监测极片。

5. 手术步骤：详见表7-3。

表7-3　显微镜下椎管内脊髓病变切除术

简要手术步骤	配合要点	图示
用物准备	1. 手术敷料：常规神经外科手术敷料 2. 手术器械：神经外科手术常规器械、显微神经外科器械、超声骨刀、单抓钩牵开器 3. 设备：显微镜、神经电生理监测器、高频电刀、吸引器、超声吸引器 4. 一次性物品：颅脑手术贴膜、纱布、手套、冲洗球、刀口贴、输液器、明胶海绵、脑棉、(23号、11号）手术刀片、显微镜套、吸引器管、(5×8、10×20）缝针、(3-0、2-0、0号）缝线、骨蜡	

续表

简要手术步骤	配合要点	图示
	5. 特殊物品：一次性电刀、双极电凝、超声骨刀刀头、人工硬脑膜、止血材料、椎板固定系统	
麻醉实施前安全核查	由具有执业资质的手术医生、麻醉医生和手术室护士三方在麻醉实施前共同按照手术安全核查表上内容逐项进行核查	
手术开始前物品清点	手术开始前，洗手护士和巡回护士共同按照手术物品清点原则进行清点	
整理无菌器械台	1. 无菌器械台：统一布局，建立“瘤区”和“非瘤区”（图 7-18） 2. 准备好隔离盘和标本盘，用于放置直接接触肿瘤的手术器械和手术标本	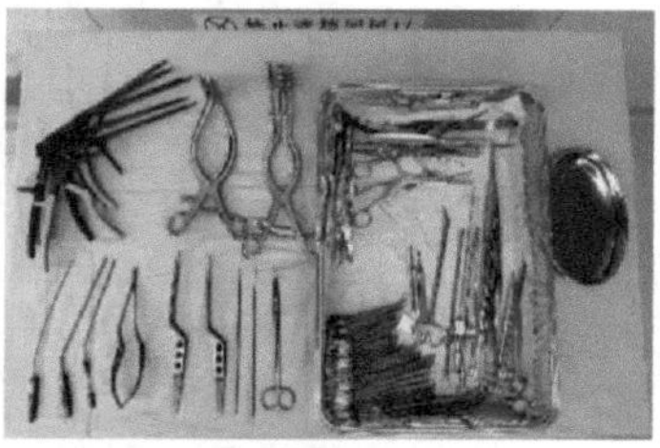 图 7-18　无菌器械台摆台
消毒铺巾	消毒范围：上至腋窝，下至腹股沟，前后过正中线	
手术开始前安全核查	1. 三方在手术开始前共同按照手术安全核查表上内容逐项进行核查 2. 术前物品准备情况的核查由手术室护士执行并向手术医生和麻醉医生报告	
切开皮肤及肌层	1. 准备好手术刀、电刀、双极电凝、骨膜剥离子、纱布、钩镊、单抓钩牵开器 2. 递手术刀和纱布切开皮肤，更换为电刀逐层切开皮下组织及肌肉，递单抓钩牵开器显露椎板（图 7-19、图 7-20）	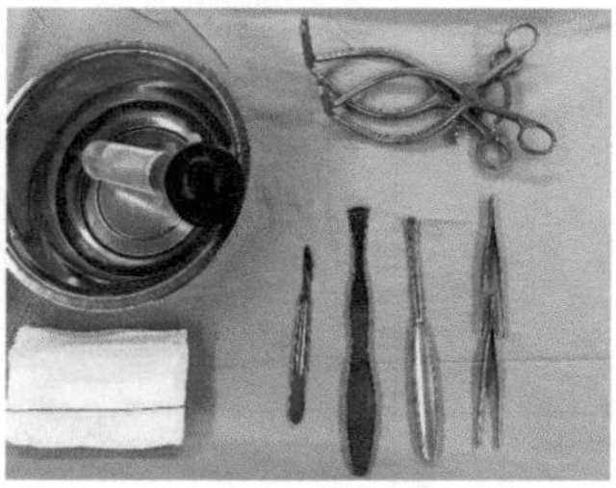 图 7-19　准备所需无菌物品 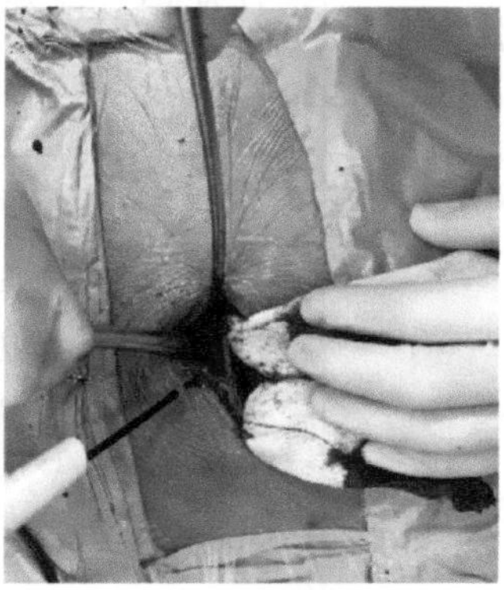 图 7-20　切开皮肤及肌层

续表

简要手术步骤	配合要点	图示
椎板显露及切除	1. 准备好电刀、双极电凝、纱布、组织钳、超声骨刀、带钩神经剥离子、剪刀、椎板钳 2. 递电刀切开棘上韧带，显露、游离椎旁肌，两侧椎旁肌完全显露后用单抓钩牵开器牵开手术切口以充分显露椎板。递超声骨刀切开椎板，递带钩神经剥离子探查是否切开，探查完毕后递组织钳夹住棘突，用组织剪剪开棘间韧带以显露硬脊膜 注意事项：如遇椎板出血，递骨蜡止血，硬脊膜出血递明胶海绵和脑棉压迫止血，取下来的骨应妥善保管（用湿盐水纱布包裹）（图 7-21）	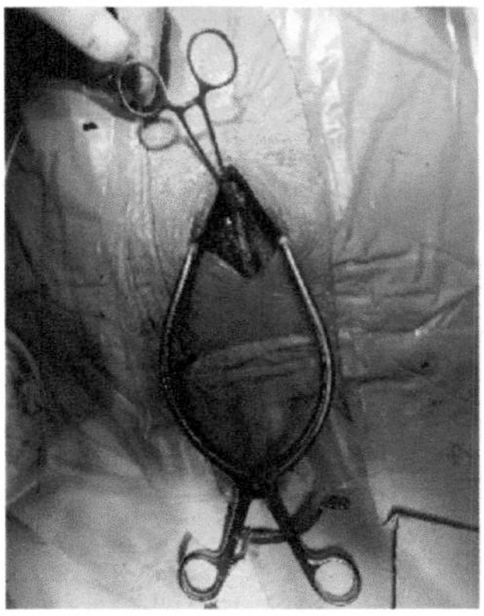 图 7-21 **椎板显露及切除**
切开硬脊膜，进行悬吊	1. 准备好双极电凝、脑棉、明胶海绵、显微剪刀、各种型号显微剥离子、枪状瘤镊、硬膜剪刀、硬膜针线、11 号手术刀 2. 递手术刀切开硬脊膜，用硬膜剪刀剪开硬脊膜，将其用（5×8）硬膜针、3-0 缝线缝合到肌肉上，微张力进行硬脊膜牵开，逐渐显露肿瘤	
切除肿瘤	1. 准备好双极电凝、脑棉、明胶海绵、显微吸引器、显微剪刀、显微剥离子 2. 用显微神经剥离子显露周围神经及血管，用双极电凝止血，用显微剪刀剪断，精细剥离肿瘤周围组织。如遇较大的肿瘤则分段进行切除，先用显微瘤镊夹取部分肿瘤组织，再用显微剥离子剪刀切除剩余组织（图 7-22）	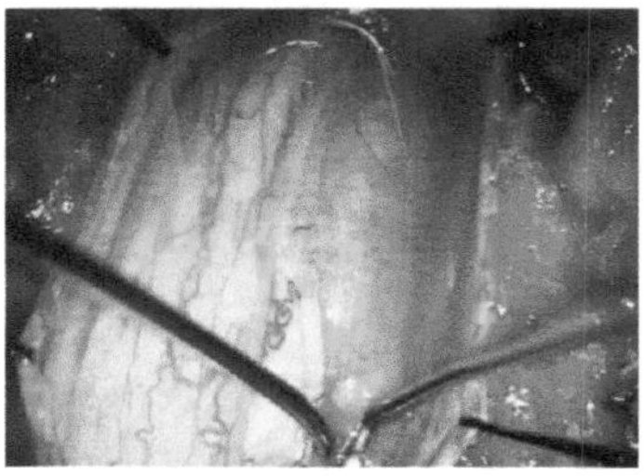 图 7-22 **显露肿瘤**
止血、缝合硬脊膜	1. 准备好双极电凝、脑棉、明胶海绵、（5×8）缝针、3-0 缝线 2. 递双极电凝灼烧瘤床出血点，用明胶海绵、脑棉压迫止血。递冲洗球进行冲洗，确认无出血点后缝合硬脊膜	
椎板复位	1. 准备好板钉、螺丝刀 2. 递准备好的椎板、螺丝、螺丝刀进行椎板复位（图 7-23）	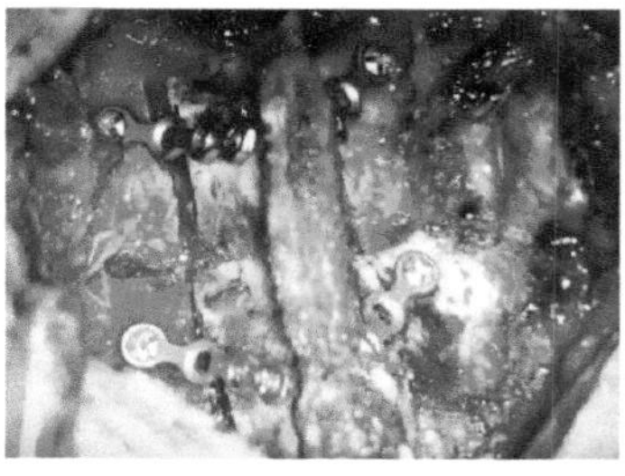 图 7-23 **椎板复位**

续表

简要手术步骤	配合要点	图示
关闭切口	1. 准备好（10×20）缝针和 0 号缝线，以及刀口贴、引流管、短钩镊、持针器 2. 分层严密缝合肌肉、筋膜、皮下组织	
术毕处理	1. 完成各项护理文书检查、签字 2. 三方在患者离开手术室前共同按照手术安全核查表上内容逐项进行核查	

（二）注意事项

1. *椎板显露及切除注意事项*　如遇椎板出血，递骨蜡止血，硬脊膜出血递明胶海绵和脑棉压迫止血。

2. *止血，缝合硬脊膜注意事项*　在缝合硬脊膜前器械护士与巡回护士共同清点手术器械、脑棉、缝针等手术物品的数目和完整性。缝合完硬脑膜后巡回护士与医生将显微镜撤下，巡回护士将显微镜安置到合理位置，同时打开无影灯。

3. *骨瓣复位，缝合头皮注意事项*

（1）缝合头皮前巡回护士应与器械护士共同清点手术器械及手术物品的数量和完整性。

（2）缝合头皮完毕后器械护士与巡回护士再次清点手术器械与手术物品的数量和完整性。

（杜逸群）

第三节　颅底肿瘤手术

一、解剖学基础

（一）颅底的形态

颅底分为前部和后部，前部主要为面颅骨，前部中央被称为骨腭的水平薄板，由上颌骨与腭骨构成，骨腭前方是牙槽弓，上腭的牙齿排列在此处。后部中央，鼻后孔后方为枕骨大孔。颅底部又可进一步区分为 3 个窝室：颅前窝、颅中窝与颅后窝。颅前窝体积较小，左右对称，容纳大脑半球的额叶。颅中窝由形如蝴蝶骨体、蝶骨大翼及颞骨岩部构成。颅后窝由枕骨和颞骨岩部构成，容纳脑部的脑干和小脑。

（二）颅底的位置

颅底位于头颅腔底部，与颅顶相对。骨腭正中的腭中缝后方是供腭大动脉，其进入鼻腔的切牙孔。切牙孔后方为腭大孔，腭大动脉从此出颅再进入切牙孔。腭大孔的位置在上颌第 2 磨牙、第 3 磨牙腭侧之间，具体位置则因人而异，主要以第 3 磨牙腭侧为主。再往后是被鼻中隔后缘分成左右两半的鼻后孔。鼻后孔两侧的垂直骨板称为翼突内侧板。翼突外侧板根部后外方排列着卵圆孔和棘孔。前部两侧属于颧骨的颧弓。颧弓根部后方是与下颌头组成关节的下颌窝。后部中央，鼻后孔后方为枕骨大孔。25 岁以后，枕骨大孔前方的枕骨基底部与蝶骨体直接结合。其后方为髁孔，髁前方外侧为舌下神经管外口。枕髁外侧，位于枕骨与颞骨岩部之间前后依次分布着不规则的颈静脉孔和圆形的颈动脉管外口。两对颈静脉孔和颈静脉窝之间、枕骨大孔前方是咽结节。颈动脉管外口内侧可见蝶骨、枕骨和颞骨围成的破裂孔，颈静脉孔的后外侧是茎突，茎突前外侧是外耳道。茎突根部后方为茎乳孔，再后方为乳突，最后方为枕骨的枕外隆凸及两侧相互平行的上项线与下项线。

（三）颅底的结构

颅前窝由额骨的眶板、蝶骨体前部、蝶骨小翼和筛骨的筛板构成。颅前窝——鸡冠、筛孔；颅中窝——垂体窝、交叉前沟、眶上裂、圆孔、卵圆孔、棘孔；颅后窝——枕骨大孔、斜坡、枕内隆凸、横窦沟、乙状窦沟、颈静脉孔、舌下神经管、内耳门、内耳道。在凹下的正中央前方是被称为鸡冠的纵行骨嵴，两侧是筛骨的筛板，筛板中有许多筛孔，嗅丝从这里通向鼻腔。筛板外侧颅前窝的底由薄而不平的额骨眶板构成，它同时又是额窦和筛窦的顶及眶顶。

颅中窝分布着除枕骨大孔外几乎所有的开口。颅中窝中间狭窄，凹陷的两侧容纳大脑的颞叶。中间部分是蝶骨骨体，骨体中的空穴称为蝶窦，骨体上方垂体窝及垂体窝后方的骨隆统称蝶鞍，蝶鞍中央凹陷处是容纳脑部垂体的垂体窝，垂体窝两侧与蝶窦仅相隔一薄骨层，大脑垂体位于此处。蝶鞍后方高起的鞍背两侧角称为后床突，蝶骨小翼后缘的内侧端也明显增厚，称为前床突。蝶鞍前方是视交叉沟，沟的两端同时也是垂体窝的外侧，是视神经管，视神经从此处通向眶腔。视神经管外侧为眶上裂，动眼神经、滑车神经、三叉神经眼神经支、展神经由此入眶。蝶鞍两侧有颈动脉沟、破裂孔、海绵窦、圆孔、卵圆孔和棘孔。颈动脉沟为一浅沟，向前通入蝶骨大翼、小翼间的眶上裂。破裂孔则续于颈动脉管内口。海绵窦为一空腔，从眶上裂内侧延伸至颞骨岩部尖端。其内有动眼神经、滑车神经、三叉神经眼神经、上颌神经支、展神经。海绵窦外侧壁内又分别排列有动眼神经、滑车神经、眼神经与上颌神经。圆孔、卵圆孔、棘孔分别是三叉神经上颌神经支、三叉神经下颌神经、脑膜中动脉进入颅腔的通道。

颅后窝最大的特征为巨大的枕骨大孔，该孔位于颅后窝中央最低处，连接颅腔与脊髓腔，脊髓与延髓在此衔接。枕骨大孔后方可见称为横沟的浅沟，横沟前方是容纳小脑的小脑窝。横沟与另一条起自枕骨大孔的纵沟相交会，交会处形成称为枕内隆凸的十字形隆起，横沟向上延续与颅顶内面的上矢状窦沟连接，向下与枕内嵴连接，两侧续于横窦沟后又转向前下方同乙状沟相连，止于枕骨大孔外侧的颈静脉孔。颈静脉孔内的乙状窦出颅后成为颈内静脉。颈静脉孔又为舌咽神经、迷走神经和副神经进出颅腔的通道。枕骨大孔前方斜面为斜坡。枕骨大孔的前方外侧有供舌下神经通过的舌下神经管内口。在颅中窝与颅后窝之间为弓状隆起，而弓状隆起后方同时也是颞骨岩部后面的开孔，称为内耳门，面神经与位听神经由此处通往颅腔。

（四）颅底的血管、神经系统

颅底动脉系统主要是 Willis 环，又称大脑动脉环，是供应脑的 4 条主要动脉（两条椎动脉和两条颈内动脉）的最重要吻合。Willis 环由大脑前后动脉、大脑前后交通动脉及颈内动脉组成。此大脑动脉环位于脑底部蝶鞍上方。

颅底神经包括颅中窝的视神经、动眼神经、滑车神经、上颌神经支、展神经、三叉神经，颅后窝的面神经、听神经、舌咽神经、迷走神经、副神经。

二、手术配合要点

(一) 听神经瘤切除术

1. *适应证* 听神经瘤。

2. *听神经瘤的解剖* 随着听神经瘤的生长，可能累及大多数脑神经，将推动和压迫听神经、前庭神经、小脑动脉和部分脑干。在外侧的内听道内，肿瘤常常使内听道扩大，但少数情况下侵入前庭和耳蜗。内侧则压迫脑桥、延髓和小脑。内听道外侧的神经包括面神经、蜗神经、前庭上神经和前庭下神经。这些神经在内听道外侧部具有恒定的位置关系，被一个称为横嵴或镰状嵴的水平嵴分为上部和下部，面神经和前庭上神经位于横嵴的上方。

面神经位于前庭上神经的前方，二者之间被内听道外侧端的垂直骨嵴分开，称为垂直嵴。

3. *麻醉方式* 气管内插管全身麻醉。

4. *手术体位* 侧卧位，头架固定，头位略低，适当牵拉颈部，稍稍收下颌，使颅后窝颞骨岩部面处于垂直位。

5. *手术步骤* 详见表 7-4。

表 7-4 听神经肿瘤切除术

简要手术步骤	配合要点	图示
用物准备	1. 手术敷料：常规神经外科手术敷料 2. 手术器械：神经外科手术常规器械、显微神经外科器械、颅脑牵开器、颅后窝牵开器 3. 设备：显微镜、神经电生理监测器、高频电刀、吸引器、动力系统、超声吸引器 4. 一次性物品：颅脑手术贴膜、纱布、手套、冲洗球、刀口贴、头皮夹、输液器、明胶海绵、脑棉、手术刀片、显微镜套、吸引器管、缝针、缝线、骨蜡 5. 特殊物品：一次性电刀、双极电凝、人工硬脑膜、止血材料、颅骨固定系统	
术前风险评估	1. 手术风险评估 2. 皮肤压力性损伤评估	
麻醉实施前安全核查	由具有执业资质的手术医生、麻醉医生和手术室护士三方在麻醉实施前共同按照手术安全核查表上内容逐项进行核查	
手术开始前物品清点	手术开始前，洗手护士和巡回护士共同按照手术物品清点原则进行清点	

续表

简要手术步骤	配合要点	图示
整理无菌器械台	1. 无菌器械台：统一布局，建立“瘤区”和“非瘤区”（图 7-24） 2. 准备好隔离盘和标本盘，用于放置直接接触肿瘤的手术器械和手术标本	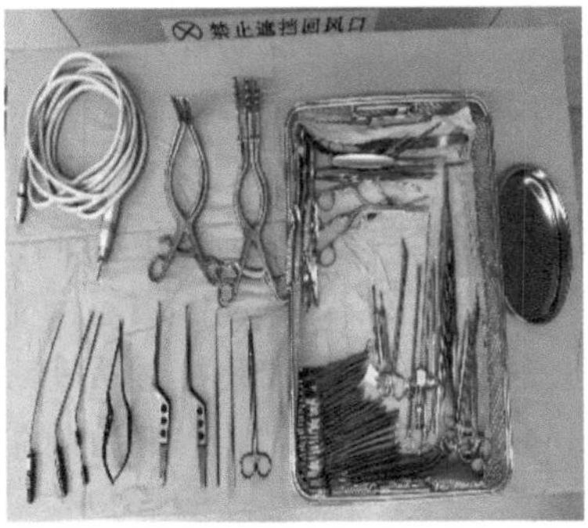 图 7-24　无菌器械台摆台
消毒铺巾	1. 消毒前注意事项：贴膜保护患者眼，用棉球填塞外耳道 2. 做好皮肤压力性损伤防护 3. 消毒范围：切口周围 15cm	
手术开始前安全核查	1. 三方在手术开始前共同按照手术安全核查表上内容逐项进行核查 2. 术前物品准备情况的核查由手术室护士执行并向手术医生和麻醉医生报告	
切开头皮及肌层组织	1. 准备好手术刀、纱布、电刀、双极电凝、头皮夹、头皮夹钳、5mm 吸引器、骨膜剥离子、颅后窝牵开器、单钩牵开器（图 7-25） 2. 递纱布和手术刀片切开头皮及皮下层，递头皮夹止血 3. 递电刀、双极电凝切开肌层，颅后窝拉钩牵开软组织以显露颅骨（图 7-26）	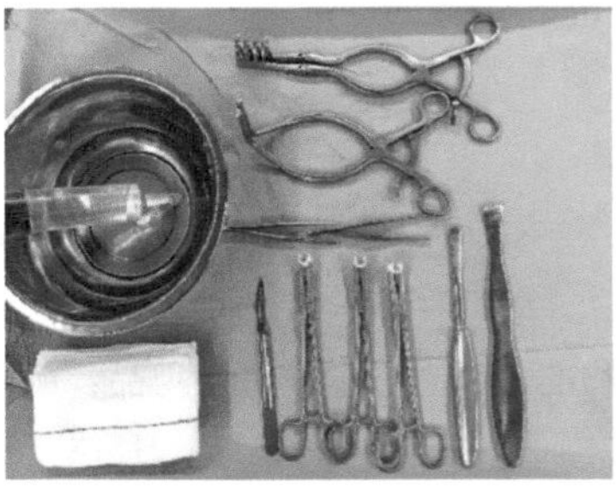 图 7-25　准备所需无菌物品 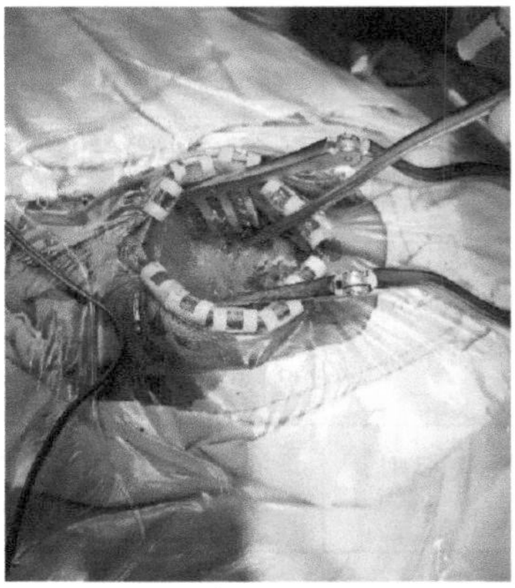 图 7-26　显露颅骨

续表

简要手术步骤	配合要点	图示
分离骨膜、切开骨瓣	1. 准备好电钻、铣刀、冲洗球、明胶海绵、脑棉、骨蜡、带钩神经剥离子、蚊式钳、骨膜剥离子，椎板钳、咬骨钳 2. 以肿瘤的位置为中心切开骨瓣，递电钻钻孔，用冲洗球打水 3. 递带钩神经剥离子，剥离颅骨内板并用蚊式钳夹出，钻好的孔用神经剥离子游离内板与硬脑膜，防止在用铣刀时硬脑膜与内板粘连而损伤硬脑膜及脑组织 4. 递铣刀和冲洗球，铣开颅骨孔间的颅骨，显露硬脑膜 5. 在颅骨周围钻小孔，将硬脑膜悬吊（图 7-27） 6. 递磨钻、咬骨钳、椎板钳扩大骨窗 7. 巡回护士协助外科医生将显微镜套好及处理好神经外科专用手托	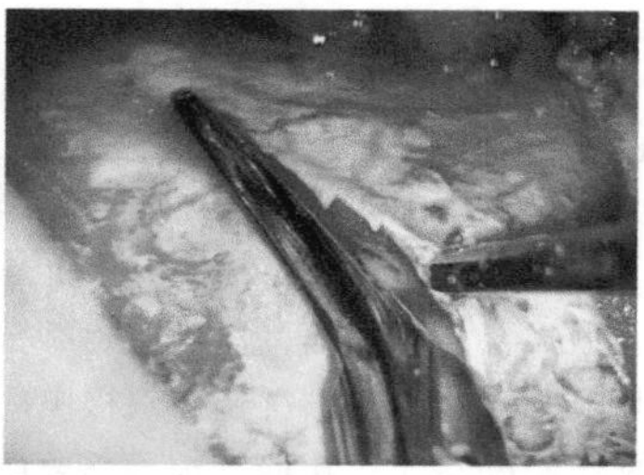 图 7-27　用硬膜剪刀剪开硬脑膜
切开硬脑膜，显露脑组织	1. 术者更换的手套、硬膜刀、长钩镊、硬膜剪刀、明胶海绵、脑棉、冲洗球、(5×8) 硬膜针、3-0 缝线、持针器 2. 递冲洗球清理骨瓣周围骨末，医生更换手套，巡回护士将显微镜安置于合理位置。递硬膜刀和长钩镊切开硬脑膜，将切开的硬脑膜用 (5×8) 硬膜针、3-0 缝线悬吊于骨缘周围的软组织上（图 7-28）	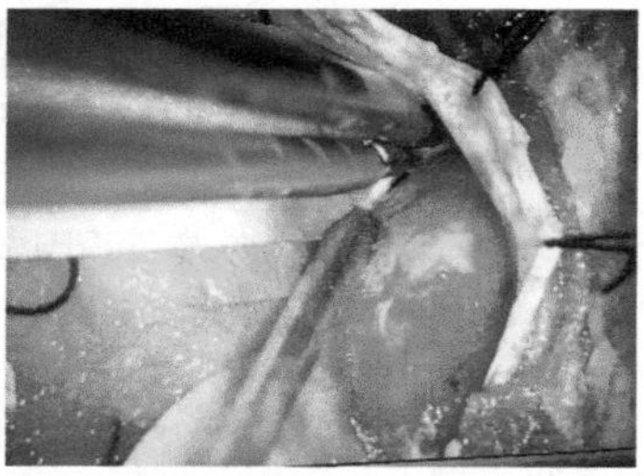 图 7-28　悬吊硬脑膜
切除肿瘤	1. 准备好神经外科显微器械：2mm 显微吸引器、显微剥离子、显微镊、直尖型显微镊、显微剪刀、明胶海绵、脑棉、超声乳化吸引刀、颅脑牵开器、面神经刺激器，2mm 磨钻、弯盘 2. 打开硬脑膜后如遇脑压较高，传递 10ml 注射器带针头（显微剪刀、显微剥离子）划开蛛网膜，将枕大池脑脊液放出，降低颅内压 3. 递颅脑牵开器，将脑棉与明胶海绵重叠，海绵侧贴敷小脑组织上用颅脑牵开器牵开小脑，显露肿瘤（图 7-29） 4. 见到肿瘤后递面神经刺激器，未发现神经则开始切除肿瘤，用双极电凝，显微剪刀、直尖型显微镊、显微剥离子、超声乳化吸引刀进行囊内切除（图 7-30）	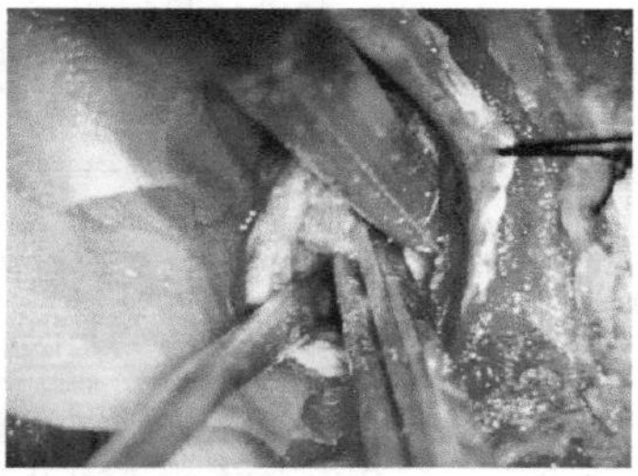 图 7-29　显露肿瘤 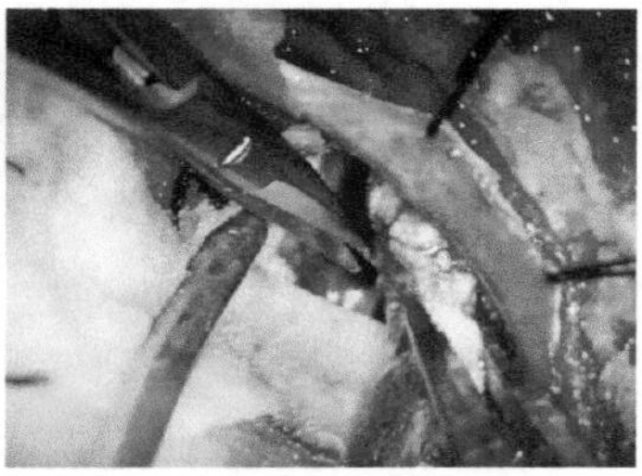 图 7-30　分离肿瘤边界

续表

简要手术步骤	配合要点	图示
	5. 肿瘤减压后传递显微器械分离肿瘤与颅底粘连处，分离内听道肿瘤，传递硬膜刀切开硬膜，用 2mm 磨钻去除内听道上方骨质，切除内听道肿瘤（图 7-31）	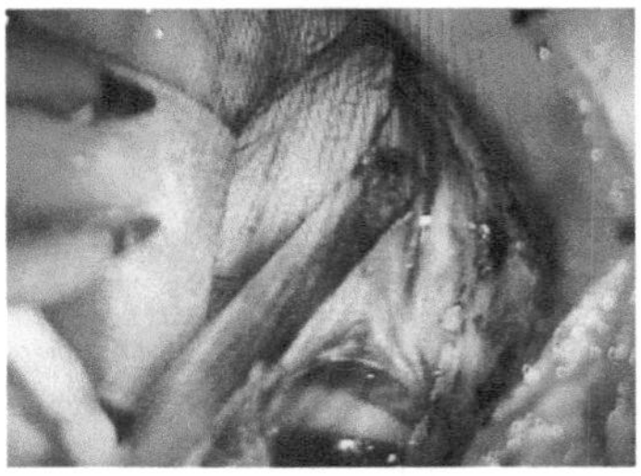 图 7-31 切除肿瘤
止血，缝合硬脑膜，冲洗颅腔，放置止血材料	1. 准备好脑棉、明胶海绵、止血纱布、(5×8)缝针、3-0 缝线、持针器、冲洗球、长钩镊 2. 递冲洗球进行冲洗，观察有无出血，根据出血情况选择双极电凝止血或脑棉、明胶海绵压迫止血。根据需要放置止血材料，递止血纱布覆盖在创面上，确定无流动出血后，递 (5×8) 硬膜针、3-0 缝线缝合硬脑膜（图 7-32） 3. 缝合完硬脑膜后巡回护士与医生将显微镜撤下，巡回护士将显微镜安置到合理位置，同时打开无影灯	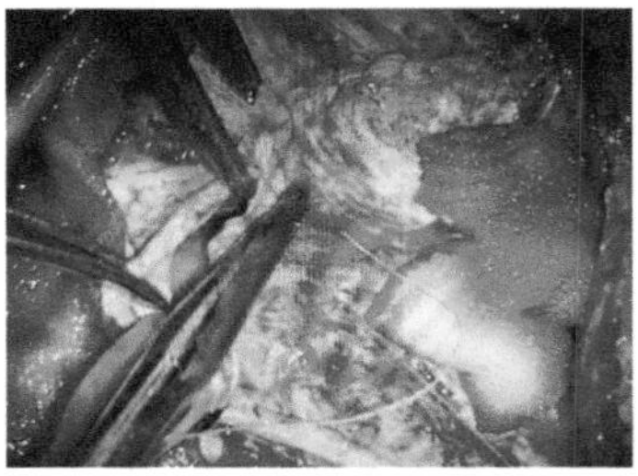 图 7-32 缝合硬脑膜
骨瓣复位，缝合头皮，放置引流管	1. 准备好颅骨内固定系统、骨膜剥离子、引流管、碘伏纱布、短钩镊、10×20 缝针、0 号缝线、持针器、剪刀、刀口贴 2. 器械护士与医生共同将取下来的骨瓣安装上固定系统，递碘伏纱布对引流穿刺点进行消毒，下引流管，递针线固定引流管 3. 递骨膜剥离子充分显露骨瓣，将取下来的骨瓣进行复位固定。复位后卸下头皮拉钩，递短钩镊、10×20 缝针、0 号缝丝线逐层进行缝合（图 7-33）	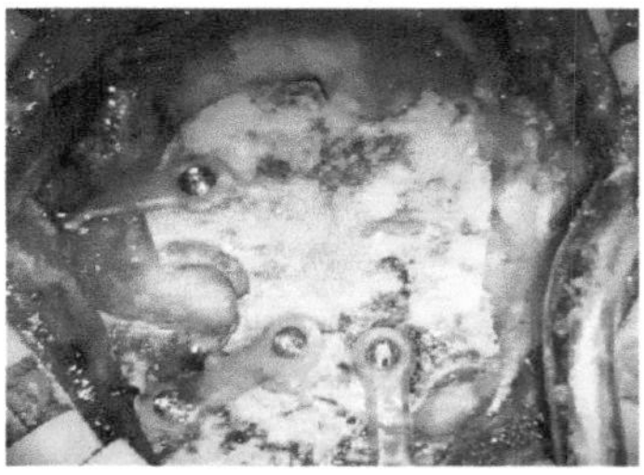 图 7-33 骨瓣复位
手术物品清点，关闭体腔	1. 关闭颅腔前、关闭颅腔后、缝合皮肤后按照手术物品清点制度进行清点 2. 每一次清点无误后方可关闭颅腔	
术毕处理	1. 完成各项护理文书检查、签字 2. 三方在患者离开手术室前共同按照手术安全核查表上内容逐项进行核查	

（二）经鼻内镜下垂体瘤切除术

1. 适应证

（1）垂体瘤。

（2）颅咽管瘤。

2. 垂体的解剖　垂体是人体最重要的内分泌腺体之一，位于颅中窝底蝶鞍的垂体窝内，通过垂体柄、漏斗与下丘脑相连。垂体呈卵圆形，成人垂体大小约为 1.0cm × 1.5cm × 0.5cm，重量为 0.5 ～ 0.6g，在青春期和妊娠期可增大。垂体由外胚层原始口腔顶部向上突起的 Rathke 囊与第三脑室底部间脑向下发展的漏斗小泡结合而成。

垂体腺瘤主要起源于垂体前叶（腺垂体），起源于神经垂体的肿瘤罕见。垂体腺瘤常见的分级有 Knosp 分级、Hardy 分级和 Wilson 分级。

3. 麻醉方式　气管内插管全身麻醉。

4. 手术体位　平卧位（肩下垫软枕，头略后仰，置于头圈内，向术者侧偏转 20°，床头抬高 15°，使头部略高于心脏水平，以利于静脉回流）。

5. 手术步骤　详见表 7-5。

表 7-5　经鼻内镜下垂体瘤切除术

简要手术步骤	配合要点	图示
用物准备	1. 手术敷料：常规神经外科手术敷料 2. 手术器械：神经内镜手术器械、磨钻器械 3. 设备：神经内镜、神经电生理监测器、高频电刀、吸引器、动力系统、超声吸引器 4. 一次性物品：颅脑手术贴膜、纱布、手套、冲洗球、输液器、明胶海绵、脑棉、吸引器管、碘仿纱条、膨胀海绵、棉签、骨蜡 5. 特殊物品：一次性针形电极、长双极电凝、人工硬脑膜、止血材料	
麻醉实施前安全核查	由具有执业资质的手术医生、麻醉医生和手术室护士三方在麻醉实施前共同按照手术安全核查表上内容逐项进行核查	
手术开始前物品清点	手术开始前，洗手护士和巡回护士共同按照手术物品清点原则进行清点	
整理无菌器械台	1. 无菌器械台：统一布局，建立“瘤区”和“非瘤区”（图 7-34） 2. 准备好隔离盘和标本盘，用于放置直接接触肿瘤的手术器械和手术标本	图 7-34　无菌器械台摆台
消毒铺巾	1. 消毒前注意事项：贴膜保护患者眼睛，用棉球保护外耳道 2. 做好皮肤压力性损伤防护 3. 消毒范围：切口周围 15cm 4. 消毒前准备（图 7-35）	图 7-35　消毒前准备

续表

简要手术步骤	配合要点	图示
手术开始前安全核查	1. 三方在手术开始前共同按照手术安全核查表上内容逐项进行核查 2. 术前物品准备情况的核查由手术室护士执行并向手术医生和麻醉医生报告	
清理鼻腔，建立手术通道	1. 准备好内镜，0.01% 肾上腺素脑膜片，枪状镊、持物钳、剥离子、0.05% 碘伏水、针形电刀、长双极电凝 2. 递 0.05% 碘伏水清理鼻腔，传递吸引器吸除鼻腔内分泌物（图 7-36） 3. 通过内镜辨认下鼻甲，继续深入鼻腔，可见到中鼻甲，中、下鼻甲与鼻中隔之间呈“Y”字形间隙，中鼻甲和鼻中隔间为手术通道。传递枪状镊和 0.01% 肾上腺素脑膜片塞入蝶筛隐窝，逐渐扩大手术通道（图 7-37） 4. 取出 0.01% 肾上腺素脑膜片后，沿中鼻甲向后上探查，可到达蝶筛隐窝，蝶筛隐窝内为蝶窦开口	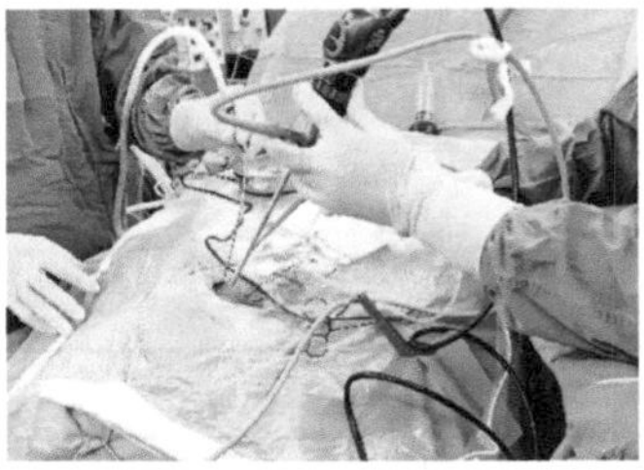 图 7-36 **清理鼻腔，建立手术通道** 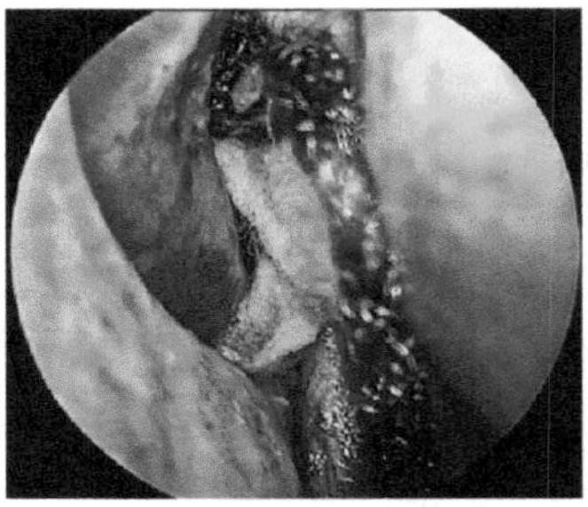 图 7-37 **用 0.01% 肾上腺素脑膜片收缩鼻黏膜**
制备鼻中隔黏膜瓣	1. 准备好针形电刀、剥离子、长双极电凝、明胶海绵、脑棉、冲洗球、枪状剪刀 2. 递针形电刀从蝶窦开口内上缘，沿蝶窦前壁和鼻中隔后部，用针形电刀弧形切开鼻黏膜 3. 递枪状剪刀从鼻腔黏膜和蝶窦黏膜的连接处剪开，递持物钳将鼻黏膜瓣掀向下方，显露鼻窦前下壁和骨性鼻中隔（图 7-38）	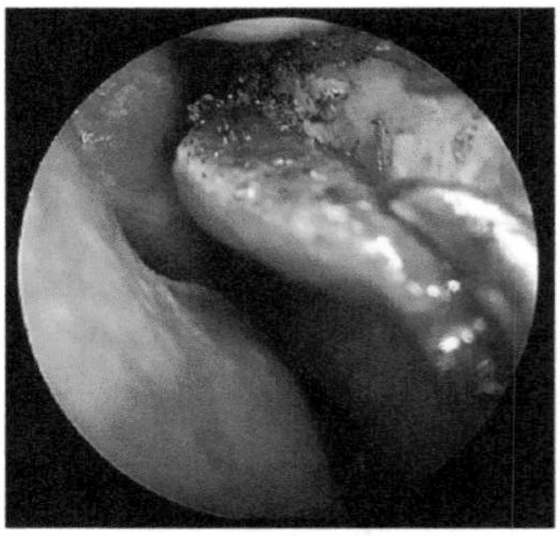 图 7-38 **制备鼻中隔黏膜瓣**
开放蝶窦腔，磨除蝶窦间隔，显露鞍底	1. 准备好磨钻、骨蜡、脑棉、明胶海绵 2. 递磨钻在两侧蝶窦开口间，用磨钻磨除蝶窦前壁骨质和骨性鼻中隔后部，开放蝶窦腔。打开蝶窦腔，接着传递磨钻磨除蝶窦间隔，显露鞍底、两侧颈内动脉隆起和鞍底斜坡隐窝（图 7-39、图 7-40）	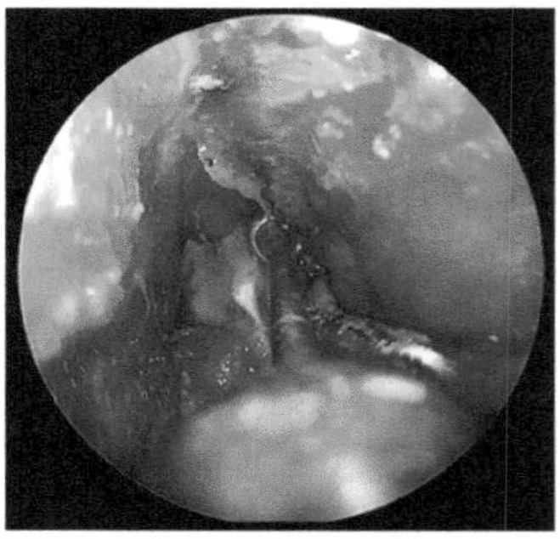 图 7-39 **开放蝶窦腔**

续表

简要手术步骤	配合要点	图示
		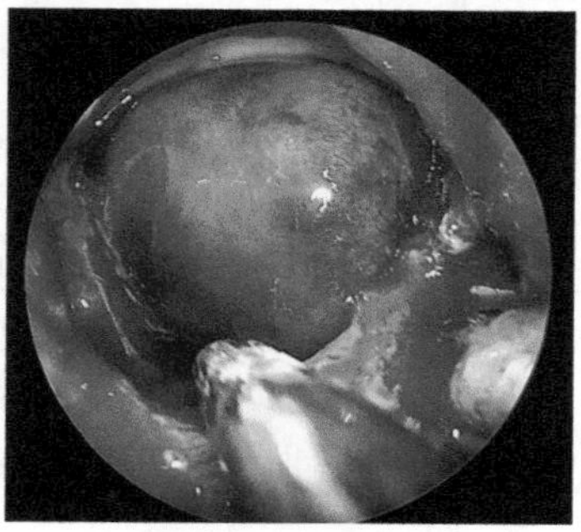 图 7-40　显露鞍底
打开鞍底，显露鞍底硬膜	1. 准备好磨钻、枪状咬骨钳、剥离子、注射器、输液器前端头皮针、持物钳 2. 递磨钻从鞍底下部磨开鞍底骨质，递剥离子分离鞍底骨质与硬脑膜，递枪状咬骨钳，根据肿瘤大小扩大骨窗。显露出硬脑膜后传递头皮针，后面连接注射器，用持物钳固定头皮针穿刺，抽吸后排除是否是动脉瘤（图 7-41）	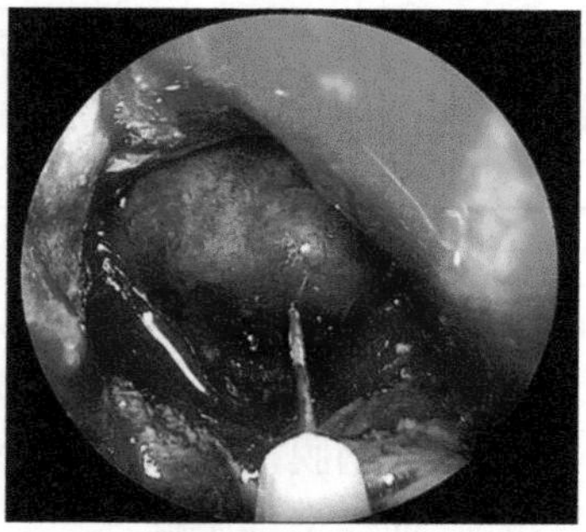 图 7-41　针头穿刺硬脑膜，判断是否是动脉瘤
切除肿瘤	1. 准备好镰状刀、刮勺（不同方向）、枪状瘤钳、枪状剪刀、小脑棉、明胶海绵 2. 递镰状刀切开硬脑膜，递枪状剪刀剪开硬脑膜（图 7-42） 3. 递枪状瘤钳和盛瘤弯盘取部分肿瘤组织做病理。根据肿瘤大小、位置传递各式各样刮勺，先从前下切向后下，达到鞍背水平，两侧达到海绵窦水平。如遇较大硬韧肿瘤，递枪状瘤钳和枪状剪刀先切肿瘤中间，使肿瘤变薄，然后分块切除（图 7-43）	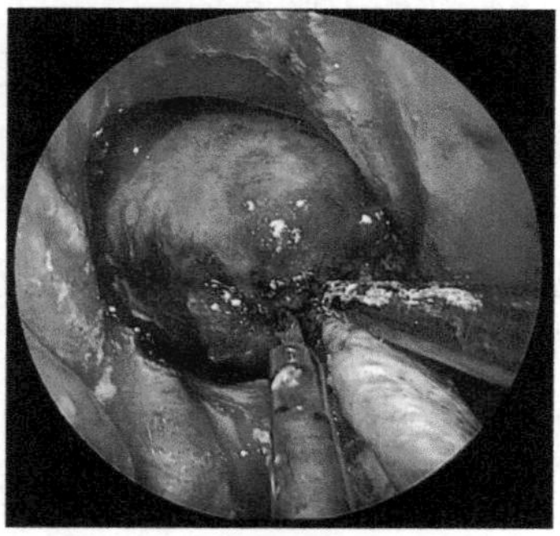 图 7-42　镰状刀切开硬膜 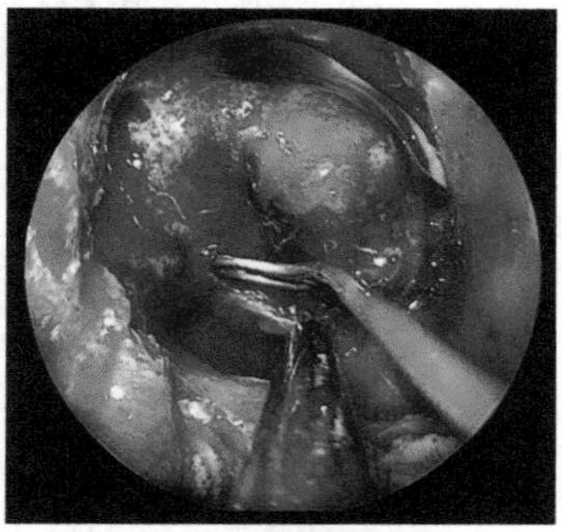 图 7-43　切除肿瘤

续表

简要手术步骤	配合要点	图示
止血，修补鞍底	1. 准备好明胶海绵、脑棉、止血纱布、硬脑膜、剥离子、生物胶、枪状镊 2. 肿瘤全切后传递明胶海绵或止血材料放入瘤腔，递人工硬脑膜和生物胶封闭鞍底。递持物钳将蝶窦前壁黏膜复位，吸除鼻腔内积血和积液（图 7-44）	图 7-44 止血，修补鞍底
术毕处理	1. 完成各项护理文书检查、签字 2. 三方在患者离开手术室前共同按照手术安全核查表上内容逐项进行核查	

（三）颅前窝底肿瘤切除术

1. 适应证

（1）嗅沟脑膜瘤。

（2）嗅神经母细胞瘤。

（3）累及眶内的视神经胶质瘤。

（4）鞍结节脑膜瘤。

2. 颅前窝底解剖　颅底的任何部分均可受到病理性侵害，并可作为颅内或颅外病变手术的通路。颅前窝底的颅内面由筛骨、蝶骨和额骨构成，分为内侧部和外侧部。内侧部覆盖鼻腔和蝶窦上面，由前部的筛骨鸡冠和垂直板及后部的蝶骨平台构成；外侧部覆盖眼眶和视神经管，由额骨和蝶骨小翼构成，向内侧融于前床突。盲孔位于中线，为导静脉穿过的部位，而筛板上有嗅神经的根丝穿过。视神经管内有视神经和眼动脉穿过。颅前窝底面对额叶内侧的直回和外侧的眶回，以及内侧的大脑前动脉分支和外侧的大脑中动脉分支。

3. 麻醉方式　气管内插管全身麻醉。

4. 手术体位　仰卧位（肩下垫软枕，头略后仰，床头抬高 15°，使头部略高于心脏水平，以利于静脉回流），用头托或头架固定。

5. 手术步骤　详见表 7-6。

表 7-6　颅前窝底肿瘤切除术

简要手术步骤	配合要点	图示
用物准备	1. 手术敷料：常规神经外科手术敷料 2. 手术器械：显微神经外科器械、电钻、颅脑牵开器 3. 设备：显微镜、高频电刀、吸引器、动力系统、超声吸引器，胶质瘤患者备彩超	

续表

简要手术步骤	配合要点	图示
	4. 一次性物品：颅脑手术贴膜、纱布、手套、冲洗球、刀口贴、头皮夹、输液器、明胶海绵、脑棉、手术刀片、显微镜套、吸引器管、缝针、缝线、骨蜡 5. 特殊物品：一次性电刀、双极电凝、电钻、引流管、人工硬脑膜、止血材料、颅骨固定系统	
麻醉实施前安全核查	由具有执业资质的手术医生、麻醉医生和手术室护士三方在麻醉实施前共同按照手术安全核查表上内容逐项进行核查	
手术开始前物品清点	手术开始前，洗手护士和巡回护士共同按照手术物品清点原则进行清点	
整理无菌器械台	1. 无菌器械台：统一布局，建立"瘤区"和"非瘤区"（图 7-45） 2. 准备好隔离盘和标本盘，用于放置直接接触肿瘤的手术器械和手术标本	图 7-45　无菌器械台摆台
消毒铺巾	1. 消毒前注意事项：保护患者眼睛（贴膜）和外耳道（棉球） 2. 消毒范围：切口周围 15cm 3. 做好皮肤压力性损伤防护	
手术开始前安全核查	1. 三方在手术开始前共同按照手术安全核查表上内容逐项进行核查 2. 术前物品准备情况的核查由手术室护士执行并向手术医生和麻醉医生报告	
切开头皮及帽状腱膜层	1. 准备好手术刀、纱布、电刀、双极电凝，头皮夹、头皮夹钳、5mm 吸引器 2. 递纱布和手术刀片切开头皮及帽状腱膜，头皮夹钳安装好头皮夹为头皮止血，头皮的血管丰富，出血多，如遇动脉性出血，传递 5mm 吸引器和双极电凝进行止血（图 7-46）	图 7-46　切开头皮及帽状腱膜

续表

简要手术步骤	配合要点	图示
游离皮瓣、剥离骨膜、充分显露颅骨	1. 准备好电刀笔、双极电凝、纱布、头皮拉钩、骨膜剥离子 2. 递电刀笔、5mm 吸引器逐渐深入切开皮瓣，递骨膜剥离子剥离骨膜。递两块湿盐水纱布包裹皮瓣，进行保护以减少出血。递头皮拉钩将包裹好的皮瓣进行固定，充分显露颅骨（图 7-47）	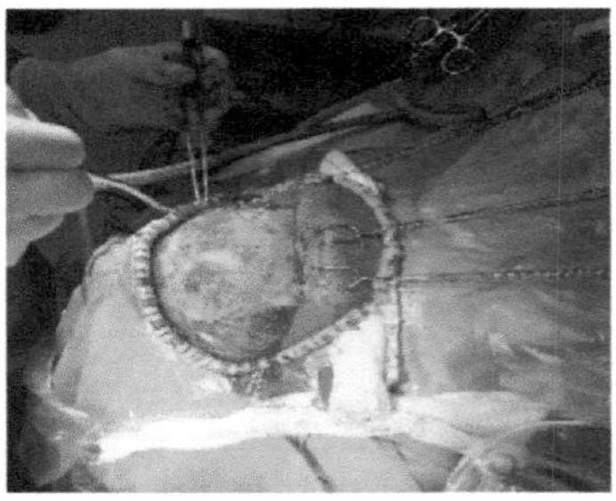 图 7-47 牵拉皮瓣，显露颅骨
切开骨瓣，显露硬脑膜	1. 准备好电钻、铣刀、冲洗球、明胶海绵、脑棉、骨蜡、带钩神经剥离子、蚊式钳、骨膜剥离子 2. 以肿瘤的位置为中心切开骨瓣，递电钻钻孔，用冲洗球打水。递带钩神经剥离子剥离颅骨内板并用蚊式钳夹出，钻好的孔用神经剥离子游离内板与硬脑膜（防止在用铣刀时硬脑膜与内板粘连，损伤硬脑膜及脑组织）。递铣刀和冲洗球，铣开颅骨孔间的颅骨，显露硬脑膜。在颅骨周围进行钻眼，方便硬脑膜悬吊（图 7-48） 3. 巡回护士协助外科医生将显微镜套好，并备神经外科专用手托	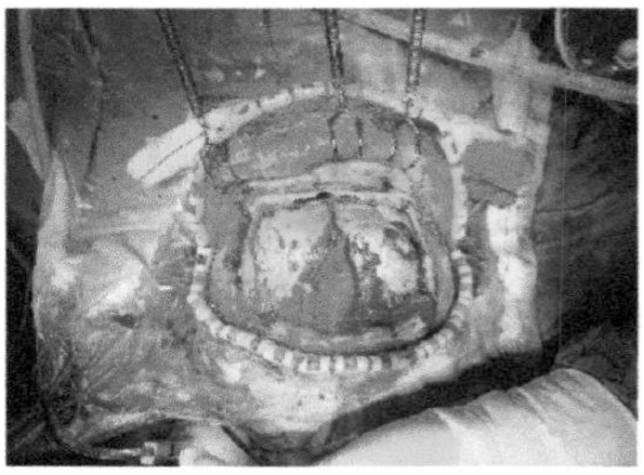 图 7-48 显露硬脑膜
切开硬脑膜，显露脑组织	1. 准备好手套、硬膜刀、长钩镊、硬膜剪刀、明胶海绵、脑棉、冲洗球、（5×8）硬膜针、3-0 缝线、持针器 2. 递冲洗球清理骨瓣周围骨末，医生更换好手套，巡回护士将显微镜安置于合理位置。递硬膜刀和长钩镊切开硬脑膜，将切开的硬脑膜用（5×8）硬膜针、3-0 缝线缝于骨缘周围的软组织上（图 7-49）	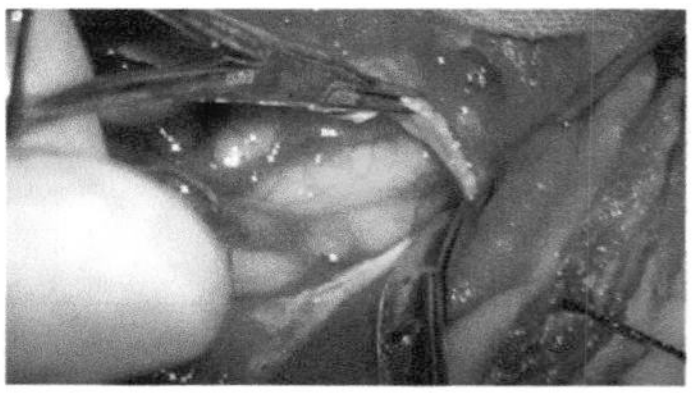 图 7-49 显露脑组织
切除肿瘤	1. 准备好神经外科显微器械(2mm 显微吸引器、显微剥离子、显微镊、显微瘤镊、显微剪刀)、明胶海绵、脑棉、超声吸引器、颅脑牵开器、弯盘 2. 传递颅脑牵开器将双侧额叶向外牵开，充分显露肿瘤。递双极电凝、2mm 吸引器、显微剥离子、显微剪刀，分离肿瘤基底部与硬脑膜粘连处。如遇肿瘤较大无法显露基底部，递双极电凝、2mm 吸引器、超声吸引器先切除一部分肿瘤，再传递显微剥离子、显微剪刀处理肿瘤基底部。如此反复进行直至肿瘤完全切除（图 7-50）	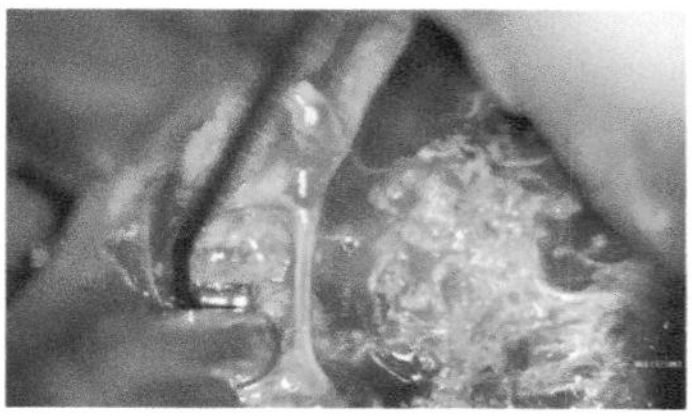 图 7-50 切除肿瘤

续表

简要手术步骤	配合要点	图示
止血，缝合硬脑膜	1. 准备好脑棉、明胶海绵、止血纱布、缝针、缝线、持针器、冲洗球、长钩镊 2. 递冲洗球进行冲洗观察有无出血，根据出血情况选择双极电凝止血或脑棉、明胶海绵压迫止血。递止血纱布覆盖在创面上，确定无流动出血后，传递硬膜针、缝线缝合硬脑膜（图 7-51）	图 7-51　止血，缝合硬脑膜
骨瓣复位，缝合头皮	1. 准备好颅骨内固定系统、骨膜剥离子、引流管、碘伏纱布、短钩镊、缝针、缝线、持针器、剪刀、刀口贴 2. 器械护士与医生共同将取下来的骨瓣安装上固定系统，递碘伏纱布，对引流穿刺点进行消毒，下引流管，递针线固定引流管。递骨膜剥离子充分显露骨瓣，将取下来的骨瓣进行复位固定。复位后卸下头皮拉钩，递短钩镊、缝针、缝线逐层进行缝合（图 7-52）	图 7-52　缝合头皮
术毕处理	1. 完成各项护理文书检查、签字 2. 三方在患者离开手术室前共同按照手术安全核查表上内容逐项进行核查	

（四）注意事项

1. 切下来的骨瓣用湿盐水纱布擦拭干净，用干净湿盐水纱布包裹好妥善安置。
2. 切除肿瘤时，根据手术空间大小，提前准备好大小不同的明胶海绵和脑棉。
3. 提前准备好标本盘，标本应妥善保管。
4. 注意手术物品清点，尤其是不同型号的脑棉。

（周　扬　杜逸群）

第 8 章 胸部肿瘤外科专科护理技术

第一节 肺部肿瘤手术

一、解剖学基础

（一）肺的形态

肺呈半圆锥形，有一尖、一底、两面、三缘。肺的上端钝圆，突入颈根部，称肺尖。肺的下面凹陷称肺底，因与膈相贴，故又称膈面。肺的外侧面与肋和肋间肌相邻，故称肋面。肺的内侧面朝向纵隔，其近中央处有一处凹陷为肺门。肺门是主支气管、肺动脉、肺静脉、支气管血管、淋巴结管和神经等出入肺的部位，出入肺门的结构被结缔组织包绕，构成肺根。肺的前缘和下缘薄而锐利，左肺前缘下方有一明显的凹陷，称心切迹。

（二）肺的位置

肺位于胸腔内，纵隔两侧，因心脏的位置偏左，故左肺狭长，右肺略宽短。肺表面为脏胸膜被覆，光滑。幼儿肺的颜色呈淡红色，随年龄增长，空气中的尘埃吸入肺内，逐渐变成灰色至黑紫色。

（三）肺的结构

左肺被斜裂分为上、下两叶，右肺被斜裂和水平裂分为上、中、下三叶。主支气管进入肺门后，左主支气管分上、下两支，右主支气管分上、中、下三支，进入相应的肺叶，构成肺叶支气管。肺叶支气管再分支为肺段支气管。

每个肺段支气管及其所属的肺组织构成一个支气管肺段，简称肺段。每个肺段呈圆锥形，尖端朝向肺门，底朝向肺表面，左肺分为 9 个肺段：上叶肺 4 个段（尖后段、前段、上舌段和下舌段），下叶肺 5 个段（上段和内基底段、外基底段、前基底段、后基底段），占 45% 呼吸功能。右肺 10 个肺段：上叶肺 3 个段（尖段、后段和前段），中叶肺 2 个段（外侧段和内侧段），下叶肺 5 个段与左肺相同，占 55% 呼吸功能。相邻肺段之间有薄层结缔组织相隔。

（四）肺的血管、神经、淋巴系统

肺动脉与气管支气管的关系较为复杂。肺动脉主干发自右心室流出道，在升主动脉的左侧后方分出左、右肺动脉。右肺动脉经过主动脉和上腔静脉的后方，至心房的侧面右主支气管的前下方，在右上叶支气管的前方分出右上叶的动脉分支，其远端逐渐走行于支气

管的外侧。反之，左肺动脉的起始部位于左主支气管的前方，然后向后外至支气管及其分支的上方，其远端于支气管外侧下行至舌段支气管和下叶基底段支气管的分叉处。

同侧肺上下静脉均汇入左心房或上下静脉先汇合后再进入左房，汇合处常位于心包内。右侧肺上静脉引流右肺上叶和中叶的血流，左侧肺上静脉引流包括舌段在内的左肺上叶的血流，双侧的肺下静脉引流相应的肺下叶。在肺段或亚段水平，肺静脉位于肺段之间，一般无法与单独的肺段相对应。右肺上叶主要有 3 条回流静脉，分别是尖前支、下支和后支。下肺静脉有 2 条主要的属支，上支引流下叶的上段，另一支为基底静脉。3/4 的患者左肺上叶有 3 条回流静脉，分别是尖后段静脉、前段静脉和舌段静脉，舌段静脉包括上舌支和下舌支。

肺的淋巴引流与肺的病理生理及肺肿瘤的播散关系密切。一般情况下，右肺的淋巴先回流至肺内淋巴系统及淋巴结，然后到支气管周围（肺门）淋巴结，随后至隆突下、右侧气管支气管旁和气管旁淋巴结。左肺上叶的淋巴开始时同样是先回流至肺内淋巴结和支气管周围（肺门）淋巴结，随后到隆突下、左侧气管支气管、左侧气管旁、主肺动脉窗及主动脉弓前淋巴结。左肺下叶的淋巴回流也是先进入肺内和支气管旁（肺门）淋巴结，然后是隆突下淋巴结和气管支气管淋巴结。淋巴最终通过支气管纵隔淋巴干和胸导管或是颈深部（斜角肌）淋巴结汇入静脉系统。根据肺癌的分期将淋巴结直接进行分组，一般情况下，单独存在的淋巴结常为纵隔淋巴系统，而双侧对称存在的淋巴结多为肺门或肺内淋巴结。

二、手术配合要点

（一）单孔胸腔镜下右上肺楔形切除术

1. 适应证

（1）肺良性结节的诊断。

（2）早期肺癌的治疗。

（3）肺外恶性肿瘤肺转移灶的治疗。

（4）弥漫性肺实质病变的诊断。

2. 麻醉方式　全身麻醉 + 神经阻滞麻醉，双腔导管插管，术中健侧肺通气。

3. 手术体位　侧卧位，略向腹侧倾斜。

4. 手术步骤　详见表 8-1。

表 8-1　单孔胸腔镜下右上肺楔形切除术

简要手术步骤	配合要点	图示
用物准备	1. 手术敷料：常规胸科手术敷料 2. 手术器械：肺手术器械、胸腔镜手术器械、双关节手术器械（备胸腔撑开器） 3. 杂项物品：刀片、缝针、丝线、可吸收线、电刀、吸引器、胸腔引流装置、切口保护器、腔镜下一次性切割闭合器及钉匣、取物袋、止血材料 4. 设备：电刀、吸引器、腔镜机组	

续表

简要手术步骤	配合要点	图示
麻醉实施前安全核查	由具有执业资质的手术医生、麻醉医生和手术室护士三方（以下简称“三方”），在麻醉实施前共同按照手术安全核查表中的内容逐项进行核查（图 8-1）	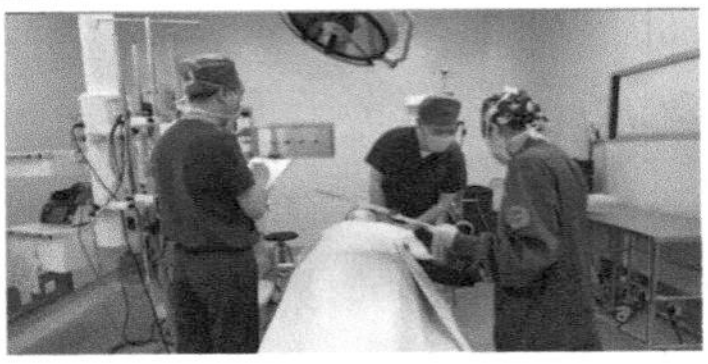 图 8-1　三方安全核查
铺置无菌器械台	按照手术隔离技术要求铺置无菌器械台并进行无菌器械台区域设置（图 8-2）	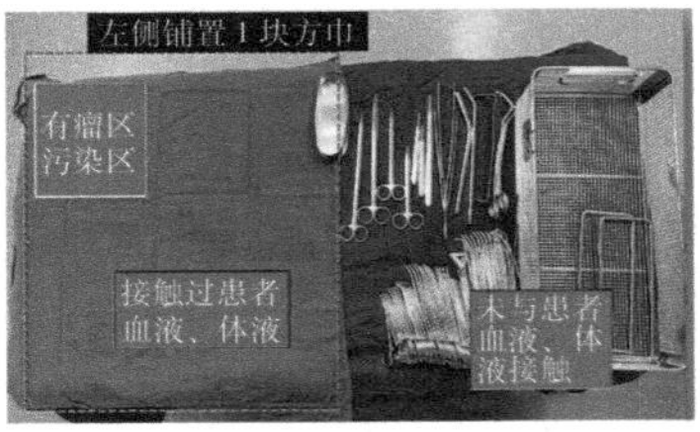 图 8-2　无菌器械台区域设置
手术开始前物品清点	手术开始前，器械护士和巡回护士共同按照手术物品清点原则进行清点（图 8-3）	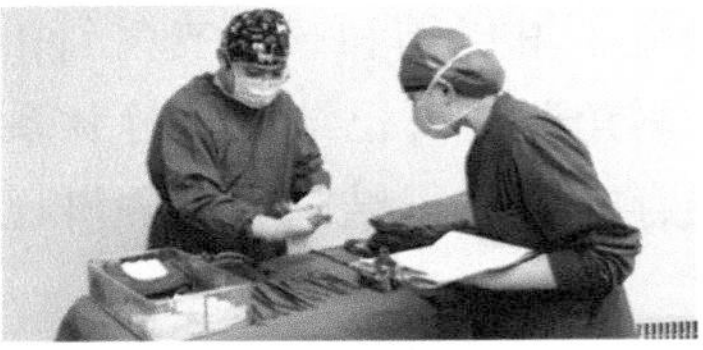 图 8-3　手术物品清点
消毒铺巾	消毒范围：前后过正中线，上肩及上臂上 1/3，下过肋缘，包括同侧腋窝	
手术开始前安全核查	三方在手术开始前共同按照手术安全核查表中的内容逐项进行核查 手术物品准备情况的核查由手术室护士执行并向手术医师和麻醉医师报告	
切开皮肤、皮下组织、肌肉	递消毒棉球、纱布、22 号刀片划皮（图 8-4）；递 18cm 血管钳、甲状腺拉钩，游离皮下组织、肌肉（图 8-5）	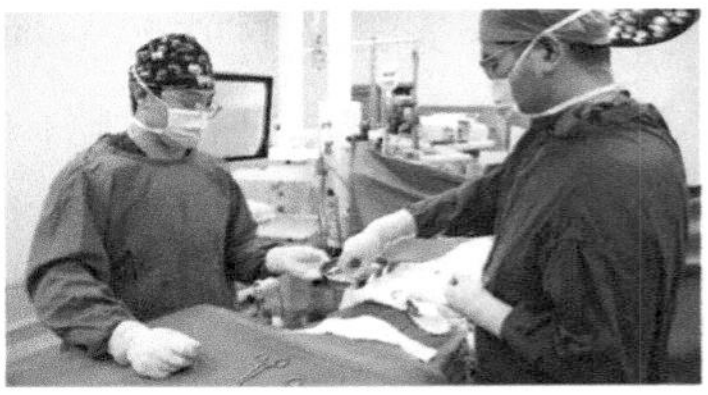 图 8-4　无接触传递刀片 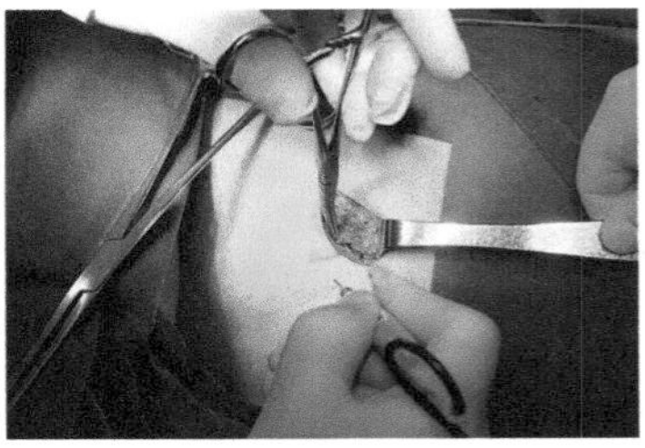 图 8-5　游离切口

续表

简要手术步骤	配合要点	图示
切开胸膜，分离胸膜粘连组织，进胸探查	1. 递切口保护器、橡皮圈、艾力斯固定镜头（图 8-6） 2. 递电凝钩分离肺组织与胸膜粘连处	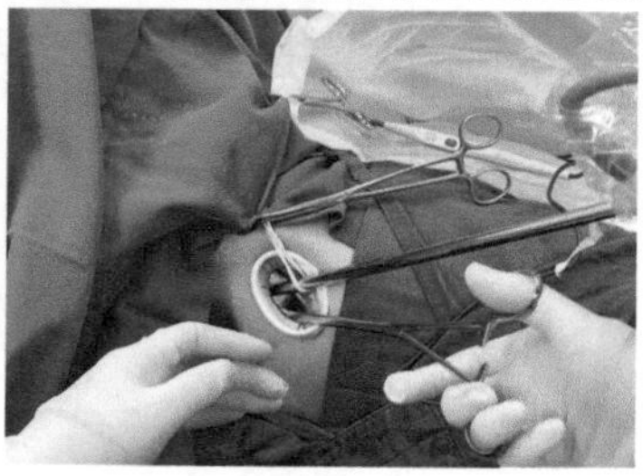 图 8-6　手术切口保护
确定病变部位，楔形切除肿块	1. 递双关无齿卵圆钳、腔镜下一次性切割闭合器楔形切除肺组织（图 8-7） 2. 敷料包裹拆卸切割闭合器钉仓，并用流动水冲洗钉匣，备用（图 8-8、图 8-9）	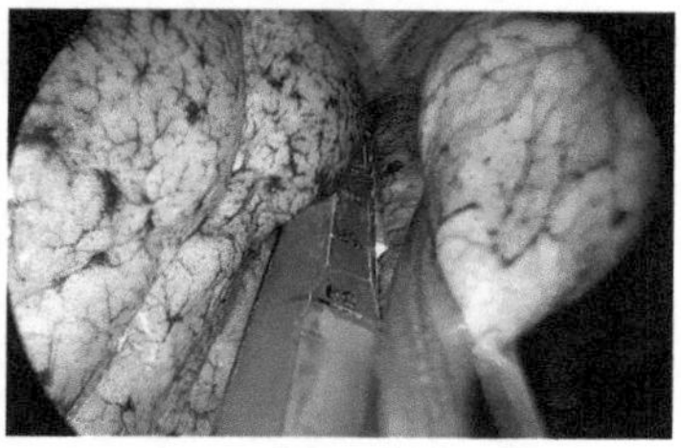 图 8-7　肺楔形切除 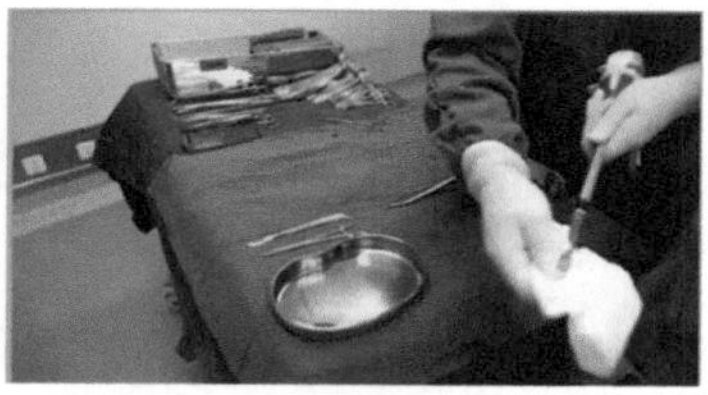 图 8-8　拆卸钉仓 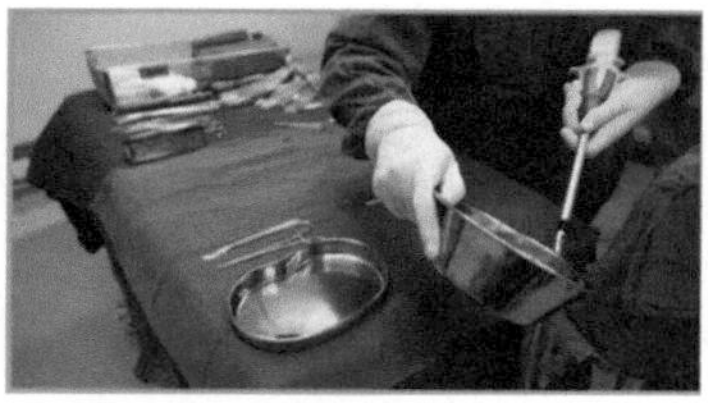 图 8-9　清理钉仓匣
取出肿块，送术中快速冷冻病理检查	根据标本大小选择合适的取物袋取出标本（图 8-10）	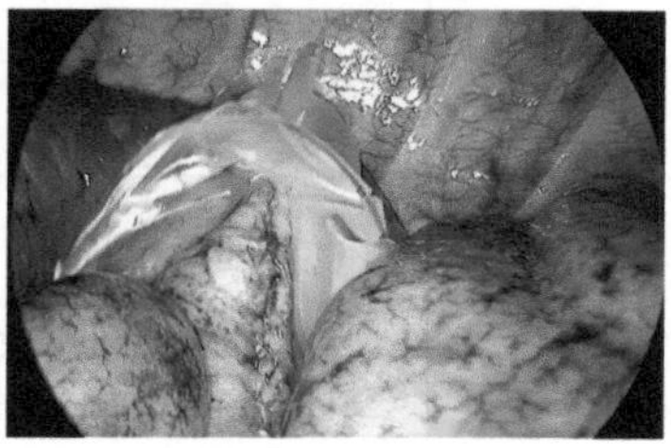 图 8-10　取物袋取标本

续表

简要手术步骤	配合要点	图示
	递弯盘接取标本或由取标本的医生将标本直接放置在有瘤区的标本盘内（图 8-11 ～图 8-13）	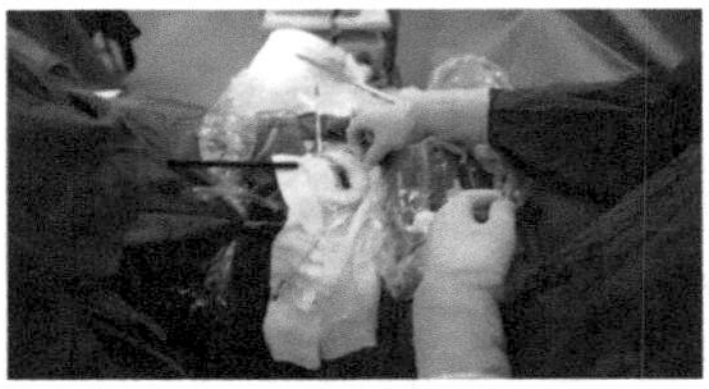 图 8-11　取标本前准备 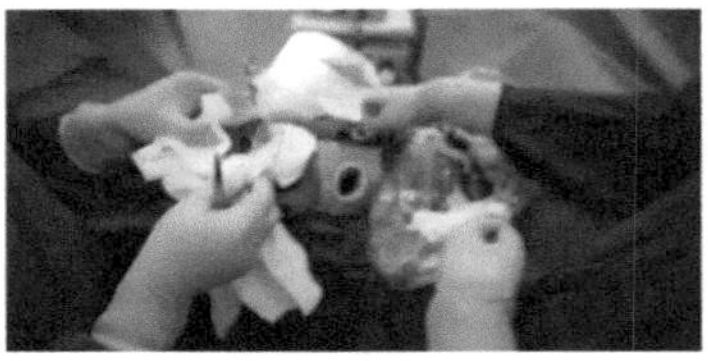 图 8-12　医生取出标本 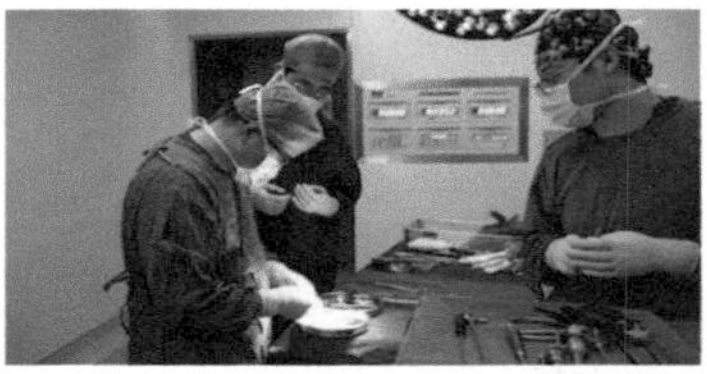 图 8-13　标本放置在有瘤区标本盘内
	手术医生更换手套（图 8-14）	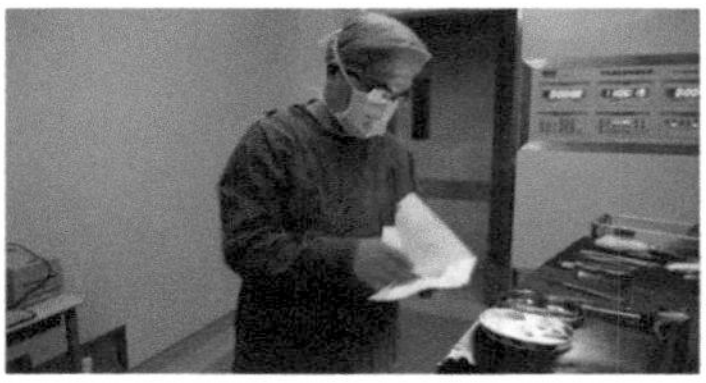 图 8-14　手术医生更换手套
	标本送术中快速冷冻病理检查（图 8-15）	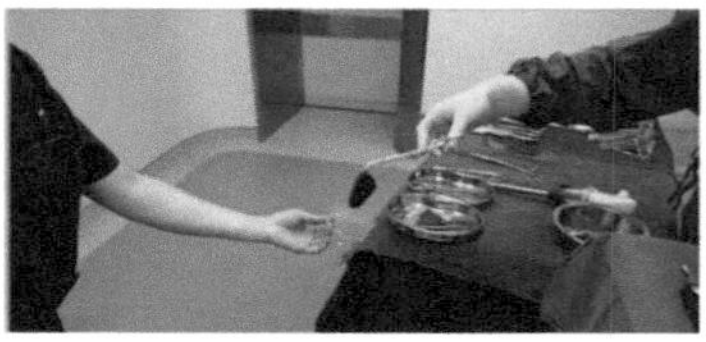 图 8-15　装标本送冷冻
冲洗，检查肺是否漏气，止血	大量温灭菌注射用水冲洗手术部位、切口，检查肺组织是否有漏气，若有漏气，用 3-0 可吸收线修补（图 8-16）	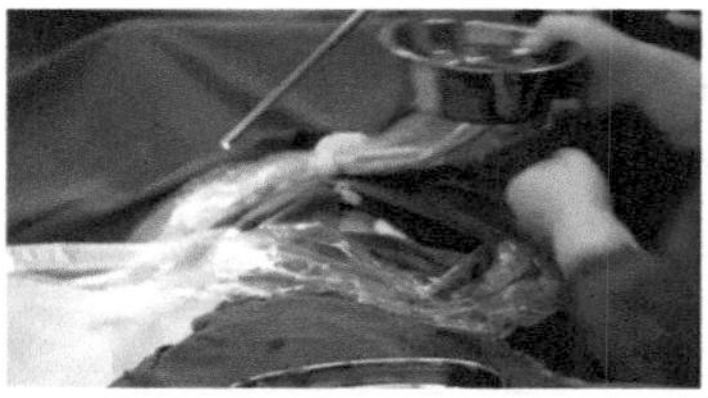 图 8-16　胸腔冲洗

续表

简要手术步骤	配合要点	图示
	手术台上加铺无菌方巾，更换手套、手术敷料、器械，按需准备止血材料（图 8-17）	图 8-17　手术台上加铺干净方巾
放置胸腔引流装置	递消毒棉球，放置胸腔引流管，0 丝线角针固定引流管，连接水封瓶（图 8-18）	图 8-18　放置胸管、关胸
关胸	关闭胸腔前、关闭胸腔后、缝合皮肤后清点器械、敷料，2-0 可吸收线逐层关闭肌肉层，3-0 可吸收线皮内缝合皮肤	
术毕处理	1. 完成各项护理文书记录并签字 2. 三方在患者离开手术室前共同按照手术安全核查表中的内容逐项进行核查	

（二）单孔胸腔镜下右下肺上段切除术

1. 适应证

（1）病灶位于肺外周 1/2、长径≤ 2cm、含磨玻璃成分的早期肺癌。

（2）患者功能状况无法耐受肺叶切除。

（3）肿瘤长径≤ 2cm 的周围型小结节、同时具备以下条件之一：原位癌；磨玻璃成分超过 50%；长期随访提示倍增时间超过 400d。

（4）肺段切除要求：应保证切缘≥ 2cm 或≥病灶长径；除非患者功能状况不允许，否则同样应行肺门、纵隔淋巴结采样，尤其是实密成分较多的磨玻璃结节。

2. 麻醉方式　全身麻醉 + 神经阻滞麻醉，双腔导管插管，术中健侧肺通气。

3. 手术体位　侧卧位，略向腹侧倾斜。

4. 手术步骤　详见表 8-2。

表 8-2　单孔胸腔镜下右下肺上段切除术

简要手术步骤	配合要点	图示
用物准备	1. 手术敷料：常规胸科手术敷料 2. 手术器械：肺手术器械、胸腔镜手术器械、双关节手术器械（备胸腔撑开器）	

续表

简要手术步骤	配合要点	图示
	3. 杂项物品：刀片、缝针、丝线、可吸收线、电刀、吸引器、胸腔引流装置、切口保护器、腔镜下一次性切割闭合器及钉匣、取物袋、止血材料 4. 设备：电刀、吸引器、超声刀、腔镜机组	
麻醉实施前安全核查	由具有执业资质的手术医生、麻醉医生和手术室护士三方（以下简称“三方”），在麻醉实施前共同按照“手术安全核查表”中的内容逐项进行核查（图 8-19）	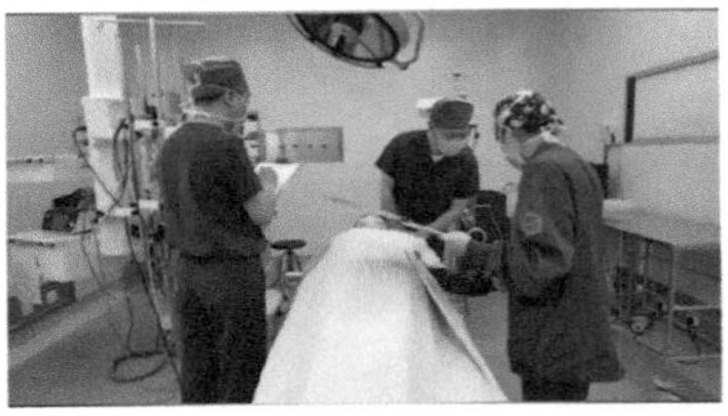 图 8-19　三方安全核查
铺置无菌器械台	按照手术隔离技术要求铺置无菌器械台并进行无菌器械台区域设置（图 8-20）	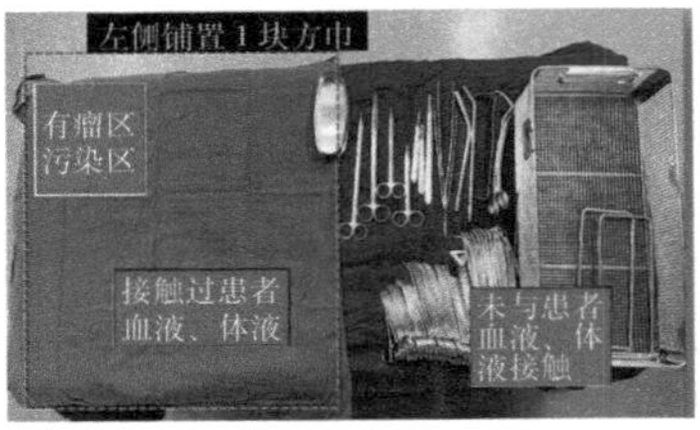 左侧铺置1块方巾 有瘤区 污染区 接触过患者血液、体液 未与患者血液、体液接触 图 8-20　无菌器械台区域设置
手术开始前物品清点	手术开始前，器械护士和巡回护士共同按照手术物品清点原则进行清点（图 8-21）	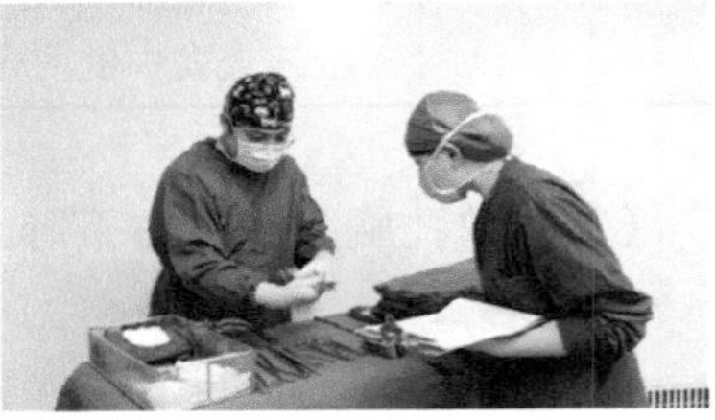 图 8-21　手术物品清点
消毒铺巾	消毒范围：前后过正中线，上肩及上臂上 1/3，下过肋缘，包括同侧腋窝	
手术开始前安全核查	1. 三方在手术开始前共同按照手术安全核查表中的内容逐项进行核查 2. 手术物品准备情况的核查由手术室护士执行并向手术医生和麻醉医生报告	
切开皮肤，游离皮下组织、肌肉	1. 递消毒棉球、纱布、22 号刀片划皮（图 8-22）	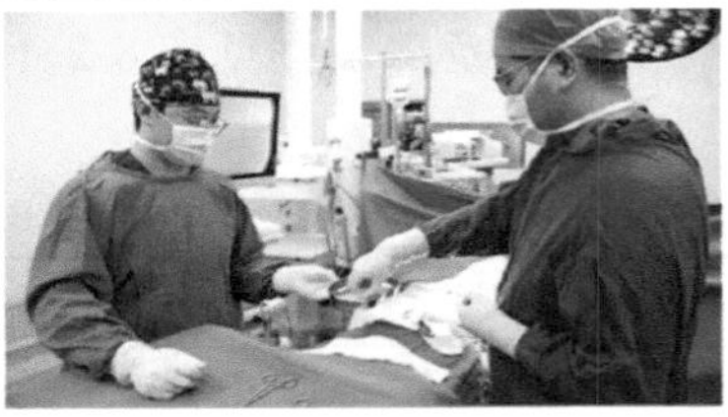 图 8-22　无接触传递刀片

续表

简要手术步骤	配合要点	图示
	2. 递电刀、18cm 血管钳、甲状腺拉钩，游离皮下组织、肌肉（图 8-23）	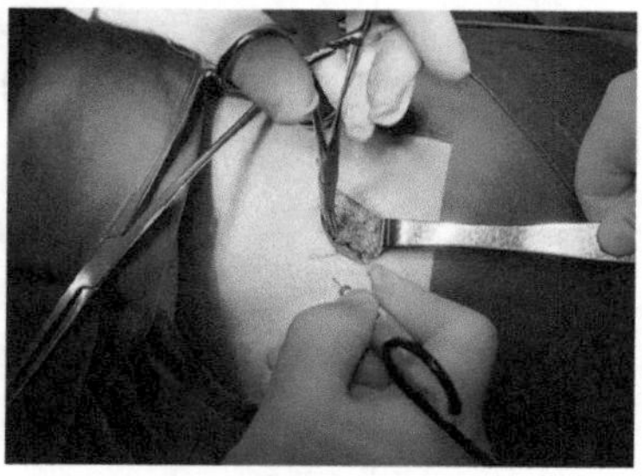 图 8-23　**游离切口皮下组织**
切开胸膜，分离胸膜粘连组织，进胸探查	1. 递切口保护器、橡胶圈、艾力斯固定镜头（图 8-24） 2. 递电凝钩分离肺组织与胸膜粘连处	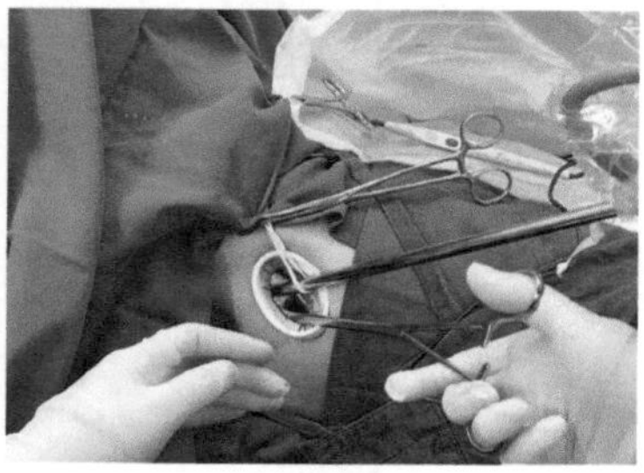 图 8-24　**手术切口保护**
	3. 递 Hem-o-lock 夹固定肺部肿瘤定位针（图 8-25）	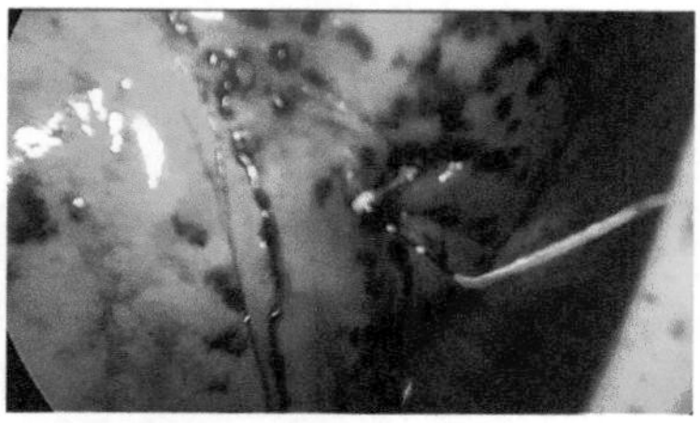 图 8-25　**固定定位针**
切开门周围胸膜及下肺韧带，解剖右下肺上段动脉并切断	1. 递纱布制作的三角包、电凝钩游离右肺斜裂（图 8-26）	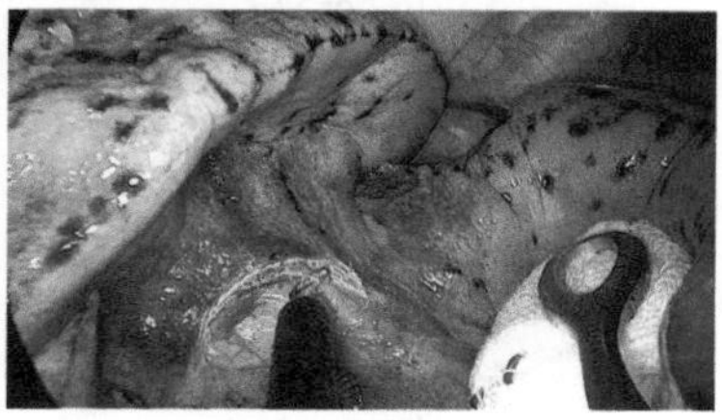 图 8-26　**游离右肺斜裂**
	2. 递纱布制作的三角包挡住右下肺叶，双弯吸引器挡住右上肺，电凝钩切开肺门周围胸膜、切断下肺韧带（图 8-27）	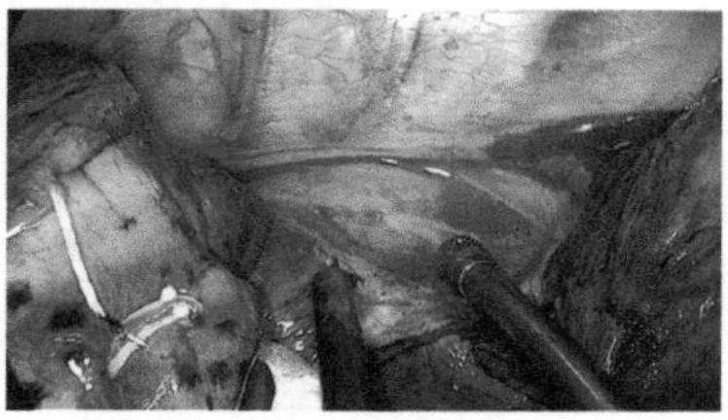 图 8-27　**切开肺门周围胸膜**

续表

简要手术步骤	配合要点	图示
	3. 递双关米氏钳游离右肺斜裂，并用腔镜下一次性直线切割闭合器离断缝合肺裂（图 8-28、图 8-29）	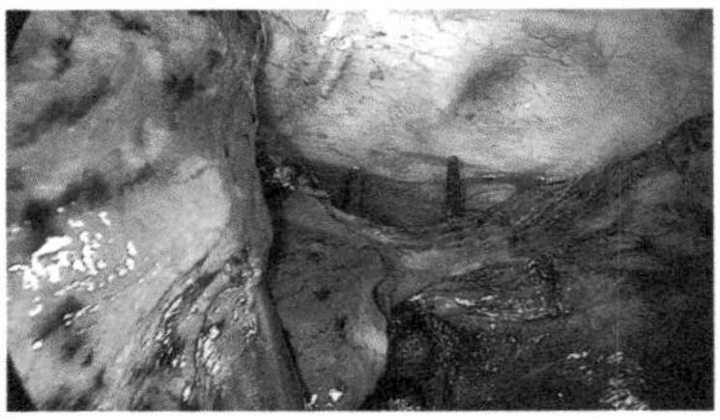 图 8-28 离断右肺斜裂 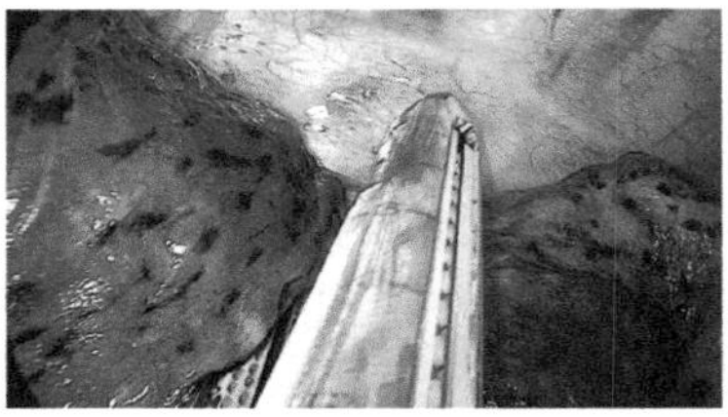 图 8-29 切断缝合右肺斜裂
	4. 递双关血管钳分离右下肺上段动脉（图 8-30）	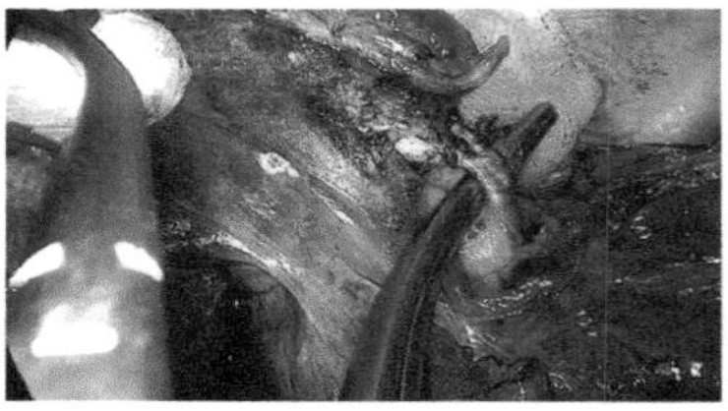 图 8-30 分离右下肺上段动脉
	5. 递 0 号丝线结扎右下肺上段动脉近心端（图 8-31）	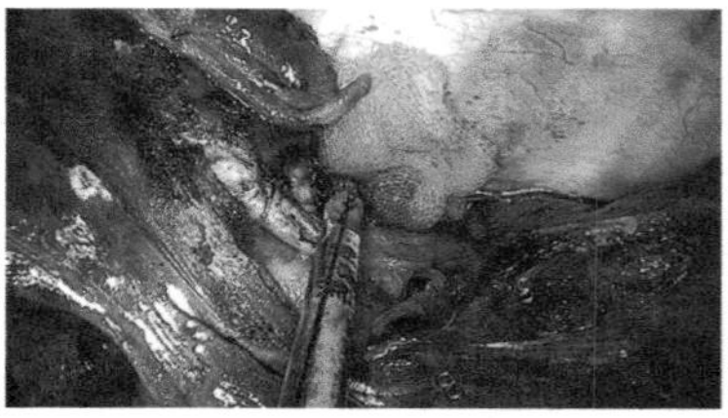 图 8-31 结扎右下肺上段动脉近心端
	6. 递 Hem-o-lock 夹夹闭右肺上段动脉远心端，递超声刀离断右肺上段动脉（图 8-32）	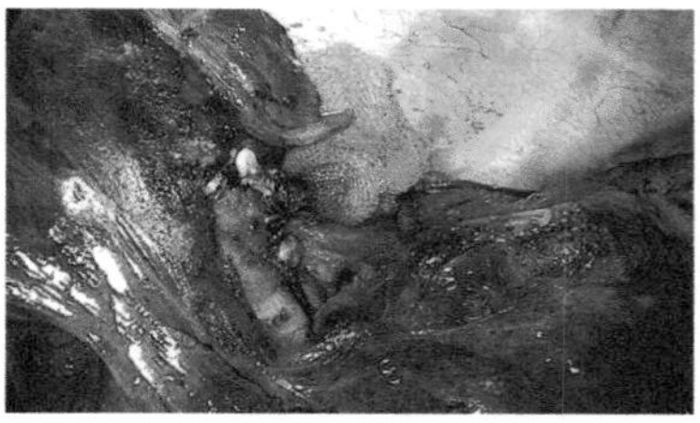 图 8-32 离断右下肺上段动脉

续表

简要手术步骤	配合要点	图示
解剖右下肺上段支气管并离断，清扫肺段淋巴结，离断右下肺上段静脉，切断缝合右下肺上段与后底段、外侧底段肺间组织	1. 递电凝钩游离右下肺上段支气管，递双关无齿卵圆钳牵拉右下肺上段，双关血管钳分离右下肺上段支气管，腔镜分离钳递 0 号丝线进行右下肺上段支气管牵引（图 8-33）	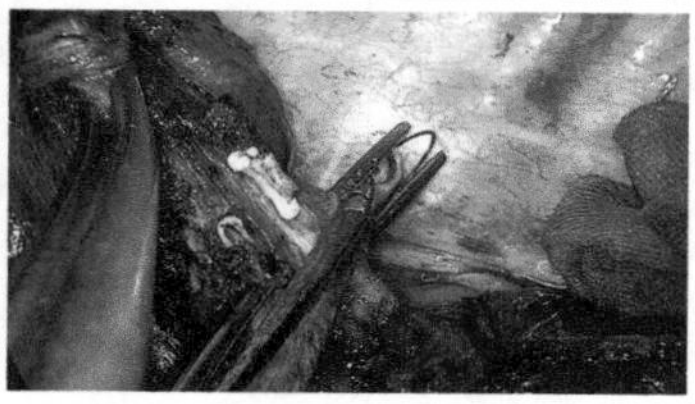 图 8-33　分离右下肺上段支气管
	2. 递腔镜下一次性直线切割闭合器离断缝合右下肺上段支气管（图 8-34）	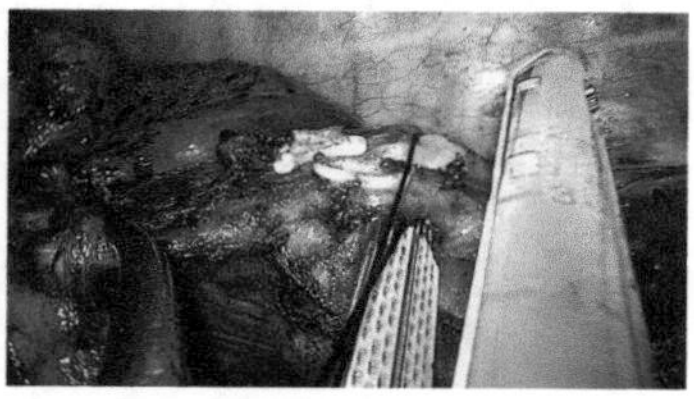 图 8-34　离断右下肺上段支气管
	3. 敷料包裹拆卸切割闭合器钉仓，并用流动水冲洗钉匣，备用（图 8-35、图 8-36）	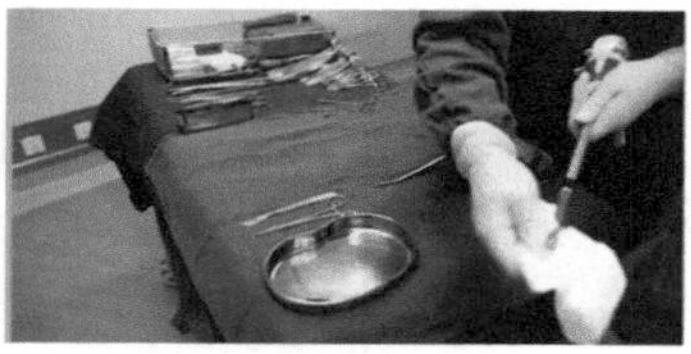 图 8-35　拆卸钉仓 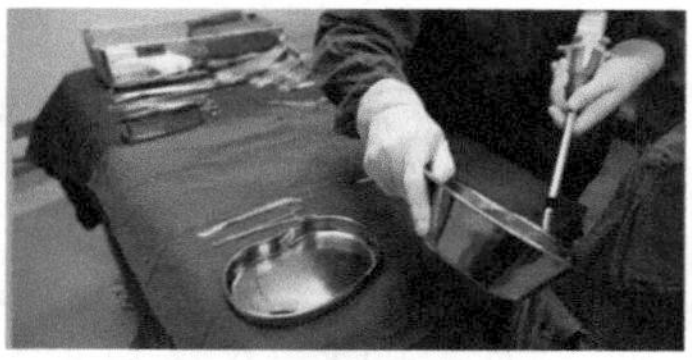 图 8-36　清理钉仓匣
	4. 递超声刀、双弯吸引器清扫右下肺上段淋巴结（图 8-37）	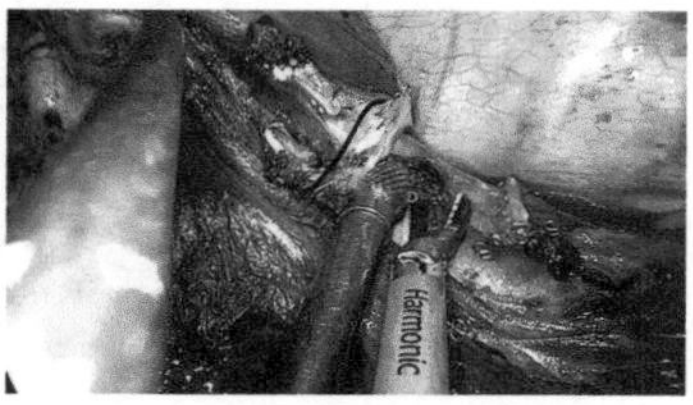 图 8-37　清扫右下肺上段淋巴结
	5. 递电凝钩游离右下肺上段静脉，递双关米氏钳分离右下肺上段静脉（图 8-38）	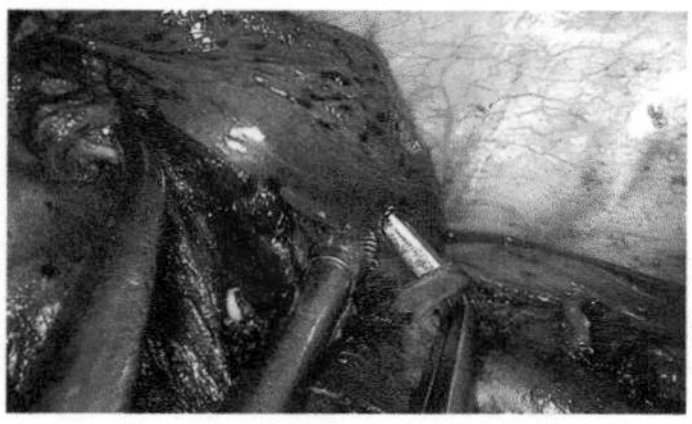 图 8-38　游离右下肺上段静脉

续表

简要手术步骤	配合要点	图示
	6. 递 0 号丝线结扎右下肺上段静脉近心端，递 Hem-o-lock 夹夹闭右下肺上段静脉远心端，递超声刀离断（图 8-39）	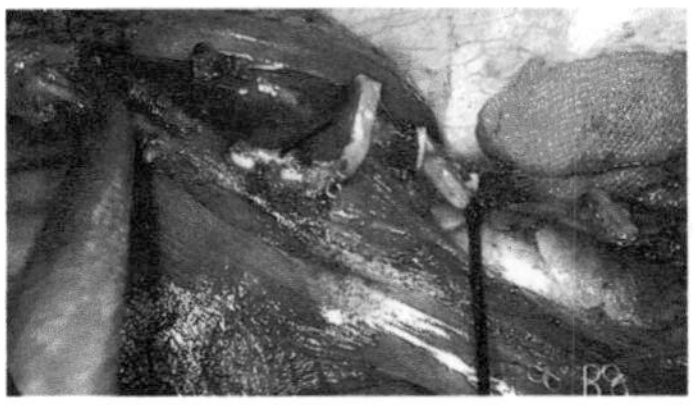 图 8-39 离断右下肺上段静脉
	7. 递腔镜下一次性直线切割闭合器离断缝合右下肺上段与后底段、外侧底段段间肺组织（图 8-40）	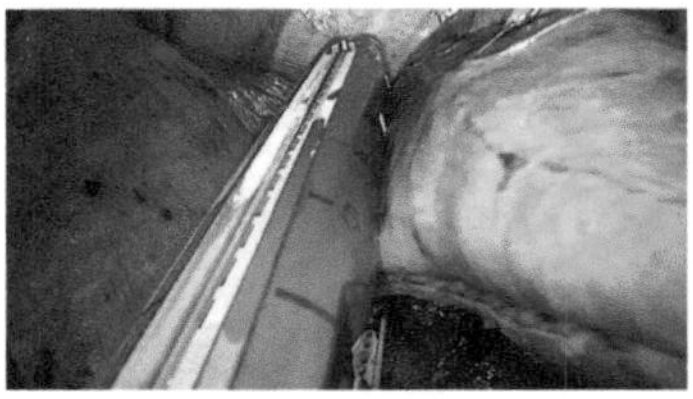 图 8-40 离断段间肺组织
	8. 递双关血管钳、取物袋取出标本，取标本时用 45cm × 45cm 敷料包绕在取物袋周围，避免取标本时污染手术台面（图 8-41、图 8-42）	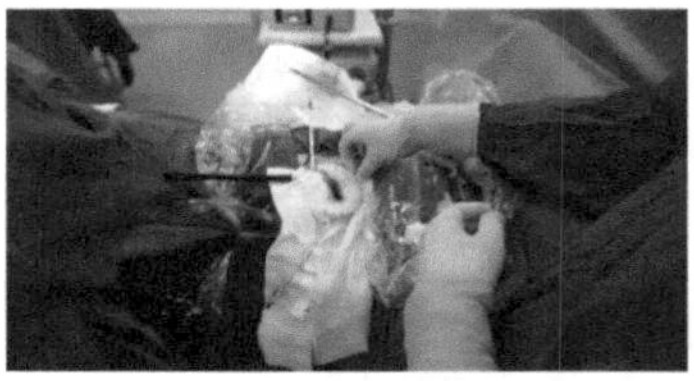 图 8-41 取标本前准备 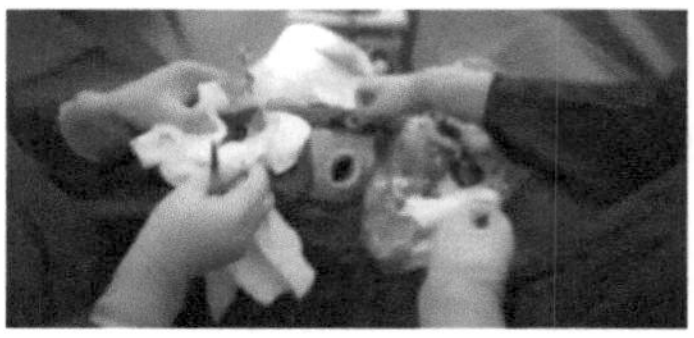 图 8-42 医生取出标本
	9. 由取标本的医生将标本和取标本用过的器械、敷料都从切口处拿走，标本直接放置在有瘤区的标本盘内，取标本的器械放置在有瘤区，敷料直接丢至清点桶内，医生更换手套（图 8-43、图 8-44）	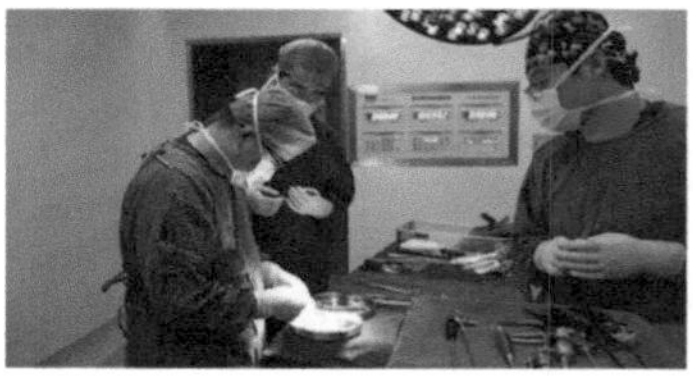 图 8-43 医生将标本直接放置在有瘤区弯盘内 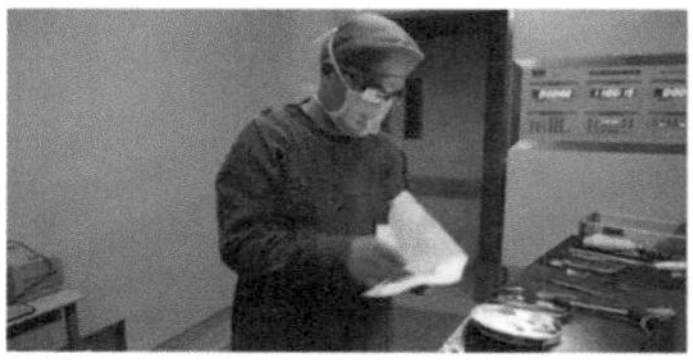 图 8-44 医生更换手套

续表

简要手术步骤	配合要点	图示
肺段标本送术中快速冷冻病理检查，清扫纵隔、肺内淋巴结	1. 标本送术中快速冷冻病理检查 2. 递超声刀、电凝钩、吸引器、无齿卵圆钳清扫纵隔、肺内淋巴结 3. 用手套裁剪的指套做标本袋取出淋巴结标本（图 8-45）	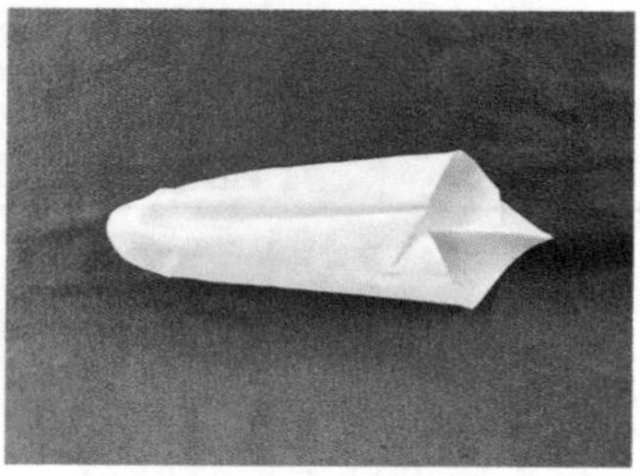 图 8-45　指套裁剪形状
冲洗、止血，检查肺是否有漏气	1. 用大量温灭菌注射用水冲洗手术部位、切口，检查支气管、肺组织是否有漏气，若有漏气，用 3-0 不可吸收线修补（图 8-46、图 8-47） 2. 手术台上加铺无菌方巾，更换手术敷料，器械护士清洗切口保护器、手术器械，按需准备止血材料（图 8-48）	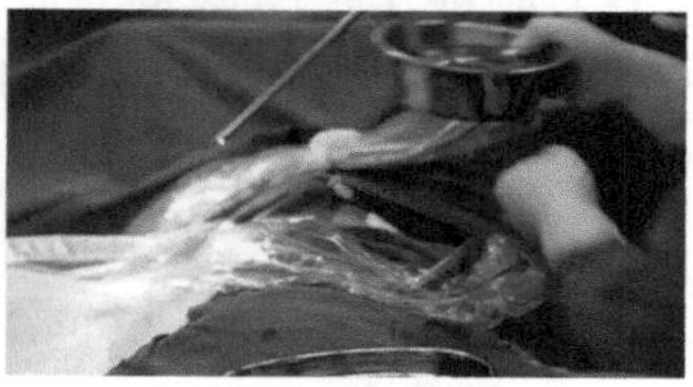 图 8-46　胸腔冲洗 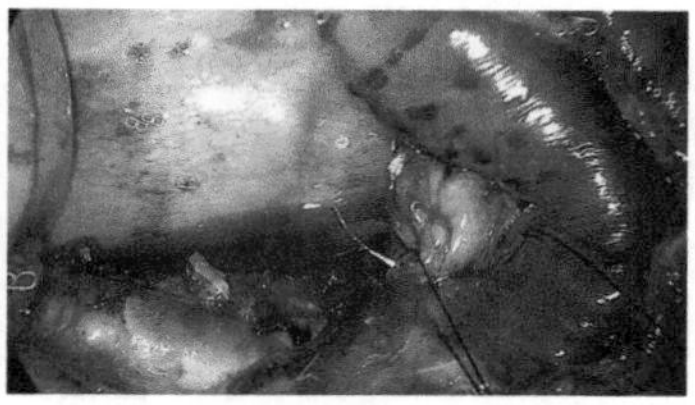 图 8-47　肺修补 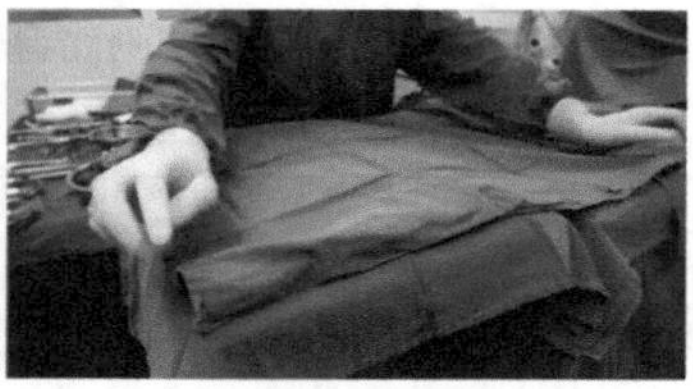 图 8-48　手术台面加铺干净方巾
放置胸腔引流装置	递消毒棉球，放置胸腔引流管，0 号丝线角针固定引流管，连接水封瓶	
关胸	关闭胸腔前、关闭胸腔后、缝合皮肤后清点器械、敷料，2-0 可吸收线逐层关闭肌肉层、3-0 可吸收线皮内缝合皮肤（图 8-49）	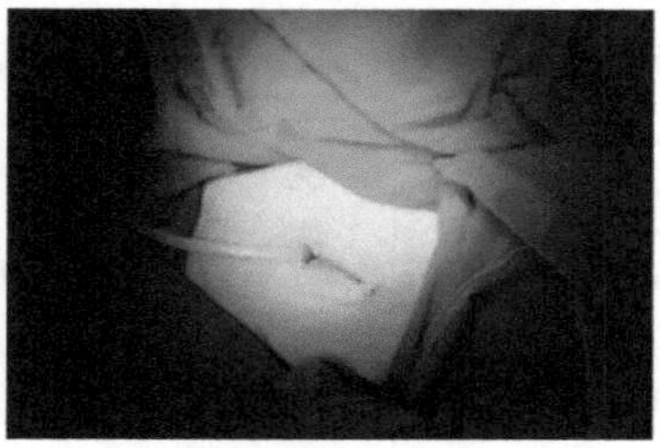 图 8-49　关胸

续表

简要手术步骤	配合要点	图示
术毕处理	1. 完成各项护理文书记录并签字 2. 三方在患者离开手术室前共同按照手术安全核查表中的内容逐项进行核查	

（三）单孔胸腔镜下左上肺叶切除术

1. 适应证

（1）原发性支气管肺癌。

（2）肺部化脓性感染。

（3）肺良性肿瘤、囊肿和瘤样病变。

（4）肺结核等。

2. 麻醉方式　全身麻醉＋神经阻滞麻醉，双腔导管插管，术中健侧肺通气。

3. 手术体位　侧卧位，略向腹侧倾斜。

4. 手术步骤　详见表8-3。

表8-3　单孔胸腔镜下左上肺叶切除术

简要手术步骤	配合要点	图示
用物准备	1. 手术敷料：常规胸科手术敷料 2. 手术器械：肺手术器械、胸腔镜手术器械、双关节手术器械（备胸腔撑开器） 3. 杂项物品：刀片、缝针、丝线、可吸收线、电刀、吸引器、胸腔引流装置、切口保护器、腔镜下一次性切割闭合器及钉匣、取物袋、止血材料 4. 设备：电刀、吸引器、超声刀、腔镜机组	
麻醉实施前安全核查	由具有执业资质的手术医生、麻醉医生和手术室护士三方（以下简称“三方”），在麻醉实施前共同按照手术安全核查表中的内容逐项进行核查（图8-50）	图8-50　三方安全核查
铺置无菌器械台	按照手术隔离技术要求铺置无菌器械台并进行无菌器械台区域设置（图8-51）	 图8-51　无菌器械台区域设置

续表

简要手术步骤	配合要点	图示
手术开始前物品清点	手术开始前，器械护士和巡回护士共同按照手术物品清点原则进行清点（图 8-52）	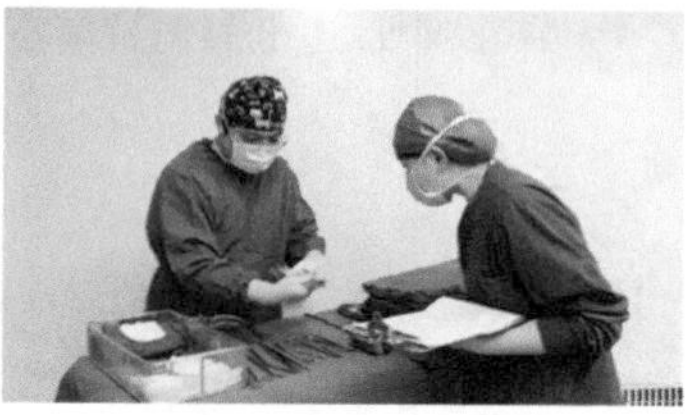 图 8-52　**手术物品清点**
消毒铺巾	消毒范围：前后过正中线，上肩及上臂上 1/3，下过肋缘，包括同侧腋窝	
手术开始前安全核查	1. 三方在手术开始前共同按照手术安全核查表中的内容逐项进行核查 2. 手术物品准备情况的核查由手术室护士执行并向手术医生和麻醉医生报告	
切开皮肤、皮下组织、肌肉	1. 递消毒棉球、纱布、22 号刀片划皮 2. 递电刀、18cm 血管钳、甲状腺拉钩，游离皮下组织、肌肉（图 8-53）	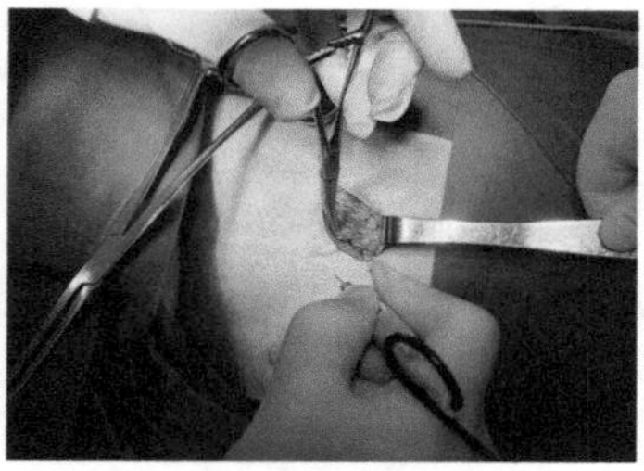 图 8-53　**游离切口皮下组织**
切开胸膜，分离胸膜粘连组织，进胸探查	1. 递切口保护器、橡胶圈、艾力斯固定镜头（图 8-54） 2. 递电凝钩分离肺组织与胸膜粘连处（图 8-55）	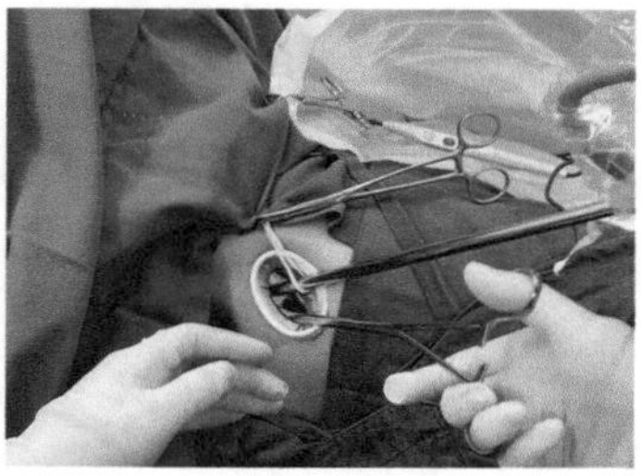 图 8-54　**手术切口保护** 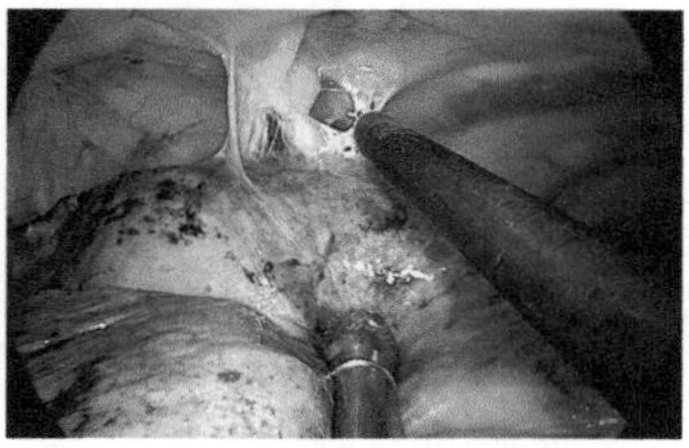 图 8-55　**分离胸膜粘连处**

续表

简要手术步骤	配合要点	图示
游离左肺叶间裂，打开脏胸膜，显露肺门，清扫肺门淋巴结，解剖左上肺动脉、静脉并切断	1. 递电凝钩游离左肺叶间裂（图 8-56）	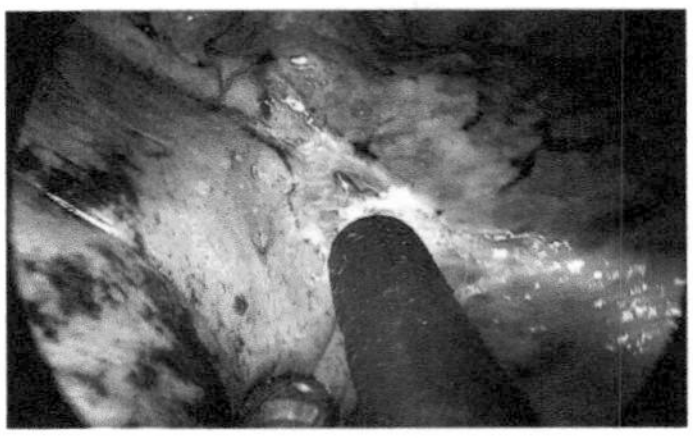 图 8-56 游离左肺叶间裂
	2. 递双弯吸引器、电凝钩打开左肺脏胸膜，显露肺门组织（图 8-57）	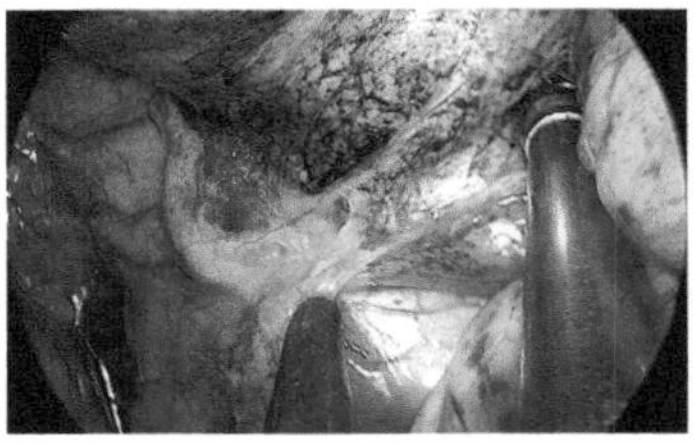 图 8-57 打开左肺脏胸膜
	3. 递双弯吸引器、超声刀清扫肺门淋巴结（图 8-58） 4. 递双关无齿卵圆钳牵拉肺叶、电凝钩游离左上肺静脉	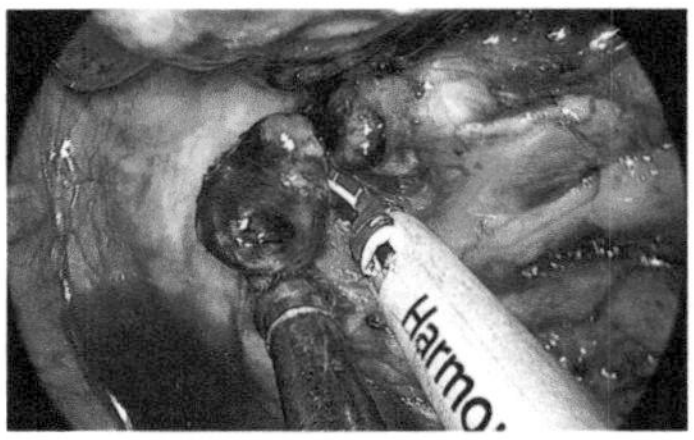 图 8-58 清扫肺门淋巴结
	5. 递双关米氏钳分离左上肺静脉，递 0 号丝线牵引左上肺静脉（图 8-59）	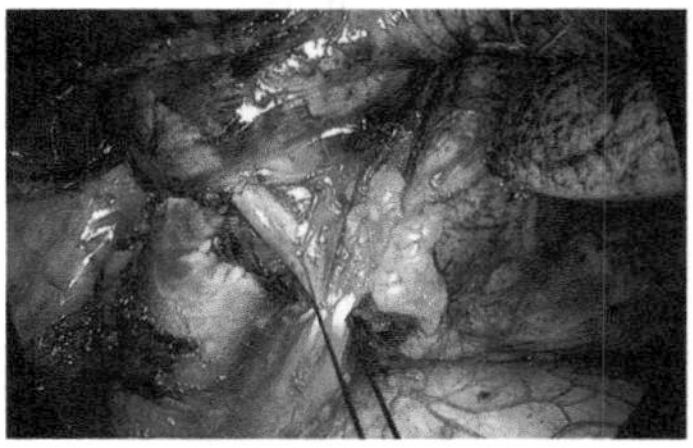 图 8-59 分离左上肺静脉
	6. 递腔镜下一次性直线切割闭合器切断缝合左上肺静脉（图 8-60）	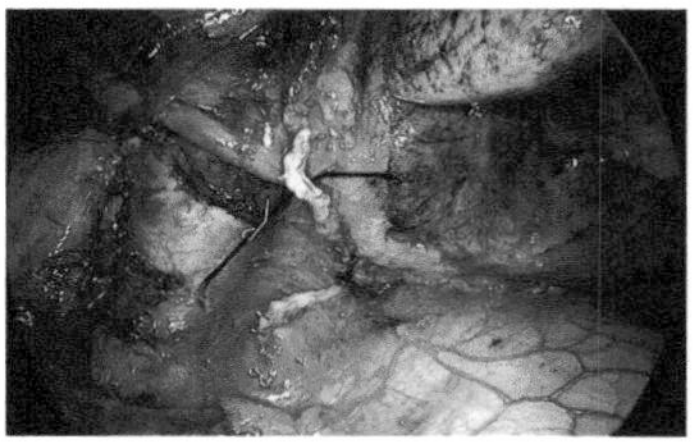 图 8-60 离断左上肺静脉

续表

简要手术步骤	配合要点	图示
	7. 敷料包裹拆卸切割闭合器钉仓，并用流动水冲洗钉匣，备用（图 8-61、图 8-62）	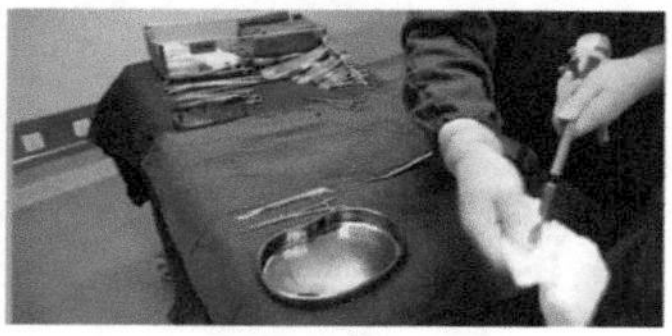 图 8-61　拆卸钉仓 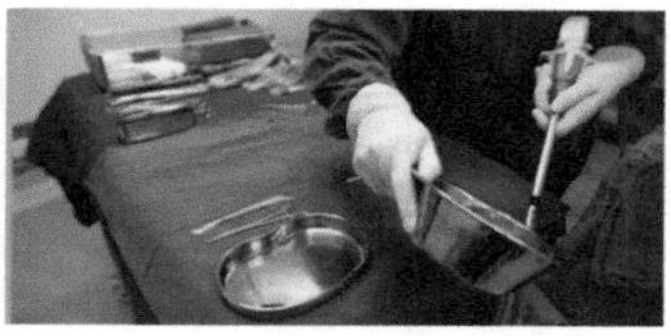 图 8-62　清理钉仓匣
	8. 递电凝钩、双弯吸引器分离左上肺动脉，递双关米氏钳、0 号丝线分离牵引左上肺动脉（图 8-63）	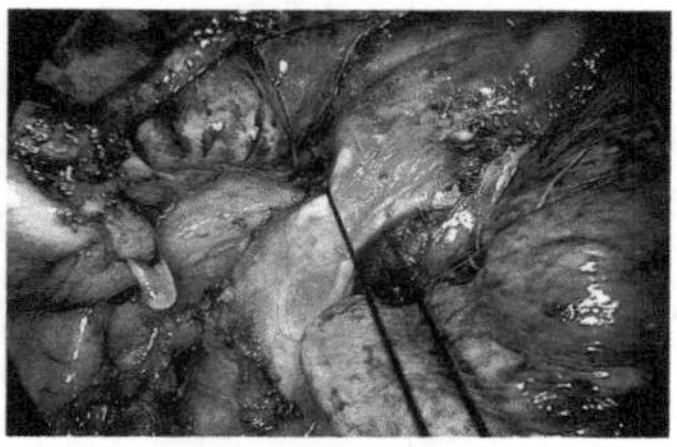 图 8-63　分离左上肺动脉
	9. 递腔镜下直线切割闭合器离断缝合左上肺动脉（图 8-64）	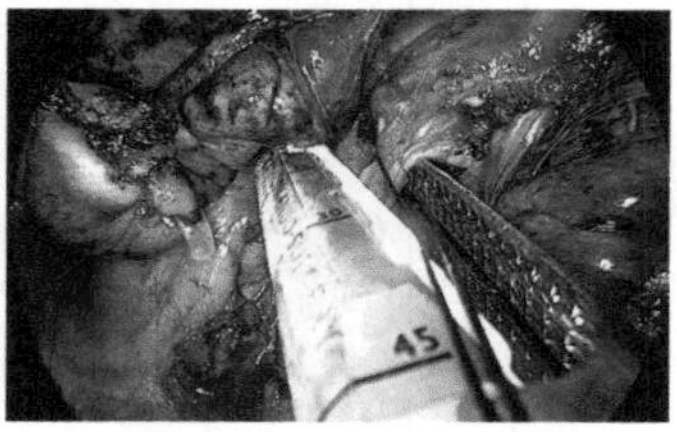 图 8-64　离断左上肺动脉
游离左上肺支气管，检查支气管内无异物后离断，分离肺间裂，取出标本	1. 递电凝钩游离左上肺支气管，递双关米氏钳、0 号丝线牵引左上肺支气管（图 8-65）	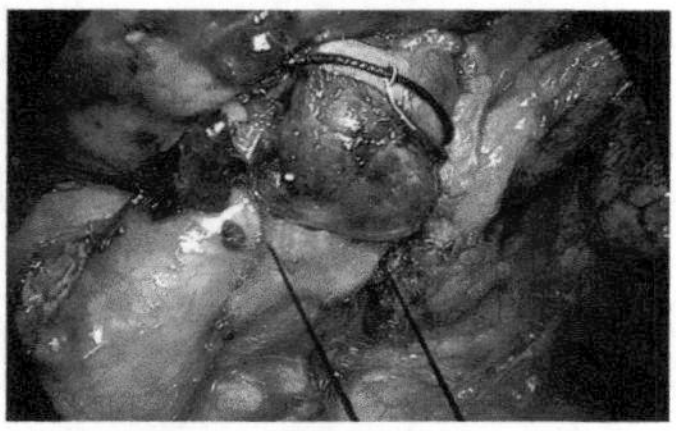 图 8-65　分离左上肺支气管
	2. 检查支气管内无异物后，递腔镜下一次性直线切割闭合器切断缝合左上肺支气管（图 8-66）	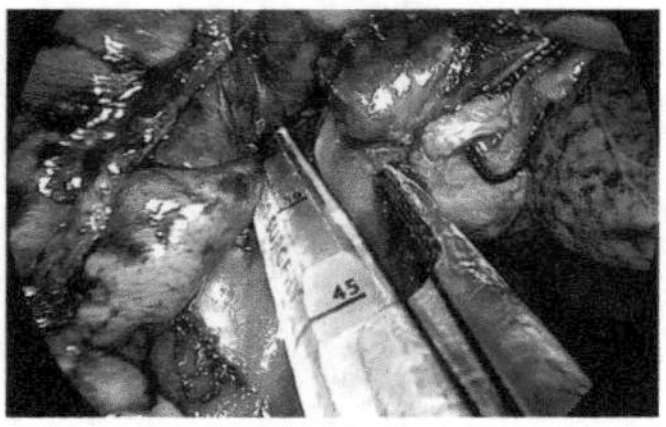 图 8-66　离断左上肺支气管

续表

简要手术步骤	配合要点	图示
	3. 递腔镜下一次性切割闭合器离断缝合左上肺间裂（图 8-67）	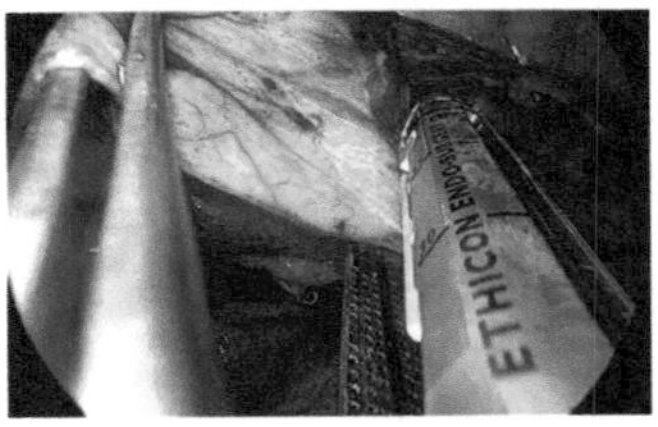 图 8-67 离断左上肺间裂
	4. 递 Hem-o-lock 夹夹闭左上肺间裂，超声刀离断叶间裂（图 8-68）	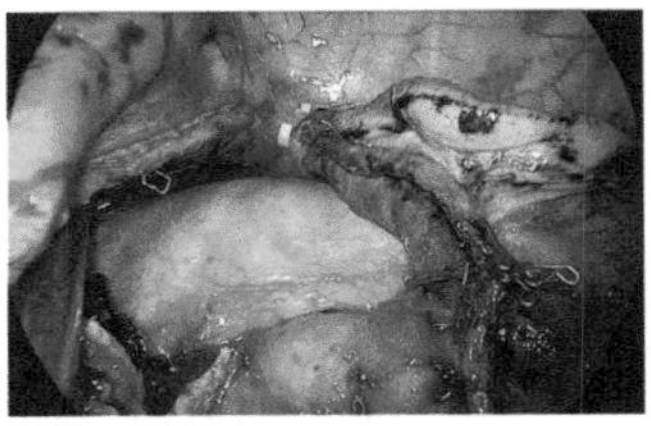 图 8-68 离断左上肺叶间裂
	5. 递标本袋、45cm × 45cm 敷料、18cm 血管钳取左上肺叶标本（图 8-69）	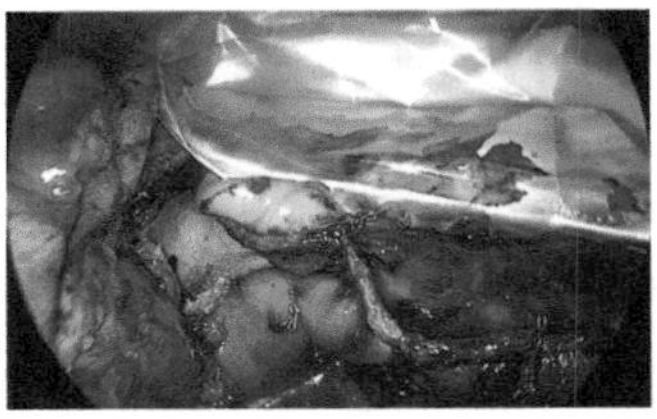 图 8-69 标本袋取出左上肺
	6. 取标本时用 45cm × 45cm 敷料包绕在取物袋周围，避免取标本时污染手术台面（图 8-70）	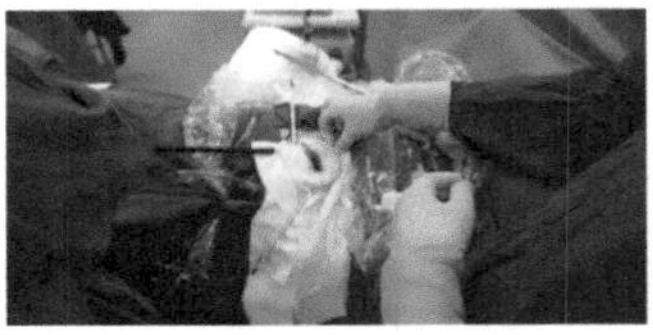 图 8-70 取标本前准备
	7. 由取标本的医生将标本和取标本用过的器械、敷料都从切口处拿走，标本直接放置在有瘤区的标本盘内，取标本的器械放置在有瘤区，敷料直接丢至清点桶内，医生更换手套（图 8-71 ～图 8-73）	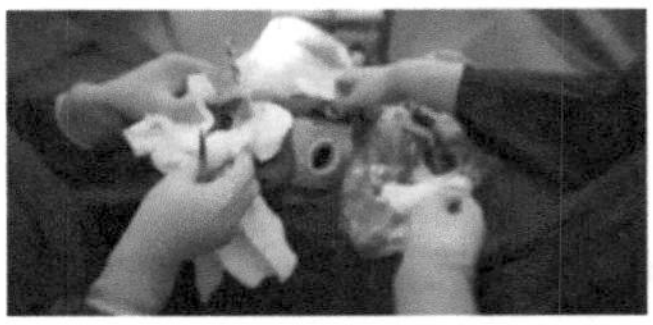 图 8-71 医生取出标本 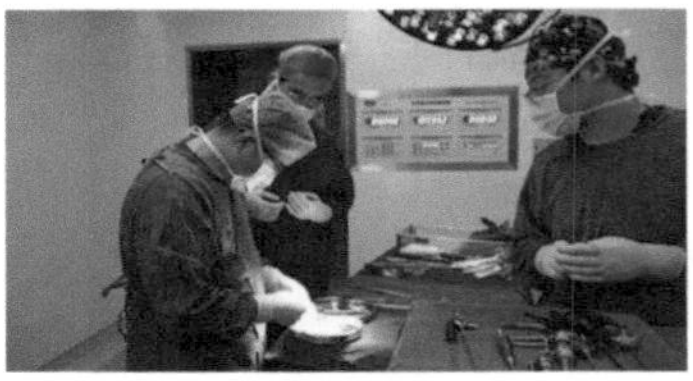 图 8-72 医生将标本直接放置在有瘤区标本弯盘内

续表

简要手术步骤	配合要点	图示
		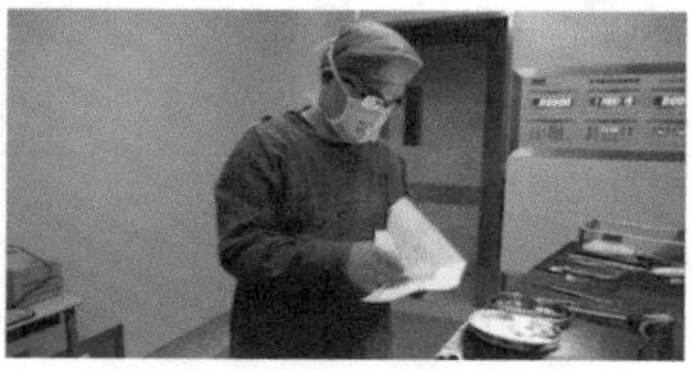 图 8-73 医生更换手套
纵隔、肺门淋巴结清扫	1. 递超声刀、电凝钩、吸引器、无齿卵圆钳清扫淋巴结（图 8-74） 2. 用手套裁剪的指套做标本袋取出淋巴结标本（图 8-75）	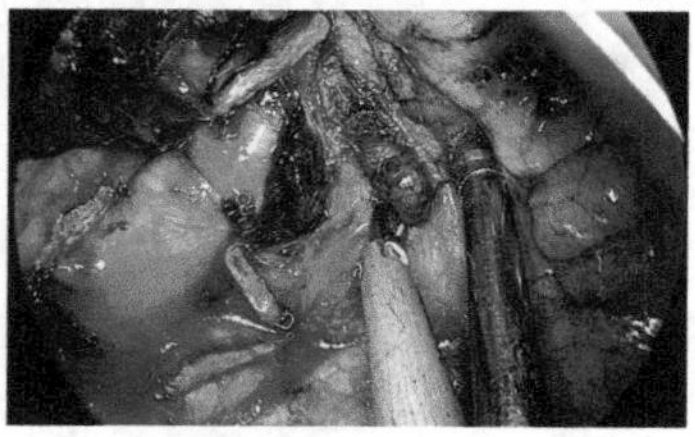 图 8-74 清扫肺门淋巴结 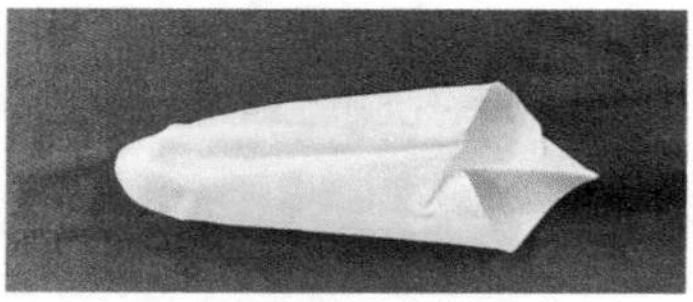 图 8-75 指套裁剪形状
冲洗、止血，检查肺是否有漏气	1. 大量温灭菌注射用水冲洗手术部位、切口，检查支气管、肺组织是否有漏气，若有漏气，用 3-0 可吸收线修补（图 8-76） 2. 手术台上加铺无菌方巾，更换手套、手术敷料和器械，按需准备止血材料（图 8-77、图 8-78）	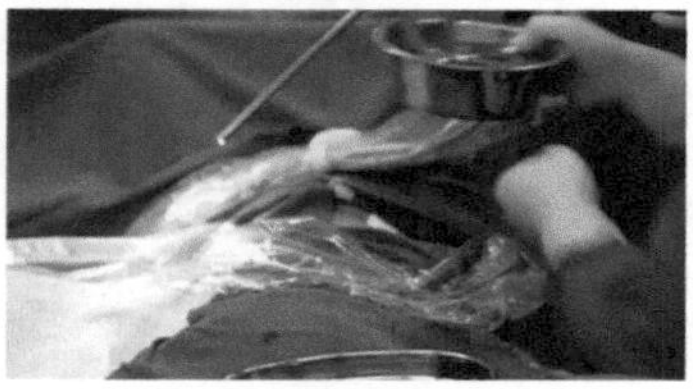 图 8-76 胸腔冲洗 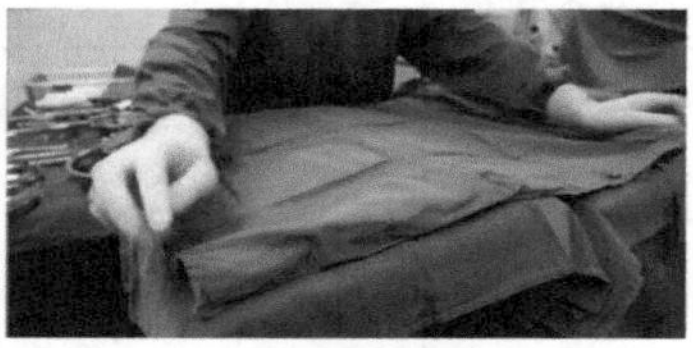 图 8-77 手术台面加铺干净方巾 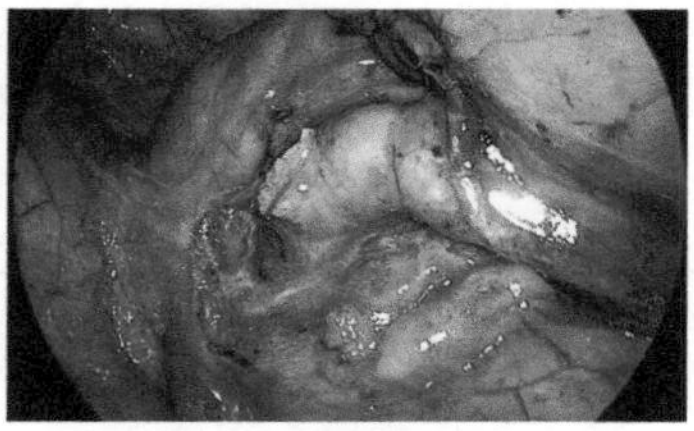 图 8-78 肺门喷洒组织胶

续表

简要手术步骤	配合要点	图示
放置胸腔引流装置	递消毒棉球，放置胸腔引流管，0号丝线角针固定引流管，连接水封瓶	
关胸	关闭胸腔前、关闭胸腔后、缝合皮肤后清点器械、敷料，2-0可吸收线逐层关闭肌肉层、3-0可吸收线皮内缝合皮肤（图8-79）	图8-79 关胸
术毕处理	完成各项护理文书记录并签字 三方在患者离开手术室前共同按照手术安全核查表中的内容逐项进行核查	

（四）单孔胸腔镜下左全肺切除术

1. 适应证

（1）中央型肺癌瘤体较大，累及支气管范围较广，难以行支气管成形术。

（2）中央型肺癌瘤体大，浸润肺门血管干，难以行血管成形术。

（3）行肺叶切除时损伤肺动脉干，无法修复成形时。

2. 麻醉方式　全身麻醉+神经阻滞麻醉，双腔导管插管，术中健侧肺通气。

3. 手术体位　90°侧卧位。

4. 手术步骤　详见表8-4。

表8-4　单孔胸腔镜下左全肺切除术

简要手术步骤	配合要点	图示
用物准备	1. 手术敷料：常规胸科手术敷料 2. 手术器械：肺手术器械、胸腔镜手术器械、双关节手术器械（备胸腔撑开器）（图8-80、图8-81） 3. 杂项物品：刀片、缝针、丝线、可吸收线、电刀、吸引器、胸腔引流装置、切口保护器、腔镜下一次性切割闭合器及钉匣、取物袋、止血材料 4. 设备：电刀、吸引器、超声刀、腔镜机组	图8-80 肺手术器械

续表

简要手术步骤	配合要点	图示
		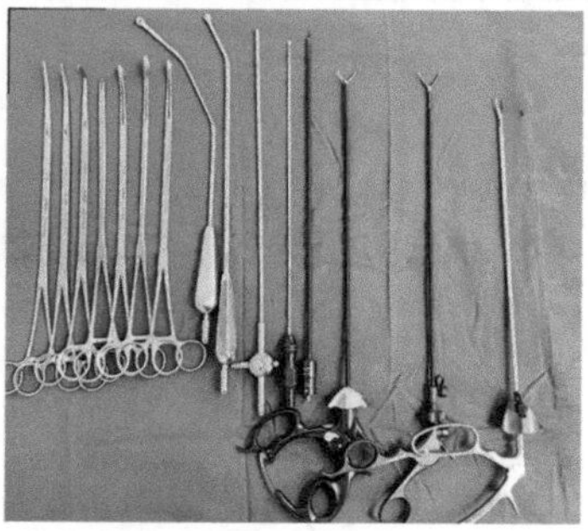 图 8-81　**双关手术器械 + 胸腔镜手术器械**
麻醉实施前安全核查	由具有执业资质的手术医生、麻醉医生和手术室护士三方（以下简称“三方”），在麻醉实施前共同按照手术安全核查表中的内容逐项进行核查（图 **8-82**）	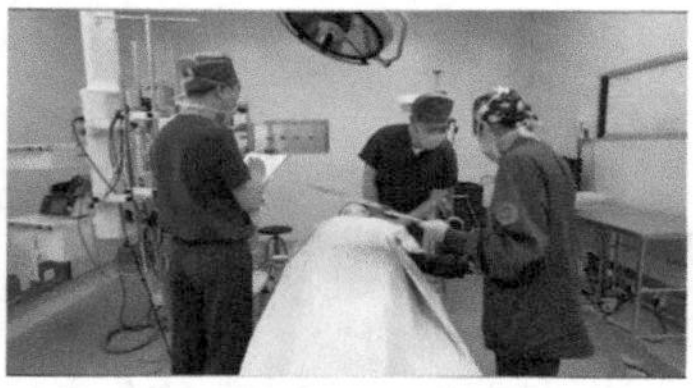 图 8-82　**三方安全核查**
铺置无菌器械台	按照手术隔离技术要求铺置无菌器械台并进行无菌器械台区域设置（图 **8-83**）	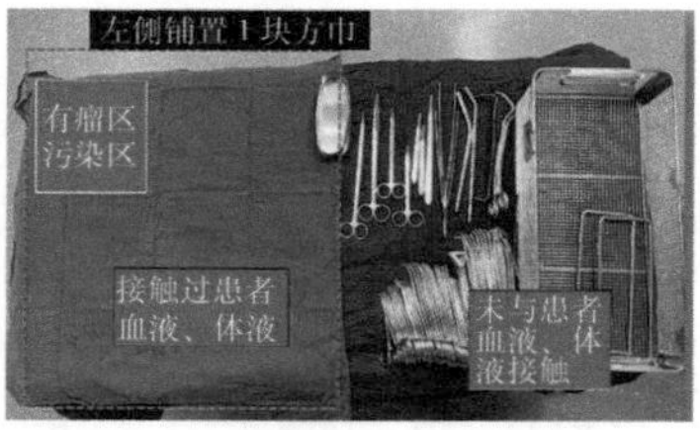 左侧铺置 1 块方巾 有瘤区 污染区 接触过患者血液、体液 未与患者血液、体液接触 图 8-83　**无菌器械台区域设置**
手术开始前物品清点	手术开始前，器械护士和巡回护士共同按照手术物品清点原则进行清点（图 **8-84**）	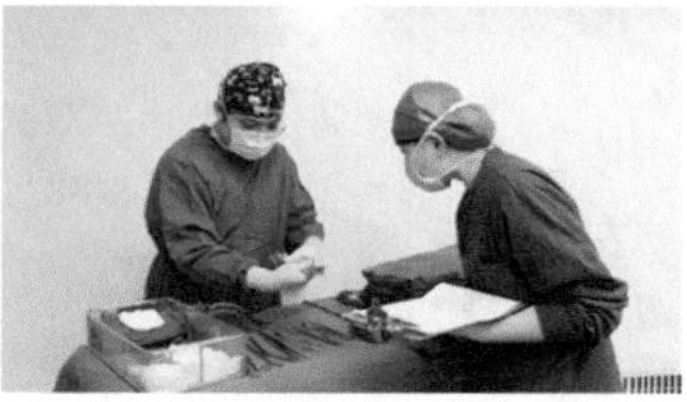 图 8-84　**手术物品清点**
消毒铺巾	消毒范围：前后过正中线，上肩及上臂上 1/3，下过肋缘，包括同侧腋窝	
手术开始前安全核查	1. 三方在手术开始前共同按照手术安全核查表中的内容逐项进行核查 2. 手术物品准备情况的核查由手术室护士执行并向手术医生和麻醉医生报告	

续表

简要手术步骤	配合要点	图示
切开皮肤、皮下组织、肌肉	1. 递消毒棉球、纱布、22 号刀片划皮 2. 递电刀、18cm 血管钳、甲状腺拉钩，游离皮下组织、肌肉（图 8-85）	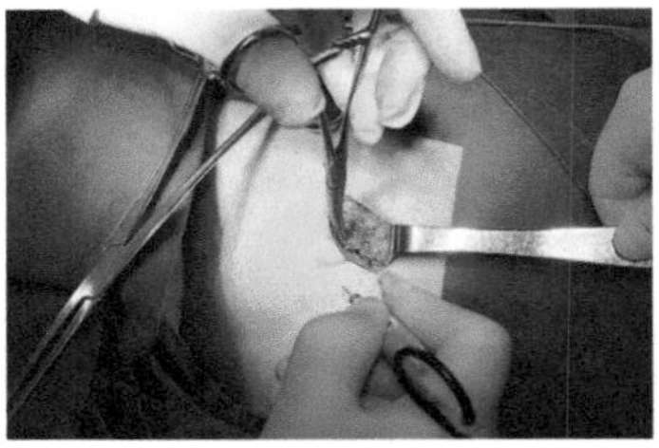 图 8-85 **游离切口皮下组织**
切开胸膜，分离胸膜粘连组织，进胸探查	1. 递切口保护器、橡胶圈、艾力斯固定镜头（图 8-86） 2. 递电凝钩分离肺组织与胸膜粘连处（图 8-87）	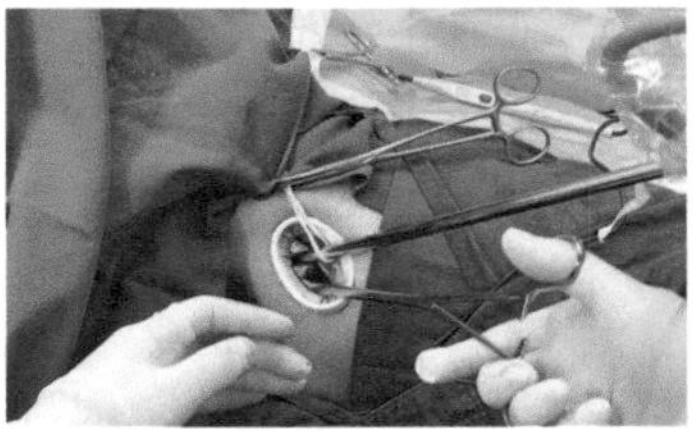 图 8-86 **手术切口保护** 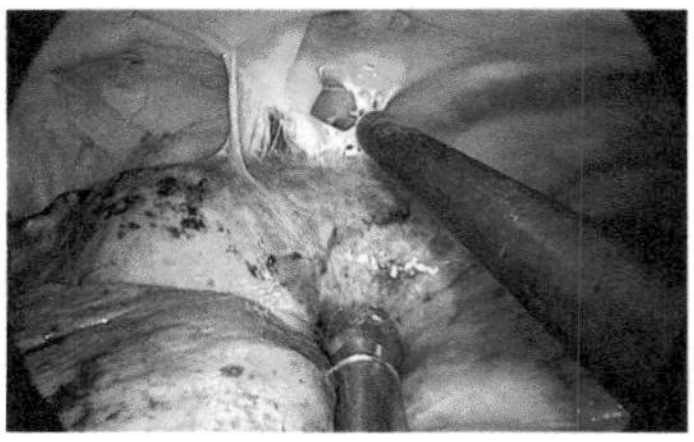 图 8-87 **分离胸膜粘连处**
环绕左肺根部切开纵隔胸膜，显露左肺门，游离肺静脉并离断	1. 递双关无齿卵圆钳牵拉左肺叶，显露肺门，递电凝钩切开纵隔胸膜，游离左肺静脉、动脉、支气管，显露左下肺静脉；递双弯吸引器阻挡左上肺叶、双关血管钳、0 号丝线牵引左下肺静脉（图 8-88） 2. 递腔镜下直线切割闭合器离断左下肺静脉（图 8-89）	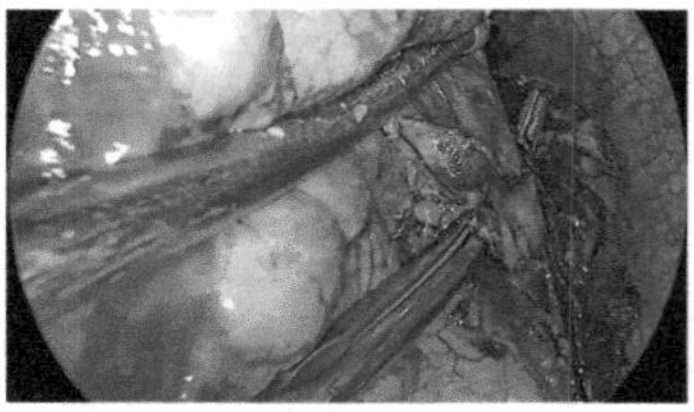 图 8-88 **游离左下肺静脉** 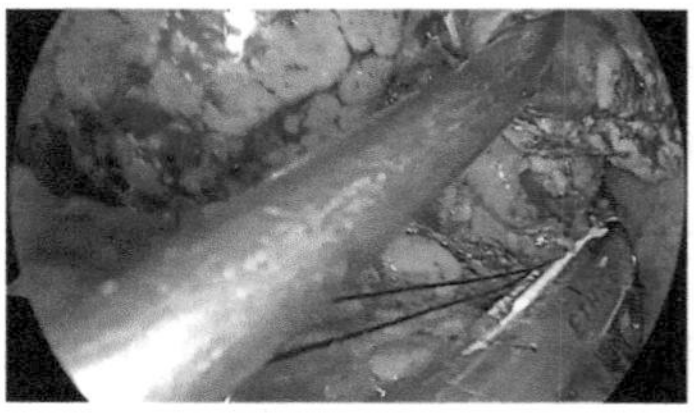 图 8-89 **离断左下肺静脉**

续表

简要手术步骤	配合要点	图示
	3. 递双关米式钳、0 号丝线牵引左上肺静脉，腔镜下直线切割闭合器离断左上肺静脉（图 8-90）	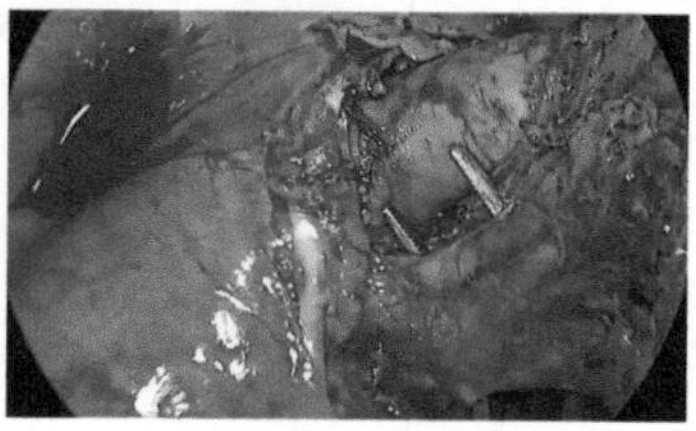 图 8-90　离断左上肺静脉
游离左肺动脉，阻断肺动脉，观察患者是否能耐受全肺切除，离断肺动脉	递双关无齿卵圆钳牵拉左肺，双弯血管钳分离左肺动脉，0 号丝线牵引左肺动脉，腔镜直线切割闭合器离断左肺动脉（图 8-91）	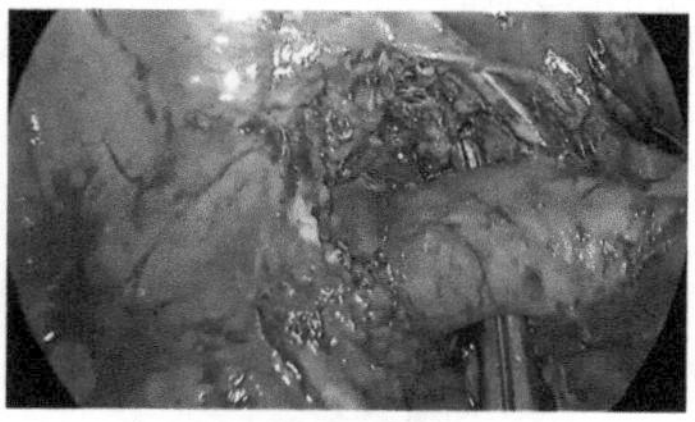 图 8-91　离断左肺动脉
游离左主支气管，确认主支气管内无异物后闭合离断，切除标本并取出	1. 递电凝钩、超声刀分离气管周围组织，切除肿大淋巴结达隆突下，显露主支气管 2. 递吸引器、双关无齿卵圆钳牵拉左肺叶，双关米氏钳、0 号丝线牵引左肺主支气管，直线切割闭合器离断左主支气管（图 8-92）	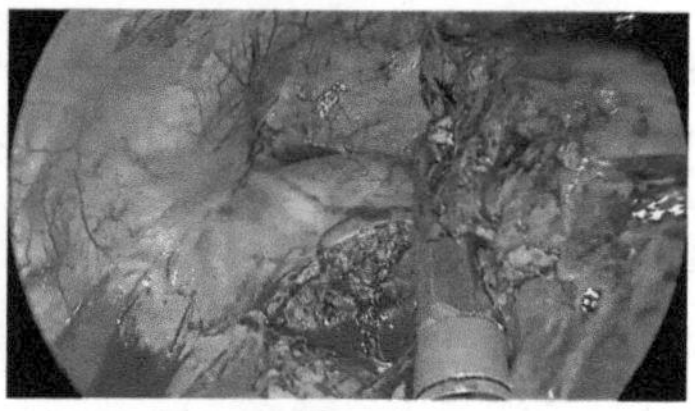 图 8-92　离断左主支气管
	3. 递消毒棉球消毒支气管残端（图 8-93） 4. 递取物袋装取标本	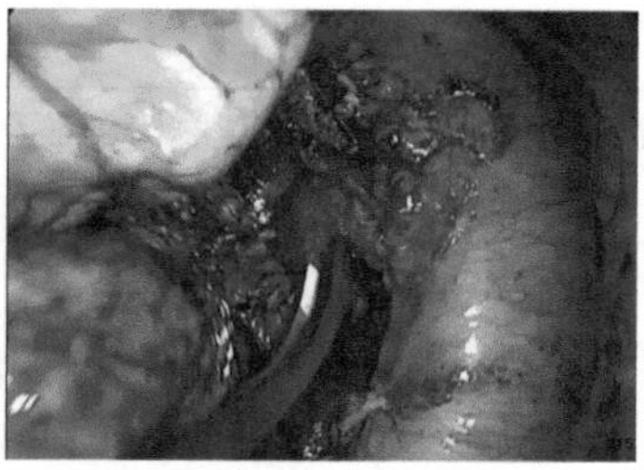 图 8-93　消毒支气管残端
	5. 递 45cm × 45cm 盐水巾包裹切口周围，递 18cm 血管钳、纱条取标本，递标本盘接取，使用后的器械放置在无菌器械台有瘤区，敷料及时丢至清点桶（图 8-94）	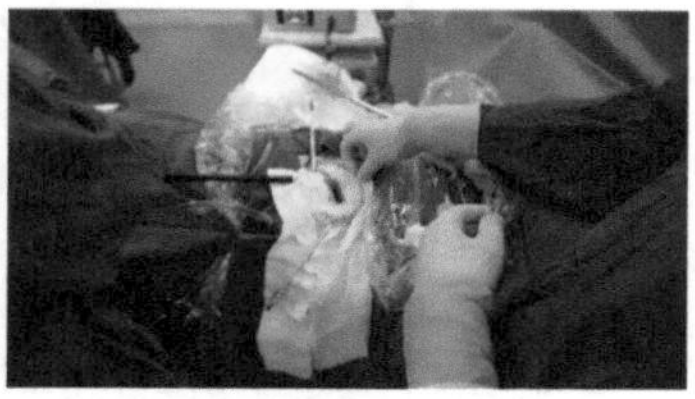 图 8-94　取标本

续表

简要手术步骤	配合要点	图示
纵隔淋巴结清扫	1. 递吸引器、超声刀进行纵隔淋巴结清扫，淋巴结钳夹取标本（图 8-95） 2. 递 3-0 不可吸收缝线加固支气管吻合口（图 8-96）	图 8-95 **淋巴结清扫** 图 8-96 **支气管残端加固**
胸腔冲洗，止血，检查支气管残端是否有漏气	1. 递大量温灭菌注射用水（若有心包打开则使用无菌生理盐水）进行胸腔冲洗至少 3 遍 2. 器械护士清洗手术器械 3. 手术医生更换手套，手术台上更换干净的敷料、器械（图 8-97） 4. 备好止血材料、血管缝线及可吸收线进行充分止血	图 8-97 **医生更换手套**
放置胸腔引流装置	递消毒棉球，放置胸腔引流管，0 号丝线角针固定引流管，连接水封瓶	
关胸	1. 关闭胸腔前、关闭胸腔后、缝合皮肤后清点器械、敷料，2-0 可吸收线逐层关闭肌肉层、3-0 可吸收线皮内缝合皮肤（图 8-98） 2. 健侧肺在 40cmH_2O 气道压力下持续通气 5 ～ 10s，排出术侧胸腔内过多的气体后，夹闭胸腔引流管，此后保持胸腔引流管处于夹闭状态	图 8-98 **关胸**
术毕处理	1. 完成各项护理文书记录并签字 2. 三方在患者离开手术室前共同按照手术安全核查表中的内容逐项进行核查	

（五）单孔胸腔镜下左上支气管肺叶袖式切除术

1. 适应证

（1）因肺功能受限，不能耐受全肺切除的患者。

（2）肿瘤能够彻底切除，支气管断端无肿瘤残留但也无法获得足够的长度，同时不伴有肺门和纵隔广泛增生粘连的患者。

2. 麻醉方式　全身麻醉＋神经阻滞麻醉，双腔导管插管，术中健侧肺通气。

3. 手术体位　90° 侧卧位。

4. 手术步骤　详见表 8-5。

表 8-5　单孔胸腔镜下左上支气管肺叶袖式切除术

简要手术步骤	配合要点	图示
用物准备	1. 手术敷料：常规胸科手术敷料 2. 手术器械：肺手术器械、胸腔镜手术器械、双关节手术器械（备胸腔撑开器） 3. 杂项物品：刀片、缝针、丝线、可吸收线、不可吸收血管缝线、电刀、吸引器、胸腔引流装置、切口保护器、腔镜下一次性切割闭合器及钉匣、取物袋、奈维（可吸收性聚乙醇酸修补材料）、止血材料 4. 设备：电刀、吸引器、超声刀、腔镜机组	
麻醉实施前安全核查	由具有执业资质的手术医生、麻醉医生和手术室护士三方（以下简称“三方”），在麻醉实施前共同按照手术安全核查表中的内容逐项进行核查（图 8-99）	图 8-99　三方安全核查
铺置无菌器械台	按照手术隔离技术要求铺置无菌器械台并进行无菌器械台区域设置（图 8-100）	图 8-100　无菌器械台区域设置
手术开始前物品清点	手术开始前，器械护士和巡回护士共同按照手术物品清点原则进行清点（图 8-101）	图 8-101　手术物品清点

续表

简要手术步骤	配合要点	图示
消毒铺巾	消毒范围：前后过正中线，上肩及上臂上1/3，下过肋缘，包括同侧腋窝	
手术开始前安全核查	1. 三方在手术开始前共同按照手术安全核查表中的内容逐项进行核查 2. 手术物品准备情况的核查由手术室护士执行并向手术医生和麻醉医生报告	
切开皮肤、皮下组织、肌肉	1. 递消毒棉球、纱布、22号刀片划皮 2. 递电刀、18cm血管钳、甲状腺拉钩，游离皮下组织、肌肉（图8-102）	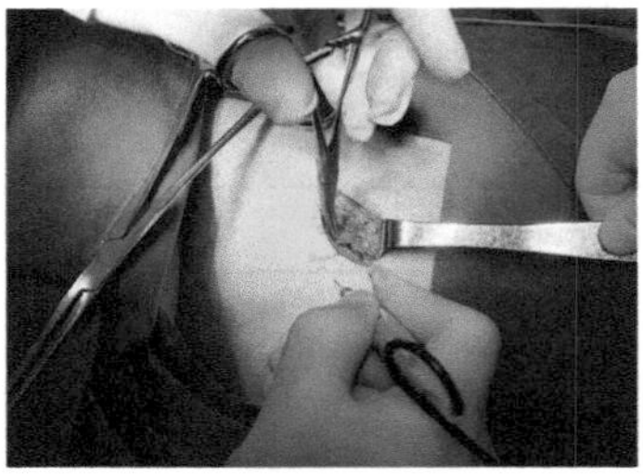 图8-102　游离切口皮下组织
切开胸膜，分离胸膜粘连组织，进胸探查	1. 递切口保护器、橡胶圈、艾力斯固定镜头（图8-103） 2. 递电凝钩分离肺组织与胸膜粘连处（图8-104）	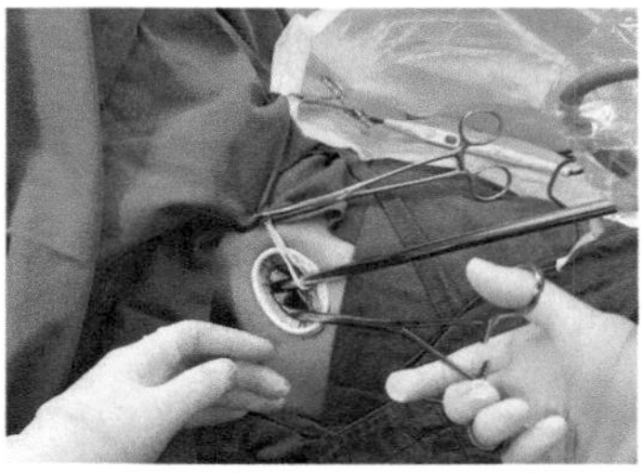 图8-103　手术切口保护 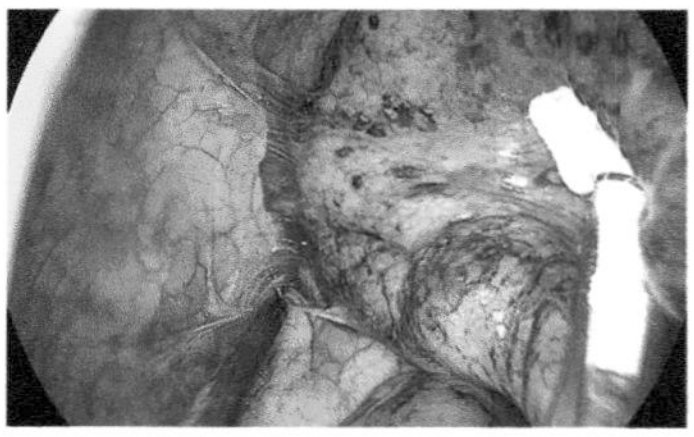 图8-104　游离胸膜粘连
切开纵隔胸膜，解剖肺门，游离肺叶间裂	1. 递纱布制作的三角包、双关血管钳、双弯吸引器遮挡、牵拉左上肺叶，电刀切开纵隔胸膜，显露肺门（图8-105）	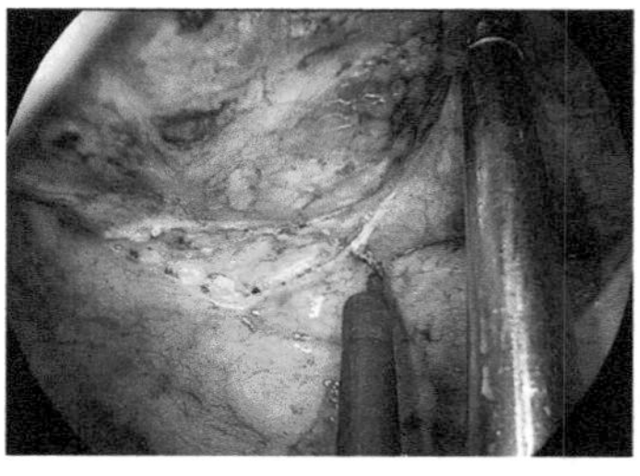 图8-105　切开纵隔胸膜

续表

简要手术步骤	配合要点	图示
	2. 递 Hem-o-lock 夹夹闭动脉韧带，递电凝钩离断动脉韧带（图 8-106）	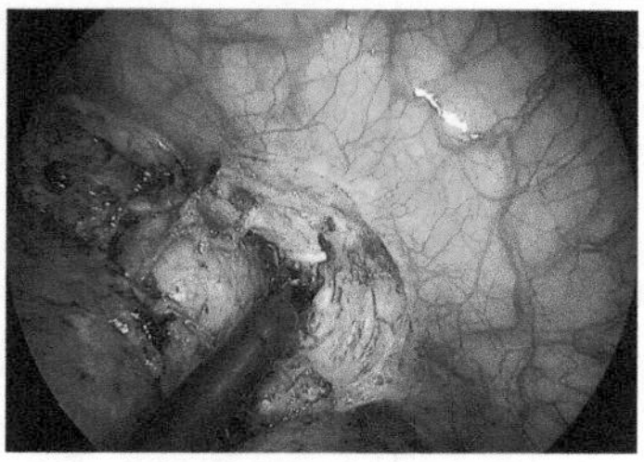 图 8-106　夹闭动脉韧带并离断
	3. 递电凝钩游离左肺叶间裂、切除主动脉窗淋巴结（图 8-107、图 8-108）	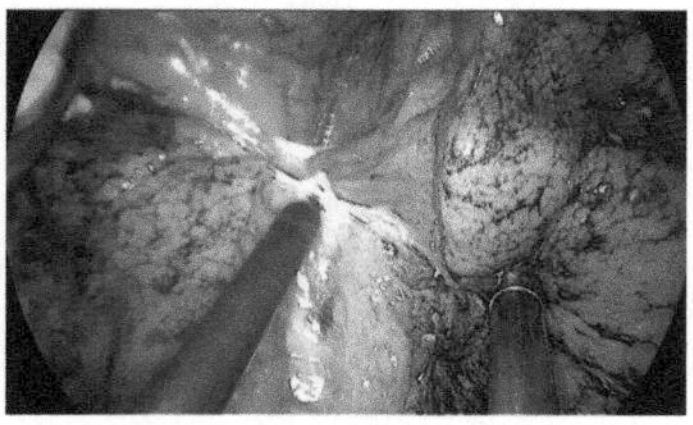 图 8-107　游离左肺叶间裂 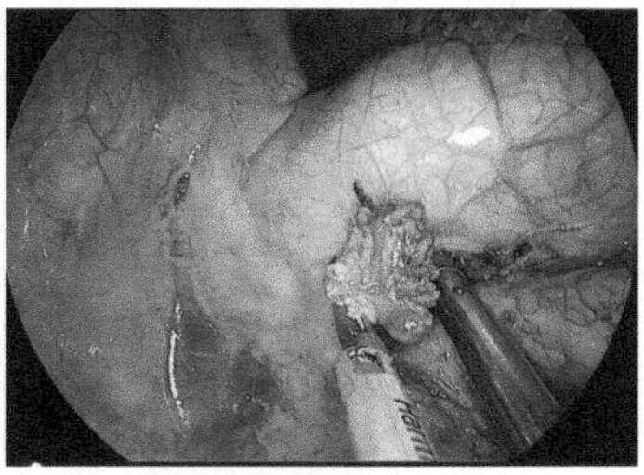 图 8-108　切除主动脉窗淋巴结
	4. 递腔镜下切割闭合器切割缝合远心端肺叶间裂，递双关米氏钳、0 号丝线牵引近心端肺叶间裂，递腔镜下切割闭合器切割缝合近心端肺叶间裂，避免损伤血管（图 8-109）	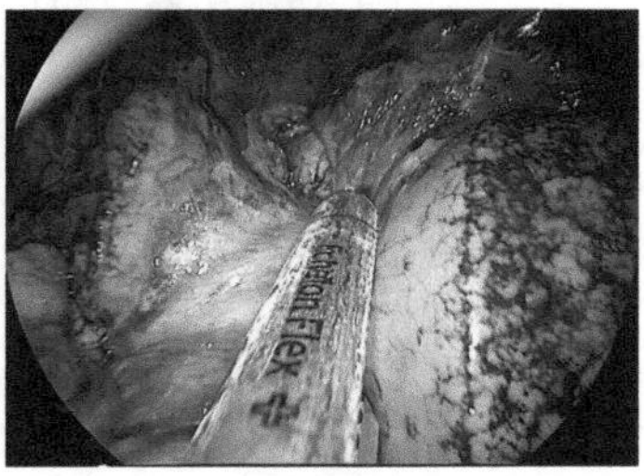 图 8-109　离断缝合左肺叶间裂
游离左上肺动静脉，切断左下肺韧带，离断左上肺静脉	1. 递吸引器、电凝钩游离左上肺动静脉及分支 2. 递双关米氏钳、3-0 可吸收缝线、推节棒结扎左上肺动脉分支近心端（图 8-110、图 8-111）	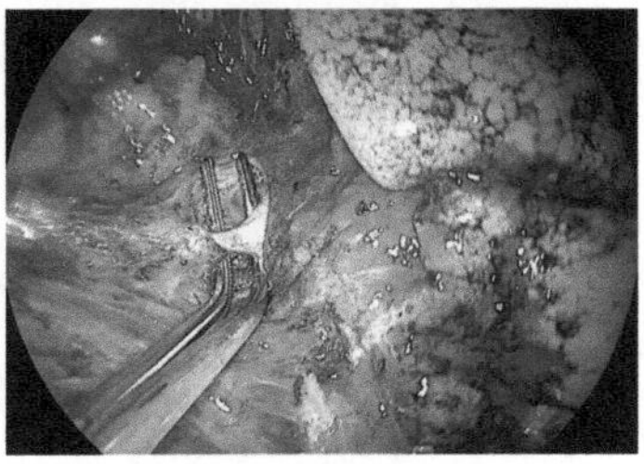 图 8-110　游离左上肺动脉分支

续表

简要手术步骤	配合要点	图示
	3. 递超声刀直接离断肺动脉细小分支，递Hem-o-lock夹夹闭肺动脉较粗的分支近心端、远心端各1次，递双关组织剪间断肺动脉分支（图8-112、图8-113）	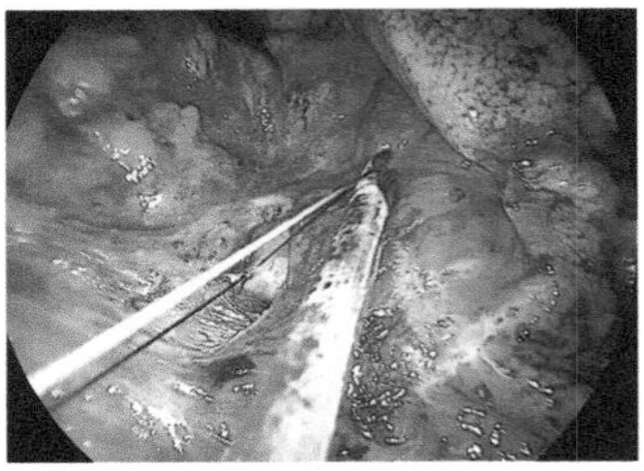 图8-111 结扎左上肺动脉分支近心端 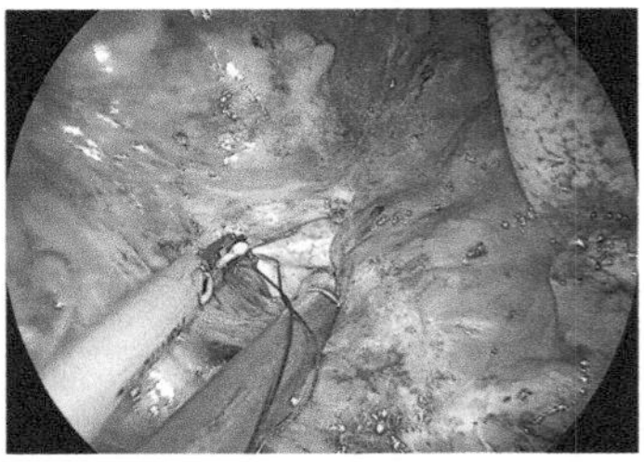 图8-112 离断左上肺动脉细小分支 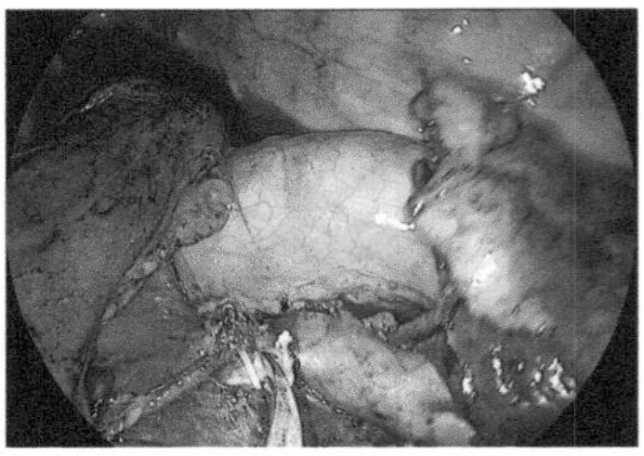 图8-113 离断较粗的左上肺动脉分支
	4. 递吸引器、超声刀游离并切除肺门及血管周围淋巴结并取出（图8-114）	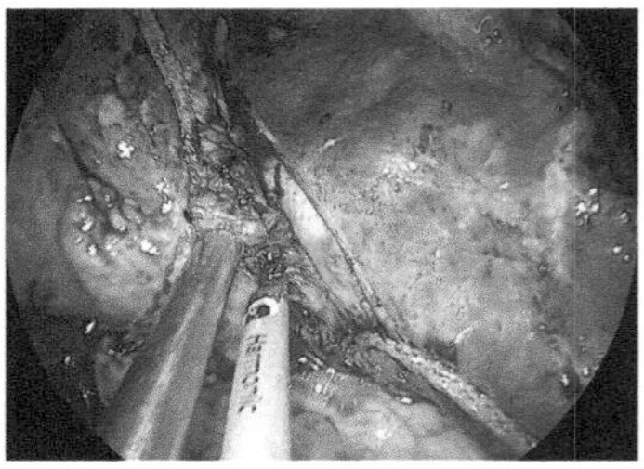 图8-114 肺门淋巴结切除
	5. 递双关米氏钳、0号丝线牵引左上肺静脉（图8-115）	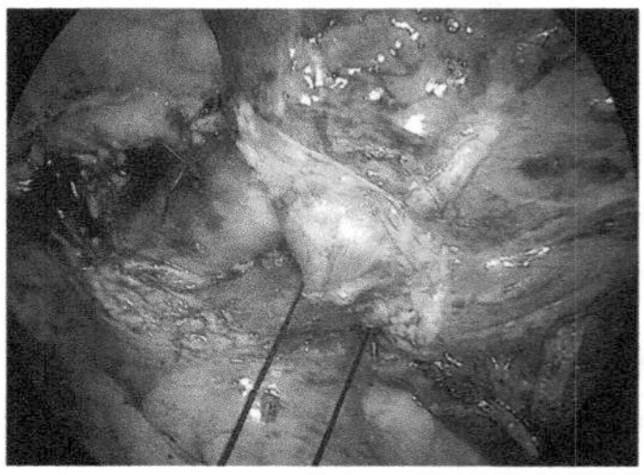 图8-115 丝线牵引左上肺静脉

续表

简要手术步骤	配合要点	图示
	6. 递腔镜下切割闭合器切割缝合左上肺静脉（图 8-116） 7. 递吸引器、电凝钩、双弯血管钳、双弯组织剪游离左肺动脉、左上肺动脉（图 8-117）	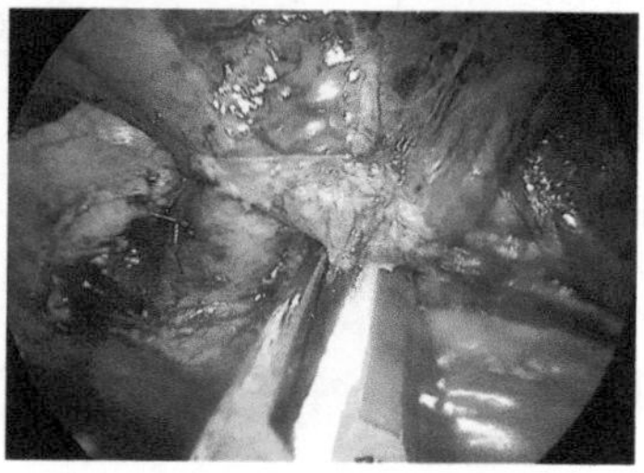 图 8-116　离断左上肺静脉 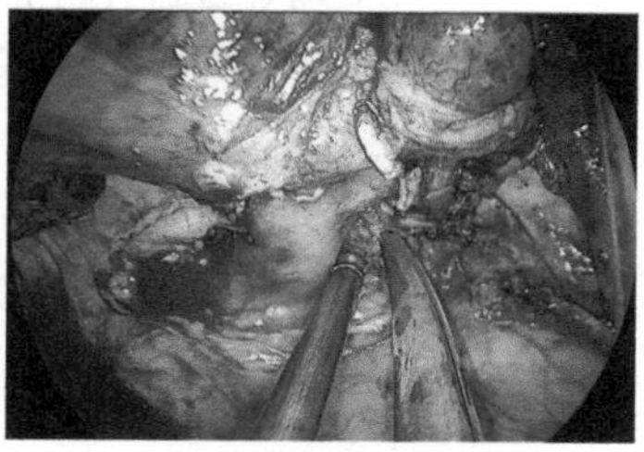 图 8-117　游离左肺动脉
游离左主支气管、左下肺叶支气管，离断左下肺叶支气管，继续游离左上肺动脉并离断缝合，左主支气管切缘送冷冻检查	1. 递吸引器、双弯组织剪游离左主支气管、左下肺叶支气管 2. 递 22 号刀片、双弯组织剪离断左下肺叶支气管（图 8-118） 3. 递吸引器吸尽支气管内分泌物，吸过支气管内分泌物的吸引器不可再吸胸腔内液体；递双弯血管钳分离左肺动脉、左上肺动脉（图 8-119、图 8-120）	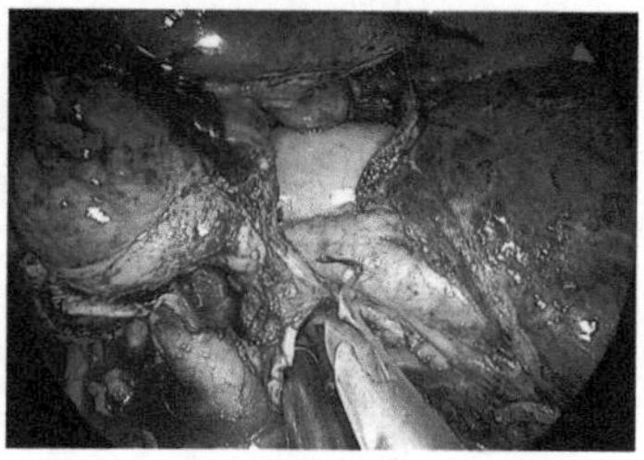 图 8-118　离断左下肺叶支气管 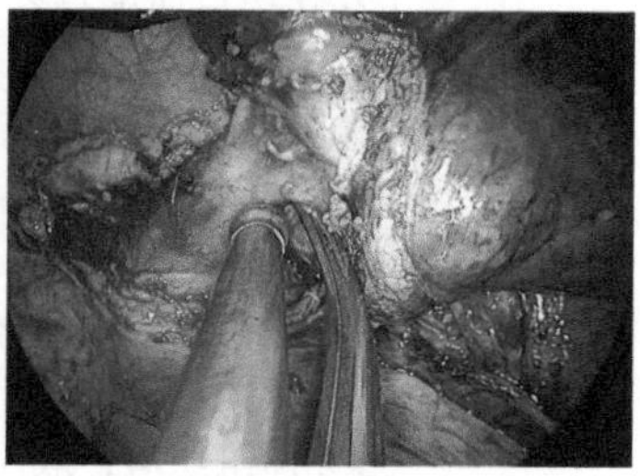 图 8-119　游离左肺动脉 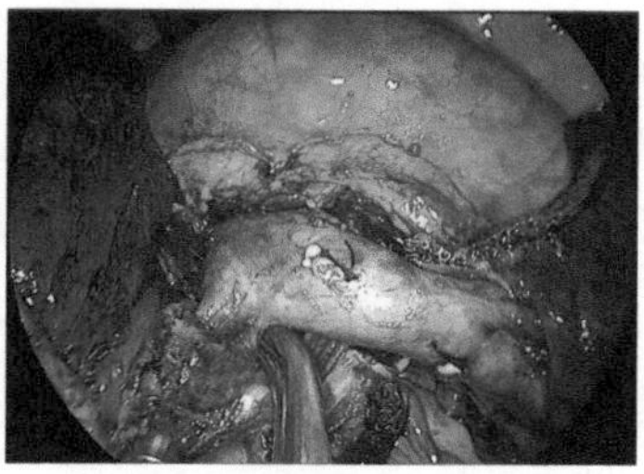 图 8-120　游离左上肺动脉

续表

简要手术步骤	配合要点	图示
	4. 递双关米氏钳、0号丝线牵引左上肺动脉，递腔镜下切割闭合器离断缝合左上肺动脉（图8-121） 5. 递双弯血管钳分离左下肺动脉和左主支气管间隙（图8-122） 6. 递荷包针、橡皮圈、Hem-o-lock夹牵引左肺动脉显露左主支气管（图8-123） 7. 递吸引器、双弯组织剪离断左主支气管 8. 递取物袋取左上肺标本（图8-124） 9. 在切口周围包裹1块45cm×45cm盐水巾，递18cm血管钳、纱条取出标本 10. 递标本盘接取标本或由取标本的医生直接将标本放置在无菌器械台有瘤区的标本盘内 11. 医生更换手套 12. 递碘伏棉球消毒左主支气管残端和左下肺叶支气管残端 13. 递组织剪，取左主支气管切缘并送术中冷冻检查	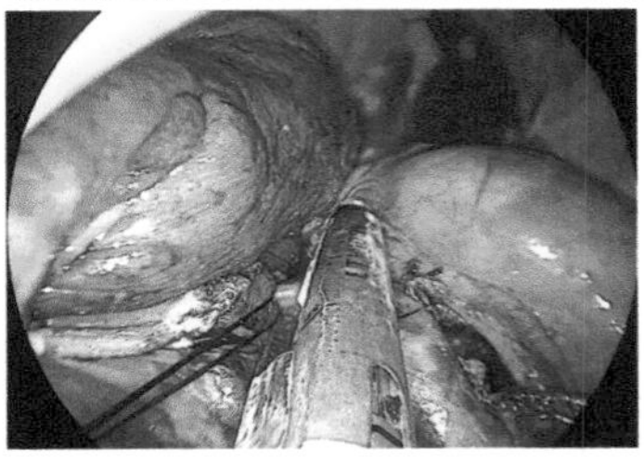 图8-121　离断左上肺动脉 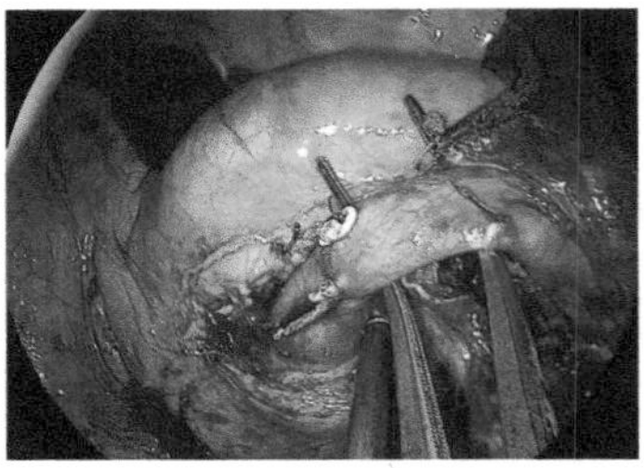 图8-122　分离左下肺动脉 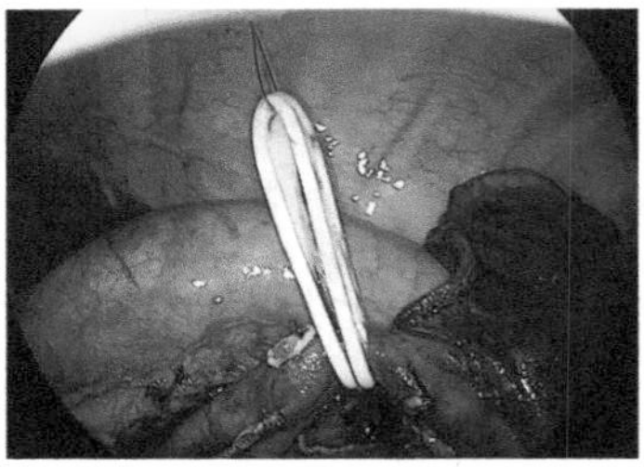 图8-123　牵引左肺动脉 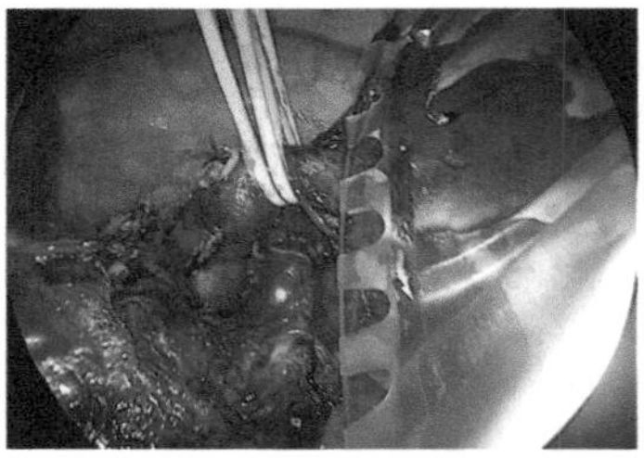 图8-124　取物袋取标本
清扫左主支气管、左下肺叶支气管周围淋巴结，吻合左主支气管和左下肺叶支气管	1. 递吸引器、双关无齿卵圆钳、超声刀清扫左下肺叶支气管周围淋巴结（图8-125）	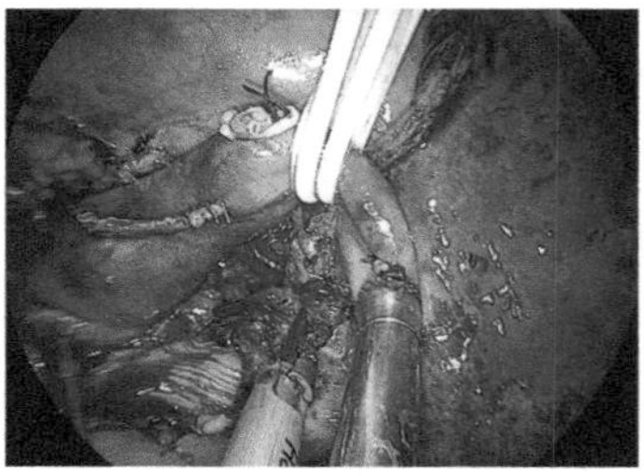 图8-125　清扫左下肺叶支气管淋巴结

续表

简要手术步骤	配合要点	图示
	2. 递双关无齿卵圆钳、双弯组织剪修剪左下肺叶支气管（图 8-126）	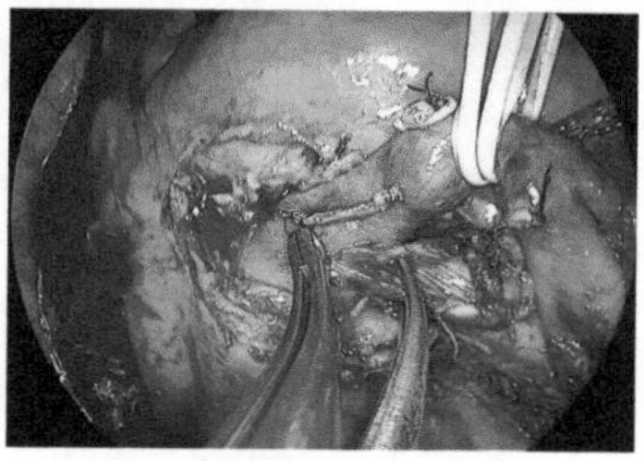 图 8-126　修剪左下肺叶支气管残端
	3. 递双弯持针器、3-0 可吸收线在左主支气管残端悬吊一针（图 8-127）	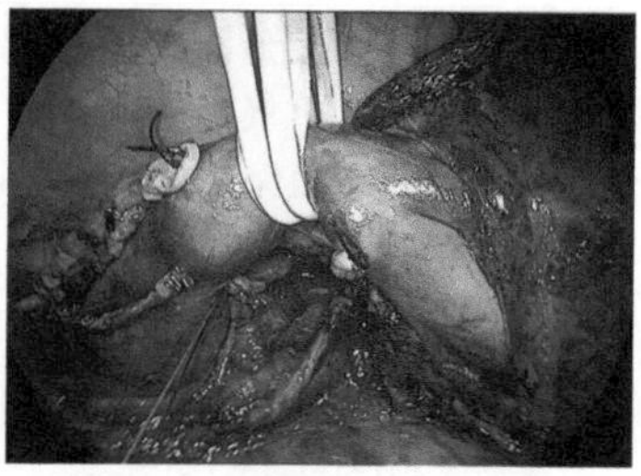 图 8-127　悬吊左主支气管残端
	4. 递线剪剪断悬吊牵引的荷包线，清扫左主支气管周围淋巴结（图 8-128）	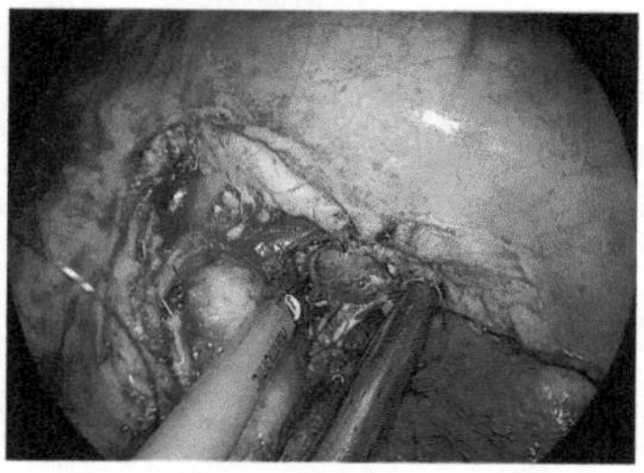 图 8-128　清扫左主支气管周围淋巴结
	5. 递荷包针、Hem-o-lock 夹再次穿过橡皮圈向远离左主支气管的方向牵引左肺动脉（图 8-129）	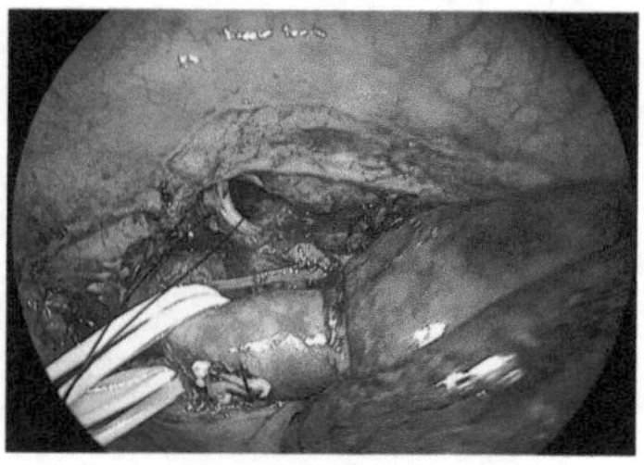 图 8-129　牵引左肺动脉
	6. 确认支气管切缘无肿瘤残留后，递 3-0 不可吸收线、双关持针器连续缝合左主支气管和左下肺叶支气管，递双关米氏钳抽紧 3-0 不可吸收线，重建支气管连续性（图 8-130、图 8-131）	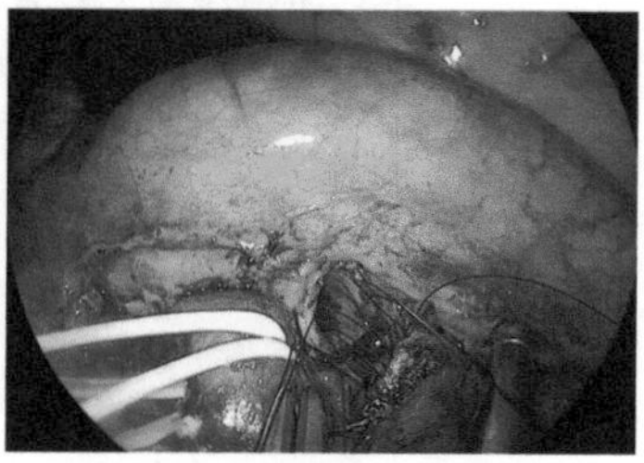 图 8-130　支气管吻合重建

续表

<table>
<tr><th>简要手术步骤</th><th>配合要点</th><th>图示</th></tr>
<tr><td></td><td></td><td> 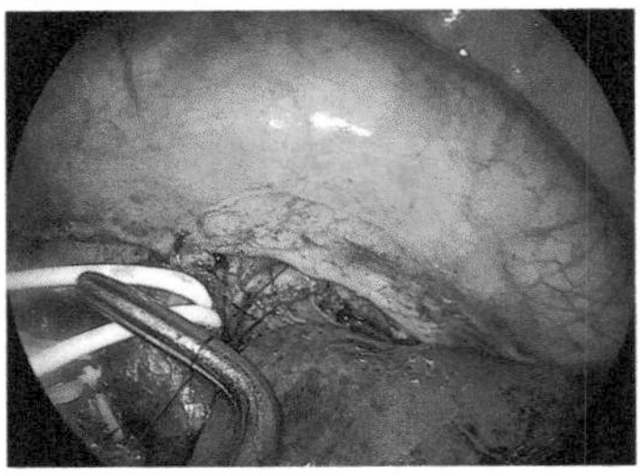图 8-131 抽紧吻合线</td></tr>
<tr><td rowspan="4">冲洗止血，检查有无漏气，支气管吻合口用奈维包盖</td><td>1. 大量温灭菌注射用水冲洗胸腔，气管加压通气至 40mmHg，检查吻合口有无漏气，确保左下肺叶膨胀良好（图 8-132）</td><td> 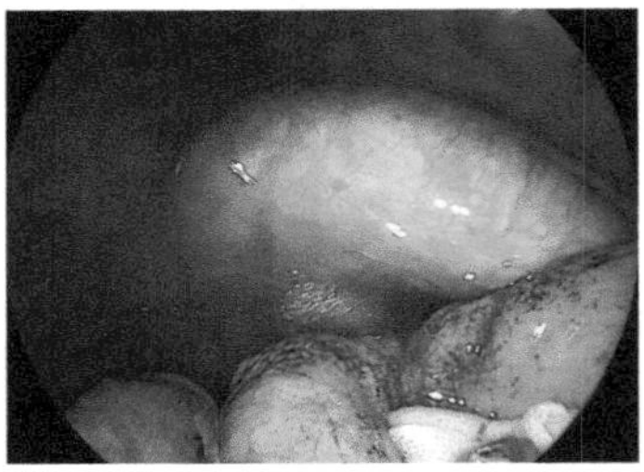图 8-132 检查吻合口气密性</td></tr>
<tr><td>2. 更换手套、干净的敷料和器械（图 8-133）</td><td> 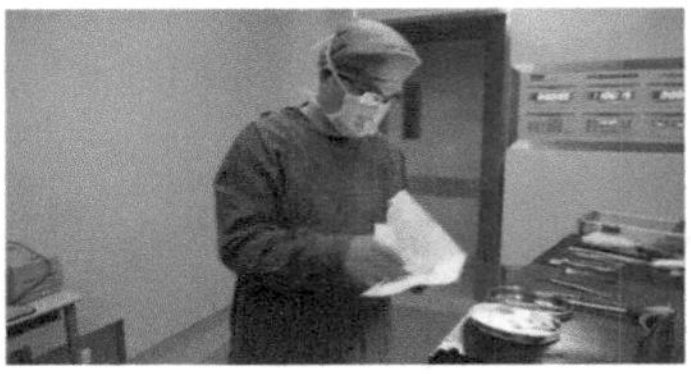图 8-133 医生更换手套</td></tr>
<tr><td>3. 递双关持针器、3-0 不可吸收缝线进行肺修补（图 8-134）</td><td> 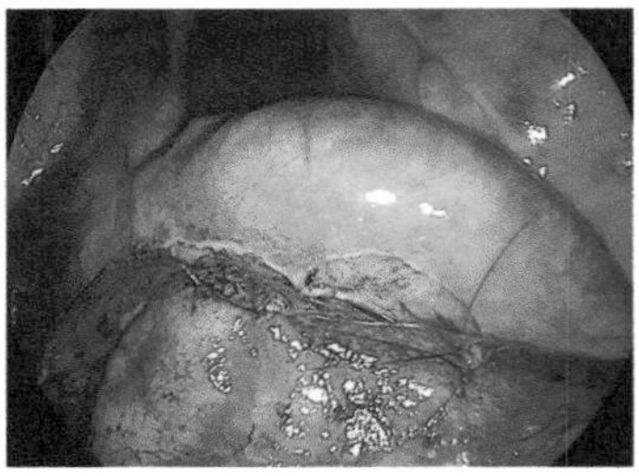图 8-134 肺修补</td></tr>
<tr><td>4. 递长线剪、双弯血管钳取出荷包线和橡皮圈（图 8-135）</td><td> 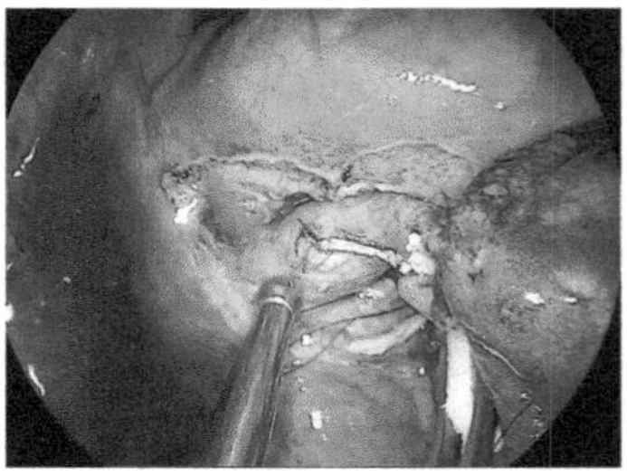图 8-135 取出牵引橡皮圈</td></tr>
</table>

续表

简要手术步骤	配合要点	图示
	5. 递奈维包裹支气管吻合口（图 8-136）	图 8-136　支气管吻合口保护
放置胸腔引流装置	递消毒棉球，放置胸腔引流管，0 号丝线角针固定引流管，连接水封	
关胸	关闭胸腔前、关闭胸腔后、缝合皮肤后清点器械、敷料，2-0 可吸收线逐层关闭肌肉层，3-0 可吸收线皮内缝合皮肤（图 8-137）	图 8-137　关胸
术毕处理	完成各项护理文书记录并签字 三方在患者离开手术室前共同按照手术安全核查表中的内容逐项进行核查	

（六）右全肺切除术

1. 适应证

（1）中央型肺癌瘤体较大，累及支气管范围较广，难以行支气管成形术。

（2）中央型肺癌瘤体大，浸润肺门血管干，难以行血管成形术。

（3）行肺叶切除时损伤肺动脉干，无法修复成形时。

2. 麻醉方式　全身麻醉 + 神经阻滞麻醉，双腔导管插管，术中健侧肺通气。

3. 手术体位　90° 侧卧位。

4. 手术步骤　详见表 8-6。

表 8-6　右全肺切除术

简要手术步骤	配合要点	图示
用物准备	1. 手术敷料：常规胸科手术敷料 2. 手术器械：肺手术器械、胸腔撑开器械、无损伤血管钳（图 8-138） 3. 杂项物品：刀片、缝针、丝线、可吸收线、不可吸收血管缝线、电刀、吸引器、胸腔引流装置、一次性切割闭合器及钉匣、止血材料 4. 设备：电刀、吸引器	图 8-138　胸腔撑开器械

续表

简要手术步骤	配合要点	图示
麻醉实施前安全核查	由具有执业资质的手术医生、麻醉医生和手术室护士三方（以下简称“三方”），在麻醉实施前共同按照手术安全核查表中的内容逐项进行核查（图 8-139）	图 8-139　三方安全核查
铺置无菌器械台	按照手术隔离技术要求铺置无菌器械台并进行无菌器械台区域设置（图 8-140）	 图 8-140　无菌器械台区域设置
手术开始前物品清点	手术开始前，器械护士和巡回护士共同按照手术物品清点原则进行清点（图 8-141）	图 8-141　手术物品清点
消毒铺巾	消毒范围：前后过正中线，上肩及上臂上 1/3，下过肋缘，包括同侧腋窝	
手术开始前安全核查	1. 三方在手术开始前共同按照手术安全核查表中的内容逐项进行核查 2. 手术物品准备情况的核查由手术室护士执行并向手术医生和麻醉医生报告	
划皮，进胸，探查	1. 递消毒棉球、22 号刀片划皮 2. 递肩胛骨拉钩、甲状腺拉钩、18cm 血管钳，分离肌肉层 3. 递肋骨剪、骨锉离断后肋骨，骨蜡用于肋骨断端止血，敷料保护切口，用胸撑撑开肋骨间隙显露手术部位	
游离肺静脉并离断	1. 递肺叶钳牵拉肺叶，显露奇静脉及肺门，长组织剪、长镊剪开奇静脉下缘及肺门前方的纵隔胸膜，显露右肺动脉及右上肺静脉各支 2. 递长胸腔血管钳分离右上肺静脉周围组织，2-0 丝线、0 号丝线结扎切断肺韧带及右上肺静脉各支 递长组织剪向肺门方向剪开纵隔，长胸腔血管钳分离出右下肺静脉并结扎离断	

续表

简要手术步骤	配合要点	图示
游离肺动脉，阻断肺动脉，观察患者是否能耐受全肺切除，离断肺动脉	1. 递长组织剪剪开动脉鞘，游离右肺动脉干 2. 递无损伤血管钳阻断肺动脉 1 ～ 2min，观察患者循环指标 3. 确定患者能耐受全肺切除后，用一次性直线切割闭合器离断闭合肺动脉	
游离右主支气管，确认主支气管内无异物后闭合离断，切除标本	1. 递长胸腔血管钳、长镊、长组织剪分离气管周围组织，切除肿大淋巴结达隆突下，显露主支气管 2. 递一次性直线切割闭合器离断右主支气管 3. 标本盘接取标本放置于无菌器械台左上角	
支气管残端处理，若有心包打开，可进行心包缝合	1. 递消毒棉球消毒支气管残端 2. 递长镊、长持针器、3-0 可吸收缝线缝合支气管残端周围软组织 3. 递 3-0 可吸收线、补片进行心包缝合修补	
纵隔淋巴结清扫	递长镊、长胸腔血管钳、长组织剪进行纵隔淋巴结清扫	
胸腔冲洗，止血，检查支气管残端是否有漏气	1. 递大量温灭菌注射用水（若有心包打开则使用无菌生理盐水）进行胸腔冲洗，至少 3 遍；手术医生更换手套，手术台上更换干净的敷料、器械（图 8-142） 2. 备好止血材料、血管缝线及可吸收线，进行充分止血	图 8-142 医生更换手套
放置胸腔引流装置	递消毒棉球，放置胸腔引流管，0 号丝线角针固定引流管，连接水封瓶	
关胸	1. 关闭胸腔前、关闭胸腔后、缝合皮肤后清点器械、敷料 2. 递双股 0 号丝线 10×28 大圆针、胸腔闭合器关闭肋间隙，0 号丝线 10×28 大圆针逐层关闭肌肉层、2-0 丝线 10×28 大圆针关闭皮下组织，2-0 丝线 10×28 三角针间断缝合皮肤 3. 健侧肺在 40cmH_2O 气道压力下持续通气 5 ～ 10s，排出术侧胸腔内过多的气体后，夹闭胸腔引流管，此后保持胸腔引流管处于夹闭状态	
术毕处理	1. 完成各项护理文书记录并签字 2. 三方在患者离开手术室前共同按照手术安全核查表中的内容逐项进行核查	

（七）注意事项

1. 术前充分评估，和医生做好沟通，根据不同术式完善用物准备，建立两条静脉输液通路。维持出入量平衡，按需补液，不可过度补液引发肺水肿。

2. 侧卧位体位安置时需注意患者健侧腋窝凌空，尿管通畅，男性患者生殖器不可有压迫，术中调整手术床注意安全，防止坠床。

3. 密切关注患者生命体征：游离纵隔胸膜时会刺激主动脉弓、膈肌、肋间神经，可引起纵隔摆动及反常呼吸加深，严重者会出现心动过缓、低血压等症状。

4. 心包切除患者应使用温生理盐水进行胸腔冲洗，以免患者发生心律失常甚至心搏骤停。

5. 确保胸腔引流管通畅，与引流瓶连接牢固、水柱波动好，观察引流量，转运时胸腔引流管保持夹闭状态。全肺手术患者持续夹闭，同时注意观察患者呼吸及气管是否居中，做好交接班。

6. 严格执行肿瘤隔离技术、无接触式接手术台上的标本组织。

7. 腔镜仪器、器械严格按操作流程使用。

（沈祝苹　朱秋燕）

第二节　食管肿瘤手术

一、解剖学基础

（一）食管的形态

食管按所在部位分为颈部食管、胸部食管和腹部食管。颈部食管的长度约 5cm，位于第 6 颈椎下缘至胸骨颈静脉切迹平面之间；胸部食管最长，长度为 18 ～ 20cm，上自颈静脉切迹，下至膈的食管裂孔；腹部食管最短，其长度为 1 ～ 2cm，自食管裂孔至贲门。

食管全长有 3 处生理性狭窄。第一处狭窄在食管的起始处，相当于第 6 颈椎下缘平面，距中切牙约 15cm；第二处狭窄位于食管与左主支气管交叉处，相当于胸骨角或第 4、5 胸椎椎体之间水平，距中切牙约 25cm；第三处狭窄部位在食管穿过膈的食管裂孔处，相当于第 10 胸椎水平，距中切牙约 40cm。3 个狭窄处为异物滞留及食管癌的好发部位。

（二）食管的位置

食管是连接咽和胃之间长约 25cm 的肌性管道，上端起于环状软骨水平（第 6 颈椎），下行延续至食管胃结合部。颈部食管位于气管的后方，靠近甲状腺的左叶，因为食管在颈部的位置偏左。食管于气管后面脊柱的前方下行进入胸廓，走行于胸主动脉的右后方，随后至胸主动脉的右侧，到达食管裂孔时移至其前侧方，进入胸部后回归到正中线附近。

（三）食管的结构

食管起于环咽肌水平，该肌从后侧面植入环状软骨，紧靠其上是咽下缩肌，向上分别是咽中缩肌和咽上缩肌。食管环状（内层）肌纤维起于环咽肌下缘，外层被纵行的肌纤维包绕，食管纵行肌纤维上行过程中交叉到前面外侧肌束，并从咽下缩肌深面植入环状软骨，这样咽后壁紧靠环咽肌上方遗留一个缺乏肌肉覆盖区域，称为 Killian 三角，为咽食管憩室的好发部位。食管上 1/3 的外层肌肉由横纹肌（骨骼肌）构成，下 1/3 为平滑肌，中 1/3 为横纹肌和平滑肌相混杂。

（四）食管的血管、神经、淋巴系统

喉返神经在气管食管沟内或其附近上行。甲状腺上动脉和中动脉通常走行于颈段食管

的前面，常有一条甲状腺中静脉由甲状腺横行注入颈内静脉，从而使颈段食管侧方与颈动脉特别是左侧颈动脉距离较近，其血供主要来自甲状腺下动脉，主要的回流静脉是甲状腺下静脉。颈段和上胸段食管的神经支配来自喉返神经的分支和交感神经节后纤维。

食管下行经过隆突后面时，与左心房相邻。胸段食管的血供由直接发自主动脉的 4 ～ 5 支血管分支组成，这些分支在食管壁上形成血管丛，向上与甲状腺下动脉的分支相交通，向下与左侧膈动脉、胃左动脉的分支相连。胸段食管的静脉血主要引流至奇静脉，部分引流至半奇静脉。胸导管走行于食管的后方，在第 6 胸椎以下时，胸导管位于奇静脉的内侧，食管的右方，至第 5 胸椎水平移至食管左侧上行。

在气管远端及隆突水平，两侧迷走神经的分支相互交叉形成神经丛环绕食管，并发出分支到主支气管，由神经丛发出迷走神经前干和后干沿食管下行并穿过食管裂孔。胸段食管的神经支配主要来自迷走神经的感觉和运动纤维，感觉纤维主要调节食管的分泌，而运动纤维支配胸下段食管的平滑肌。在食管的中段，平滑肌与横纹肌同时存在，横纹肌则由胸上段 4 ～ 6 对脊髓交感神经纤维支配。

胸段食管与周围结构的毗邻关系十分重要。经右侧胸腔的开放手术或胸腔镜技术显露食管：食管上端紧邻气管的后方；在奇静脉弓上，食管与后方的肋间上静脉及前外侧的迷走神经相邻；稍向下，靠近隆突、两侧的支气管主干及隆突下淋巴结；再向下，食管前方是肺静脉和心包后壁，后方与主动脉、脊柱及奇静脉的上半部分相邻；到达食管裂孔后，食管的后方是沿奇静脉左侧上行的胸导管。

经左侧胸腔观察，胸上段食管毗邻脊柱及左侧喉返神经，胸导管的一部分由食管的后方上行至胸廓入口处；在食管的下行过程中，主动脉弓和半奇静脉弓横过食管，在其深面，食管与左侧主支气管和迷走神经丛相邻；再向下，食管紧邻下行的胸主动脉、肺静脉和心包后壁。

食管裂孔位于第 10 胸椎水平，由来自膈肌角的肌束（主要是右侧膈角的肌束）组成，食管壁与裂孔之间有结缔组织形成的膈食管韧带，并将腹腔和胸腔分隔开。食管裂孔后方，主动脉裂孔的前面，有正中弓状韧带加强。在主动脉裂孔的下方，主动脉发出小的膈下支及食管动脉分支，进入腹腔后，主动脉的第一重要分支是腹腔干，它又分成肝总动脉、脾动脉和胃左动脉。迷走神经前干沿食管前壁下行，发出胃支和肝支，并沿胃小弯侧继续向下，迷走神经后干紧贴食管后壁，同样沿小弯下行并发出胃支。

胃主要有 4 条动脉供血，胃左动脉直接起源于腹腔干并沿胃小弯侧下行，发出 5 ～ 7 支小动脉垂直进入胃壁，至胃角水平近胃窦处，这些小分支逐渐消失。胃右动脉起自肝固有动脉，在幽门上沿小弯侧上行，与胃左动脉吻合。胃十二指肠动脉发自肝总动脉，在十二指肠后方下行过程中发出胃网膜右动脉，胃网膜右动脉在网膜内沿胃大弯侧走行。在此区域手术时要特别注意，术中必须仔细寻找辨别可能出现变异的肝左动脉并加以保护，作为肝左叶的主要供血动脉，肝左动脉也可能起自胃左动脉，如果损伤，常导致肝脏的缺血。脾动脉在其走行过程中发出小的动脉穿支供应胰腺，并最终分叉形成小的血管分支进入脾脏，脾动脉的末端或其分支还发出小血管供应胃底的前后壁，称为胃短动脉。胃网膜左动脉发出脾动脉，并发出小血管根部在大弯侧。尽管有些教科书中提到，在网膜左动脉和网膜右动脉血管弓之间存在着交通，但是这些交通在网膜血供中的作用并不明显，一般不能以其作为胃组织供血的主要方式。

胃底及大弯侧上部的静脉血由胃短静脉引流并汇入脾静脉；胃体及部分网膜的静脉血由胃网膜左静脉引流，静脉沿大弯侧走行，同样注入脾静脉；胃网膜右静脉同样引流胃体及网膜的静脉血，经过十二指肠后方，注入肠系膜上静脉；胃左静脉沿小弯上升，接受下降的食管静脉支，然后向小网膜囊的下后方走行，直接注入门静脉；胃右静脉通常较小，与胃右动脉伴行，在幽门水平注入门静脉。

食管上 1/3 的淋巴管常向两侧注入气管旁淋巴结和颈外侧深淋巴结群。食管中 1/3 的淋巴管注入气管支气管上下淋巴结和纵隔后淋巴结。食管下 1/3 的淋巴管大部分向下注入贲门周围淋巴结及胃左淋巴结，进一步达腹腔淋巴结。

二、手术配合要点

（一）胸腹腔镜食管癌根治术（McKeown 术式）

1. 适应证

（1）食管癌（0 ～ Ⅰ期）患者一般情况良好。

（2）Ⅱ期病例，即食管上段 3cm 以下病变患者。

（3）Ⅲ期病例，即中上段食管癌，病变在 5cm 以上无明显远处转移的患者。

2. 麻醉方式　全身麻醉 + 神经阻滞麻醉，双腔导管插管。

3. 手术体位　先左侧卧位后颈仰卧位（头向右侧）。

4. 手术步骤　详见表 8-7。

表 8-7　胸腹腔镜食管癌根治术（McKeown 术式）

简要手术步骤	配合要点	图示
用物准备	1. 手术敷料：侧卧位、颈仰卧位、三切口手术铺巾敷料 2. 手术器械：胃肠手术器械、腹腔镜手术器械、荷包钳、新能源、导尿包（图 8-143 ～图 8-145） 3. 备用器械包：胸腔撑开器、腹腔撑开器、扇形钳、脸盆 4. 杂项物品：刀片、缝针、丝线、可吸收线、食管带、腔镜小纱布、纱条、导尿用物、洁净袋、腔镜保护套、电刀、吸引器、排烟装置、Hem-o-lock 夹（紫、绿）、荷包线、消化道吻合器、直线切割缝合器及钉仓、引流装置（胸腔、颈部）、止血材料 5. 设备：电刀、吸引器、腔镜机组、超声刀仪器	图 8-143　胃肠手术器械 图 8-144　腹腔镜手术器械

续表

简要手术步骤	配合要点	图示
		图 8-145　消化道特殊器械
麻醉实施前安全核查	由具有执业资质的手术医师、麻醉医师和手术室护士三方（以下简称“三方”），在麻醉实施前共同按照手术安全核查表中的内容逐项进行核查（图 8-146）	图 8-146　手术安全核查
铺置无菌器械台	按照手术隔离技术要求铺置无菌器械台并进行区域设置（图 8-147）	左侧铺置 1 块方巾 有瘤区 污染区 接触过患者血液、体液 未与患者血液、体液接触 图 8-147　无菌器械台区域设置
手术开始前物品清点	手术开始前，器械护士和巡回护士共同按照手术物品清点原则进行清点（图 8-148）	图 8-148　手术物品清点
消毒铺巾（左侧卧位）	1. 消毒范围：上至上肩及上臂上 1/3，下过肋缘，前后过正中线，包括右侧腋窝 2. 铺巾：① 1 块中单对折垫在患者胸部靠下；② 1 块中单铺在切口上方并将屏风架盖住；③ 3 块方巾分别铺在切口腹侧、下方、背侧，切口下方及下肢方向分别铺置 2 块中单；④对着手术部位铺置洞单；⑤切口上方再铺置 1 块中单，巡回护士将中单靠上方的 2 个角固定在手术床头两侧的输液架上，将麻醉和手术区域分隔开	
手术开始前安全核查	1. 三方在手术开始前共同按照手术安全核查表中的内容逐项进行核查 2. 手术物品准备情况的核查由手术室护士执行并向手术医生和麻醉医生报告	

续表

简要手术步骤	配合要点	图示
放置 Trocar，进胸探查	1. 递消毒棉球消毒皮肤，无接触传递 11 号刀片在右腋中线第 7 肋间作 1 个 10mm 切口，作为观察孔 2. CO_2 充气，压力设置为 7 ～ 9mmHg 3. 递镜头探查胸腔，确定不改变手术方式后，进一步在右腋前线第 3 肋间、右腋后线第 5 肋间各做 1 个 5mm 切口、右腋后线第 9 肋间做 1 个 10mm 切口，置入 Trocar 作操作孔（图 8-149）	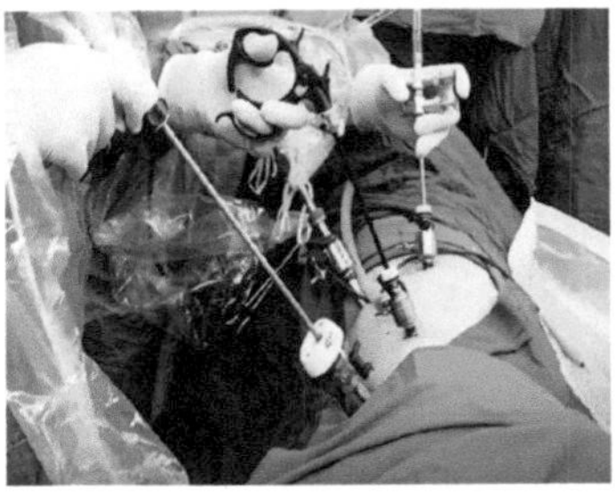 图 8-149　**右胸 Trocar 安置**
游离食管，切断奇静脉，淋巴结清扫	1. 递腔镜下短无创抓钳牵拉食管，电凝钩纵行切开纵隔胸膜，游离胸部食管，上至胸膜顶，下至膈肌裂孔（图 8-150）	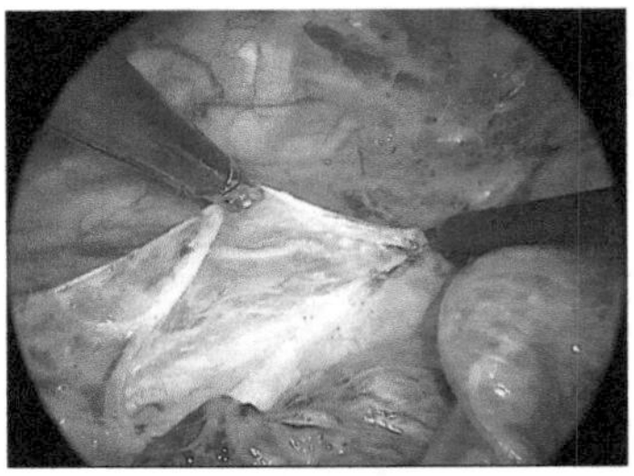 图 8-150　**切开纵隔胸膜**
	2. 递分离钳分离胸导管，防止损伤（图 8-151）	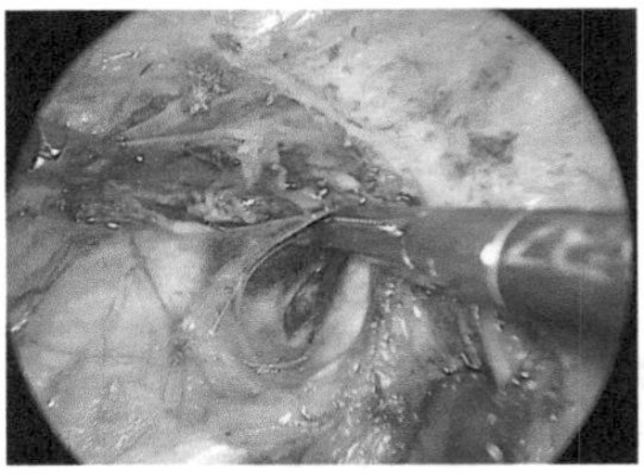 图 8-151　**分离胸导管**
	3. 递腔镜下短无创抓钳夹住喉返神经旁淋巴结向上提起，电凝钩进行分离止血，用手指套取出标本（图 8-152、图 8-153）	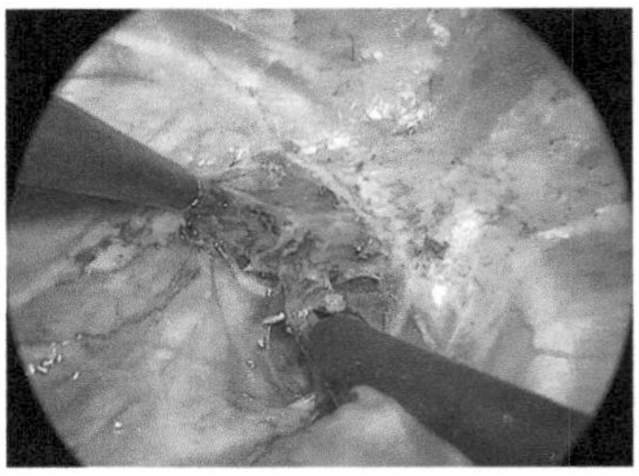 图 8-152　**切除喉返神经旁淋巴结** 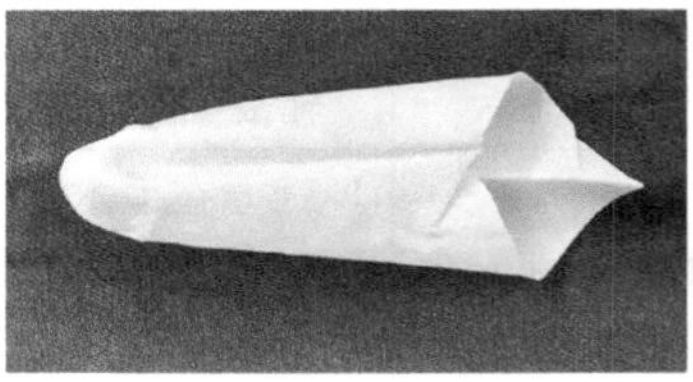 图 8-153　**手指套的制作**

续表

简要手术步骤	配合要点	图示
	4. 递腔镜下短无创抓钳上提食管，超声刀游离食管（图 8-154）	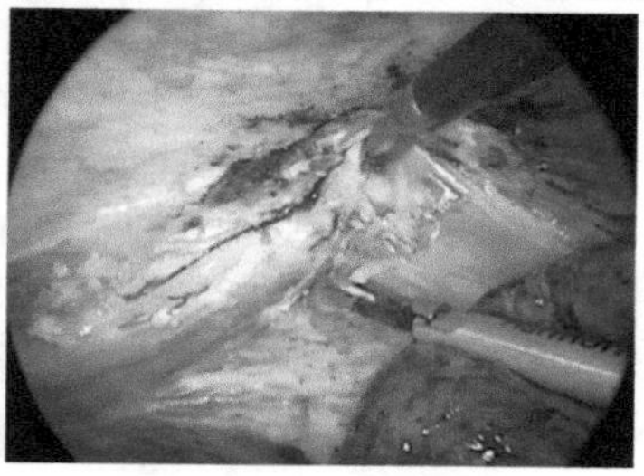 图 8-154　游离食管
	5. 递分离钳、食管带，从食管下方穿过，用 Hem-o-lock 夹将食管带固定在食管上，递带锁扣抓钳抓住食管带末端牵拉食管（图 8-155） 6. 递无创抓钳、超声刀分离食管周围肺、心包、主动脉及对侧胸膜之间的组织，将其从食管床中完整游离，切除食管旁胸膜及淋巴结 7. 递 Hem-o-lock 夹夹闭奇静脉，超声刀离断（图 8-156）	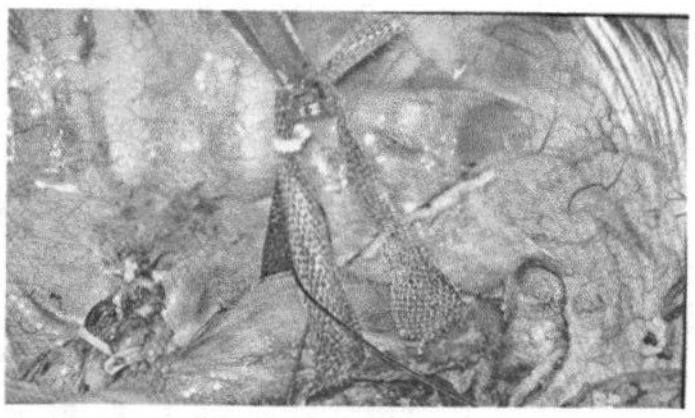 图 8-155　食管带牵拉食管 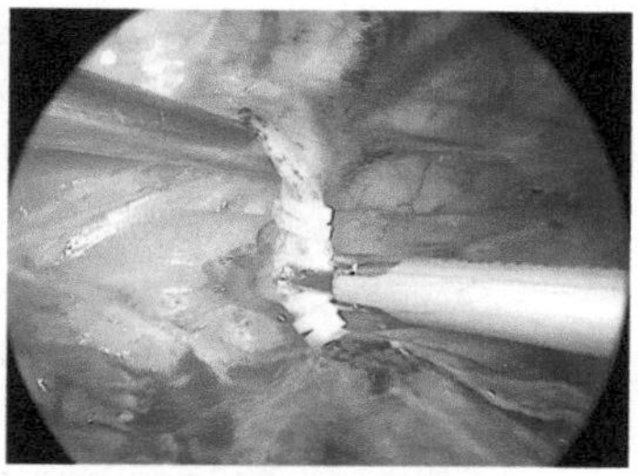 图 8-156　离断奇静脉
冲洗、止血，放胸管、关胸	1. 递 50ml 针筒抽温无菌蒸馏水冲洗手术部位，超声刀、电凝钩充分止血 2. 关闭 CO_2，递无创抓钳、胸管，10×28 三角针 0 号丝线固定 3. 关闭切口前、关闭切口后、缝合皮肤后清点器械、敷料 4. 2-0 可吸收线缝合切口，胸管连接水封瓶，粘贴敷贴（图 8-157）	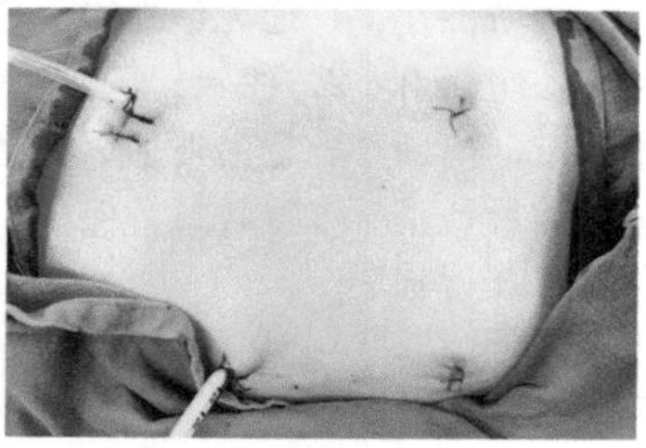 图 8-157　关胸
改变体位为颈仰卧位，头向右侧，皮肤消毒，铺巾	1. 患者肩下垫肩垫，头下垫头圈 2. 器械护士更换手套，颈仰卧位、打开三切口手术敷料包，递消毒棉球再次进行腹部和颈部手术部位皮肤消毒；消毒范围：上至下唇，下至耻骨联合，两侧至斜方肌前缘和腋后线 3. 铺巾方法：①将方巾对角卷成球状，塞在左颈部；② 1 块中单铺在头端遮盖住屏风架；③颈部切口对侧、下方、近侧各	

续表

简要手术步骤	配合要点	图示
	铺置1块方巾；④腹部切口下方、上方、对侧、近侧各铺置1块方巾；⑤颈部切口上方铺置1块中单、胸部铺置1块中单、腹部切口下方铺置1块中单；⑥对准手术切口铺置三切口洞单	
划皮，左右肋弓及脐上置入5个Trocar，探查腹部	1. 递消毒棉球消毒腹部、脐部，消毒后的艾力斯放在无菌器械台的左上角，不可再用于其他手术部位 2. 无接触传递11号刀片在脐上或脐下划1个10mm切口 3. 递2把布巾钳钳夹在切口两边并上提腹壁，递气腹针建立人工气腹，压力12～16mmHg 4. 待腹部膨隆后，拔除气腹针，递10mm Trocar从肚脐切口置入腹腔，拔除锥芯，将气腹管连接在Trocar侧孔 5. 递镜头探查腹部，确定不改变手术方式后，无接触传递11号刀片，分别在左肋缘下左锁骨中线交叉处放置12mm一次性Trocar，右侧肋弓下与锁骨中线交点处放5mm Trocar，脐水平左侧腹直肌外侧做10mm Trocar，脐水平右侧腹直肌旁放置5mm的Trocar（图8-158） 6. 将气腹管连接在12mm曲罗卡侧孔	图8-158 **腹部Trocar安置**
沿胃小弯游离小网膜，切断肝胃韧带，离断胃左动脉，清扫胃周及胃血管旁淋巴结，沿胃后壁向脾区游离胃底，离断胃后、胃短、胃网膜左血管，清除腹膜后组织，从胃大弯侧游离胃大网膜，保留胃网膜右血管，完整游离胃后，分离食管与两侧膈肌脚	1. 递无创抓钳、超声刀切断肝胃韧带 2. 递持针器、荷包线、Hem-o-lock夹（绿）悬吊肝脏，并在体表荷包线打结下方放置敷料，保护皮肤（图8-159） 3. 递腔镜下无创抓钳上提小网膜，吸引器、超声刀沿胃小弯离断小网膜，分离至膈肌裂孔（图8-160）	图8-159 **荷包线悬吊肝脏** 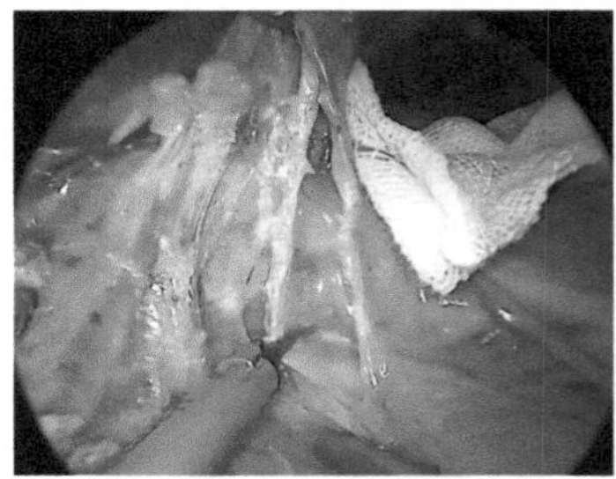 图8-160 **游离胃小网膜**

续表

简要手术步骤	配合要点	图示
	4. 递 Hem-o-lock 夹夹闭胃左动脉，近端夹 2 次，远端夹 1 次，递超声刀离断，清除胃周及胃血管旁淋巴结（图 8-161）	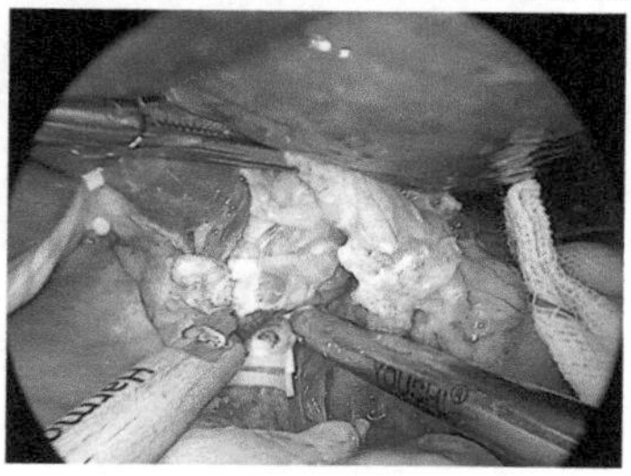 图 8-161　**离断胃左动脉**
	5. 递吸引器上挑胃体，超声刀沿胃后壁游离至脾区（图 8-162）	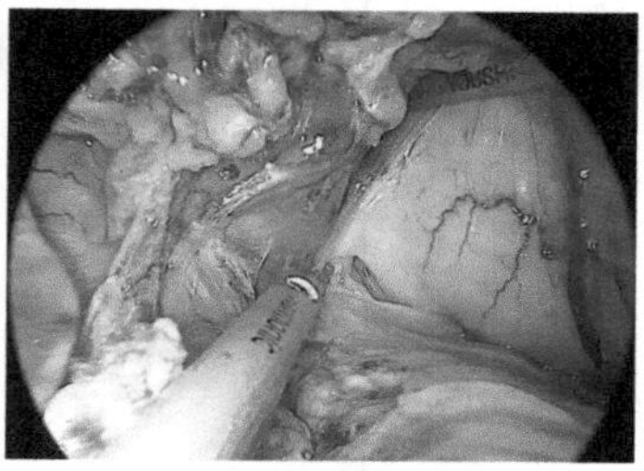 图 8-162　**游离胃后壁**
	6. 递短无创抓钳向胃小弯侧牵引胃底，超声刀离断胃后、胃短、胃网膜左血管（图 8-163）	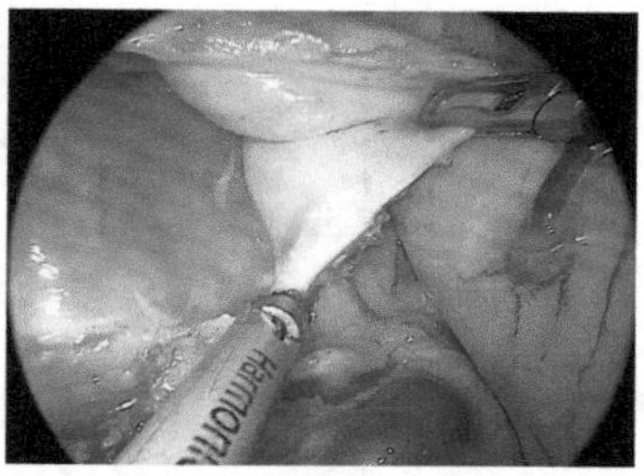 图 8-163　**离断胃后、胃短血管**
	7. 递 2 把无创抓钳分别抓住胃大网膜并向相反的方向展开，递超声刀沿胃大弯在距胃网膜右血管弓 2 ～ 3cm 处将大网膜与胃组织分离，超过胃网膜右血管的末端后再紧贴胃壁游离（图 8-164） 8. 递无创抓钳、超声刀分离食管前壁、两侧膈肌脚腹膜组织，将胃完整游离	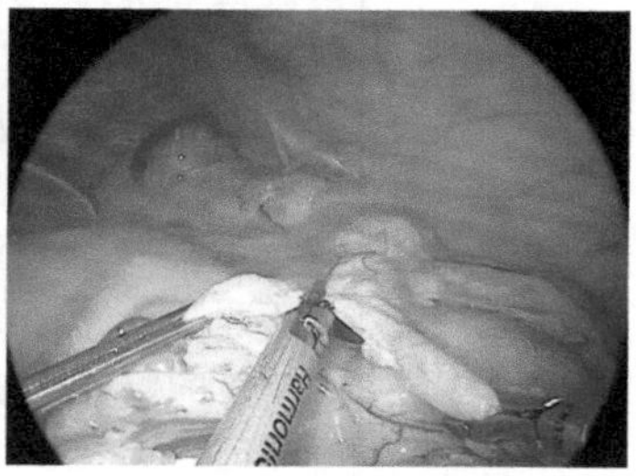 图 8-164　**游离胃大网膜**
在左颈胸锁乳突肌前缘划一切口，并游离至食管	1. 递消毒棉球消毒左颈部皮肤 2. 无接触传递 22 号手术刀片、纱布 2 块，电刀游离颈部切口（图 8-165） 3. 递 2 个甲状腺拉钩向两侧牵开胸锁乳突肌，将甲状腺向前内牵拉，显露气管后方的颈段食管，探查上段食管	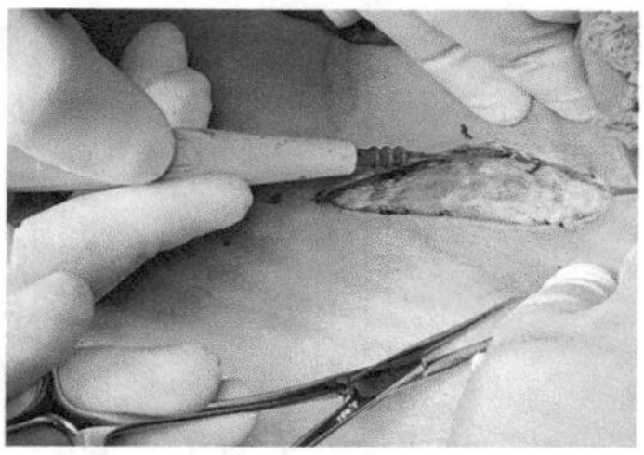 图 8-165　**游离颈部切口**

续表

简要手术步骤	配合要点	图示
颈部离断食管，近端放置吻合器钉钻，远端与硅胶管相连	1. 更换干净敷料，从颈部至托盘加盖干净方巾，麻醉医生拉出胃管 2. 递荷包钳、荷包针、心耳钳、22 号刀片离断颈部食管，并在周围包裹敷料（图 8-166）	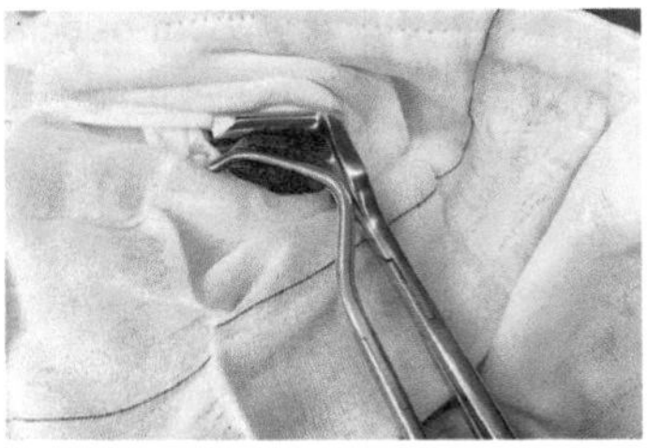 图 8-166　离断颈部食管
	3. 递消毒小棉球、肠艾力斯消毒食管管腔（图 8-167）	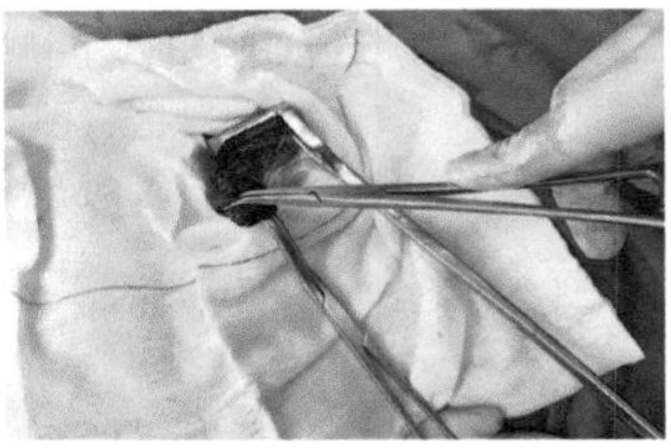 图 8-167　食管消毒
	4. 递 10×28 大圆针 0 号丝线将硅胶管与食管远端连接在一起，并将食管远端开口结扎关闭（图 8-168） 5. 递吻合器钉钻、18cm 血管钳将吻合器钉钻放置在食管近端，用荷包线固定	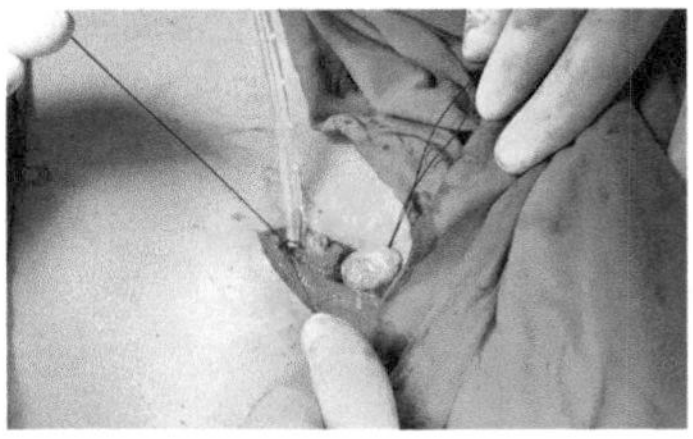 图 8-168　硅胶管与食管远端连接
	6. 递血管钳、组织剪修剪食管近端切缘（图 8-169） 7. 切过食管的刀片、荷包钳、直角钳、肠艾力斯、消毒小棉球等与食管管腔接触过的器械都放置于无菌器械台左上角，不可用于干净的手术部位，断食管时使用过的敷料及时丢弃	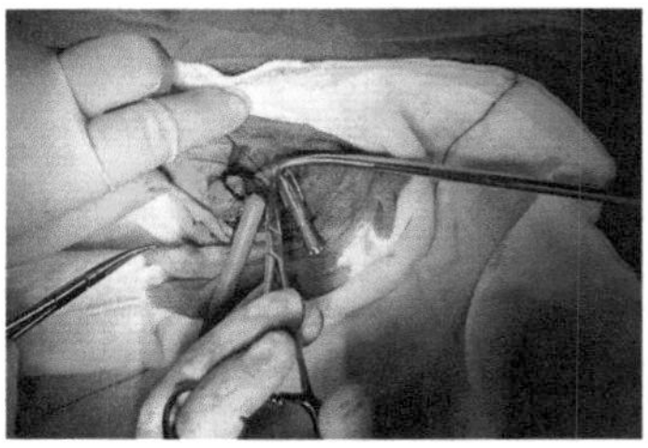 图 8-169　放置吻合器钉钻
	1. 递消毒棉球消毒剑突下皮肤 2. 无接触传递 22 号刀片在剑突下划一 3 ～ 5cm 切口 3. 递电刀游离切口下组织进腹腔 4. 递切口保护器保护腹部切口（图 8-170） 5. 递无齿卵圆钳将胃和食管拉出至腹部外，放置于 45cm×45cm 敷料上	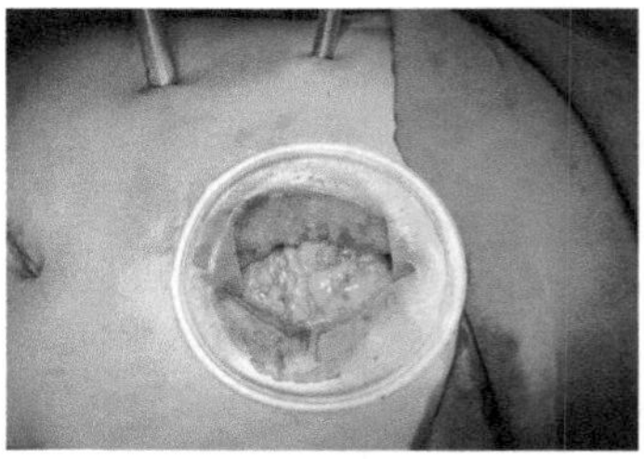 图 8-170　腹部切口保护

续表

简要手术步骤	配合要点	图示
剑突下划一 3 ～ 5cm 切口，将食管和胃从腹部拉出，制作管状胃、幽门成形并上拉至颈部	6. 递直线切割闭合器及数枚钉仓从胃小弯处向胃底方向离断制作管状胃，管状胃直径保持在 6 ～ 8cm，切除食管及食管胃结合部，取下食管带（图 8-171、图 8-172） 7. 使用后的切割闭合器放置在无菌器械台左上角，递标本盘接取标本，消毒棉球消毒胃断端 8. 递 3-0 可吸收线间断包埋胃断端 9. 递电刀切开幽门浆膜，递镊子打开幽门括约肌前壁，递电刀离断幽门括约肌，递 3-0 可吸收线、线剪间断缝合浆膜层 10. 递 10×28 大圆针 0 丝线将管状胃与硅胶管相连 11. 在管状胃上涂抹丁卡因胶浆，从颈部将硅胶管上提，将管状胃拉至颈部 12. 撤除 45cm×45cm 敷料	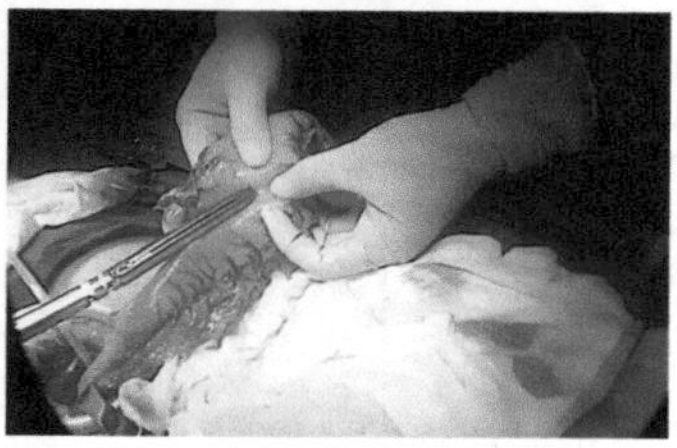 图 8-171　**制作管状胃** 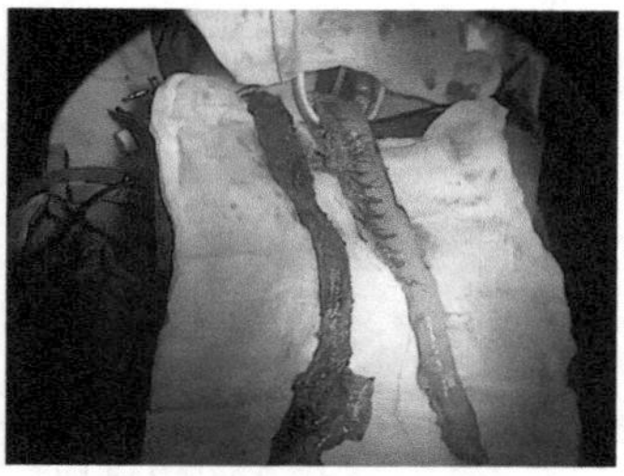 图 8-172　**管状胃**
颈部进行食管胃吻合，插入胃管、营养管，完成消化道重建	1. 递线剪剪断管状胃与硅胶管的连接 2. 递 18cm 血管钳夹住管状胃的两侧，递电刀切开管状胃头端（图 8-173） 3. 递消毒棉球消毒胃黏膜，确认管状胃前后方向无误后，递 18cm 血管钳、圆形吻合器进行消化道重建（图 8-174） 4. 递 3-0 可吸收线间断包埋食管胃吻合口 5. 麻醉医师在外科医师引导下将胃管和营养管分别插入患者消化道内 6. 递直线切割闭合器闭合胃底开口，完成食管重建，递 3-0 可吸收线间断包埋吻合口（图 8-175）	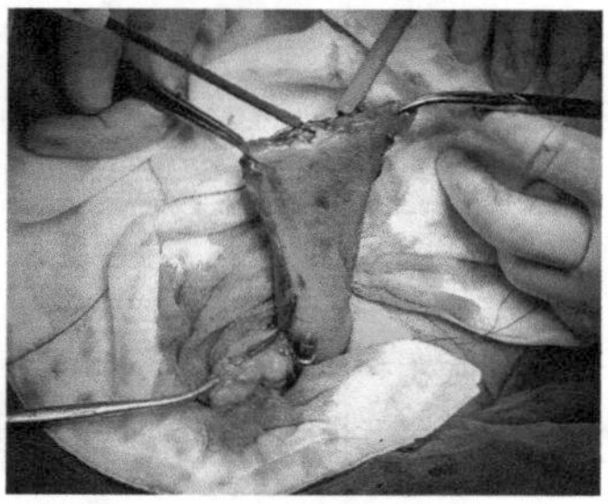 图 8-173　**切开管状胃头端** 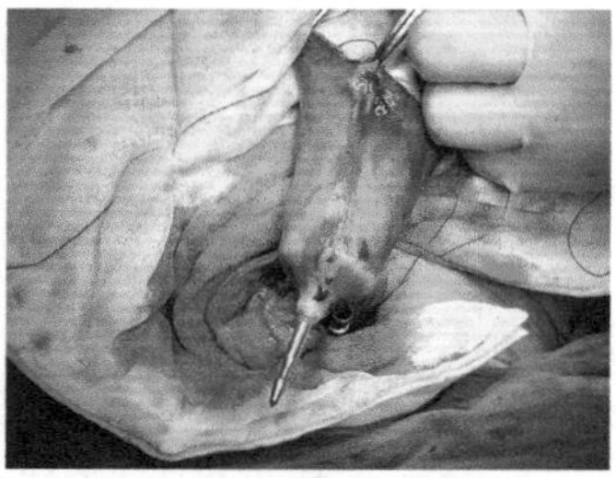 图 8-174　**圆形吻合器消化道重建** 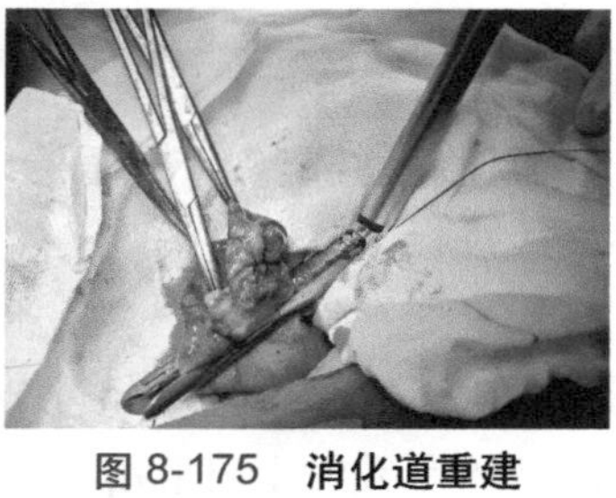 图 8-175　**消化道重建**

续表

简要手术步骤	配合要点	图示
冲洗、止血，颈部放置负压引流装置	1. 递大量温灭菌注射用水冲洗颈部切口，递弯盘紧贴切口下方接水，递吸引器及时吸除 2. 撤除手术台上加铺的方巾，更换干净的方巾 3. 撤除手术台上使用过的敷料、器械，与消化道接触过的器械放置在隔离区，不可清洗复用 4. 医生更换手套（图 8-176） 5. 递甲状腺拉钩、电刀、止血材料，彻底颈部止血 6. 根据颈部引流部位的深度裁剪负压引流管长度及侧孔 7. 递 7×17 三角针 2-0 丝线固定引流管	图 8-176 **医生更换手套**
关闭腹腔切口、颈部切口	1. 关闭切口前、关闭切口后、缝合皮肤后清点器械、敷料 2. 递 1-0 可吸收线关闭剑突下切口，递 2-0 可吸收线缝合其他 Trocar 穿刺口（图 8-177） 3. 递 3-0 可吸收线缝合颈部切口（图 8-178）	图 8-177 **关腹** 图 8-178 **关闭颈部切口**
术毕处理	1. 完成各项护理文书记录并签字 2. 三方在患者离开手术室前共同按照手术安全核查表中的内容逐项进行核查	

（二）胸腹腔镜食管癌根治术（Ivor Lewis 术式）

1. 适应证

（1）早期食管癌，心、肝、肺、肾功能正常或能耐受手术者。

（2）中下段食管癌不超过 7cm，无严重外侵，无远处转移。

2. 麻醉方式　全身麻醉＋神经阻滞麻醉，双腔导管插管。

3. 手术体位 先平卧位后左侧卧位。

4. 手术步骤 详见表 8-8。

表 8-8 胸腹腔镜食管癌根治术（Ivor Lewis 术式）

简要手术步骤	配合要点	图示
用物准备	1. 手术敷料：平卧位、侧卧位手术铺巾敷料 2. 手术器械：胃肠手术器械、腹腔镜手术器械、胸科双关器械、导尿包（图 8-179～图 8-181） 3. 备用器械包：胸腔撑开器、腹腔撑开器、脸盆 4. 杂项物品：刀片、缝针、丝线、可吸收线、腔镜小纱布、纱条、导尿用物、洁净袋、腔镜保护套、电刀、吸引器、排烟装置、Hem-o-lock 夹（紫、绿）、荷包线、12mm 一次性 Trocar、直线切割缝合器及钉仓、胸腔引流装置、止血材料 5. 设备：电刀、吸引器、腔镜机组、超声刀仪器	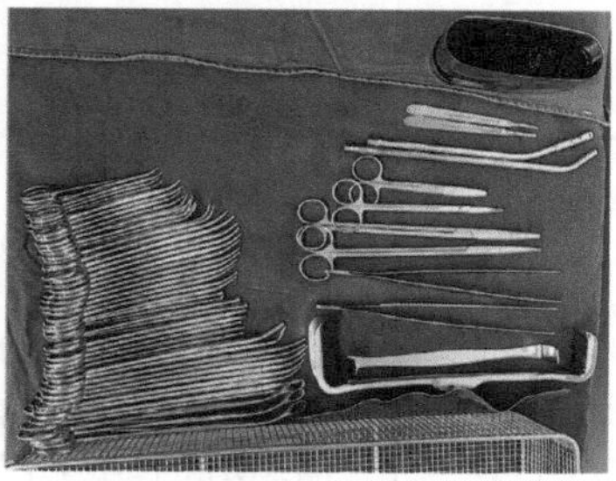 图 8-179 胃肠手术器械 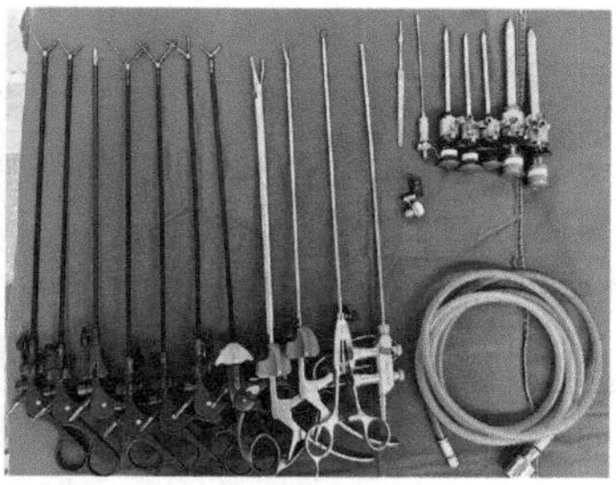 图 8-180 腹腔镜手术器械 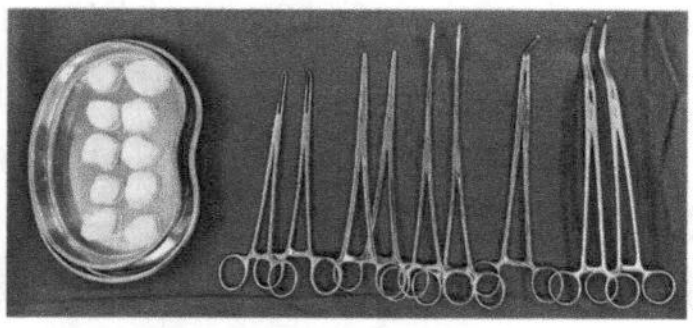 图 8-181 肠特殊器械
麻醉实施前安全核查	由具有执业资质的手术医师、麻醉医师和手术室护士三方（以下简称“三方”），在麻醉实施前共同按照手术安全核查表中的内容逐项进行核查（图 8-182）	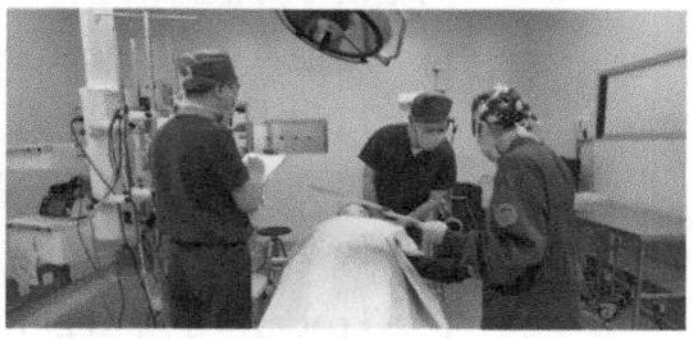 图 8-182 手术安全核查
铺置无菌器械台	根据手术隔离技术要求铺置无菌器械台并进行隔离区域设置（图 8-183）	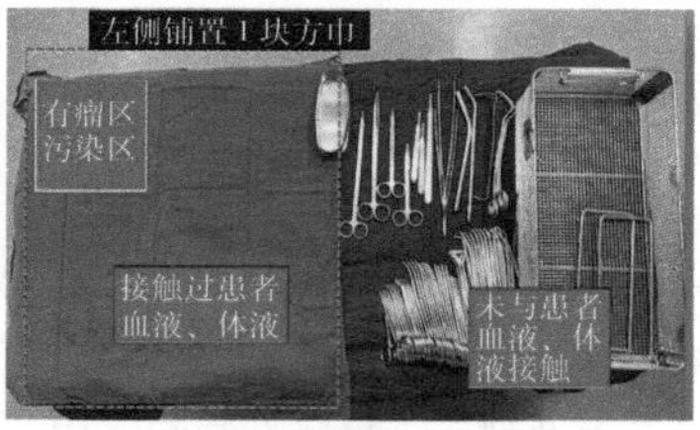 图 8-183 无菌器械台区域设置

续表

简要手术步骤	配合要点	图示
手术开始前物品清点	手术开始前，器械护士和巡回护士共同按照手术物品清点原则进行清点（图 8-184）	图 8-184　手术物品清点
消毒铺巾（左侧卧位）	消毒范围：上至上肩及上臂上 1/3，下过肋缘，前后过正中线，包括右侧腋窝； 铺巾：① 1 块中单对折垫在患者胸部靠下；② 1 块中单铺在切口上方并将屏风架盖住；③ 3 块方巾分别铺在切口腹侧、下方、背侧，切口下方及下肢方向分别铺置 2 块中单；④对着手术部位铺置洞单；⑤切口上方再铺置 1 块中单，巡回护士将中单靠上方的 2 个角固定在手术床头两侧的输液架上，将麻醉和手术区域分隔开	
手术开始前安全核查	1. 三方在手术开始前共同按照手术安全核查表中的内容逐项进行核查 2. 手术物品准备情况的核查由手术室护士执行并向手术医师和麻醉医师报告	
建立气腹，腹部放置 5 个 Trocar	递消毒棉球，消毒腹部皮肤及脐部，夹持消毒棉球的艾力斯放在无菌器械台左上角； 无接触传递 11 号刀片，在脐部下 2cm 处划一个 10mm 的切口（图 8-185） 递 2 把布巾钳分别钳夹在切口两侧并上提； 递气腹针从切口处穿刺进腹腔，充 CO_2 气体，压力设置为 12 ～ 16mmHg 待腹部膨隆后，拔除气腹针，改用 10mm Trocar 穿刺进腹腔，拔除锥芯 递镜头检查腹腔，确定手术方式不变后放置其他 4 个 Trocar 无接触传递 11 号刀片分别在右腹直肌外缘脐上 2cm 处、左右锁骨中线肋缘下、剑突下各划出 4 个 5mm 的切口，放置 3 个 5mm Trocar、1 个 12mm Trocar	图 8-185　腹部 Trocar 的安置
游离胃大小弯网膜，离断胃网膜左血管及胃短血管，切断肝胃韧带、胃左动脉，清扫胃周及血管旁淋巴结	递腔镜下无创抓钳、超声刀切断肝胃韧带；递荷包针、持针器在腔镜直视下悬吊肝脏，荷包线从肝叶下方穿过，抬起肝脏以后用 Hem-o-lock 夹将荷包线固定在网膜上，并在皮肤外抽紧荷包线打结，下方垫一块敷料保护皮肤（图 8-186）	图 8-186　荷包线悬吊肝脏

简要手术步骤	配合要点	图示
	递腔镜下无创抓钳上提小网膜，吸引器、超声刀沿胃小弯游离胃小网膜，分离至膈肌裂孔（图 8-187）	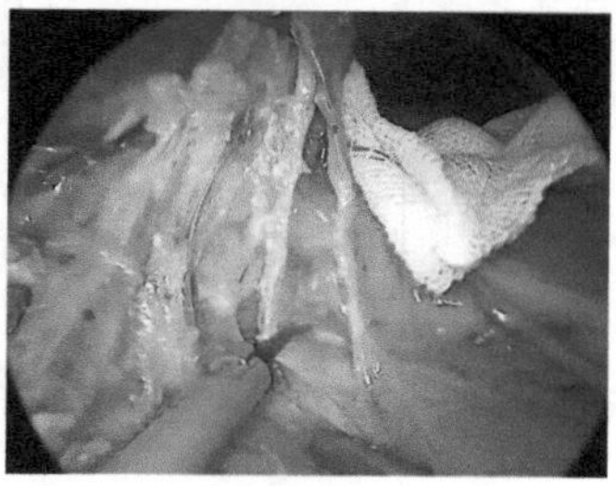 图 8-187　**游离胃小网膜**
	递 Hem-o-lock 夹（紫）夹闭胃左动脉，近端夹 2 次，远端夹 1 次，超声刀离断，其他小血管直接用超声刀或 Hem-o-lock 夹夹闭后离断，清扫胃周及血管旁淋巴结（图 8-188）；递吸引器上挑胃体，超声刀沿胃后壁游离至脾区（图 8-189）	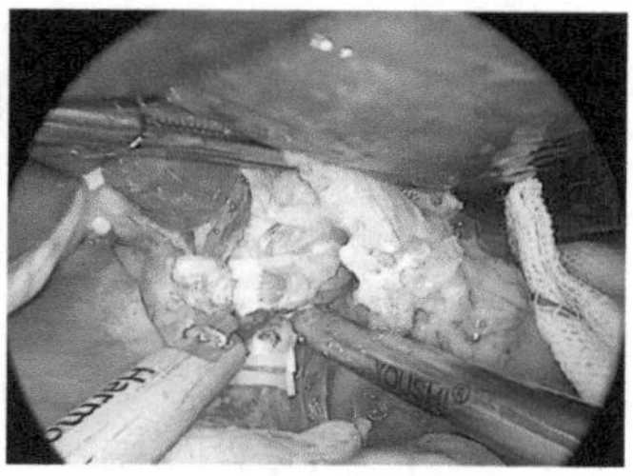 图 8-188　**离断胃左动脉** 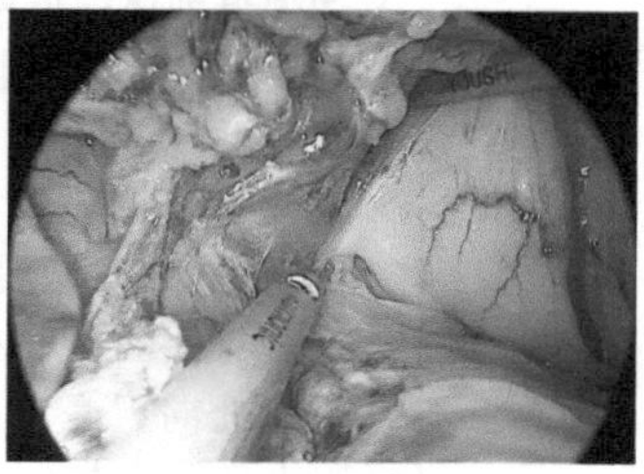 图 8-189　**游离胃后壁**
	递短无创抓钳向胃小弯侧牵引胃底，超声刀离断胃后、胃短、胃网膜左血管（图 8-190）；递 2 把无创抓钳将胃大网膜展开，递超声刀沿胃大弯在距胃网膜右血管弓 2 ～ 3cm 处将大网膜与胃组织分离，超过胃网膜右血管的末端后再紧贴胃壁游离（图 8-191）	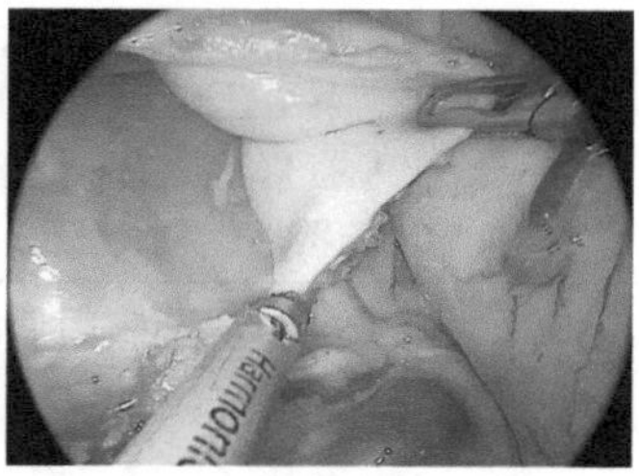 图 8-190　**离断胃后、胃短血管** 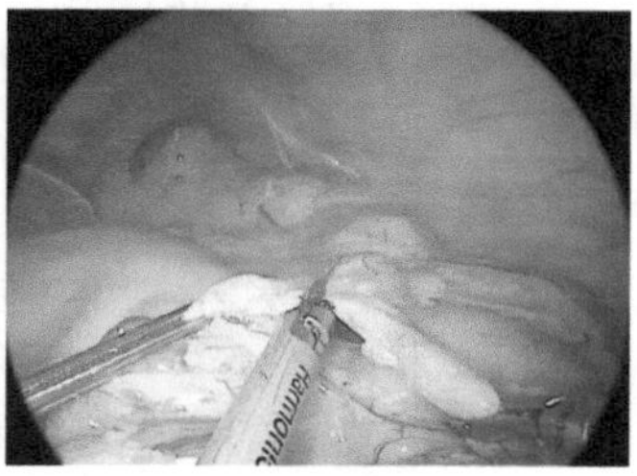 图 8-191　**游离胃大网膜**

续表

简要手术步骤	配合要点	图示
向上游离食管至下肺静脉水平，向下游离至十二指肠	递超声刀向上分离右侧膈脚、食管前壁及左膈脚的腹膜组织，切断腹膜处的腹膜反折，向上游离至下肺静脉水平，向下游离至十二指肠	
剑突下做一5cm直切口进腹	1. 递消毒棉球消毒剑突下皮肤 2. 无接触传递22号刀片延长剑突下切口 3. 递电刀游离切口下组织进腹腔 4. 递切口保护器保护腹部切口（图8-192）	图8-192 **腹部切口保护**
在贲门处切断食管，将胃拉至体外制作管状胃	1. 在切口至托盘加铺干净的方巾，麻醉医生将胃管向上拉出 2. 递腔镜下直线切割闭合器在贲门处切断食管 3. 递消毒棉球消毒胃断端 4. 递10×28大圆针0号丝线缝扎贲门残端，丝线不剪断 5. 递无齿卵圆钳将胃拉出至腹部外，放置在45cm×45cm敷料上 6. 递腔镜下直线切割闭合器及数枚钉仓从胃小弯处向胃底方向离断制作管状胃，管状胃直径保持在6～8cm（图8-193） 7. 递消毒棉球消毒胃断端 8. 递镊子、3-0可吸收线包埋胃断端递10×28大圆针0号丝线缝扎胃底前壁，丝线不剪断 9. 将胃底前壁丝线与贲门残端丝线相连接，递线剪剪掉线头	图8-193 **制作管状胃**
幽门成形、空肠造瘘	递电刀切开幽门浆膜，递镊子打开幽门括约肌前壁，递电刀离断幽门括约肌，递3-0可吸收线、线剪剪断缝合浆膜层 递3-0可吸收线在近端空肠缝一直径约3mm左右的荷包 递空肠造瘘穿刺针，将穿刺针从荷包内刺入空肠，撤除穿刺针内芯 递空肠造口管，递20ml针筒从造瘘管尾部持续缓慢注射生理盐水，协助空肠造瘘管前行，造瘘管放到位后撤除穿针针鞘，抽紧3-0可吸收线并缠绕空肠造瘘管后打结固定 递3-0可吸收线顺着空肠造瘘管隧道缝合包绕管壁数针，留2针，余线不剪断	

续表

简要手术步骤	配合要点	图示
	递消毒棉球消毒左上腹皮肤，递穿刺针置入腹腔，撤除内芯，将导管顺着穿刺针管鞘穿出腹壁 递 7×17 圆针穿隧道处余线将空肠固定在左上腹壁 递空肠造瘘固定组件、10×28 三角针 0 号丝线固定空肠造瘘管，连接其余配件	
止血、关腹	1. 递电刀充分止血 2. 关闭切口前、关闭切口后、缝合皮肤后清点器械、敷料 3. 递 1-0 可吸收线关闭剑突下切口，2-0 可吸收线缝合其他 Trocar 穿刺点，3-0 可吸收线缝合皮肤，粘贴合适敷贴（图 8-194）	图 8-194　关腹
改左侧卧位，消毒、铺巾	1. 改换体位为左侧卧位，胸下垫方垫，两侧用长圆枕固定，右膝盖下方垫马鞍垫，右踝下方垫圆枕，膝上、髋部各加 1 道约束带 2. 器械护士更换手套，打开侧卧位手术敷料包，递消毒棉球再次进行胸部手术部位皮肤消毒；消毒范围：上至上肩及上臂上 1/3，下过肋缘，前后过正中线，包括右侧腋窝 3. 铺巾：① 1 块中单对折垫在患者胸部靠下；② 1 块中单铺在切口上方并将屏风架盖住；③ 3 块方巾分别铺在切口腹侧、下方、背侧，切口下方及下肢方向分别铺置 2 块中单；④对着手术部位铺置洞单；⑤切口上方再铺置 1 块中单，巡回护士将中单靠上方的2个角固定在手术床头两侧的输液架上，将麻醉和手术区域分隔开	
于腋中线第 4、7 肋间，肩胛线第 7、10 肋间放置 4 个 Trocar，建立气胸	1. 递消毒棉球消毒皮肤，无接触传递 11 号刀片在右腋中线第 7 肋间作 1 个 10mm 切口，作为观察孔 2. CO_2 充气，压力设置为 7 ～ 9mmHg 3. 递镜头探查胸腔，确定不改变手术方式后，进一步在右腋前线第 4 肋间做 1 个 10mm 切口，右肩胛线第 4、7 肋间各做 1 个 5mm 切口，置入 Trocar 作操作孔（图 8-195）	图 8-195　右胸 Trocar 安置

续表

简要手术步骤	配合要点	图示
腔镜下游离食管至肿瘤上方 10cm 以上，离断奇静脉弓，清扫食管周围淋巴结。打开下段食管处胸膜	1. 递吸引器、电凝钩、短无创抓钳离断下肺韧带，打开纵隔胸膜，沿食管床游离食管周围组织（图 8-196）	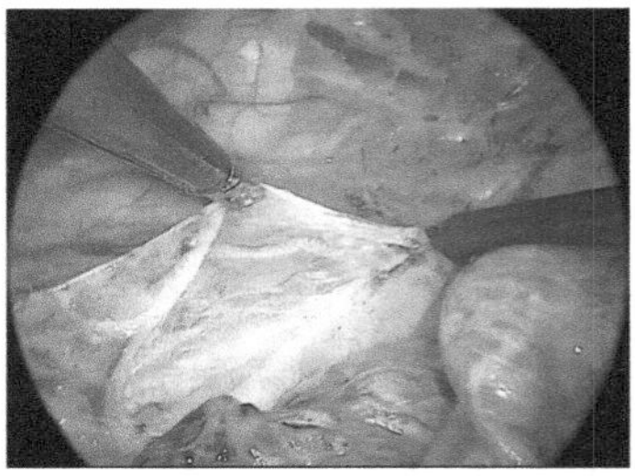 图 8-196　切开纵隔胸膜
	2. 递分离钳分离胸导管，防止损伤（图 8-197）	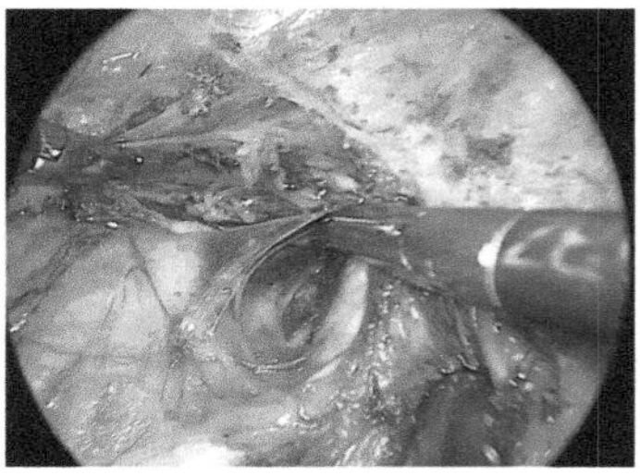 图 8-197　分离胸导管
	3. 递 Hem-o-lock 夹（紫）夹夹闭奇静脉，超声刀离断（图 8-198）	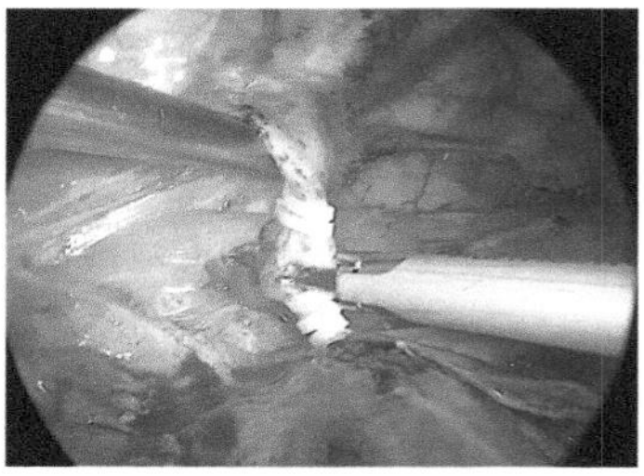 图 8-198　离断奇静脉
	4. 递纱布制作的三角包、食管带、无创抓钳、超声刀向上游离至肿瘤上方 10cm 处，清扫下肺韧带旁、食管旁、隆突下、喉返神经旁等处淋巴结，向下打开下段食管处胸膜（图 8-199）	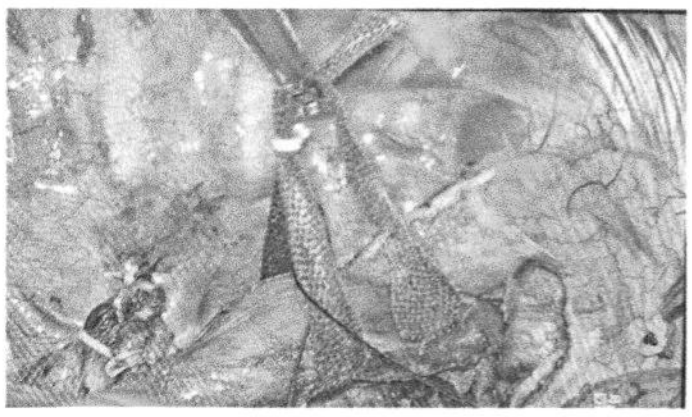 图 8-199　食管带牵拉食管
将腋中线第 4 肋间操作孔顺肋间隙向前方延长约 5cm，依层进胸，置入切口保护圈	1. 关闭 CO_2，递消毒棉球消毒胸部皮肤 2. 无接触传递 22 号刀片，延长切口至右腋中线第 4 肋间操作孔约 5cm（图 8-200） 3. 递电刀、18cm 血管钳分离肋间组织；递切口保护器保护切口	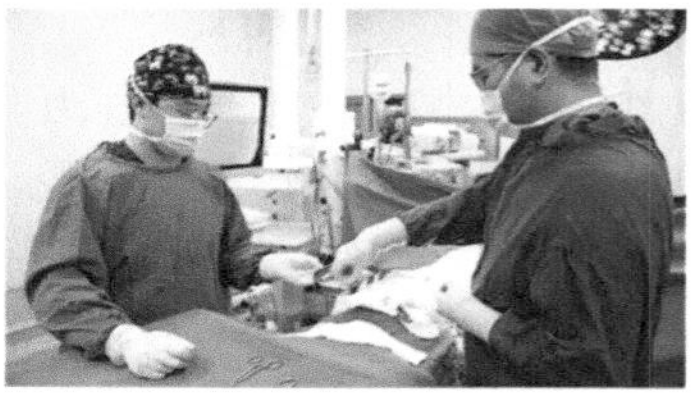 图 8-200　无接触传递刀片

续表

简要手术步骤	配合要点	图示
上提下段食管，剪断食管与胃的连接线，距肿瘤上方 5cm 远处切断食管，食管胃侧侧吻合	1. 取出食管带、递无齿卵圆钳将食管上提；递长线剪剪断食管与管状胃的连线 2. 递 3-0 可吸收线、长持针器、推节棒在管胃顶部稍下方两侧分别缝 1 针，线尾部用蚊式血管钳胸外牵引（图 8-201） 3. 从切口到托盘加铺无菌方巾，在食管下方垫一敷料 4. 递双关无齿卵圆钳在肿瘤上方 5cm 以上部位钳夹住食管并用长刀柄将其切断，取出标本 5. 用标本盘接取标本，递长血管钳夹消毒棉球，消毒食管断端 6. 牵引管胃两侧丝线，递电凝钩在胃前壁横行切开一 2cm 口子，备吻合用 7. 递长血管钳夹消毒棉球消毒管胃开口 8. 递腔镜下直线切割闭合器，将闭合器的钉座置于胃腔内，将钉头置于食管腔内，置入深度为 2.5 ～ 3cm，切割闭合进行食管胃吻合（图 8-202、图 8-203） 9. 递 3-0 可吸收缝线将食管前壁与胃壁开口行全层间断吻合（图 8-204） 10. 撤除胸腔内敷料，用于吻合的器械置于无菌器械台左上角，不可挪作他用	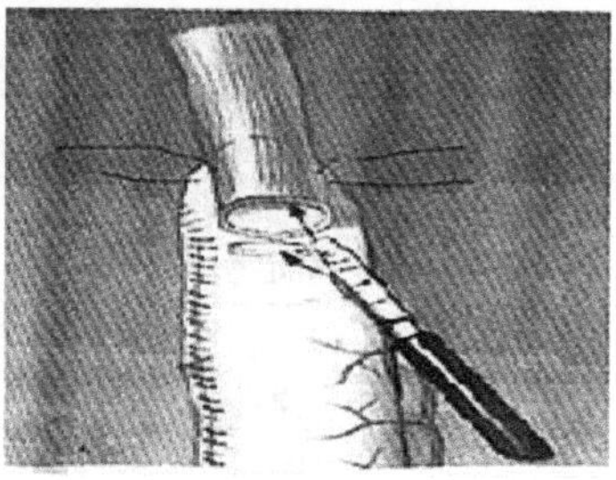 图 8-201　**食管胃吻合 1** 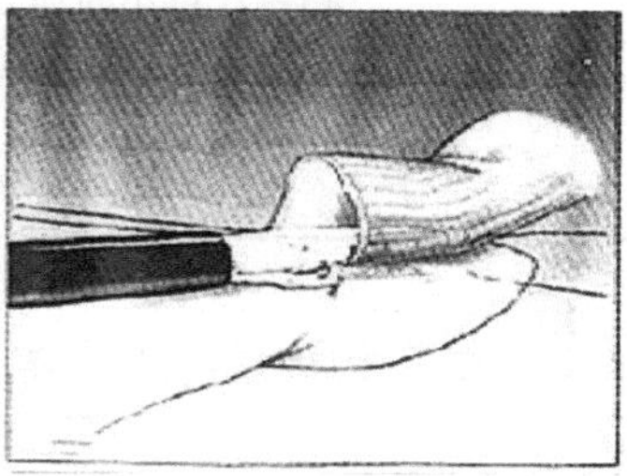 图 8-202　**食管胃吻合 2** 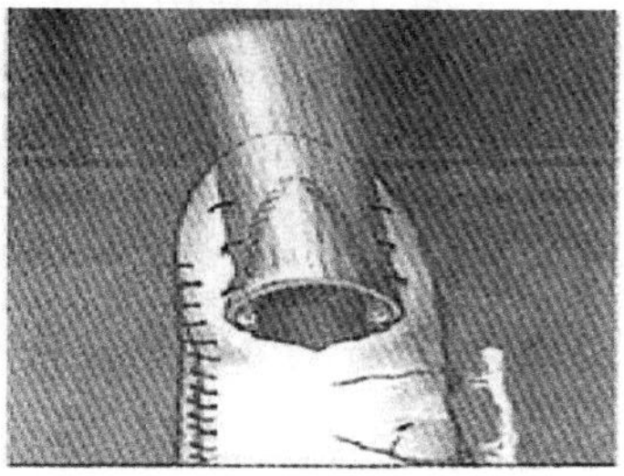 图 8-203　**食管胃吻合 3** 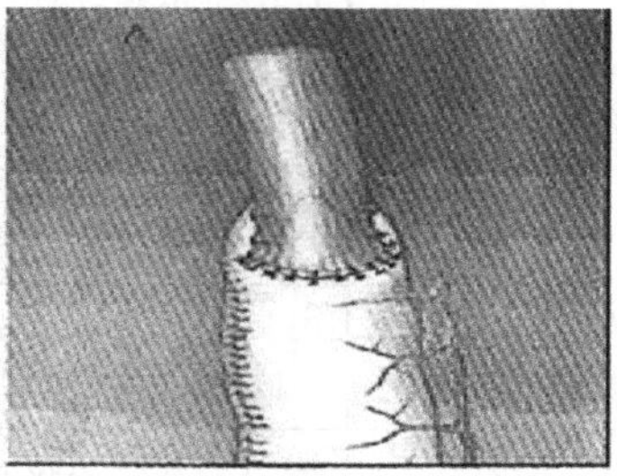 图 8-204　**食管胃吻合 4**
冲洗、止血，放置胸管	1. 麻醉医生经鼻置入胃管，用鼻贴固定胃管；大量温灭菌注射用水冲洗胸腔，膨肺 2. 撤除加铺的方巾，更换干净的方巾 3. 撤除手术台上使用过的敷料、器械，与消化道接触过的器械放置在隔离区，不可清洗复用	

续表

简要手术步骤	配合要点	图示
	4. 医生更换手套 5. 递电凝钩、超声刀、电刀、止血材料进行彻底止血 6. 放置胸腔引流管，递 10×28 三角针 0 丝线固定引流管	
关胸	1. 关闭切口前、关闭切口后、缝合皮肤后清点器械、敷料 2. 10×28 大圆针 0 丝线关闭右腋中线第 4 肋间切口，另 3 个小切口用 2-0 可吸收线缝合，胸管连接水封瓶，粘贴敷贴	
术毕处理	1. 完成各项护理文书记录并签字 2. 三方在患者离开手术室前共同按照手术安全核查表中的内容逐项进行核查	

（三）经左胸食管癌根治术

1. 适应证

（1）0 期和 Ⅰ 期中下段食管癌。

（2）Ⅱ 期食管癌在中下段 5cm 以下。

（3）Ⅲ 期中下段食管癌病变在 6 ～ 7cm，无远处转移。

2. 麻醉方式　全身麻醉 + 神经阻滞麻醉，双腔导管插管。

3. 手术体位　右侧卧位。

4. 手术步骤　详见表 8-9。

表 8-9　经左胸食管癌根治术

简要手术步骤	配合要点
用物准备	1. 手术敷料：侧卧位手术铺巾敷料 2. 手术器械：胃肠手术器械、胸腔撑开器、荷包钳、导尿包、脸盆（图 8-205 ～图 8-207） 3. 杂项物品：刀片、缝针、丝线、可吸收线、纱条、导尿用物、电刀、吸引器、超声刀、荷包线、直线切割缝合器及钉仓、胸腔引流装置、骨蜡、止血材料 4. 设备：电刀、吸引器、超声刀仪器
麻醉实施前安全核查	由具有执业资质的手术医生、麻醉医生和手术室护士三方（以下简称“三方”），在麻醉实施前共同按照手术安全核查表中的内容逐项进行核查
铺置无菌器械台	按照手术隔离技术要求铺置无菌器械台并进行隔离区域设置（图 8-208）
手术开始前物品清点	手术开始前，器械护士和巡回护士共同按照手术物品清点原则进行清点
消毒铺巾（右侧卧位）	1. 消毒范围：上至上肩及上臂上 1/3，下过肋缘，前后过正中线，包括左侧腋窝 2. 铺巾：① 1 块中单对折垫在患者背部靠下；② 1 块中单铺在切口上方并将屏风架盖住；③ 3 块方巾分别铺在切口腹侧、下方、背侧，切口下方及下肢方向分别铺置 2 块中单；④对着手术部位铺置洞单；⑤切口上方再铺置 1 块中单，巡回护士将中单靠上方的 2 个角固定在手术床头两侧的输液架上，将麻醉和手术区域分隔开

续表

简要手术步骤	配合要点
手术开始前安全核查	1. 三方在手术开始前共同按照手术安全核查表中的内容逐项进行核查 2. 手术物品准备情况的核查由手术室护士执行并向手术医生和麻醉医生报告
在左胸第 6 肋间后外侧做一弧形切口，游离皮下组织，进胸探查	1. 递消毒棉球消毒左胸部皮肤 2. 无接触传递 22 号刀片、纱布 2 块划皮 3. 撤除纱布，用纱条，递 18cm 血管钳、电刀边游离切口下组织边止血 4. 递甲状腺拉钩、电刀游离背阔肌，切开前锯肌 5. 递肩胛骨拉钩提起肩胛骨，确定需要切开的肋间 6. 递电刀切开肋间肌，递肋骨剪剪断第 6 肋骨，肋骨断端用骨蜡止血 7. 递方盐水巾保护切口，胸腔撑开器撑开切口 8. 递长镊、肺叶钳探查胸腔
探查食管肿瘤，游离食管，上至主动脉弓水平，下至膈肌裂孔，打开膈肌，前端直至近肋弓，后端指向食管裂孔	1. 递肺叶钳夹持肺向前牵开，电刀切开纵隔胸膜，显露后纵隔，探查食管肿瘤的大小、活动度、与周围器官有无粘连及侵犯，确定肿瘤能切除后继续游离食管 2. 递长镊、组织剪、电刀游离食管前后壁的胸膜至主动脉弓水平，游离食管，2-0 丝线结扎血管 3. 递米氏钳、食管带，18cm 血管钳夹住食管带末端进行牵引 4. 递电刀、长镊向下游离至食管裂孔处；递 2 把长胸腔血管钳分别在肝、脾对应的膈肌部位提起膈肌 5. 递 22 号长刀片在两钳之间的膈肌上切一小切口，递电刀继续扩大膈肌切口，医生用手指在膈下引导并向上抬起膈肌，前端直至近肋弓，后端指向食管裂孔 6. 切开膈肌过程中递长胸腔血管钳、2-0 丝线结扎血管止血 7. 递 10×28 大圆针 0 号丝线悬吊膈肌，线尾用蚊式血管钳悬吊
探查腹腔，确定肿瘤可以切除后扩大膈肌切口，切开食管裂孔	1. 医生洗手，从膈肌进腹探查胃底部、胃大小弯、肝、脾门、胃左动脉、腹主动脉周围、大网膜、肠系膜及盆腔有无淋巴结转移或肿瘤种植 2. 确定肿瘤可以切除后递电刀扩大膈肌切口，切开食管裂孔
游离大网膜、小网膜，切断胃左动脉，胃向上分离至贲门，向下分离至胃窦部，保留胃右动脉和胃网膜右动脉，游离部分十二指肠清扫腹腔淋巴结	1. 递电刀在胃大弯无血管区域切开大网膜，游离胃大弯，分离胃结肠韧带，超声刀闭合、离断各网膜血管支 2. 递 18cm 血管钳、2-0 丝线切断结扎胃网膜左动脉 3. 递电刀分离胃脾韧带，超声刀闭合、离断胃短血管 4. 递电刀切开肝胃韧带，沿胃小弯向上、后方游离，递镊子、电刀切除胃血管旁淋巴结 5. 递长镊、电刀离断附着于贲门的膈肌和反折腹膜等组织，血管用超声刀离断 6. 将胃翻转上提，超声刀分离腹膜后与胃粘连组织；在胰腺处上缘显露胃左动脉根部 7. 递 18cm 血管钳、2-0、0 号丝线结扎，在根部离断胃左动脉，近端 2-0、0 号丝线各结扎 1 次，远端 0 号丝线结扎 1 次 8. 递电刀向下分离至胃窦部，保留胃右动脉和胃网膜右动脉 9. 递组织剪切开十二指肠降部外侧腹膜，分离十二指肠后壁 10. 递长镊、电刀、超声刀清扫腹腔淋巴结

续表

简要手术步骤	配合要点
切断贲门，制作管状胃	1. 从切口至托盘加盖干净的方巾，胃下方垫一块 45cm × 45cm 盐水巾 2. 递直线切割闭合器切断胃小弯侧和食管胃结合部 3. 递消毒棉球消毒两侧胃断端 4. 递长镊、3-0 可吸收缝线间断缝合包埋胃断端浆肌层，制作管状胃 5. 递手套将胃及食管残端包裹起来并用 0 号丝线结扎
向上游离食管至距肿瘤上方 6 ～ 7cm 处，清扫纵隔内食管区域淋巴结	1. 递肺叶钳将左肺向前牵拉 2. 递长镊、电刀紧贴降主动脉继续向上游离食管至吻合部位 3. 递长胸腔钳、2-0 丝线结扎切断食管动脉分支 4. 递长镊、超声刀清扫食管周围淋巴结 5. 如需行主动脉弓上吻合，则需医生用手指钝性分离主动脉弓后的食管 6. 递长镊牵引主动脉弓上食管表面胸膜 7. 递电刀纵行切开锁骨下动脉外侧食管上三角区的主动脉弓上的纵隔胸膜 8. 递无齿卵圆钳将食管由主动脉弓后拉至主动脉弓上 9. 递 3-0 可吸收线在胃底缝合牵引线 10. 递无齿卵圆钳将管状胃经主动脉后上提至主动脉弓上与食管做吻合
消化道重建	1. 麻醉医生将胃管、鼻营养管拔出至吻合口上方 2. 在食管下方垫一块纱条，递荷包钳在距离肿瘤上方 5cm 处夹住食管上断端，用荷包线将食管上断端进行荷包缝合，递直角钳夹住食管标本侧断端 3. 递 22 号刀片切断食管 4. 取出标本，用标本盘接取 5. 撤除荷包钳，递无损伤艾力斯钳、吸引器吸尽食管内容物 6. 递消毒小棉球消毒食管 7. 递长胸腔钳钳夹住吻合器钉钻，表面涂上润滑剂，长镊、无损伤艾力斯钳撑开食管断端，将吻合器钉钻放入食管后抽紧荷包线并打结 8. 递长镊、长组织剪修剪荷包打结处食管组织厚度，确保能吻合成功 9. 递无齿卵圆钳将管状胃上提，递肠钳夹住管状胃胃壁 10. 确定管状胃方向正确后递电刀在胃底部开一 3cm 的切口 11. 递无损伤艾力斯钳、吸引器吸尽胃内容物；递消毒棉球消毒胃内壁 12. 递吻合器放入胃内，旋转旋钮，使吻合器穿刺锥从胃底胃壁戳出，与包埋在食管荷包内的钉钻连接，拧紧至吻合刻度后打开保险钮，击发吻合器握压手柄，推动顶钉片持续 5s 左右退出吻合器 13. 递无损伤艾力斯钳提起胃底切口，用直线切割闭合器将其闭合，完成消化道重建 14. 麻醉医生将胃管、鼻营养管再次插入胃部和空肠处，用鼻贴固定胃管 15. 撤除手术野污染的敷料，递 3-0 可吸收线缝合加固吻合口并固定胃于纵隔胸膜
关闭膈肌	1. 关闭膈肌前、后清点器械、敷料 2. 递 10 × 28 大圆针 0 号丝线缝合膈肌
冲洗、止血，放置胸管	1. 大量温灭菌注射用水冲洗胸腔，膨肺 2. 撤除加铺的方巾，更换干净的方巾 3. 撤除手术台上使用过的敷料、器械，与消化道接触过的器械放置在隔离区，不可清洗复用 4. 医生更换手套

续表

简要手术步骤	配合要点
	5. 递超声刀、电刀、止血材料进行彻底止血；递 11 号刀片在腋中线第 7 或第 8 肋间放置胸腔引流管 6. 递 10×28 三角针 0 号丝线固定引流管
关胸	1. 关闭切口前、关闭切口后、缝合皮肤后清点器械、敷料 2. 递肩胛骨拉钩、甲状腺拉钩、胸腔闭合器、10×28 大圆针 0 号丝线关闭胸膜腔 3. 递 18cm 血管钳、10×28 三角针 2-0 丝线间断缝合皮肤 4. 胸管连接水封瓶，粘贴敷贴
术毕处理	1. 完成各项护理文书记录并签字 2. 三方在患者离开手术室前共同按照“手术安全核查表”中的内容逐项进行核查

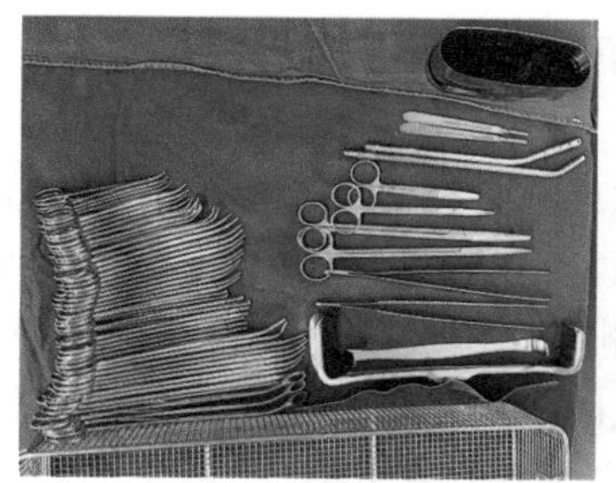

图 8-205　**胃肠手术器械**

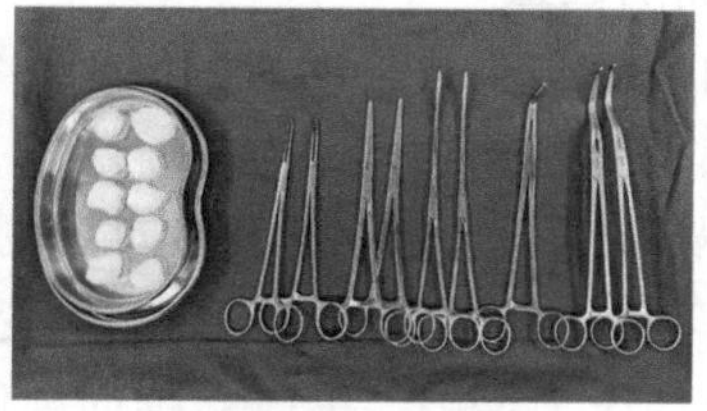

图 8-206　**肠特殊器械**

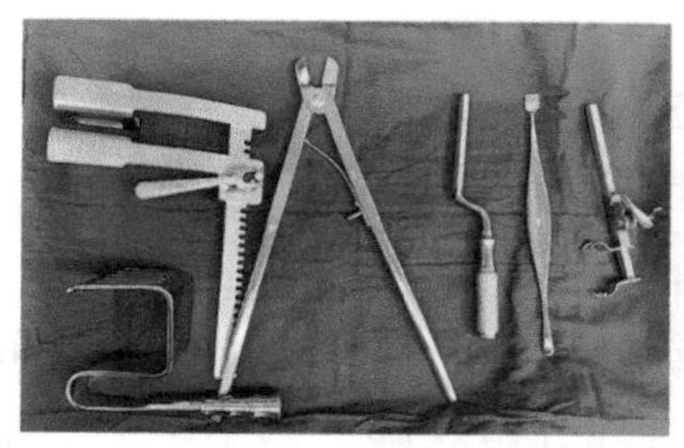

图 8-207　**胸腔撑开器械**

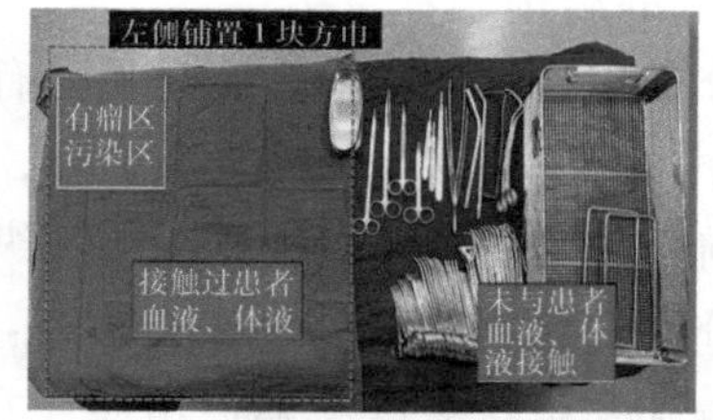

图 8-208　**无菌器械台隔离区域设置**

（四）注意事项

1. 术前充分评估，和医生做好沟通，根据不同术式完善用物准备，备齐开放手术器械，做好人员等应急准备。

2. 体位安置及调整体位时注意安全，防止坠床，注意保持无菌状态、防止污染，同时及时观察患者受压皮肤。

3. 密切关注患者生命体征：游离食管时会刺激主动脉弓、膈肌、肋间神经，可引起纵隔摆动及反常呼吸，严重者会出现心动过缓、低血压等症状。

4. 心包切除患者应使用温生理盐水进行胸腔冲洗，以免患者发生心律失常甚至心搏骤停。

5. 食管癌手术期间手术物品清点的时机较多，应严格执行手术物品清点，以防手术物品遗留。

6. 严格执行肿瘤隔离技术、无接触式接手术台上的标本组织，特别是消化道重建时，应在消化道周围包裹敷料，防止消化道内容物污染手术部位。

7. 严格遵循气腹机使用规程，防止“烟囱效应”。

8. 腔镜仪器、器械严格按操作流程使用。

（沈祝苹　朱秋燕）

第三节　纵隔肿瘤手术

一、解剖学基础

（一）纵隔的形态

纵隔呈矢状位，位于胸腔正中偏左，上窄下宽，前短后长，纵隔的上平面呈斜行，前低后高。正常状态下呈负压状态，有利于静脉回流。

（二）纵隔的位置

纵隔是两侧纵隔胸膜之间所有气管和组织的总称。纵隔前界为胸骨，后界为脊柱，两侧为纵隔胸膜，上达胸廓入口，下至膈肌。纵隔本身并不固定，会受两侧胸膜腔压力的影响而发生纵隔移位，常见的有①移向健侧：一侧胸腔积液或积气。②移向患侧：肺不张、全肺切除。③不移位：双肺病变、同侧病变。④纵隔摆动：胸壁穿透伤，胸膜腔与外界相通，吸气时胸膜腔内压力增高，纵隔被推向健侧，呼气时胸膜腔内压力下降，纵隔被移向患侧。纵隔随着呼吸左右摆动。

（三）纵隔的结构

纵隔的分类和分区方法很多，常见的有四分法和三分法。

（1）四分法将纵隔以胸骨角平面为界，分为上纵隔和下纵隔。上纵隔分为血管前平面、血管后气管前平面，咽食管周围平面、下纵隔从前向后分为前纵隔、中纵隔、后纵隔。

（2）三分法直接将纵隔分为 3 个部分：①前纵隔为胸骨后缘到心包前缘间。其中包含心包脂肪、胸腺、甲状旁腺、淋巴组织，有时还有部分甲状腺。②中纵隔包括心包前表面与心包后部之间，气管分叉和肺血管之间的空间和结构。该区域内含有纵隔最为重要的结构，包括心脏、大血管、淋巴管、食管、气管及一些重要的神经结构。③后纵隔是指椎旁沟，即沿着胸椎的空间。主要为包含交感神经链在内的神经结构。

（四）纵隔血管、神经、淋巴系统

经右侧胸腔观察纵隔的右侧面，从后向前首先是交感神经链，位于胸膜下肋骨小头的前方，神经节分别位于其相应的肋骨水平，最高位的 C_8 和 T_1 神经节常融合在一起称为星状神经节。肋间血管通常位于交感神经链的深面，但在 T_2 神经节的表面，尤其是右侧，常有一肋间上静脉通过。在此平面以下的神经节，大小和形态变化较大。每个神经节均发出灰交通支和白交通支，与相应的脊髓神经相连。左侧的交感神经链走行与右侧基本相同。

奇静脉起源于膈下，但变异较多，常由腰升静脉和膈下静脉汇合而成，穿膈上行。进入胸部后，奇静脉走行于椎体右外侧面交感神经链的内前方。奇静脉胸段于各椎体水平接受相应的肋间静脉。奇静脉弓通常位于第 4 胸椎水平，右侧有最高位的肋间静脉汇入。奇静脉在右主支气管上方，略高于上腔静脉与右心房的汇合处注入上腔静脉。左侧半奇静脉

的起源与奇静脉类似，同样接受每个椎体水平的肋间静脉。在第 8 胸椎有时是第 6 胸椎水平，半奇静脉常发出交通支经主动脉后方与奇静脉相通。半奇静脉的一个分支（副半奇静脉）继续上行与左肋间上静脉和锁骨下静脉相吻合。

胸导管起自第 2 腰椎水平的淋巴干汇集处或乳糜池，并延伸至颈根部。组织胚胎中胸导管是对称起源的，并且在 15% 的人群中存在左侧淋巴导管。胸导管穿过主动脉裂孔上行，在胸部走行于降主动脉和奇静脉之间。在第 5 或第 6 胸椎水平主动脉的后方跨过主动脉，沿食管左侧上行至颈根部左锁骨下动脉的后方。

食管位于中纵隔的最后面，奇静脉的前内侧，有时位于椎体偏左侧，前面为气管膜部和左心房，从胸廓入口一直延伸至食管膈肌裂孔。中纵隔还包括气管，气管沿椎体和食管的前面下行至第 5 或第 6 胸椎水平，分为左、右主支气管。右主支气管位于奇静脉弓的下方、右肺动脉的后方，左主支气管位于主动脉弓下方、左肺动脉的内侧。左主支气管的前面紧邻主肺动脉。

迷走神经（第 X 对脑神经）是纵隔内主支气管重要的支配神经。迷走神经由颈静脉孔出颅，下行于颈动脉鞘内，位于颈内静脉和颈内动脉之间。右侧迷走神经经过锁骨下动脉前方进入胸腔，左侧迷走神经行于左颈总动脉和颈内静脉之间，经左锁骨下静脉的后方进入胸腔。迷走神经在颈部发出脑膜支、耳支、咽支、颈动脉体支及喉上神经。喉返神经的作用较为重要。右喉返神经源自迷走神经，于锁骨下动脉前方发出，然后由下后方钩绕锁骨下动脉上行，紧邻气管走行于颈动脉的后方。左喉返神经在主动脉左侧发自左迷走神经，绕主动脉下后方，沿气管上行于颈部。在颈部，喉返神经位于甲状腺的后方，走行于气管食管沟内，末端分布于咽缩肌。

膈神经主要来自第 4 颈神经前支，同时有第 3 颈神经前支和第 5 颈神经前支汇入。膈神经起自前斜角肌外侧缘，沿该肌前面下行，于胸锁乳突肌和肩胛舌骨肌以及颈内静脉和胸导管（左侧）后方，经胸廓内动脉的前面进入胸腔。右侧膈神经于右锁骨下静脉的外侧继续下行，至上腔静脉的外侧绕过肺门前方沿下腔静脉下行至膈肌上方发出分支。左侧膈神经相对弯曲，经左锁骨下动脉的前面，到达左胸廓内动脉的前方，沿左侧颈总动脉和左锁骨下动脉之间下行，在主动脉弓的上方横行越过左迷走神经的前面至左头臂静脉的前方，绕过肺门的前方下行于心包的表面。

心包是包裹心脏的纤维浆膜囊，与大血管（主动脉、肺动脉、肺静脉、上腔静脉）的外膜和气管前筋膜相连续。心包下方为膈肌中心腱和左侧部分膈肌，下部前面通过胸骨心包韧带连于胸骨，有时上部同样有韧带与胸骨相连。心包前方为左下方的胸壁，以及肺、胸腺和心包脂肪，后方为主支气管、食管、胸主动脉和脊柱，两侧为肺和膈神经。

大血管包括主动脉、肺动脉、肺静脉和腔静脉。升主动脉于第 3 肋软骨水平起自左心室，其前方为胸腺，两侧为肺动脉和上腔静脉，后方为左心房、右肺动脉和主支气管。升主动脉上行至胸骨柄中间水平移行为主动脉弓，再弯向左主支气管的后方向下移行为胸降主动脉。主动脉弓依次发出 3 大分支：头臂干（无名动脉）、左侧颈总动脉和左锁骨下动脉。主动脉弓位于上纵隔，后方为气管和食管，下方为肺动脉分叉和左主支气管，前方为胸腺和胸膜，左侧为左膈神经、左迷走神经及纵隔胸膜，右侧为上腔静脉和气管。主动脉弓在第 4 胸椎下缘，相当于第 2 肋软骨水平移行为降主动脉。降主动脉在纵隔脊柱的左侧平行于脊柱下行，逐渐移行于脊柱的前方穿过膈肌主动脉裂孔。降主动脉与左肺门、左心房、食管、奇静脉、胸导管、脊柱和胸膜毗邻。

肺动脉起自右心室根部，位于大血管的最前方，肺动脉干长约5cm，然后分为左、右肺动脉。上腔静脉由头臂静脉、右锁骨下静脉和右颈内静脉汇合而成，或者右锁骨下静脉和右颈内静脉先汇合成右头臂静脉，左右头臂静脉再汇合成上腔静脉，上腔静脉下行7cm左右注入右心房。上腔静脉的前外侧为膈神经和纵隔胸膜，中后方为右迷走神经和气管，后方为右肺门，内侧为主动脉弓和头臂动脉。

下腔静脉穿过第8和第9胸椎水平脊柱右前外侧的膈肌中心腱进入胸腔，少部分位于心包外，大部分位于心包内，汇入右心房。右侧膈神经沿其外侧缘走行，表面为纵隔胸膜，内侧为心包。

胸腺主要位于前上纵隔，有时其上极可向上延伸至甲状腺下极，而其下极可降至膈肌水平。胸腺有成对的上下极，但其左右通常并不对称。胸腺上极的前面为深部带肌，其后内侧为颈动脉和气管。峡部一般位于无名静脉上方，而下极通常在无名静脉前下降，有时会向下后包绕无名静脉。胸腺下极前方为胸骨柄，两侧为纵隔脂肪和胸膜。异位胸腺组织可以分布在前纵隔和气管前颈部的任何地方。胸腺的血供来自甲状颈干的小分支，尤其是甲状腺下动脉和胸廓内动脉。静脉血主要是通过2～3支小静脉回流至头臂静脉，有时还有小静脉与胸廓内静脉和甲状腺下静脉相连。

胸廓内动脉起自胸骨上胸锁关节处的锁骨下动脉的近端，沿上6位肋软骨后面下行，发出膈肌动脉后与腹壁上动脉吻合。胸廓内静脉伴随胸廓内动脉上行注入同侧头臂静脉。纵隔结构的三维解剖关系有时很难想象，但却非常重要，不同的层面内有不同的结构。纵隔前面最表浅的组织为胸膜和肺，下面依次是心包前壁和胸腺、头臂静脉和头臂动脉。胸腺的稍下方，从前向后依次是胸膜和肺、主动脉弓升部与上腔静脉、气管、食管及主动脉弓降部。更下层面，肺和胸膜深面首先是升主动脉和主肺动脉，此外还有肺静脉、气管、左右肺动脉、奇静脉、胸导管和食管。

二、手术配合要点

（一）经胸骨正中切口胸腺切除术

1. 适应证

（1）Ⅴ期、Ⅱ期病变。

（2）部分Ⅲ期病变，有条件做扩大性切除。

（3）可行姑息减容术，术后行放化疗。

（4）合并重症肌无力。

（5）少数完全切除后有局部复发可行再切除。

（6）全身情况及心肺功能可耐受胸部大手术等。

2. 麻醉方式　全身麻醉＋神经阻滞麻醉，双腔导管插管，术中双侧肺通气。

3. 手术体位　仰卧位，胸下垫方垫抬高。

4. 手术步骤　详见表8-10。

表 8-10　**经胸骨正中切口胸腺切除术**

简要手术步骤	配合要点	图示
用物准备	1. 手术敷料：常规胸科手术敷料 2. 手术器械：纵隔手术器械、胸骨劈开包、胸骨劈开锯、胸腔撑开器、脸盆 3. 杂项物品：刀片、缝针、丝线、可吸收线、不可吸收血管缝线、电刀、吸引器、带针钢丝、纵隔引流装置、止血材料 4. 设备：电刀、吸引器	
麻醉实施前安全核查	由具有执业资质的手术医生、麻醉医生和手术室护士三方（以下简称“三方”），在麻醉实施前共同按照手术安全核查表中的内容逐项进行核查（图 8-209）	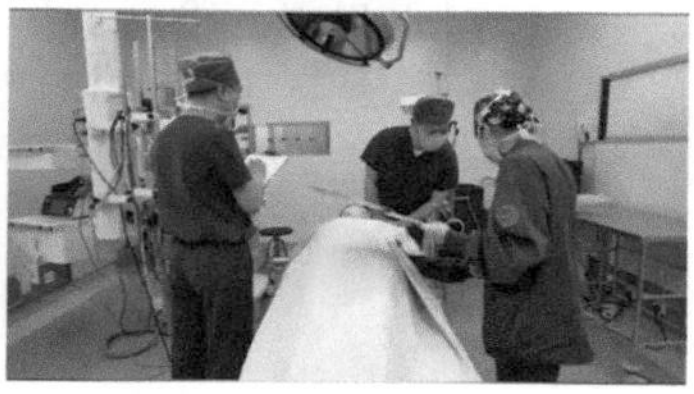 图 8-209　**手术安全核查**
铺置无菌器械台	按照手术隔离技术要求铺置无菌器械并设置隔离区域（图 8-210）	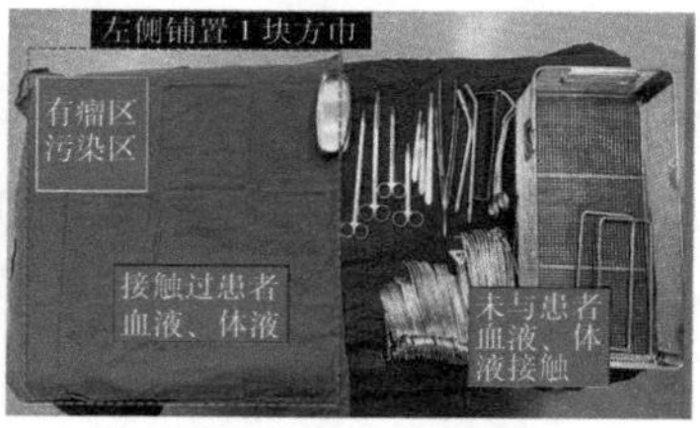 图 8-210　**无菌器械台隔离区域设置**
手术开始前物品清点	手术开始前，器械护士和巡回护士共同按照手术物品清点原则进行清点（图 8-211）	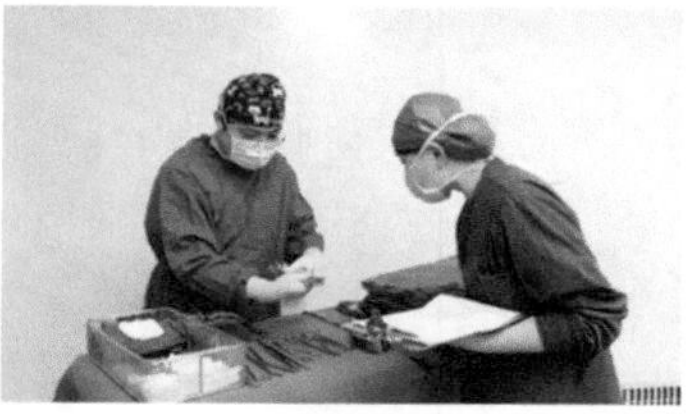 图 8-211　**手术物品清点**
消毒铺巾	1. 消毒范围：上至下颌、颈、肩、上臂的 1/2 处，双侧至腋前线，下平脐 2. 铺巾：① 2 块方巾分别裹成球状，塞至患者左右颈部；②以胸骨为中心铺置 4 块方巾；③切口上方、切口下方、下肢方向分别铺置 3 块中单；④对着手术部位铺置洞单	
手术开始前安全核查	1. 三方在手术开始前共同按照手术安全核查表中的内容逐项进行核查 2. 手术物品准备情况的核查由手术室护士执行并向手术医师和麻醉医师报告	

续表

<table>
<tr><th>简要手术步骤</th><th>配合要点</th><th>图示</th></tr>
<tr><td rowspan="4">划皮，切开胸骨，显露胸腺</td><td>1. 递消毒棉球、纱布 2 块、22 号刀片划皮（图 8-212）</td><td>图 8-212　无接触传递刀片</td></tr>
<tr><td>2. 电刀、18cm 血管钳游离皮下、肌肉组织和骨膜（图 8-213）</td><td>图 8-213　游离皮下组织</td></tr>
<tr><td>3. 递胸骨劈开锯劈开胸骨，骨蜡填塞胸骨断端面止血（图 8-214）
4. 递长镊，电刀游离胸骨和纵隔胸膜</td><td>图 8-214　胸骨劈开锯劈开胸骨</td></tr>
<tr><td>5. 递胸骨撑开器、胸腔撑开器撑开胸骨（图 8-215）</td><td>图 8-215　游离胸骨、纵隔胸膜</td></tr>
<tr><td>游离胸腺及周围脂肪组织，分离胸腺上下极并离断</td><td>1. 递长镊、电刀沿心包及两侧纵隔胸膜游离达两侧肺门
2. 递长胸腔血管钳，电刀分离乳内动脉供应胸腺的血管分支
3. 递 2-0 丝线结扎血管断端，分离胸腺下极
4. 递分离剪、长镊、长血管钳游离胸腺两侧，解剖膈神经，清除周围脂肪组织
5. 递长镊、电刀清除颈部上极周围、大血管和心包前方脂肪</td><td></td></tr>
</table>

续表

简要手术步骤	配合要点	图示
	6. 递长胸腔血管钳、米氏钳游离胸腺与头臂干的血管分支、甲状腺下动脉分支，组织剪或电刀切断，2-0 丝线结扎	
切除胸腺，清除纵隔、心包脂肪组织	1. 递长镊、电刀切除胸腺及周围脂肪组织 2. 递弯盘接取标本，放置于无菌器械台左上角标本区	
冲洗、止血	1. 大量温灭菌注射用水冲洗胸腔 2. 更换手术敷料，医生更换手套 3. 用干净的方巾给手术台和无菌托盘进行加铺 4. 无菌蒸馏水浸泡清洗手术器械后供医生使用 5. 递电刀、丝线、止血材料为手术区域进行止血	
放置引流装置，关胸	1. 关闭胸腔前、关闭胸腔后、缝合皮肤后清点器械、敷料 2. 递 11 号刀片在右剑突下划皮放置硅胶引流管 1 根 3. 递 10×28 三角针 0 号丝线固定引流管，连接水封瓶 4. 递 5 号带针钢丝、18cm 血管钳、钢丝剪进行胸骨缝合（图 8-216） 5. 递 10×28 圆针 0 号丝线关闭肌肉、皮下组织 6. 递 10×28 三角针 2-0 丝线缝合皮肤 7. 递纱布、长敷贴包扎伤口	图 8-216　**钢针关闭胸骨**
术毕处理	1. 完成各项护理文书记录并签字 2. 三方在患者离开手术室前共同按照手术安全核查表中的内容逐项进行核查	

（二）经剑突下入路胸腺瘤切除术

1. 适应证

（1）Ⅰ期、Ⅱ期病变，部分Ⅲ期病变，与周围器官、大血管界限清晰，能完整切除。

（2）全身情况及心肺功能可耐受胸部大手术等。

2. 麻醉方式　全身麻醉＋神经阻滞麻醉，双腔导管插管，术中双侧肺通气。

3. 手术体位　人字位，胸下垫长软垫抬高剑突。

4. 手术步骤　详见表 8-11。

表 8-11　**经剑突下入路胸腺瘤切除术**

简要手术步骤	配合要点	图示
用物准备	1. 手术敷料：人字位手术铺巾敷料 2. 手术器械：纵隔手术器械、胸腔镜手术器械、胸科悬吊拉钩、导尿包	

续表

简要手术步骤	配合要点	图示
	3. 备用器械包：胸骨劈开包、胸骨劈开锯、胸腔撑开器、胸腔无损伤血管钳、脸盆 4. 杂项物品：刀片、缝针、丝线、可吸收线、不可吸收血管缝线、腔镜小纱布、纱条、导尿用物、洁净袋、腔镜保护套、电刀、吸引器、排烟装置、Hem-o-lock 夹（紫、绿）、取物袋、纵隔引流装置、止血材料 5. 设备：电刀、吸引器、腔镜机组、超声刀仪器	
麻醉实施前安全核查	由具有执业资质的手术医生、麻醉医生和手术室护士三方（以下简称“三方”），在麻醉实施前共同按照手术安全核查表中的内容逐项进行核查（图 8-217）	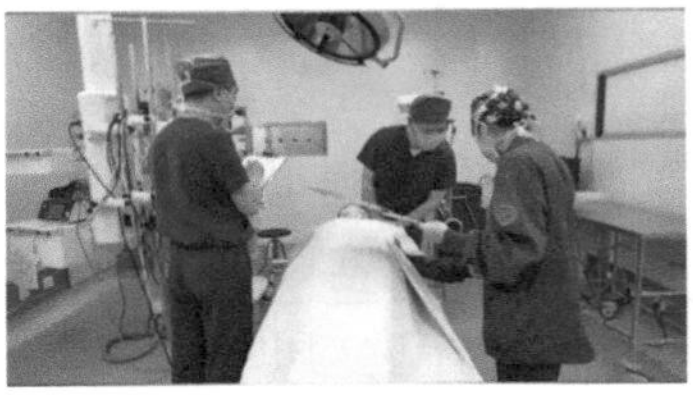 图 8-217　手术安全核查
铺置无菌器械台	按照手术隔离技术要求铺置无菌器械台并进行隔离区域设置（图 8-218）	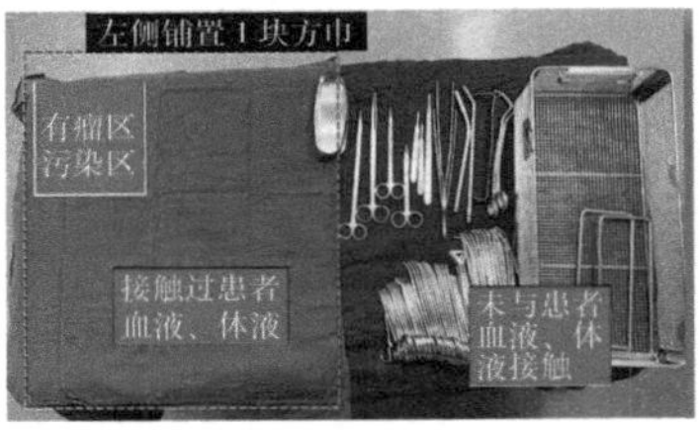 图 8-218　无菌器械台隔离区域设置
手术开始前物品清点	手术开始前，器械护士和巡回护士共同按照手术物品清点原则进行清点（图 8-219）	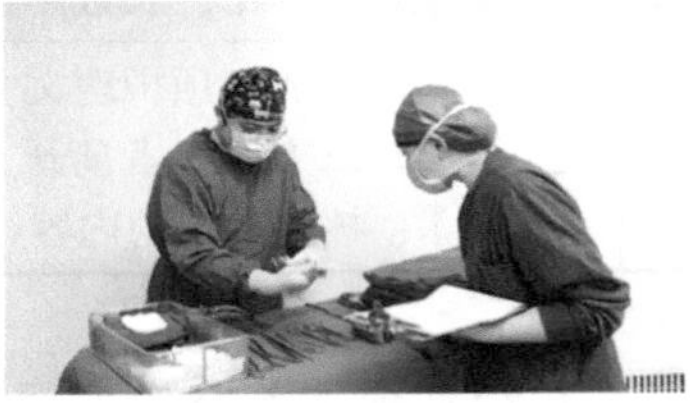 图 8-219　手术物品清点
消毒铺巾	1. 消毒范围：上至下颌、颈、肩、上臂的 1/2 处，双侧至腋前线，下平脐 2. 铺巾：① 2 块方巾分别裹成球状，塞至患者左右颈部；②以剑突为中心铺置 4 块方巾；③切口上方、切口下方、下肢方向分别铺置 3 块中单；④对着手术部位铺置洞单	
手术开始前安全核查	1. 三方在手术开始前共同按照手术安全核查表中的内容逐项进行核查 2. 手术物品准备情况的核查由手术室护士执行并向手术医生和麻醉医生报告	

续表

简要手术步骤	配合要点	图示
剑突下划 3cm 左右小切口，探查纵隔，确定手术后，在肋弓下缘左右锁骨中线处各划 1 个 0.5cm 左右的切口	1. 递消毒棉球、纱布 2 块、22 号刀片划剑突下小切口（图 8-220） 2. 递 18cm 血管钳、电刀游离皮下组织和肌肉层，进入纵隔 3. 递 10mm Trocar 置于剑突下切口，10×28 三角针、2-0 丝线缝合小切口皮肤防止漏气 4. 连接气腹管，压力设置 7 ～ 9mmHg，待纵隔膨隆以后，置入 10mm 腔镜 30° 镜头，作为观察孔，探查纵隔 5. 确定不改变术式后，递 11 号刀片划左右肋弓下缘小切口分别置入 5mm Trocar 作为操作孔（图 8-221）	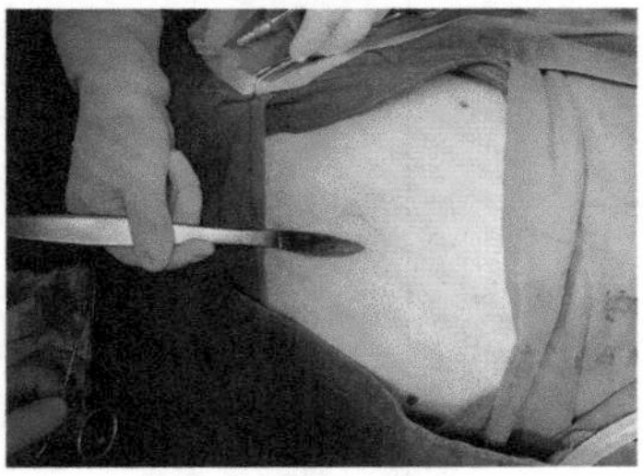 图 8-220　剑突下小切口 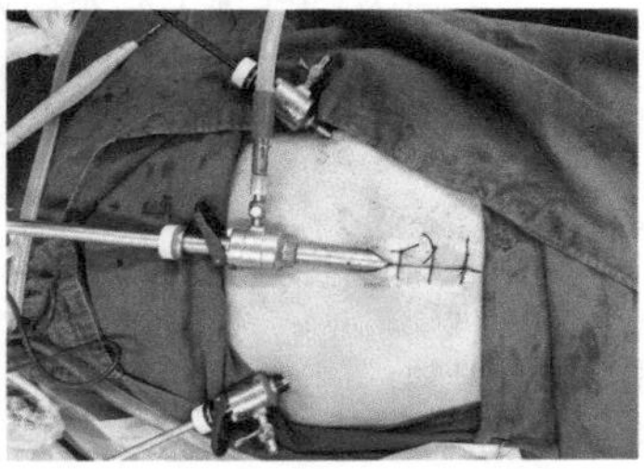 图 8-221　Trocar 放置
打开纵隔胸膜，游离胸骨后组织，在胸骨右缘第 2 肋间安装胸科悬吊拉钩，抬高胸骨	1. 递腔镜下短无创抓钳、超声刀从胸腺下极向上极方向游离胸腺与胸骨之间组织，两侧在膈神经前缘打开纵隔胸膜（图 8-222 ～图 8-224） 2. 递 22 号刀片在胸骨右缘第 2 肋处划 1cm 切口 3. 递甲状腺拉钩，电刀分离组织至胸骨下方	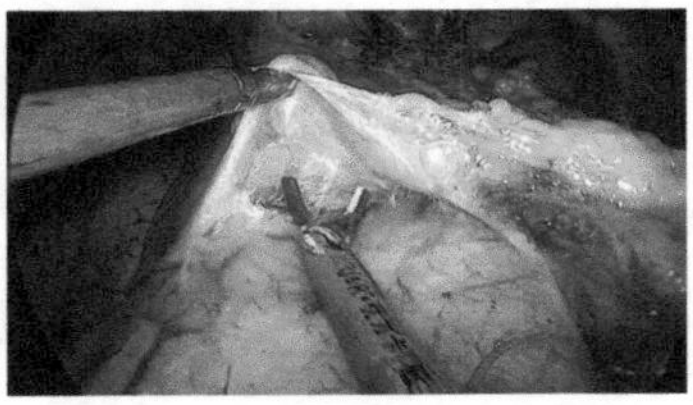 图 8-222　从胸腺下极打开纵隔胸膜 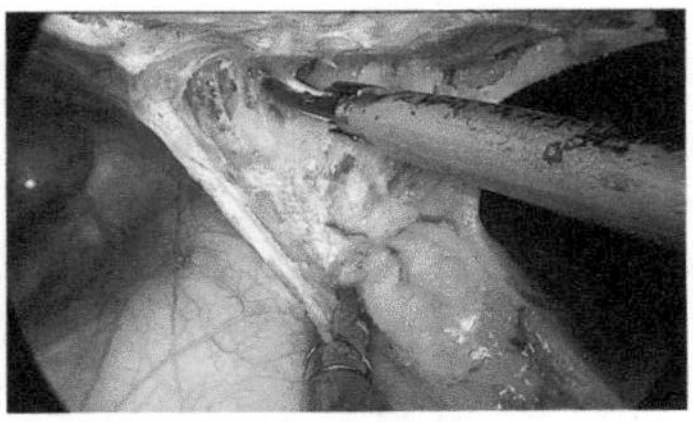 图 8-223　游离胸骨后组织 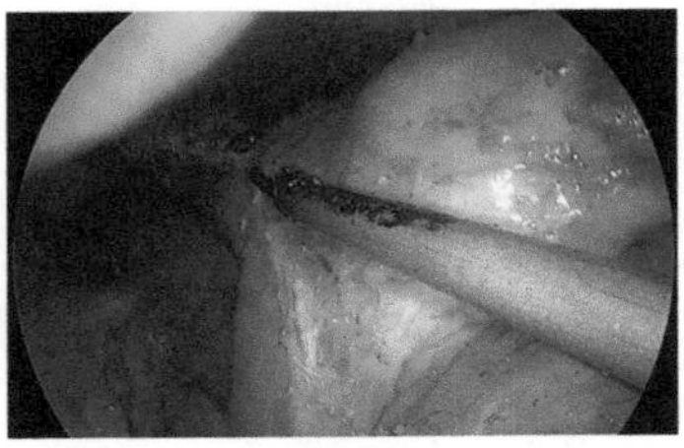 图 8-224　膈神经前打开纵隔胸膜

续表

简要手术步骤	配合要点	图示
	4. 组装胸科悬吊拉钩，悬吊基座固定在手术床两侧，拉钩安装在悬吊框架上进行牵拉（图 8-225）	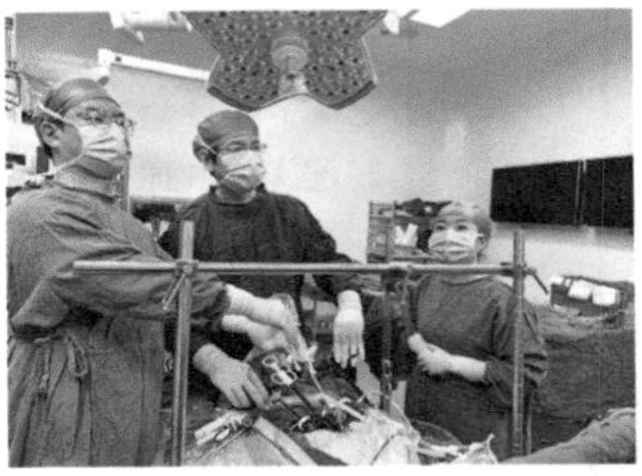 图 8-225　胸科悬吊拉钩牵引
游离胸腺和周围脂肪组织，前方至胸骨后，后方至心包前缘，两侧至膈神经前缘，上方至头臂静脉上方，显露胸腺动静脉并离断	1. 递腔镜下短无创抓钳提起胸腺组织，超声刀游离胸腺与心包组织间隙，若肿瘤侵犯心包，直接用超声刀行心包部分切除（图 8-226） 2. 递 Hem-o-lock 夹夹闭胸腺静脉近心端，超声刀离断（图 8-227、图 8-228） 3. 递超声刀直接闭合离断胸腺动脉分支	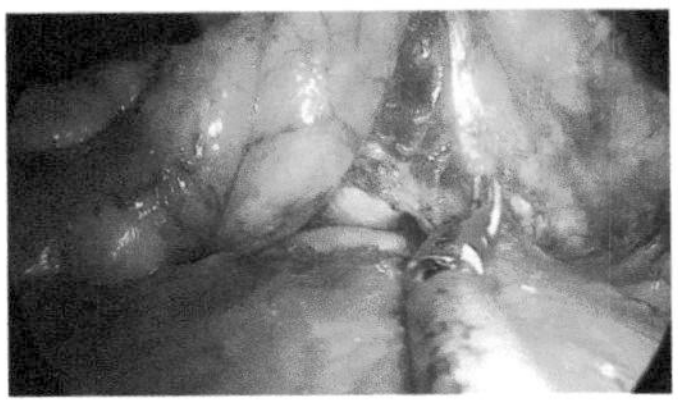 图 8-226　心包部分切除 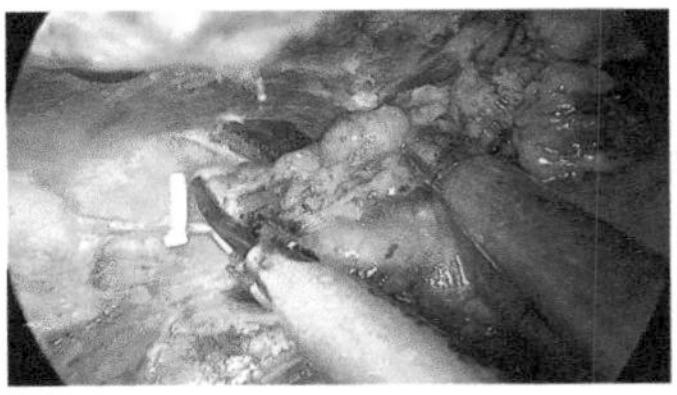 图 8-227　离断胸腺内静脉 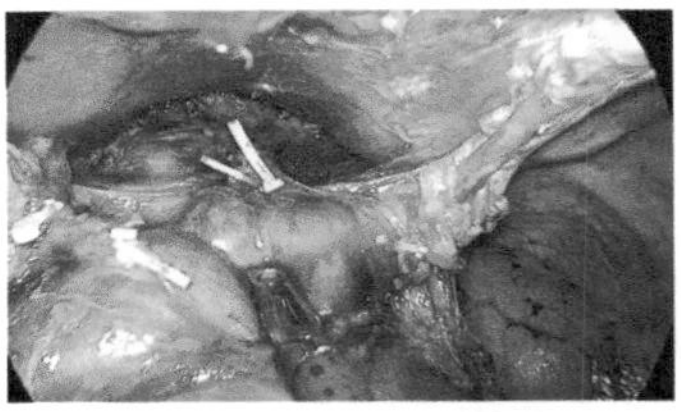 图 8-228　离断左头臂干静脉胸腺回流支
切除胸腺，取出标本送术中快速冷冻病理检查	1. 递取物袋装取标本（图 8-229） 2. 关闭气胸，递 18cm 血管钳、45cm × 45cm 盐水巾 3 块包裹切口周围、标本盘接取标本，及时送检 3. 医生更换手套（图 8-230）	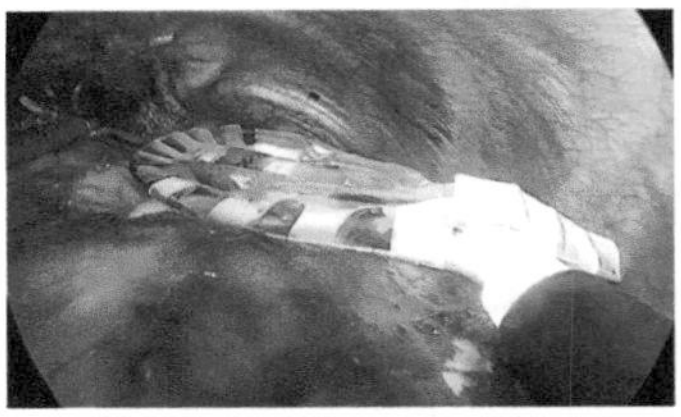 图 8-229　取物袋取出标本 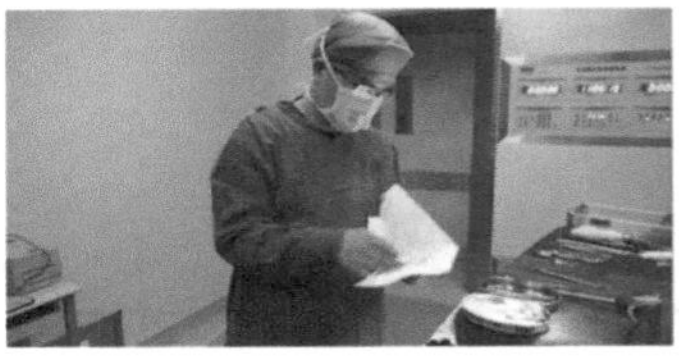 图 8-230　医生更换手套

续表

简要手术步骤	配合要点	图示
冲洗、止血	1. 再次建立气胸，递腔镜下吸引器温生理盐水冲洗手术部位（图 8-231） 2. 递 Hem-o-lock 夹夹闭纵隔胸膜断端出血部位组织（图 8-232） 3. 用干净的方巾给手术台和无菌托盘进行加铺 4. 无菌蒸馏水浸泡清洗手术器械后供医生使用 5. 递超声刀、止血材料为手术区域进行止血	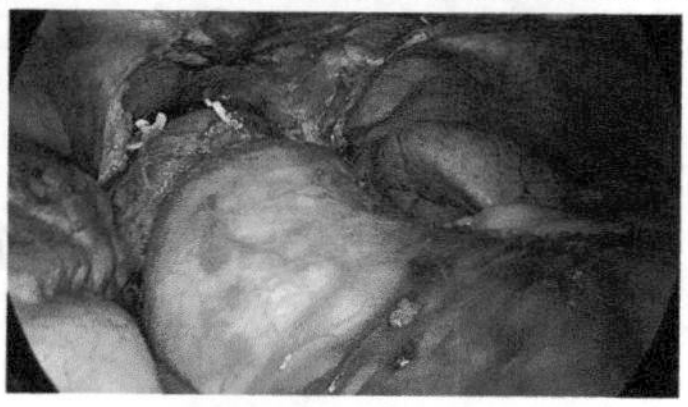 图 8-231　冲洗手术部位 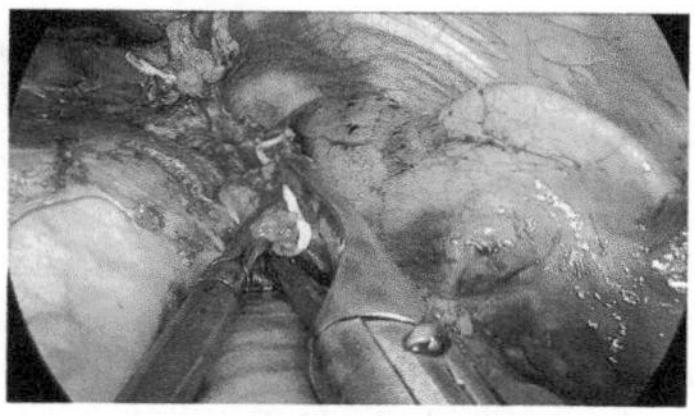 图 8-232　手术部位止血
放胸腔引流管，关胸	1. 18cm 血管钳夹住引流管末端，递腔镜下短无创抓钳放置胸腔引流管 2. 递吸引器吸尽胸腔内 CO_2 后，撤除曲罗卡 3. 递 10×28 三角针固定胸管，连接水封瓶 4. 关闭切口前、关闭切口后、缝合皮肤后清点器械、敷料 5. 递 2-0 可吸收线缝合 Trocar 孔、胸科悬吊孔，0 号可吸收线缝合剑突下切口	
术毕处理	1. 完成各项护理文书记录并签字 2. 三方在患者离开手术室前共同按照手术安全核查表中的内容逐项进行核查	

（三）注意事项

1. 术前充分评估，和医生做好沟通，根据不同术式完善用物准备，建立两条静脉输液通路、合理安置体位。

2. 密切关注患者生命体征：加强循环和呼吸功能的观察，胸腺紧邻大血管，牵拉胸腺组织会引起纵隔移位，从而引起心率和血压的变化，严重者出现心动过缓、低血压等症状。

3. 严格执行肿瘤隔离技术、无接触式接手术台上的标本组织。

4. 腔镜仪器、器械严格按操作流程使用。

（沈祝苹　朱秋燕）

第 9 章

泌尿肿瘤外科专科护理技术

第一节　肾脏肿瘤手术

一、解剖学基础

（一）肾的形态

肾是实质性器官，左右各一，位于腹后壁，形似蚕豆。肾长约 10cm（8 ～ 14cm）、宽约 6cm（5 ～ 7cm）、厚约 4cm（3 ～ 5cm），重 134 ～ 148g。因腹腔内肝脏对肾脏的挤压，所以右肾的位置会低于左肾 1 ～ 2cm。肾脏分为内侧和外侧两缘；前、后两面及上、下两端。肾脏的前面凸向前外侧，后面形状较平，紧贴腹腔的后壁。肾脏上端宽而薄，下端窄且厚。

（二）肾的位置

肾脏位于腰部两侧，在腹膜后的腔隙内。

肾脏的高度，左肾位于第 11 胸椎椎体下缘至第 2 ～ 3 腰椎椎间盘之间；右肾位于第 12 胸椎椎体的上缘至第 3 腰椎椎体上缘之间。两肾的上端距正中线平均距离为 3.8cm；下端距正中线平均距离为 7.2cm。肾门位于人体第 1 腰椎的椎体平面，距离后正中线约 5cm，平第 9 肋软骨前端的高度。肾脏的体表投影位置是在竖脊肌外侧缘与第 12 肋的夹角处，即肾区。

（三）肾的结构

肾的实质分为肾皮质和肾髓质。

1. *肾皮质*　位于肾实质的浅层，厚度约为 1.5cm，肾皮质有很多的血管，将标本切开会发现许多颗粒，由肾小体与肾小管组成。

2. *肾髓质*　位于肾实质的深部，颜色为淡红色，占据肾实质厚度的 2/3，由 15 ～ 20 个呈圆锥形的肾锥体构成。

肾小盏：呈倒三角形，共有 7 ～ 8 个，其边缘包裹肾乳头，接排出的尿液。在肾窦内，2 ～ 3 个肾小盏成为 1 个肾大盏，再由 2 ～ 3 个肾大盏形成肾盂。

成人肾盂容积为 3 ～ 10ml。

（四）肾脏的血管、神经及淋巴系统

1. *肾动脉*　左右各一，直接起源于腹主动脉，走向肾门。肾门是肾脏的血管、神经、

淋巴管和肾盂出入的地方。出入肾门的结构被结缔组织所包裹，称为肾蒂。因为下腔静脉的位置更靠近右肾，所以导致右肾蒂比左肾蒂更短。从肾门进入肾实质的腔隙称肾窦，其中包括肾血管、肾大盏、肾小盏、肾盂和脂肪等组织结构。肾窦是肾门的延续，肾门是肾窦的起点。

2. 肾神经　由 T_{12} ～ L_{12} 脊髓发出，纤维经过腹腔神经丛支配肾动脉、肾小管和释放肾素的颗粒细胞。肾交感神经会释放出大量的去甲肾上腺素。

3. 肾脏的淋巴　回流非常丰富，从肾实质到肾柱再到肾窦淋巴干，从肾门后汇入肾被膜和肾周淋巴干。肾盂和上输尿管的淋巴也一起汇入肾淋巴干。

二、手术配合要点

（一）腹腔镜下右肾部分切除术

1. 适应证

（1）肾脏良性肿瘤。

（2）单侧肾脏恶性肿瘤，肿瘤直径＜ 4cm 者。

（3）双侧肾肿瘤，肿瘤直径＜ 4cm 者。

（4）一侧肾肿瘤伴对侧肾功能不全，或对侧肾脏将来可能肾功能损害者（如肾动脉狭窄、肾积水、高血压、糖尿病等）。

（5）解剖性或功能性孤立肾肿瘤患者。

（6）需要保留肾脏且技术熟练时，肿瘤直径＜ 7cm 者，也可行腹腔镜肾部分切除术。

2. 麻醉方式　气管内插管全身麻醉。

3. 手术体位　90° 健侧侧卧位（健侧下肢屈曲、患侧下肢伸直、升高腰桥）。

4. 手术步骤　详见表 9-1。

表 9-1　腹腔镜下右肾部分切除术

简要手术步骤	配合要点	图示
用物准备	1. 手术敷料：常规泌尿手术敷料 2. 手术器械：泌尿腔镜器械、血管阻断器（备开放器械） 3. 杂项物品：一次性套管穿刺器、血管结扎夹、钛夹、止血材料、可吸收缝线 4. 设备：腔镜设备、电刀、超声刀	
麻醉实施前安全核查	由具有执业资质的外科手术医生、麻醉医生和手术室护士三方（以下简称“三方”），在患者麻醉开始前共同根据手术安全核查表上内容依次进行核查	
手术开始前物品清点	手术开始前，洗手护士和巡回护士共同按照手术物品清点原则进行清点	

续表

简要手术步骤	配合要点	图示
整理无菌器械台	1. 无菌器械台：统一布局，建立“瘤区”和“非瘤区”（图 9-1、图 9-2） 2. 准备好隔离盘和标本盘，用于放置直接接触肿瘤的手术器械和手术标本	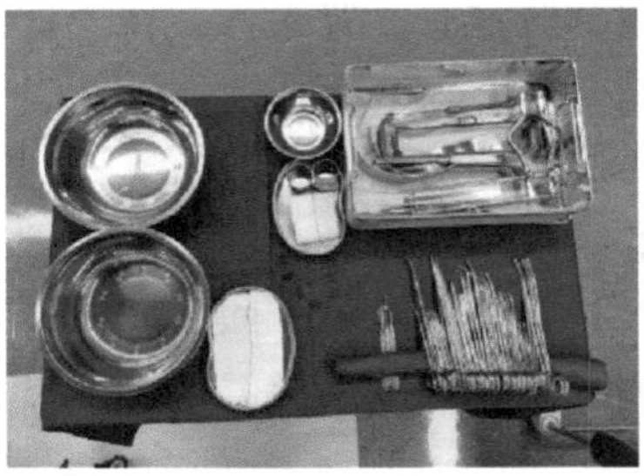 图 9-1　无菌器械台摆台（1） 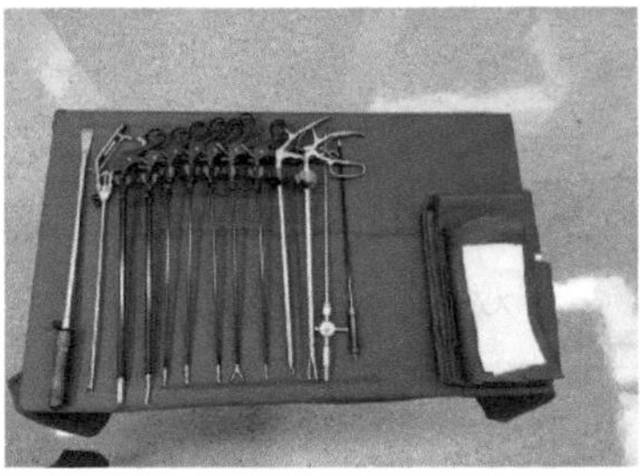 图 9-2　无菌器械台摆台（2）
消毒铺巾	消毒范围：上至腋窝，下至腹股沟，前后过正中线	
手术开始前安全核查	1. 三方在手术开始前共同按照手术安全核查表上内容逐项进行核查 2. 手术物品的准备由洗手护士执行，并同时向手术医生和麻醉医生报告	
建立气腹	1. 定位切口：递巾钳 2 把、11 号手术刀、中弯钳，在腋后线第 12 肋缘下 2cm 切开皮肤及皮下组织 2. 建立腹膜后间隙：钝性分离肌肉及腰背筋膜，用手指或自制气囊扩张腹膜后操作空间（充气 800 ～ 1000ml，维持 3 ～ 5min）（图 9-3、图 9-4） 3. 建立辅助操作孔 腋中线髂嵴上 2cm 放置 10mm Trocar 腋前线第 12 肋缘下放置 12mm Trocar 腋后线第 12 肋缘下放置 5mm Trocar 腋前线平第 2 穿刺点交界处放置 5mm Trocar 4. 将穿刺套管固定，防止套管意外脱落和漏气，避免造成“烟囱”效应 5. 建立气腹：注入 CO_2 气体，压力调节至 11 ～ 13mmHg	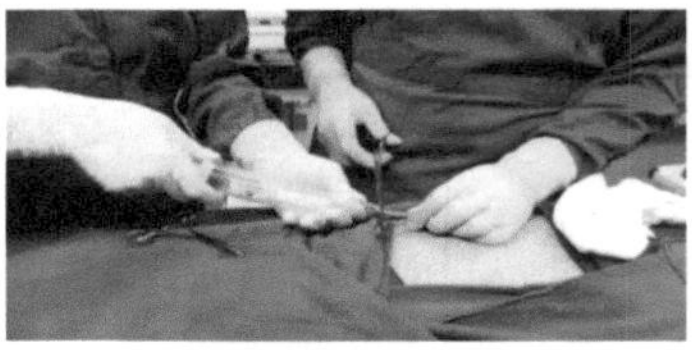 图 9-3　建立气腹 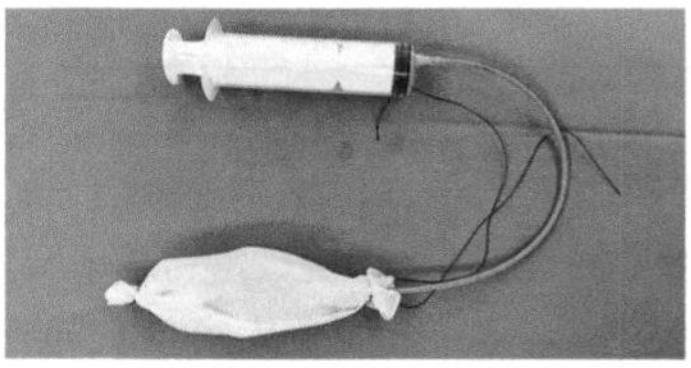 图 9-4　自制气囊

续表

简要手术步骤	配合要点	图示
游离肾蒂血管	1. 分离肾周组织：递超声刀、分离钳、电凝勾、吸引器，打开肾周筋膜，清除肾周脂肪，显露肾实质（图 9-5） 2. 游离肾血管：找到肿瘤后，分辨出肾的动静脉，用小直角钳游离出肾动脉（图 9-6）	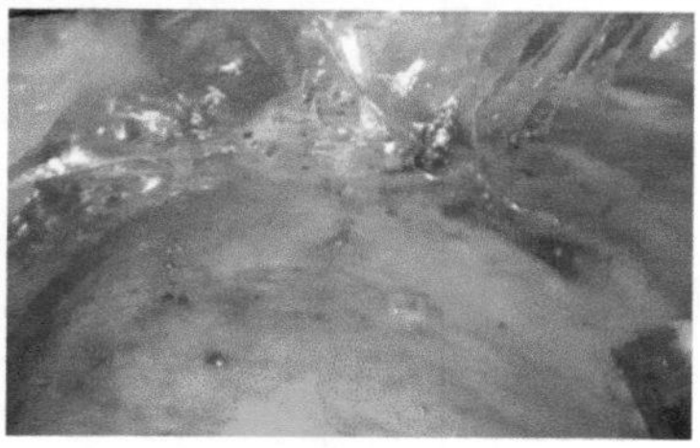 图 9-5 **分离肾周组织** 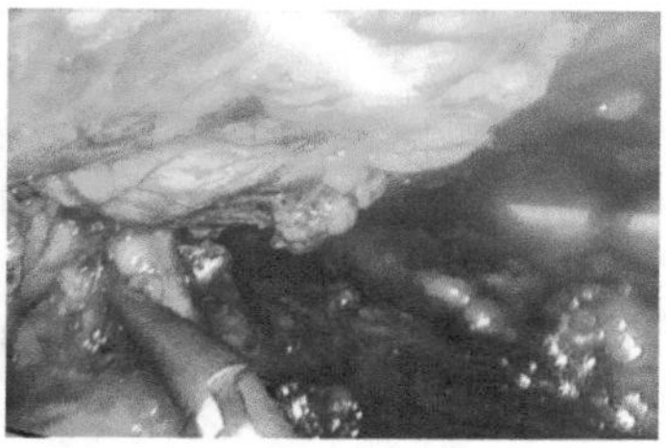 图 9-6 **游离肾血管**
阻断肾动脉	1. 递血管阻断器阻断肾动脉（图 9-7） 2. 巡回护士注意记录阻断时间，并按时提醒医生，阻断时间不超过 30min	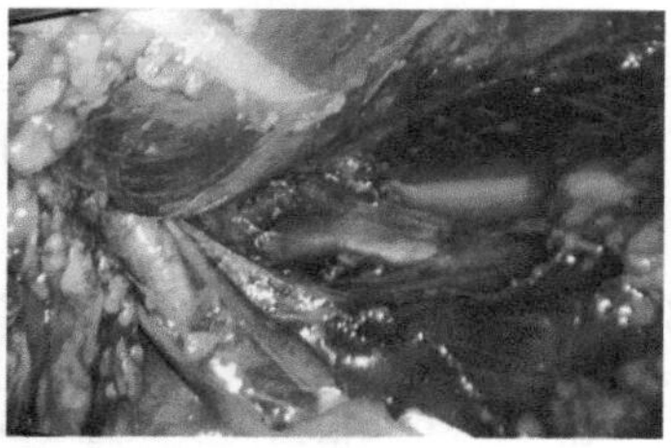 图 9-7 **阻断肾动脉**
切除肿瘤	1. 递单极电凝勾在距离肿瘤外周 1cm 处环形勾勒出切除的界线（图 9-8） 2. 用剪刀、分离钳、超声刀、吸引器切除肿瘤部肾上腺组织，注意切除的深度应大于肿瘤基底 3. 手术操作过程中动作轻柔	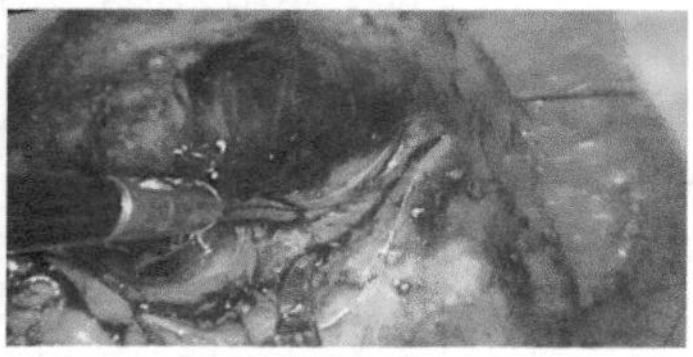 图 9-8 **切除肿瘤**
止血缝合创面	1. 创面止血后递分离钳、针持夹 2-0、3-0 可吸收缝线迅速缝合（图 9-9） 2. 线的首尾都用血管结扎夹处理，可避免打结及节约缝合时间	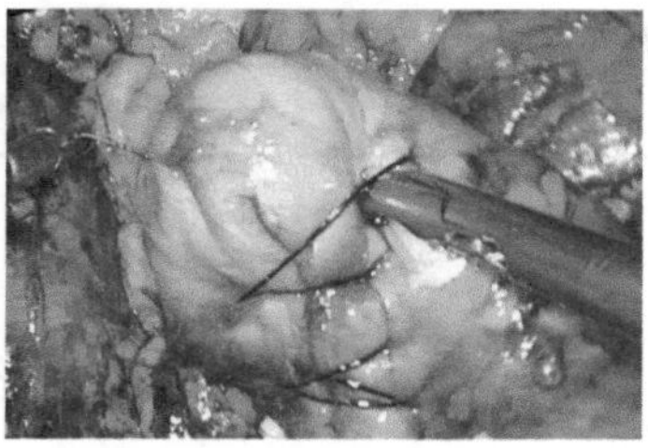 图 9-9 **缝合创面**

续表

简要手术步骤	配合要点	图示
开放肾动脉，彻底止血	1. 递血管阻断器，松开被阻断的肾动脉，记录阻断总时长（图 9-10） 2. 观察缝合处有无出血	图 9-10　开放肾动脉
取标本	1. 递 2 把分离钳，将肿瘤放入标本袋，防止瘤体与切口接触，暂时关闭气腹，拔除 12mm 穿刺器（图 9-11） 2. 根据肿瘤大小递 11 号手术刀适当延长切口，递中弯钳分离肌肉间隙，递皮肤拉钩牵引，取出标本袋 3. 将装有肿瘤的标本袋放置于瘤区标本盘内，严禁在手术台上解剖	图 9-11　取标本
冲洗体腔，放置止血材料、引流管	1. 重建气腹，检查术野有无渗血，做好彻底止血 2. 用大量温水冲洗体腔，将冲洗液灌满整个创面及各个间隙，保留 3 ～ 5min 后再吸出，反复进行 2 ～ 3 次冲洗，最后吸尽腔内液体 3. 冲洗后，更换干净的纱布，加盖干净的敷料 4. 根据需要放置止血材料 5. 安置腹膜后引流管（图 9-12） 6. 手术结束时，先打开穿刺套管阀门，将体内 CO_2 排净后才可拔除套管，避免“烟囱”效应造成肿瘤种植转移	图 9-12　止血、安置引流管
清点手术物品，关闭体腔	1. 关闭体腔前、关闭体腔后、缝合皮肤后按照手术物品清点制度进行清点 2. 每一次清点无误后，才可关闭体腔	
术毕处理	1. 完成各项护理文书检查、签字 2. 三方在患者离开手术室前共同按照手术安全核查表上内容逐项进行核查	

（二）注意事项

1. 术前充分了解患者基本情况，正确执行用药医嘱。严格执行三查七对制度，清点手术物品。

2. 提前准备摆放体位用物，协助医生进行体位摆放，并使患者各肢体处于功能位，避免过度牵拉、压迫神经。

3. 术中严密观察患者核心体温，对输注的液体和冲洗液加温至 37℃。

4. 术中阻断肾动脉时，严格记录阻断起始时间，严格上阻断不超过 30min。

5. 及时准备缝线，避免影响阻断时间。

6. 术毕，与主刀医生核对标本名称、数量并妥善固定、登记。

（徐小利）

第二节　肾上腺肿瘤手术

一、解剖学基础

（一）肾上腺的形态

肾上腺是内分泌腺，质软，淡黄色，大小约为 5cm×3cm×1cm，重量约为 7g，是成对的组织。左侧的肾上腺更大；肾上腺在脊柱的两侧，腹膜后的间隙内，是腹膜外位器官。

（二）肾上腺的位置

左肾上腺门位于其前面的下部，有肾上腺中央静脉自左肾上腺门穿出注入左肾静脉。右肾上腺较左肾上腺更短，呈三角形。

右肾上腺门位于右肾的前内上方，肾上腺中央静脉经右肾上腺门穿出汇入下腔静脉或右肾静脉。肾上腺和肾共同包绕在肾筋膜内，但各自有自己的纤维囊和脂肪囊；因此，它不随肾向下移动。肾上腺与肾之间的脂肪结缔组织在胎儿和新生儿不明显，随年龄增长而逐渐加厚。有时在肾上腺附近或腹腔丛内可见到与肾上腺皮质构造相似的小块组织，称为副肾上腺或皮质体；在人类较少见。

（三）肾上腺的结构

肾上腺是分为皮质和髓质两部分，两者的来源完全不同，皮质来自中胚层，髓质来自外胚层。髓质被皮质包裹，其组织结构和激素分泌功能是独立的。

成人肾上腺皮质较坚实，呈金黄色，占腺体总重量的 90%；髓质疏松，呈棕褐色，占 10%。肾上腺皮质分为 3 层：最外层为球状带，占皮质 15%，细胞排列成球状，分泌盐皮质激素；第二层为束状带，占皮质的 75%，细胞排列成条索状，分泌糖皮质激素；第三层为网状带，约占皮质的 10%，分泌性激素。在促肾上腺皮质激素（ACTH）的刺激下，网状带可增宽，而束状带相应变窄。

肾上腺髓质的主细胞为嗜铬细胞。这些细胞在用重铬酸钾染色时，胞质内存在棕色的含铬盐的颗粒，故而得名，嗜铬细胞的功能是合成和分泌肾上腺素或去甲肾上腺素。人类肾上腺髓质储备的 85% 左右是肾上腺素。

（四）肾上腺的血管、神经及淋巴系统

1. 肾上腺的血管　肾上腺的动脉供给分别来自肾上腺上、中、下动脉，它们分别发自膈下动脉、腹主动脉和肾动脉。3 组动脉分成小支至肾上腺的纤维囊，互相吻合成丛。

2. 肾上腺神经　主要由腹腔丛发起，形成的膈丛和肾上腺丛发支分布。交感神经的纤维在肾上腺形成了肾上腺神经丛，穿过纤维囊再形成肾上腺的囊下神经丛，再发出分支到各血管、髓质的嗜铬细胞和神经节细胞。

3. 肾上腺淋巴　腺内毛细淋巴管成丛逐步汇集成较大的淋巴管输出，最后输入腰淋巴结。

二、手术配合要点

（一）腹腔镜下右肾上腺切除术

1. 适应证

（1）肾上腺嗜铬细胞瘤（有功能，引起患者继发性高血压）。

（2）＞ 3cm 肾上腺恶性肿瘤。

（3）患者有其他恶性肿瘤而发生肾上腺转移癌，无论大小。

（4）肾上腺良性无功能肿瘤＞ 2cm。

2. 麻醉方式　气管内插管全身麻醉。

3. 手术体位　90° 健侧侧卧位（健侧下肢屈曲、患侧下肢伸直、升高腰桥）。

4. 手术步骤　详见表 9-2。

表 9-2　腹腔镜下右肾上腺切除术

简要手术步骤	配合要点	图示
用物准备	1. 手术敷料：常规泌尿手术敷料 2. 手术器械：泌尿腔镜器械（备开放器械） 3. 杂项物品：一次性套管穿刺器、血管结扎夹、钛夹、止血材料、可吸收缝线 4. 设备：腔镜设备、电刀、超声刀	
麻醉实施前安全核查	由具有执业资质的外科手术医生、麻醉医生和手术室护士在患者麻醉开始前共同根据手术安全核查表上内容依次进行核查	
手术开始前清点物品	手术开始前，洗手护士和巡回护士共同按照手术物品清点原则进行清点	
整理无菌器械台	1. 无菌器械台：统一布局，建立“瘤区”和“非瘤区”（图 9-13、图 9-14） 2. 准备好隔离盘和标本盘，用于放置直接接触肿瘤的手术器械和手术标本	图 9-13　无菌器械台摆台（1） 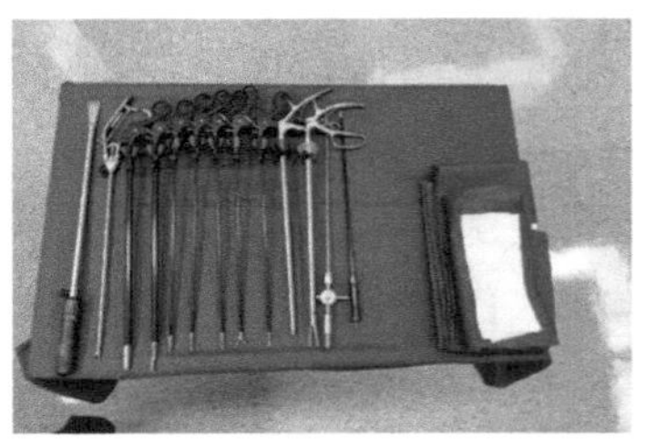 图 9-14　无菌器械台摆台（2）

续表

简要手术步骤	配合要点	图示
消毒铺巾	消毒范围：上至腋窝，下至腹股沟，前后过正中线	
手术开始前安全核查	1. 三方在手术开始前共同按照手术安全核查表上内容逐项进行核查 2. 手术物品的准备由洗手护士执行，并同时向手术医生和麻醉医生报告	
建立气腹	1. 定位切口：递巾钳 2 把、11 号手术刀、中弯钳，在腋后线第 12 肋缘下 2cm 切开皮肤及皮下组织 2. 建立腹膜后间隙：钝性分离肌肉及腰背筋膜，用手指或自制气囊扩张腹膜后操作空间（充气 800 ～ 1000ml，维持 3 ～ 5min）（图 9-15、图 9-16） 3. 建立辅助操作孔 腋中线髂嵴上 2cm 放置 10mm Trocar 腋前线第 12 肋缘下放置 12mm Trocar 腋后线第 12 肋缘下放置 5mm Trocar 腋前线平第 2 穿刺点交界处放置 5mm Trocar 4. 将穿刺套管固定，防止套管意外脱落和漏气，避免造成“烟囱”效应 5. 建立气腹：注入 CO_2 气体，压力调节至 11 ～ 13mmHg	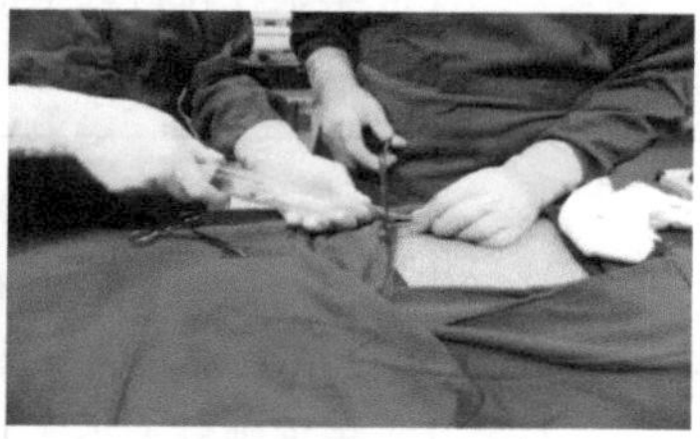 图 9-15　**建立气腹** 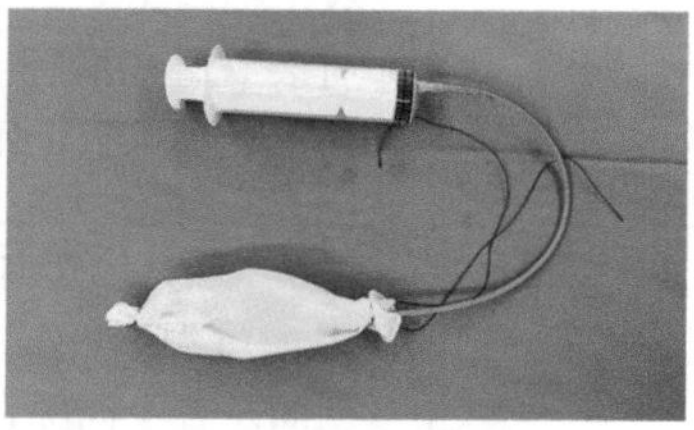 图 9-16　**自制气囊**
游离肾周组织	分离肾周组织：递超声刀、分离钳、电凝钩、吸引器，打开肾周筋膜，清除肾周脂肪，显露肾实质（图 9-17）	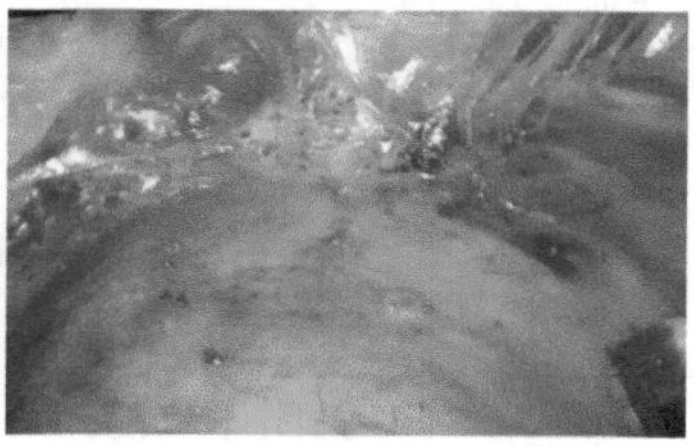 图 9-17　**分离肾周组织**
显露肾上腺及肿瘤	游离肾周脂肪组织、周围小血管，显露肾上腺及肿瘤（图 9-18）	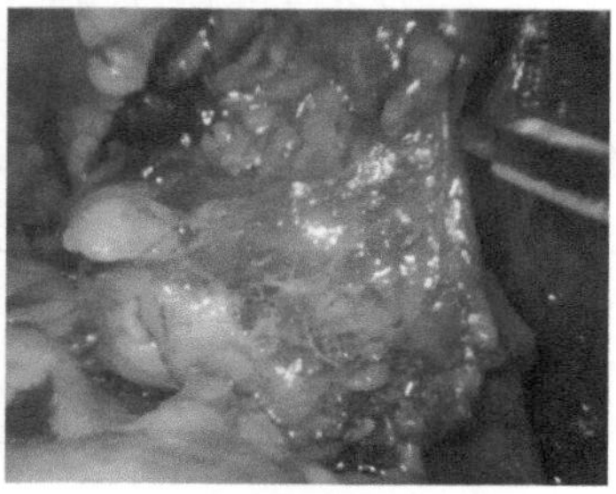 图 9-18　**显露肾上腺肿瘤**

续表

简要手术步骤	配合要点	图示
切除肿瘤	1. 递血管夹，分别结扎肾上腺中央静脉及周围小血管 2. 用剪刀、分离钳、超声刀、吸引器切除肿瘤部肾实质，注意切除的深度应大于肿瘤基底（图 9-19） 3. 手术操作过程中动作轻柔	图 9-19　游离切除肾上腺肿瘤
取标本	1. 递 2 把分离钳，将肿瘤放入标本袋，防止瘤体与切口接触，暂时关闭气腹，拔除 12mm 穿刺器（图 9-20） 2. 根据肿瘤大小递 11 号手术刀适当延长切口，递中弯钳分离肌肉间隙，用皮肤拉钩牵引，取出标本袋 3. 将装有肿瘤的标本袋放置于瘤区标本盘内，严禁在手术台上解剖	图 9-20　取标本
冲洗体腔，放置止血材料、引流管	1. 重建气腹，检查术野有无渗血，做好彻底止血 2. 用大量温水冲洗体腔，将冲洗液灌满整个创面及各个间隙，保留 3 ～ 5min 后再吸出，反复进行 2 ～ 3 次冲洗，最后吸尽腔内液体 3. 冲洗后，更换干净的纱布，加盖干净的敷料 4. 根据需要放置止血材料 5. 安置腹膜后引流管（图 9-21） 6. 手术结束时，先打开穿刺套管阀门，将体内 CO_2 排净后才可拔除套管，避免“烟囱”效应造成肿瘤种植转移	图 9-21　止血、安置引流管
清点手术物品，关闭体腔	1. 关闭体腔前、关闭体腔后、缝合皮肤后按照手术物品清点制度进行清点 2. 每一次清点无误后，才可关闭体腔	
术毕处理	1. 完成各项护理文书检查、签字 2. 三方在患者离开手术室前共同按照手术安全核查表上内容逐项进行核查	

（二）注意事项

1. 术前充分了解患者基本情况，正确执行用药医嘱。严格执行三查七对制度，清点手术物品。

2. 提前准备摆放体位用物，协助医生对患者进行体位摆放，并使患者各肢体处于功能位，避免过度牵拉、压迫神经。

3. 术中严密观察患者核心体温，对输注的液体和冲洗液加温至 37℃。

4. 如肿瘤为嗜铬细胞瘤，应严密观察患者血压情况。

5. 术毕，与主刀医生核对标本名称、数量并妥善固定、登记。

（徐小利）

第三节　膀胱肿瘤手术

一、解剖学基础

（一）膀胱的形态

膀胱的形态、大小、膀胱壁的厚薄和位置都因膀胱的充盈程度及其与毗邻的组织器官关系不同而有所不同。膀胱在空虚时像锥形，顶部很小，底部较大；顶和底之间组织称为膀胱体；膀胱是人体储存尿液的器官。

膀胱在充盈时呈椭圆形或接近圆形，顶部锥形变钝。膀胱底的下方是膀胱颈，该位置为尿道内口。

（二）膀胱的位置

成人的膀胱位于人体骨盆腔内耻骨联合的后方。充盈的膀胱比较贴近前腹壁，使下垂进入盆腔的小肠肠袢可以推移向上，构成了盆腔超声检查的声窗。膀胱的上面是由腹膜进行覆盖的，在膀胱后上方形成直肠膀胱陷凹，而女性则形成了膀胱子宫陷凹。膀胱的后方有两侧输尿管。男性膀胱的后下方有两侧的精囊、输精管及壶腹部。膀胱后上方为乙状结肠和（或）回肠。

（三）膀胱的结构

膀胱壁由黏膜层、黏膜下层、肌层三部分构成，外覆以薄层疏松结缔组织。膀胱的肌层由 3 层平滑肌构成，在尿道内口的地方形成了括约肌。膀胱内面黏膜形成许多的皱襞，膀胱充盈时皱襞变平整。在膀胱的底部有个三角形区域，此区域没有黏膜下层，看起来很平滑，即为膀胱三角，也是肿瘤和结核的高发部位。三角区的尖向前下，承接尿道内口；膀胱底部的两端有输尿管的开口。正常成人的膀胱容量为 350 ～ 500ml。

（四）膀胱的血管、神经及淋巴系统

1. *膀胱的血管*　膀胱的血液由膀胱上动脉、下动脉供应。膀胱上动脉来自髂内动脉的前支，供应膀胱的外侧面上部及顶部。膀胱下动脉为前列腺、膀胱底部及尿道的前 1/3 部分供血。在女性，还有子宫动脉及阴部内动脉为膀胱供血。

2. *膀胱的神经*　为内脏神经所分布，其中交感神经来自第 11、12 胸节和第 1、2 腰节，经盆丛随血管分布至膀胱壁，让膀胱平滑肌松弛，尿道内括约肌收缩，最后达到储尿的功能。膀胱排尿反射的传入纤维，也是通过盆内脏神经传入。

3. *膀胱的淋巴*　膀胱前壁的淋巴管行向外上方，经膀胱外侧淋巴结后间接注入髂外淋巴结、髂内淋巴结、髂总淋巴结及闭孔淋巴结。膀胱后壁的淋巴管后上方，经膀胱外侧淋巴结后间接注入髂外淋巴结、髂内淋巴结、髂总淋巴结、骶淋巴及主动脉下淋巴结。

二、手术配合要点

（一）腹腔镜下全膀胱切除术

1. 适应证

（1）肌层浸润性膀胱癌，复发性膀胱癌，原位癌。

（2）边界不清的浸润性膀胱移行细胞癌。

（3）膀胱鳞状细胞癌及腺癌。

2. 麻醉方式　气管内插管全身麻醉。

3. 手术体位　仰卧位（头低足高位）。

4. 手术步骤　详见表 9-3。

表 9-3　腹腔镜下全膀胱切除术

简要手术步骤	配合要点	图示
用物准备	1. 手术敷料：常规泌尿手术敷料 2. 手术器械：泌尿腔镜器械、剖探开放器械 3. 杂项物品：一次性套管穿刺器、血管结扎夹、钛夹、止血材料、可吸收缝线、直线切割缝合器、单 J 管、造口袋 4. 设备：腔镜设备、电刀、超声刀	
麻醉实施前安全核查	由具有执业资质的外科手术医生、麻醉医生和手术室护士在患者麻醉开始前共同根据手术安全核查表上内容依次进行核查	
手术开始前清点物品	手术开始前，洗手护士和巡回护士共同按照手术物品清点原则进行清点	
整理无菌器械台	1. 无菌器械台：统一布局，建立“瘤区”和“非瘤区”（图 9-22、图 9-23） 2. 准备好隔离盘和标本盘，用于放置直接接触肿瘤的手术器械和手术标本	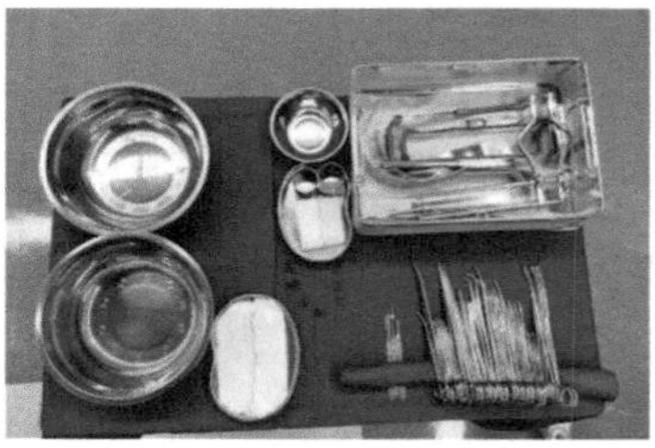 图 9-22　无菌器械台摆台（1） 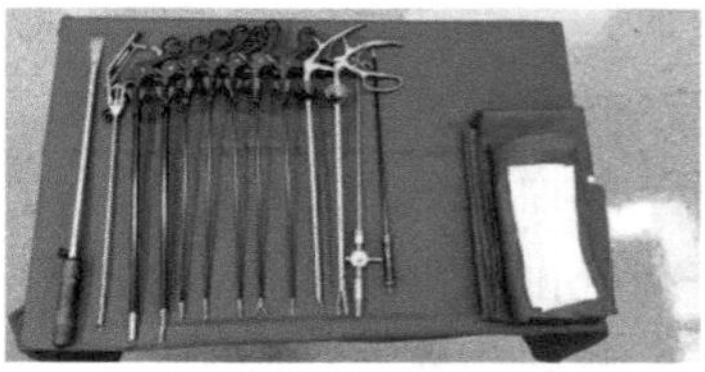 图 9-23　无菌器械台摆台（2）
消毒铺巾	消毒范围：上至剑突，下至大腿上 1/3，两侧至腋中线	

续表

简要手术步骤	配合要点	图示
手术开始前安全核查	1. 三方在手术开始前共同按照手术安全核查表上内容逐项进行核查 2. 手术物品准备由洗手护士执行，并同时向手术医生和麻醉医生报告	
建立气腹	1. 定位切口：递巾钳 2 把、11 号手术刀、中弯钳，在脐下 2cm 切开皮肤及皮下组织 2. 建立人工气腹（图 9-24） 脐下放置 10mm 的 Trocar 脐下 2 ～ 3cm 左腹直肌旁放置 10mm 的 Trocar 脐下 2 ～ 3cm 右腹直肌旁放置 10mm 的 Trocar 左髂前上棘内侧处放置 5mm 的 Trocar 右髂前上棘内侧处放置 5mm Trocar 3. 将穿刺套管固定，防止套管意外脱落和漏气，避免造成“烟囱”效应 4. 建立气腹：注入 CO_2 气体，压力调节至 11 ～ 13mmHg	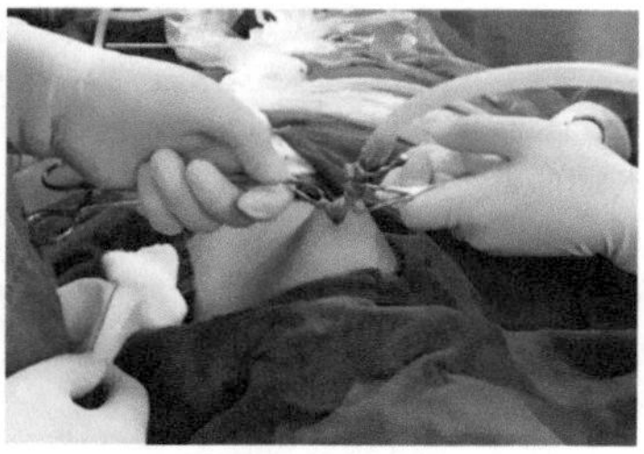 图 9-24　建立人工气腹
游离双侧输尿管	1. 递分离钳、超声刀游离双侧输尿管中下段（图 9-25） 2. 递血管结扎夹闭合输尿管，递剪刀离断输尿管（图 9-26）	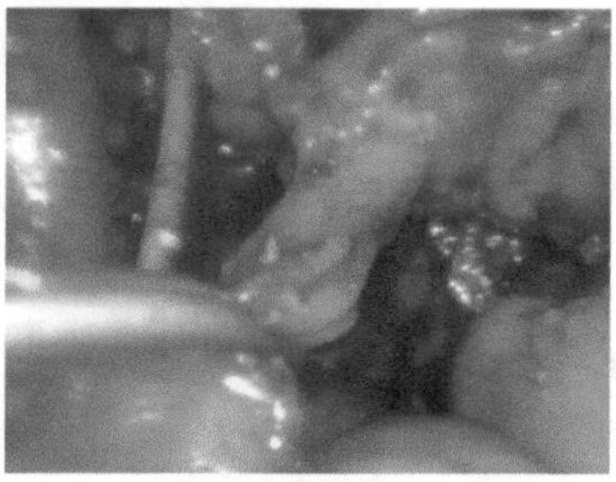 图 9-25　游离输尿管 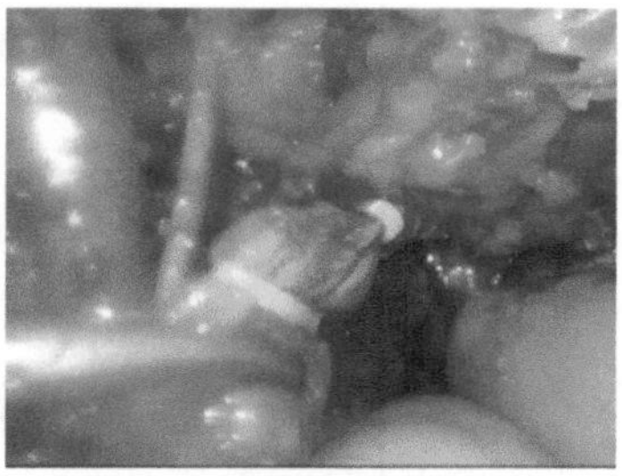 图 9-26　闭合输尿管并离断
清扫双侧盆腔淋巴结	递超声刀、无创分离钳、剪刀，清扫盆腔淋巴结，小血管用结扎夹结扎（图 9-27）	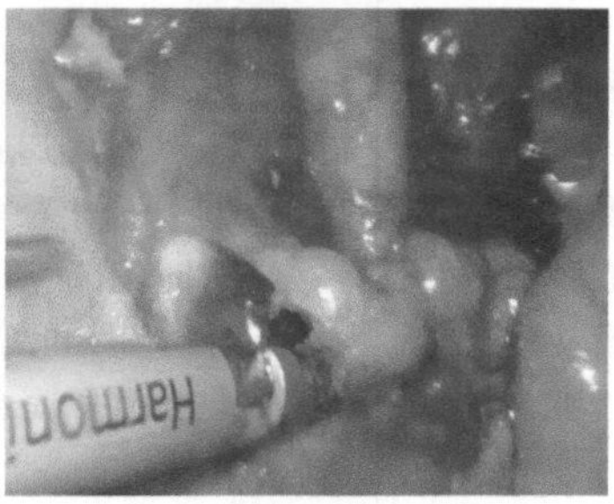 Harmonic 图 9-27　清扫盆腔淋巴结

续表

简要手术步骤	配合要点	图示
游离输精管、精囊、前列腺后壁	1. 递肠钳将直肠向上牵引，显露膀胱后面的上下两道弓状隆起 2. 用电钩、超声刀在第二道隆起处横行切开腹膜，游离并离断输精管 3. 用分离钳、超声刀游离并离断精囊及用血管超声刀钝性分离前列腺后方至直肠尿道肌（图 9-28）	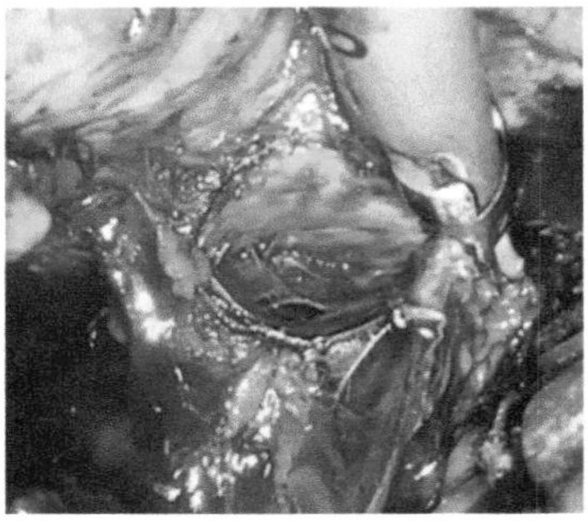 图 9-28　**游离输精管、精囊、前列腺后壁**
游离膀胱前壁、显露耻骨后间隙	1. 递超声刀切断脐正中韧带、旁正中韧带及腹膜反折，用超声刀、分离钳钝性分离膀胱前间隙，显露耻骨前列腺韧带及盆筋膜反折（图 9-29） 2. 用超声刀切开该处，显露前列腺尖部两侧 3. 递针持夹倒刺线缝扎背侧静脉复合体（DVC）（图 9-30）	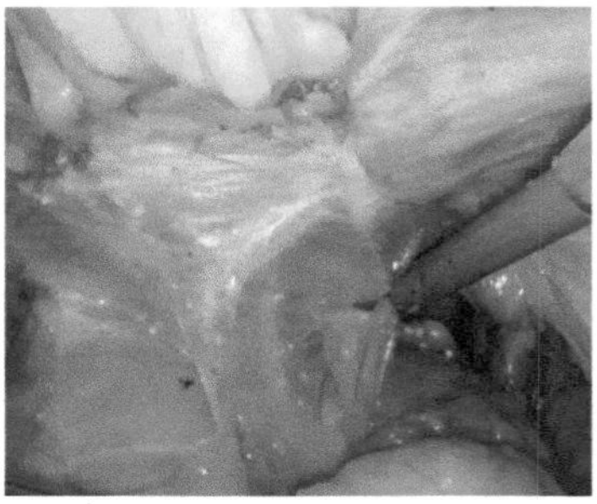 图 9-29　**游离膀胱前壁、显露耻骨后间隙** 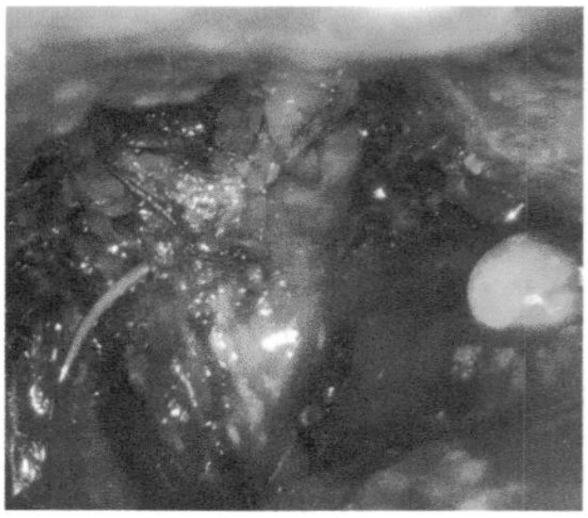 图 9-30　**缝扎 DVC**
离断尿道、切除膀胱前列腺及精囊	1. 在缝扎线近端递超声刀切断 DVC 2. 向下钝性分离至前列腺尖部 3. 剪开尿道前壁，用钛夹夹闭导尿管，剪断后向上牵引，再剪断尿道后壁，剪断前列腺，将膀胱前列腺完全游离（图 9-31）	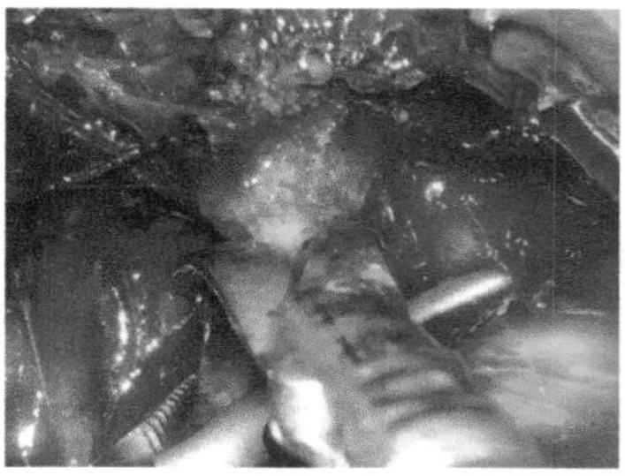 图 9-31　**离断尿道**

续表

简要手术步骤	配合要点	图示
	4. 输尿管断端送冷冻，插入单 J 管，用薇乔线固定（图 9-32） 5. 停气腹、延长切口、取标本	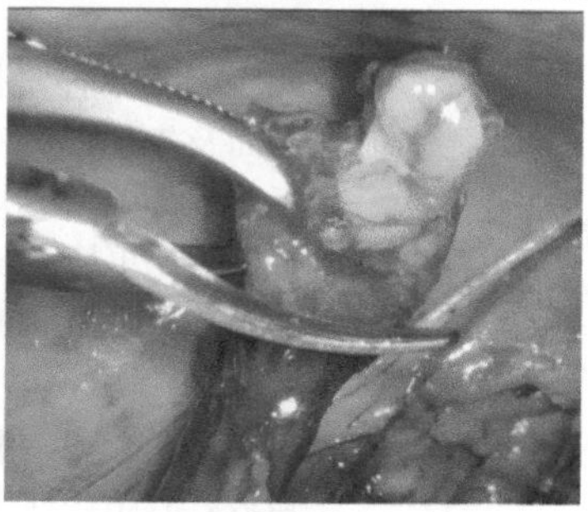 图 9-32　取输尿管断端
形成储尿囊	1. 常规切除阑尾、处理残端 2. 钝性分离乙状结肠系膜后方，分离肠系膜，截取回肠末段 15 ～ 20cm 肠袢（图 9-33） 3. 用冲洗器抽取稀释碘伏液反复冲洗肠袢，直至清洁 4. 将左右输尿管下端从切口引出，用湿纱布保护切开，将回肠拉出切口外，再距回盲肠交界 15cm 的近侧取 40cm 的带蒂回肠端 5. 用直线切割缝合器对剩余的回肠行侧侧吻合，恢复肠管连续性 6. 清洗和消毒肠腔，用电刀纵向剖开，将肠管呈“M”形折叠	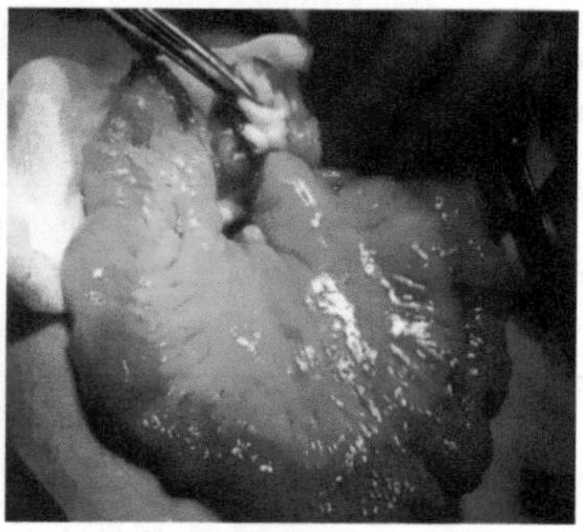 图 9-33　截取回肠末段
输尿管回肠再植	将肠袢近端切 2 个小口，如输尿管断端冷冻结果未见肿瘤，用剪刀将左右输尿管修剪成斜口，连同单 J 管分别从肠袢的小口穿入肠腔内，与肠壁进行端侧吻合（图 9-34）	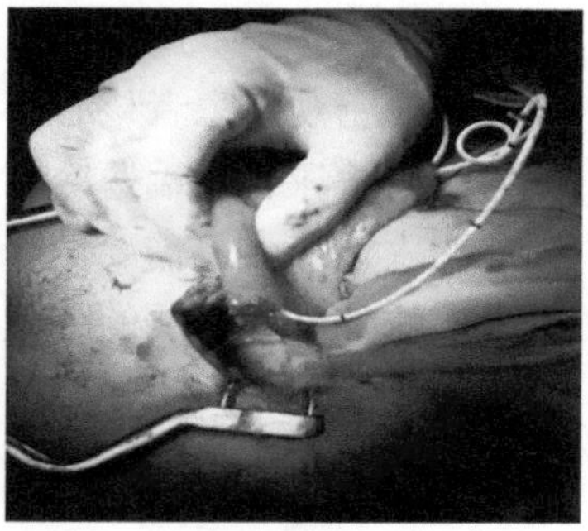 图 9-34　输尿管与肠壁吻合
回肠膀胱腹壁造瘘	1. 消毒皮肤后取右下腹直肌切口，垂直方向切断两侧腱膜和肌肉，缝合腹外斜肌腱膜，与腹横肌腱膜形成通路 2. 将肠袢远端经右侧腹壁引出腹壁外，与腹膜固定，并做成乳头成形（图 9-35） 3. 肠袢近端固定于腹膜外，输尿管支架管经造口引出体外	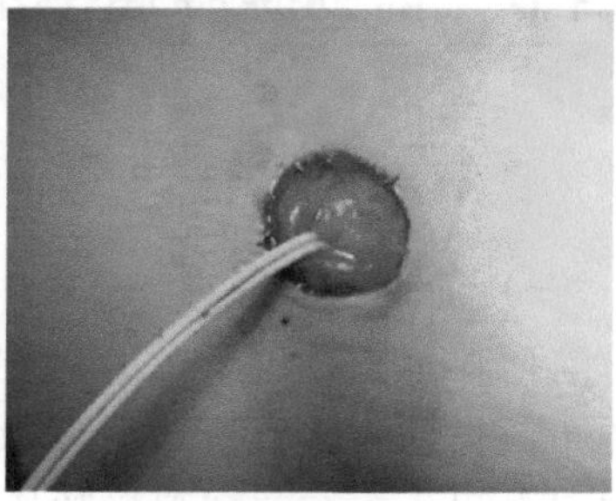 图 9-35　回肠膀胱腹壁造口

续表

简要手术步骤	配合要点	图示
冲洗体腔，放置止血材料、引流管	1. 用大量温水冲洗体腔，将冲洗液灌满整个创面及各个间隙，保留 3 ～ 5min 后再吸出，反复进行 2 ～ 3 次冲洗，最后吸尽腔内液体 2. 冲洗后，更换干净的纱布，加盖干净的敷料 3. 根据需要放置止血材料 4. 安置盆腔引流管，清点无误后关闭体腔，消毒切口皮肤，敷料贴覆盖，贴好腹壁造口袋，收拾整理用物（图 9-36）	图 9-36 贴腹壁造口袋
手术物品清点，关闭体腔	1. 关闭体腔前、关闭体腔后、缝合皮肤后按照手术物品清点制度进行清点 2. 每一次清点无误后，才可关闭体腔	
术毕处理	1. 完成各项护理文书检查、签字 2. 三方在患者离开手术室前共同按照手术安全核查表上内容逐项进行核查	

（二）注意事项

1. 术前充分了解患者基本情况，正确执行用药医嘱。严格执行三查七对制度，清点手术物品。

2. 提前准备摆放体位用物，协助医生对患者进行体位摆放，并使患者各肢体处于功能位，提前准备肩托垫，避免因体位变化对患者造成过度牵拉、压迫神经。

3. 术中严密观察患者核心体温，对输注的液体和冲洗液加温至 37℃。

4. 术中将输尿管断端送冷冻时，应注意左右分别放置。

5. 如为女性患者，需要切除子宫双附件，手术步骤参照妇科手术配合步骤。

6. 及时添加术中需要的各项物品及耗材。

7. 术毕，与主刀医生核对标本名称、数量并妥善固定、登记。

（徐小利）

第四节　前列腺肿瘤手术

一、解剖学基础

（一）前列腺的形态

前列腺是一种单一性的实质性器官，是由腺组织和肌组织所构成。前列腺上端的宽约为 4cm，长约为 3cm，厚约为 2cm。前列腺表面覆有筋膜鞘，即为前列腺囊。前列腺囊与前列腺之间分布有前列腺静脉丛。前列腺的分泌物是精液的主要组成部分。

前列腺外形像板栗，前后比较扁，前列腺上端较宽称为前列腺底部，邻接膀胱颈。前列腺一共分为 5 个叶，即前叶、中叶、后叶及两侧叶。

（二）前列腺的位置

前列腺位于尿生殖膈和膀胱之间。前列腺的底部与精囊腺和输精管壶腹及膀胱颈毗邻。前列腺的后方是直肠壶腹，所以临床上医生为患者进行直肠检查时，可以触及前列腺的后面。

（三）前列腺的结构

前列腺被一层被膜包裹，里面有很多弹性纤维和平滑肌，这些组织成分可伸入腺内，从而组成前列腺的支架，前列腺的实质由很多复管泡状腺组成，并且有数个导管开口在尿道精阜的两边，按腺体的分布，可分成黏膜腺、黏膜下腺和主腺。

（四）前列腺的血管、神经及淋巴系统

1. 前列腺的血管　膀胱下动脉沿着膀胱的外侧面走行，并且在膀胱和前列腺的交界处，分为尿道前列腺动脉及前列腺包膜动脉。前列腺静脉汇入前列腺静脉丛，与盆腔内其他静脉有广泛的交通。

2. 前列腺的神经　主要来自盆腔的神经丛，前列腺的副交感神经是由 $S_2 \sim S_4$ 的神经根进行传递的，而交感神经的支配是髂腹下的神经进行传递的并联合成为盆腔神经丛，在前列腺的上方走行，并分支成数支细小分支到前列腺、精囊腺、肛提肌和海绵体。

3. 前列腺的淋巴　前列腺的被膜和实质内都存在毛细淋巴管，这些毛细淋巴管互相汇合，最后形成了毛细淋巴管网。

二、手术配合要点

（一）腹腔镜下前列腺癌根治术

1. 适应证

（1）临床分期：T1 ～ T2c 期（病灶局限于前列腺内）。

（2）临床分期：T3a 期（术后辅助内分泌治疗或放疗）。

（3）临床分期：T3b ～ T4 期（严格筛选后可行，辅以综合治疗）。

（4）预期寿命：预期寿命≥ 10 年。

（5）健康状况：身体状况良好，无严重心肺疾病。

2. 麻醉方式　气管内插管全身麻醉。

3. 手术体位　仰卧位（双下肢稍分开，头低足高位）。

4. 手术步骤　详见表 9-4。

表 9-4　腹腔镜下前列腺癌根治术

简要手术步骤	配合要点	图示
用物准备	1. 手术敷料：常规泌尿手术敷料 2. 手术器械：剖腹器械、泌尿腔镜器械、尿道扩张器 3. 杂项物品：三腔导尿管、利多卡因胶浆、一次性套管穿刺器、血管结扎夹、钛夹、止血材料、可吸收缝线 4. 设备：腔镜设备、电刀、超声刀	

续表

简要手术步骤	配合要点	图示
麻醉实施前安全核查	由具有执业资质的手术医生、麻醉医生和手术室护士，在麻醉实施前共同按照手术安全核查表上内容逐项进行核查	
手术开始前物品清点	手术开始前，洗手护士和巡回护士共同按照手术物品清点原则进行清点	
整理无菌器械台	1. 无菌器械台：统一布局，建立“瘤区”和“非瘤区”（图 9-37、图 9-38） 2. 准备好标本盘和隔离盘，用于放置手术标本和直接接触肿瘤的器械	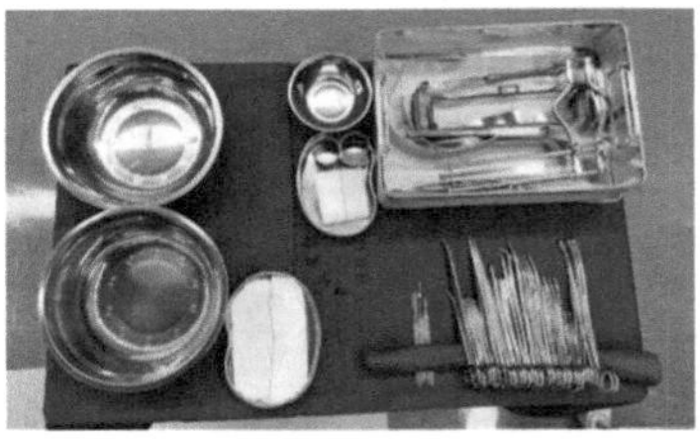 图 9-37 无菌器械台摆台（1） 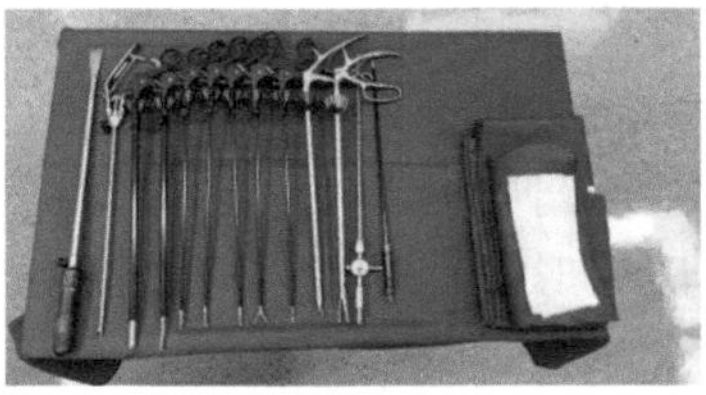 图 9-38 无菌器械台摆台（2）
消毒铺巾	消毒范围：两侧过腋中线，上方至剑突，下方至两大腿中份，包括阴茎、阴囊和会阴部	
手术开始前安全核查	1. 三方在手术开始前共同按照手术安全核查表上内容逐项进行核查 2. 手术物品准备情况的核查由手术室护士执行，并向手术医生和麻醉医生报告	
建立腹膜外间隙	1. 定位切口：患者脐下开一 2 ～ 3cm 的弧形切口，用皮肤拉钩牵拉显露，递中弯钳进行钝性分离，提前制作扩张球囊（图 9-39），未注气前放入盆腔的腹膜外间隙，注入空气的，用于扩大腹膜外手术的操作间隙（50ml 注射器、8 号手套、小尿管）（图 9-40） 2. 放置 10mm Trocar，准备角针 0 号丝线，缩小穿刺口，主要为了防止二氧化碳漏出，影响气腹效果 3. 充气建立气腹，放入腹腔镜头，在脐与左、右髂前上棘连线的中外 1/3 交界处和右侧脐与髂前上棘连线内 1/3 处放入 5mm Trocar（图 9-40）	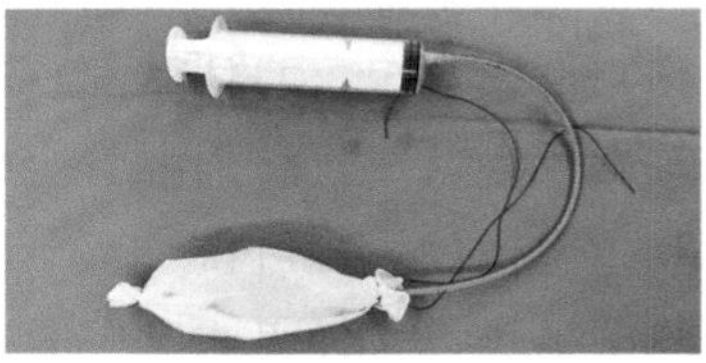 图 9-39 自制气囊 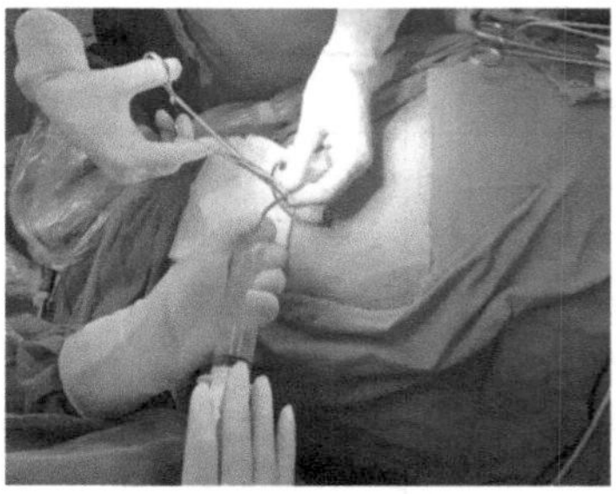 图 9-40 建立气腹

续表

简要手术步骤	配合要点	图示
打开盆筋膜，处理阴茎背侧静脉复合体（DVC）	1. 打开盆底筋膜，并切断耻骨前列腺韧带，钝性分离前列腺外侧壁（图 9-41） 2. 在前列腺尖部远端用可吸收缝线或倒刺线 8 字缝扎阴茎背侧静脉复合体（DVC）	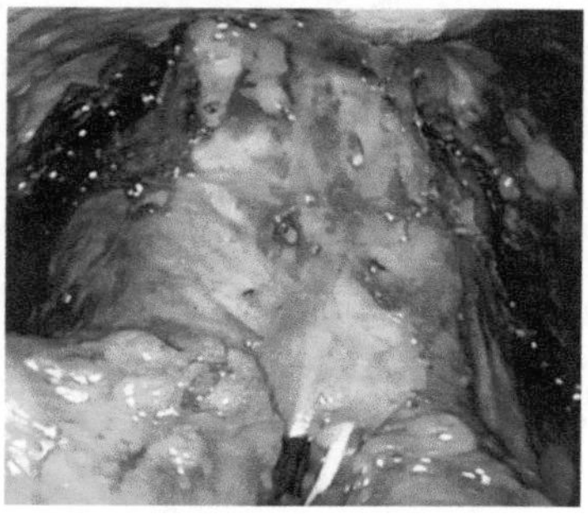 图 9-41　分离前列腺外侧
游离并保留膀胱颈	1. 通过提拉导尿管的方式确定膀胱颈和前列腺之间的间隙位置 2. 从膀胱颈和前列腺之间进行游离，并逐渐向两侧进行游离。将膀胱颈两侧的脂肪组织完全游离后，可观察到膀胱颈处的尿道黏膜位置 3. 切开尿道的前壁，将导尿管的水囊抽出并拔除导尿管。将前列腺切断到膀胱颈后侧并完全离断膀胱颈处的尿道（图 9-42）	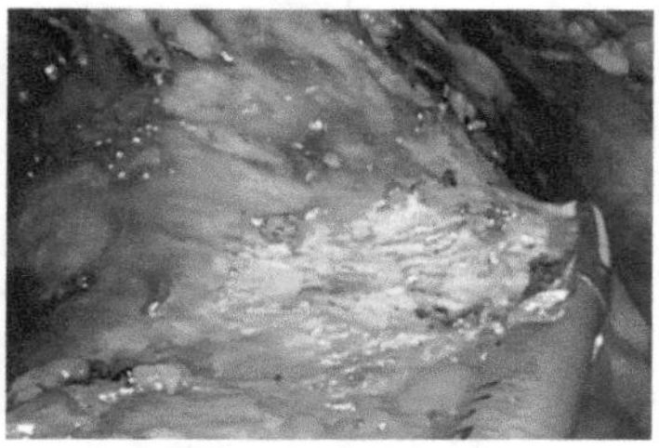 图 9-42　切开离断膀胱颈
切除肿瘤	1. 切开并离断膀胱颈部，并向后游离显露双侧精囊（图 9-43） 2. 切断双侧输精管，游离前列腺和直肠的间隙延伸到前列腺顶部，离断前列腺侧后韧带完整移除标本（切开膀胱颈时注意辨认双侧输尿管开口）	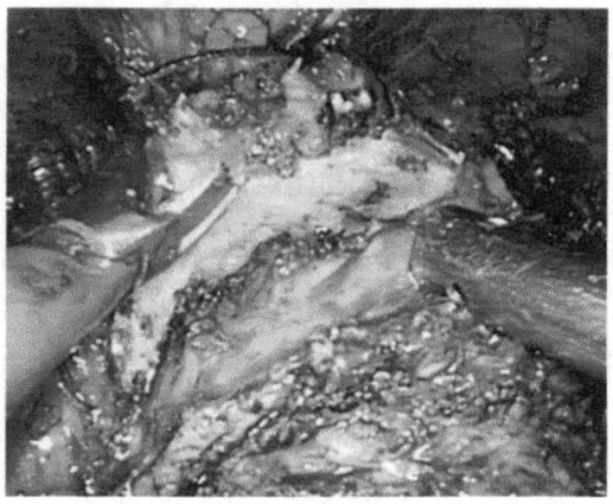 图 9-43　离断膀胱颈
膀胱颈整形与尿道吻合	1. 使用可吸收缝线进行连续吻合。在膀胱颈后壁 5 点、6 点、7 点、9 点方向由外向内进行缝合，然后由内向外吻合尿道对应位置 2. 膀胱颈后壁与尿道口缝合 4 针以后，将膀胱后壁的线拉紧，随后将导尿管送入膀胱（图 9-44），气囊此时不注水，继续缝合膀胱颈 11 点、1 点、3 点、5 点与尿道对应位置进行吻合并收紧缝线，此时向导尿管气囊内注水（图 9-45） 3. 完成膀胱颈悬吊	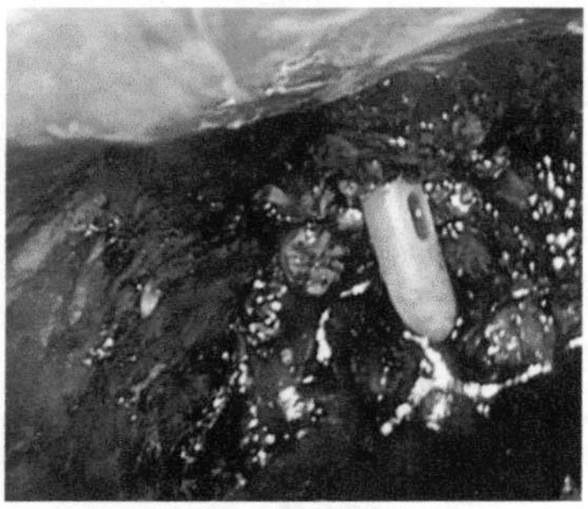 图 9-44　送入导尿管

续表

简要手术步骤	配合要点	图示
		图 9-45 **吻合尿道**
取标本	1. 递 2 把分离钳，将肿瘤放入标本袋，防止瘤体与切口接触，暂时关闭气腹，拔除 12mm 穿刺器（图 9-46） 2. 根据肿瘤大小递 11 号手术刀适当延长切口，递中弯钳分离肌肉间隙，用皮肤拉钩牵引，取出标本袋 3. 将装有肿瘤的标本袋放置于瘤区标本盘内，严禁在手术台上解剖	图 9-46 **装标本**
冲洗体腔，放置止血材料、引流管	1. 重建气腹，检查术野有无渗血，做好彻底止血 2. 用大量温水冲洗体腔，将冲洗液灌满整个创面及各个间隙，保留 3 ～ 5min 后再吸出，反复进行 2 ～ 3 次冲洗，最后吸尽腔内液体 3. 冲洗后，更换干净的纱布，加盖干净的敷料 4. 根据需要放置止血材料 5. 安置盆腔引流管（图 9-47） 6. 手术结束时，先打开穿刺套管阀门，将体内 CO_2 排净后才可拔除套管，避免“烟囱”效应造成肿瘤种植转移	图 9-47 **止血、安置引流管**
清点手术物品，关闭体腔	1. 关闭体腔前、关闭体腔后、缝合皮肤后按照手术物品清点制度进行清点 2. 每一次清点无误后，才可关闭体腔	
术毕处理	1. 完成各项护理文书检查、签字 2. 三方在患者离开手术室前共同按照手术安全核查表上内容逐项进行核查	

（二）注意事项

1. 术前充分了解患者基本情况，正确执行用药医嘱。严格执行三查七对制度，清点手术物品。

2. 提前准备摆放体位用物，协助医生对患者进行体位摆放，并使患者各肢体处于功能位，准备肩托垫，避免因体位变化对患者造成过度牵拉、压迫神经。

3. 术中严密观察患者核心体温，对输注的液体和冲洗液加温至 37℃。

4. 术中在准备吻合尿道时，及时准备尿道扩张器和缝线。

5. 术毕，与主刀医生核对标本名称、数量并妥善固定、登记。

（刘　君）

第10章 胃肠肿瘤外科专科护理技术

第一节　直肠肿瘤手术

一、解剖学基础

（一）直肠的形态

直肠在盆膈以上部位称为盆部；盆部的下端有时呈梭形膨大称直肠壶腹；盆膈以下的部分缩窄称为直肠肛管或直肠肛门部。直肠在矢状面上有 2 个弯曲，直肠上段凸向后侧，与骶骨前面的曲度一致，形成骶曲；下段向后下绕过尾骨尖，形成凸向前侧的会阴曲。临床上进行乙状结肠镜检查时，须顺应此 2 个弯曲缓缓插入，以免损伤肠壁。

（二）直肠的位置

直肠是大肠的末端，位于盆腔内下部，在第 3 骶椎前方起自乙状结肠，沿骶骨和尾骨前下行，穿盆膈，止于肛门。上、下两端固定于正中线位置，中部则突向左前方，全长 10 ～ 14cm。男性的直肠前壁隔一层筋膜（直肠膀胱筋膜或称前列腺会阴筋膜）与膀胱底、精囊、输精管末端、前列腺等为邻；女性的直肠前壁隔一层直肠阴道筋膜与子宫及阴道后壁毗邻。

（三）直肠的结构

直肠壶腹内面的黏膜，形成 2 ～ 3 条半月状直肠横襞，其中位于前右侧壁的 1 条，大而恒定，距肛门约 7cm，相当于腹膜反折的水平。此横襞常作为通过乙状肠镜检查确定直肠肿瘤与腹膜腔位置关系时的标志。肛柱是肛管上段的黏膜形成的 6 ～ 10 条纵行的黏膜皱襞。各柱的下端由半月形的小皱襞相连，这些半月形的黏膜小皱襞称为肛瓣。在肛瓣与相邻二柱下端之间有小凹陷，称为肛窦。各肛瓣与肛柱下端共同连成锯齿状的环形线，称为齿状线，其为皮肤和黏膜相互移行的分界线。齿状线以下光滑而略有光泽的环形区域称为肛梳或痔环。痔环和肛柱的深面有丰富的静脉丛，此静脉丛如淤血扩张则易形成痔，齿状线以上的痔称为内痔，以下者称为外痔。直肠周围有内、外括约肌围绕。直肠壁环形平滑肌增厚形成肛门内括约肌，收缩时能协助排便。位于肛门内括约肌周围的环形骨骼肌肌束为肛门外括约肌，其可随意括约肛门。

（四）直肠的血管、神经、淋巴系统

为直肠和肛管供血的有单支的直肠上动脉、成对的直肠中动脉和直肠下动脉及骶正中动脉。肠系膜下动脉下降至直肠上端的后壁，为直肠上（痔）的动脉源。同时，它又分叉并发出左、右支至直肠中段的侧壁，向下至齿状线。直肠下（痔）动脉源自阴部内动脉，向腹侧、内侧走行，为齿状线远端的肛管供血。骶正中动脉从腹主动脉分叉的上方发出，向下至腹膜下低段腰椎、骶骨和尾骨的前表面，发出一些非常小的分支至直肠后壁。

直肠的静脉回流至直肠上静脉，再回流至肠系膜下静脉，属于门脉系统。直肠中静脉和直肠下静脉回流入阴部内静脉，然后进入体循环。在直肠上静脉（门脉系统）和直肠中、下静脉（体循环系统）之间可以组成一个门体分流系统。

直肠由交感神经、副交感神经支配。交感神经主要来自骶前神经丛（腹下神经丛）。此丛在主动脉分叉下方，在直肠固有筋膜层外分为左右两支。各支向下，与来自第 2、3、4 骶神经分出的骶部副交感神经汇合，在直肠侧韧带两旁形成盆腔（骨盆）神经丛。骶前神经损伤可使精囊、前列腺丧失收缩功能而不能射精。骶部副交感神经是支配排尿、阴茎勃起的主要神经，如有损伤，可引起排尿困难和阳痿。

直肠的淋巴管引流组成了两个壁外淋巴丛。一个位于齿状线上，一个位于齿状线下。上丛引流的淋巴经直肠后淋巴结进入一串沿直肠上动脉至盆腔的淋巴结。一些与直肠中、下动脉伴行，最后进入下腹部淋巴结。在齿状线以下，淋巴丛引流至腹股沟淋巴结。直肠的淋巴引流主要有 4 种情况：①沿直肠上血管上行，注入直肠上淋巴结；②沿直肠下血管行向两侧，注入髂内淋巴结；③沿肛血管和阴部内血管进入盆腔，注入髂内淋巴结；④少数淋巴管沿骶外侧血管走行，注入骶淋巴结。齿状线以下的淋巴管注入腹股沟浅淋巴结。

二、手术配合要点

（一）腹腔镜下经腹会阴联合直肠切除手术（Miles 手术）

1. 适应证　低位直肠癌，即位于齿状线 6 ～ 8cm 以内的直肠癌，浸润性、分化差、距肛缘近的直肠癌，以及肛管和肛门周围癌。

2. 麻醉方式　气管内插管全身麻醉。

3. 手术体位　截石卧位，建立好操作孔后调节为头低足高位。

4. 手术步骤　详见表 10-1。

表 10-1　腹腔镜下经腹会阴联合直肠癌切除手术（Miles 手术）

简要手术步骤	配合要点	图示
用物准备	1. 手术敷料：常规腹部手术敷料包和肛门手术敷料包 2. 手术器械：腹腔镜直肠器械包、肛门腔镜器械包、肛门拉钩、腔镜直线切割闭合器 3. 杂项物品：一次性套管穿刺器、一次性结扎夹、止血材料、各种可吸收缝线、切口保护器、医用润滑液、引流管装置等 4. 设备：腔镜设备、电刀、超声刀	

续表

简要手术步骤	配合要点	图示
麻醉实施前安全核查	由具有执业资质的手术医生、麻醉医生和手术室护士三方（以下简称三方），在麻醉实施前共同按照手术安全核查表上内容逐项进行核查（图 10-1）	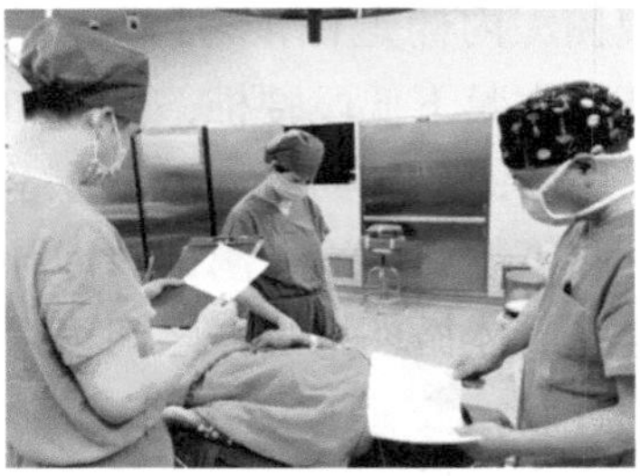 图 10-1　三方核查
整理无菌器械台、物品清点	1. 洗手护士提前洗手按照腹部外科手术要求整理器械台（图 10-2） 2. 手术开始前，洗手护士和巡回护士共同按照手术物品清点原则进行清点，包括腔镜器械所有配件、螺帽（图 10-3）	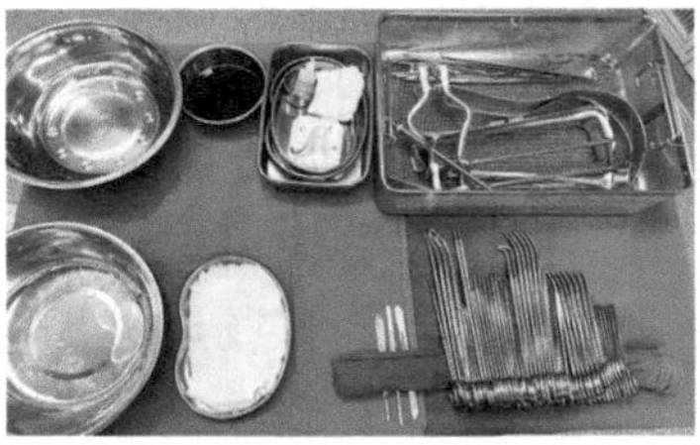 图 10-2　无菌器械台铺置 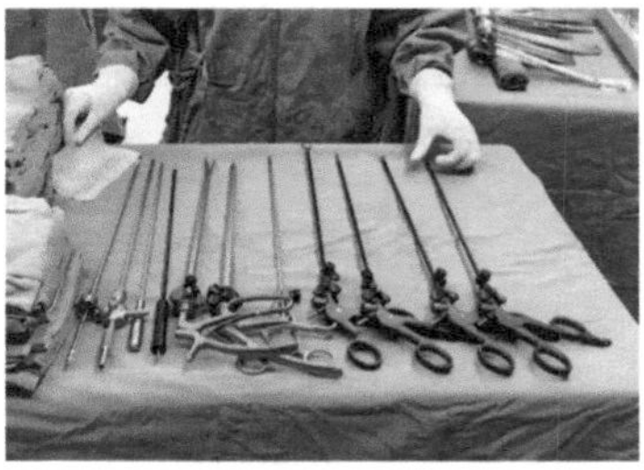 图 10-3　腔镜器械清点
提前布局，采取隔离措施	1. 根据隔离原则统一布局，建立“瘤区”和“非瘤区” 2. 准备好隔离盘和标本盘，用于放置直接接触肿瘤的手术器械和手术标本（图 10-4）	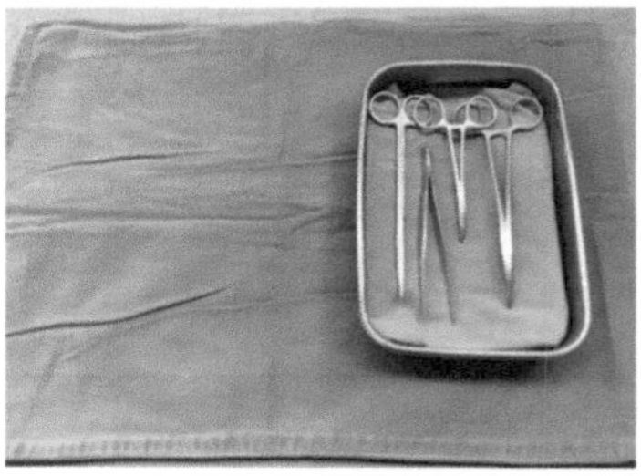 图 10-4　肿瘤隔离盘
消毒铺巾	消毒范围：上至乳头连线平面，下至大腿上1/3，两侧至腋中线，包括臀部、会阴和肛门周围区域	
手术开始前安全核查	1. 三方在手术开始前共同按照手术安全核查表上内容逐项进行核查 2. 手术物品准备情况的核查由手术室护士执行并向手术医生和麻醉医生报告	

续表

简要手术步骤	配合要点	图示
建立气腹	1. 定位切口：递巾钳 2 把、11 号手术刀、中弯钳，在脐上切开皮肤及皮下组织 2. 建立观察孔：在脐上建立观察孔（10mm） 3. 建立辅助操作孔：主操作孔位于麦氏点（12mm）和脐右侧 5cm（12mm），助手操作孔位于脐左侧 5cm（10mm），左髂区平麦氏点（5mm）。戳孔可根据肿瘤位置和术者操作习惯调整，连接设备，建立气腹（图 10-5、图 10-6） 4. 将穿刺套管固定，防止套管意外脱落和漏气，避免造成“烟囱”效应 建立气腹：注入 CO_2 气体，压力调节至 12 ～ 14mmHg	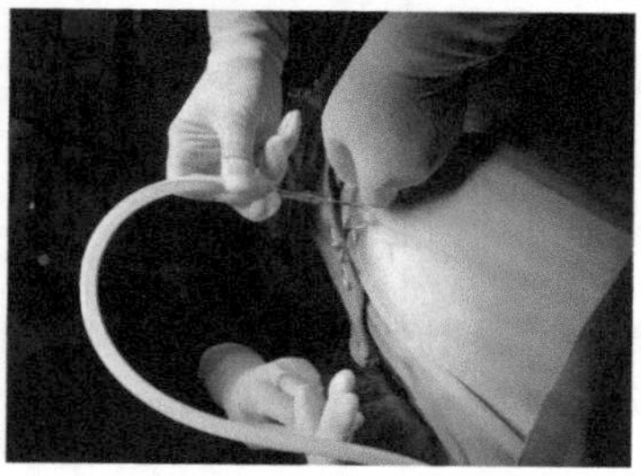 图 10-5　建立气腹 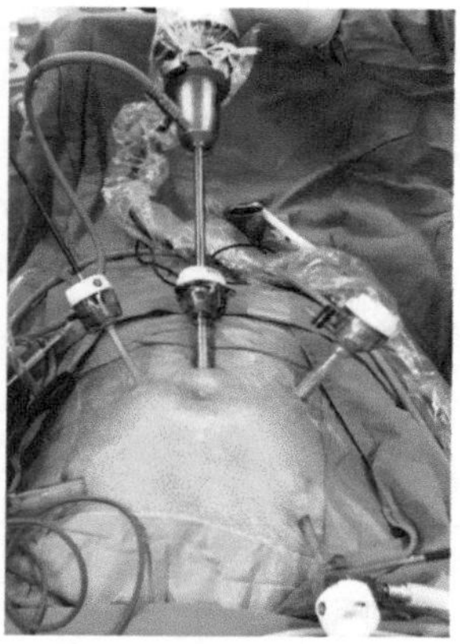 图 10-6　建立操作孔
探查腹腔	主操作孔置入超声刀和无损伤抓钳，助手操作孔置入肠钳	
显露术野	视情况使用 0 号薇乔带针线或荷包线悬吊膀胱（男性）或子宫（女性），用超声刀分离粘连，显露术野（图 10-7）	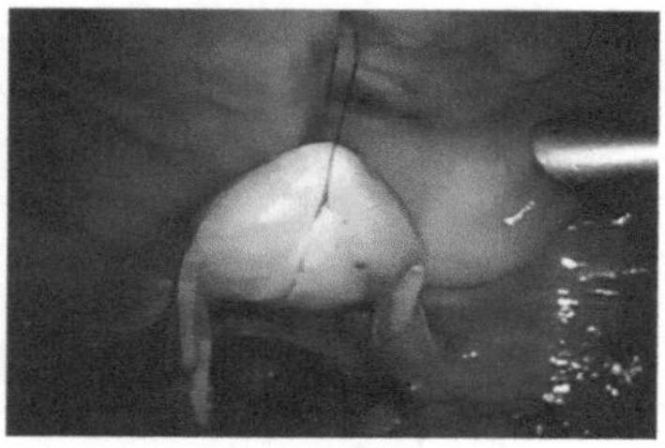 图 10-7　悬吊子宫
游离乙状结肠及其肠系膜	递超声刀游离乙状结肠及其肠系膜（图 10-8）	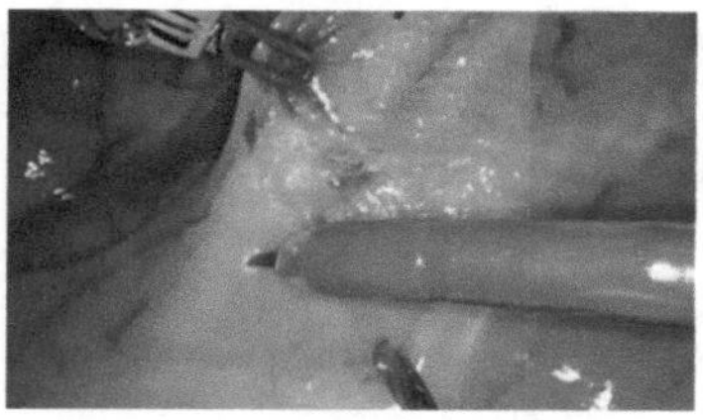 图 10-8　游离乙状结肠系膜

续表

简要手术步骤	配合要点	图示
离断肠系膜下动脉和静脉	离断肠系膜下动脉和静脉，用一次性血管夹夹闭（图 10-9）	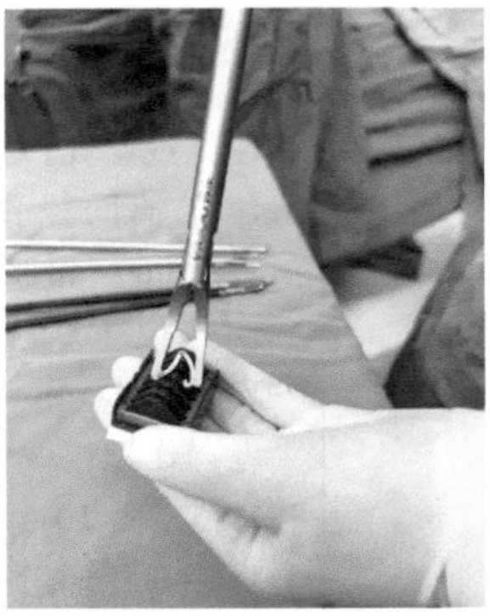 图 10-9 **血管夹**
游离直肠前、后壁	递超声刀或电刀游离直肠前、后壁，递一次性血管夹夹闭直肠中动脉、静脉；将直肠游离至肛提肌平面（图 10-10）	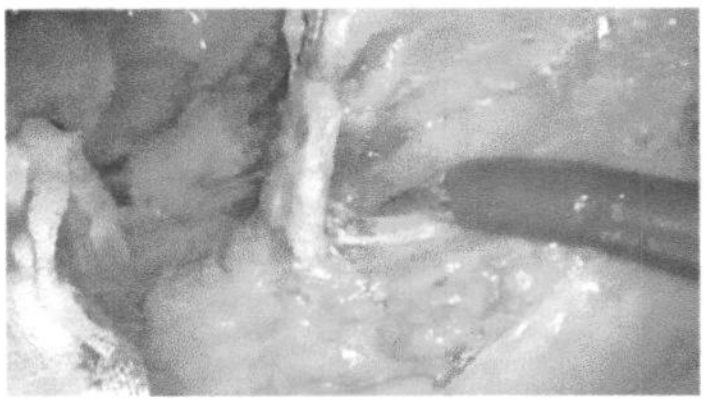 图 10-10 **处理直肠中动脉、静脉**
切断乙状结肠	在距离肿瘤上缘 10cm 处裸化直肠，用腔镜直线切割闭合器切断肠管（图 10-11）	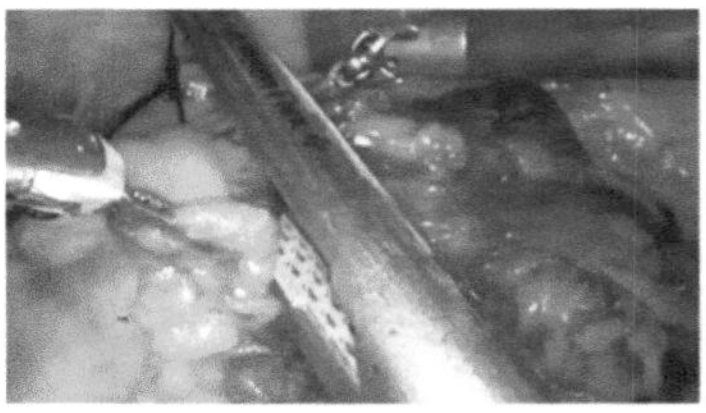 图 10-11 **离断肿瘤近端乙状结肠**
会阴部手术	1. 准备肛肠手术器械包并清点数目，消毒肛周皮肤，缝闭肛门（图 10-12）	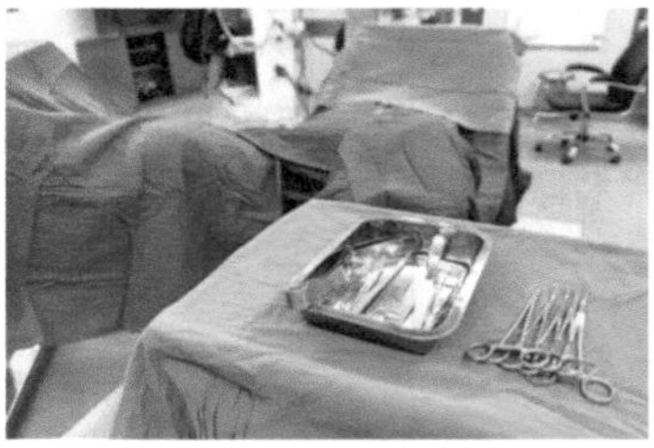 图 10-12 **肛肠手术器械包**
	2. 切开肛门皮肤、皮下组织及筋膜，切断两侧肛提肌，止血钳带线结扎或电凝止血，分离肛尾韧带，取出乙状结肠和直肠（图 10-13）	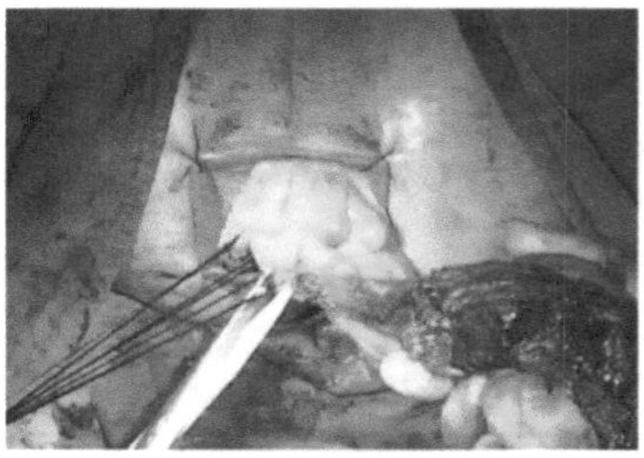 图 10-13 **经肛拖出标本**

续表

简要手术步骤	配合要点	图示
	3. 递长血管钳、单极电刀游离直肠周围组织，递血管钳带线结扎或电凝止血，拉出乙状结肠远端，切下标本置于弯盘内 4. 无菌 3L 袋内盛 37℃蒸馏水从腹腔至盆腔至骶前切口，彻底冲洗创面，检查出血情况并彻底止血（图 10-14），视患者会阴部缺损大小用手套装灭菌注射用水做成圆形球囊，填塞肛门，重建气腹 5. 待腹腔镜下盆腹膜关闭后视情况放置骶前引流管，清点用物，逐层缝合会阴切口	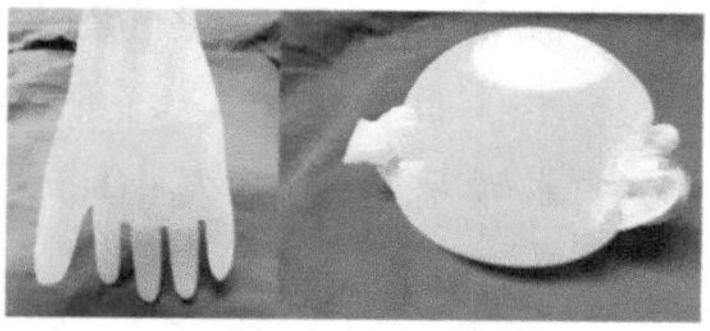 图 10-14 水球囊
乙状结肠造口	1. 选取造口位置，为髂前上棘与脐连线的中内 1/3 交界处 2. 递 20 号刀片切开皮肤、皮下组织，用单极电刀切开腹膜，将近端乙状结肠提出腹外 3. 使用可吸收线将腹壁边缘皮肤与断端边缘全层间断缝合，固定乙状结肠于腹壁上（图 10-15） 4. 造瘘口消毒后覆盖凡士林纱布保护或直接用造口袋	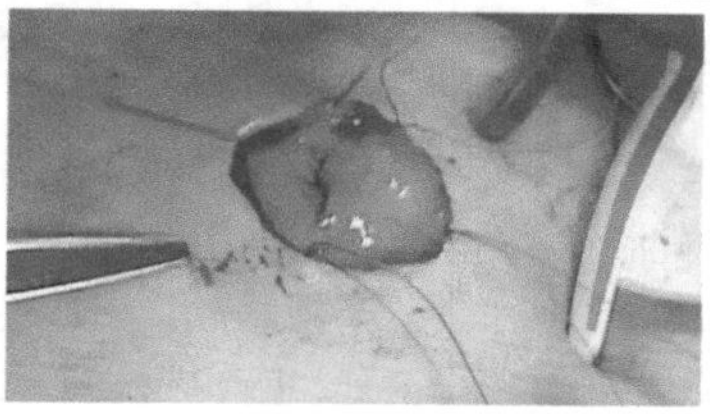 图 10-15 乙状结肠断端腹壁造口
检查盆腔、修复盆腔	递无损伤钳，用干净湿长纱条检查有无出血点，清点纱布、缝针后用带针倒刺缝合线连续缝合关闭盆侧壁腹膜（图 10-16）	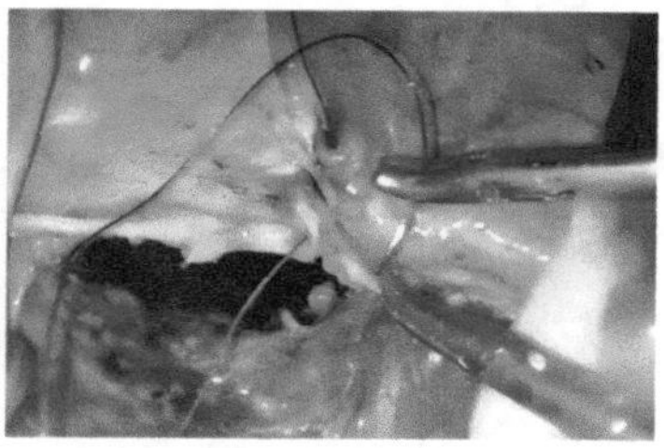 图 10-16 关闭盆侧壁腹膜
手术物品清点、关闭体腔	1. 手术结束时先打开穿刺套管阀门，将体内 CO_2 排净后才可拔除套管，避免“烟囱”效应造成肿瘤种植转移（图 10-17） 2. 每一次清点无误后，才可关闭体腔	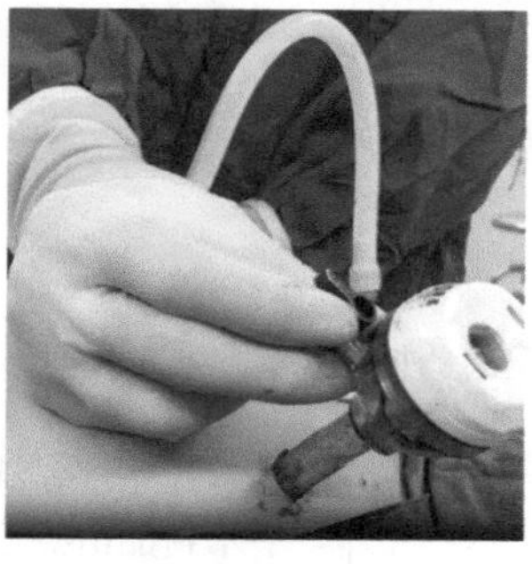 图 10-17 放尽余气
术毕处理	1. 完成各项护理文书检查、签字 2. 三方在患者离开手术室前共同按照手术安全核查表上内容逐项进行核查	

（二）腹腔镜下经腹部直肠癌切除手术（Dixon 手术）

1. 适应证

(1) 根治性切除术，距离肛门 7 ～ 11cm 的早期直肠癌。

(2) 姑息切除术，下缘距离肛门 6cm 以上的直肠癌。

(3) 巨大而广基的直肠良性肿瘤或炎性狭窄，在切除后估计吻合口在肛缘 3cm 以上者。

2. 麻醉方式　气管内插管全身麻醉。

3. 手术体位　截石位，建立好操作孔后调节为头低足高位。

4. 手术步骤　详见表 10-2。

表 10-2　腹腔镜下经腹部直肠癌切除手术（Dixon 手术）

简要手术步骤	配合要点	图示
用物准备	1. 手术敷料：常规腹部手术敷料包和肛门手术敷料包 2. 手术器械：腹腔镜直肠手术器械包、腔镜直线切割闭合器 3. 杂项物品：一次性套管穿刺器、一次性结扎夹、止血材料、各种可吸收缝线、切口保护器、医用润滑液、引流管装置等 4. 设备：腔镜设备、电刀、超声刀	
麻醉实施前安全核查	三方在麻醉实施前共同按照手术安全核查表上内容逐项进行核查（图 10-18）	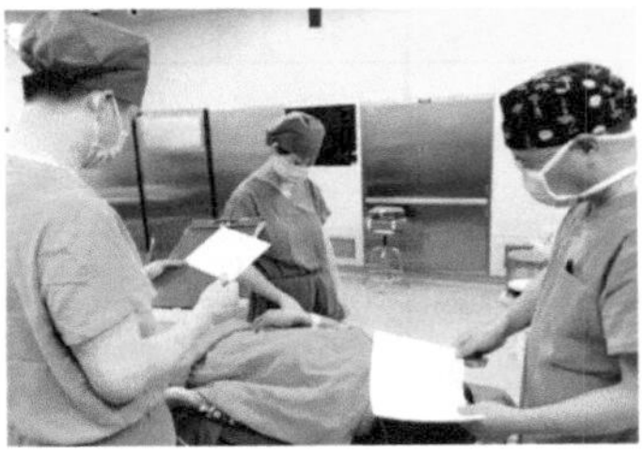 图 10-18　三方核查
整理无菌器械台、物品清点	1. 洗手护士提前洗手按照腹部外科手术要求整理器械台（图 10-19） 2. 手术开始前，洗手护士和巡回护士共同按照手术物品清点原则进行清点，包括腔镜器械所有配件、螺帽（图 10-20）	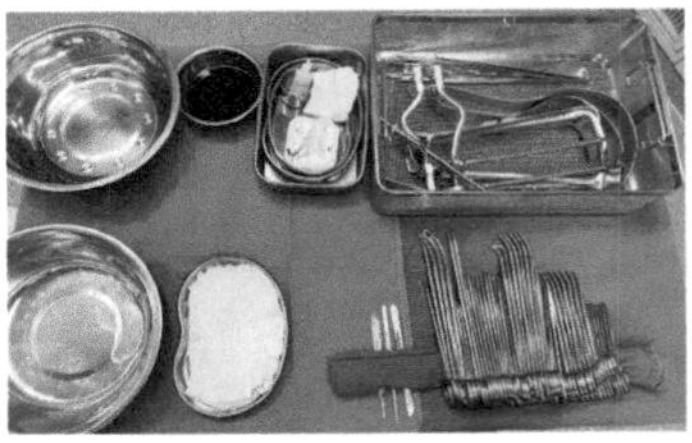 图 10-19　无菌器械台铺置 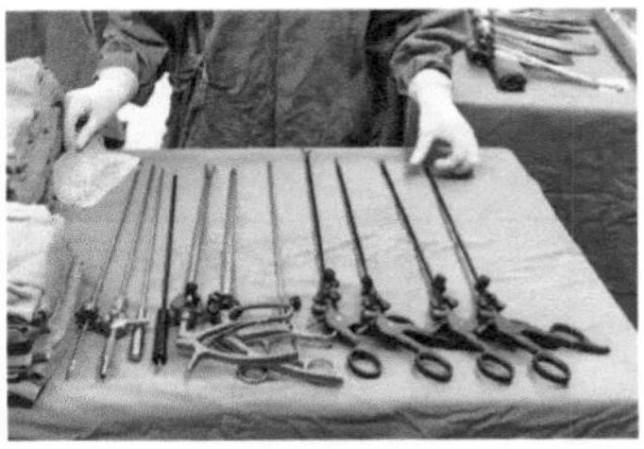 图 10-20　腔镜器械清点

续表

简要手术步骤	配合要点	图示
提前布局，采取隔离措施	1. 根据隔离原则统一布局，建立“瘤区”和“非瘤区” 2. 准备好隔离盘和标本盘，用于放置直接接触肿瘤的手术器械和手术标本（图 10-21）	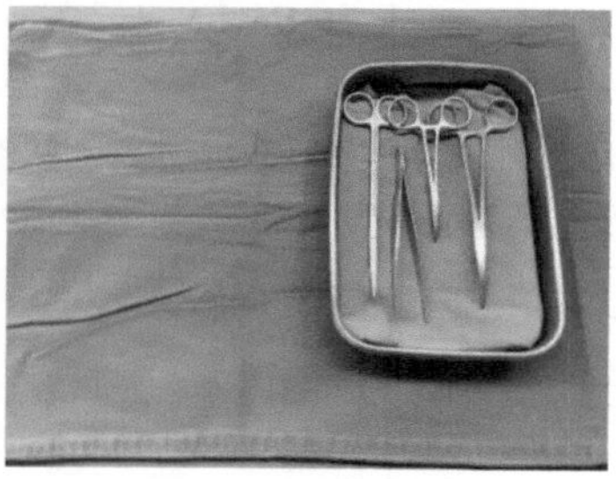 图 10-21　**肿瘤隔离盘**
消毒铺巾	消毒范围：上至乳头连线平面，下至大腿上 1/3，两侧至腋中线，包括臀部、会阴和肛门周围区域	
手术开始前安全核查	1. 三方在手术开始前共同按照手术安全核查表上内容逐项进行核查 2. 手术物品准备情况的核查由手术室护士执行，并向手术医生和麻醉医生报告	
建立气腹	1. 定位切口：递巾钳 2 把、11 号手术刀、中弯钳，在脐上切开皮肤及皮下组织 2. 建立观察孔：在脐上建立观察孔（10mm） 3. 建立辅助操作孔：主操作孔位于麦氏点（12mm）和脐右侧 5cm（12mm），助手操作孔位于脐左侧 5cm（10mm），左髂区平麦氏点（5mm）。戳孔可根据肿瘤位置和术者操作习惯调整，如果术中需要行直肠全系膜切除，主刀的副操作孔和助手的主操作孔应不低于脐水平线，以免骶岬影响操作（图 10-22） 4. 将穿刺套管固定，防止套管意外脱落和漏气，避免造成“烟囱”效应 5. 建立气腹：注入 CO_2 气体，压力调节至 12～14mmHg，建立气腹	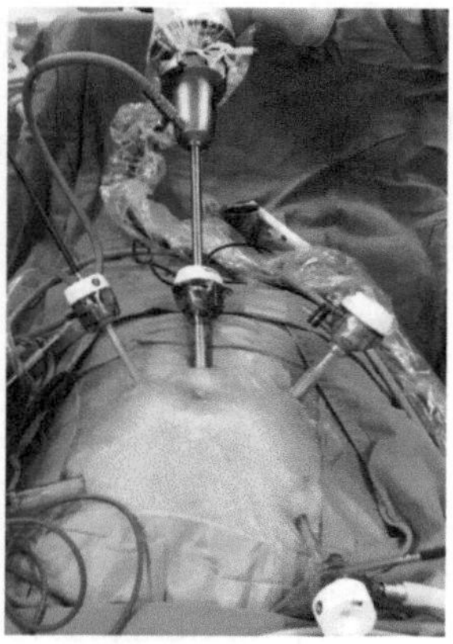 图 10-22　**建立操作孔**
探查腹腔	主操作孔置入超声刀和无损伤抓钳，助手操作孔置入肠钳	
显露术野	视情况悬吊膀胱（男性）或子宫（女性），用超声刀分离粘连，显露术野（图 10-23）	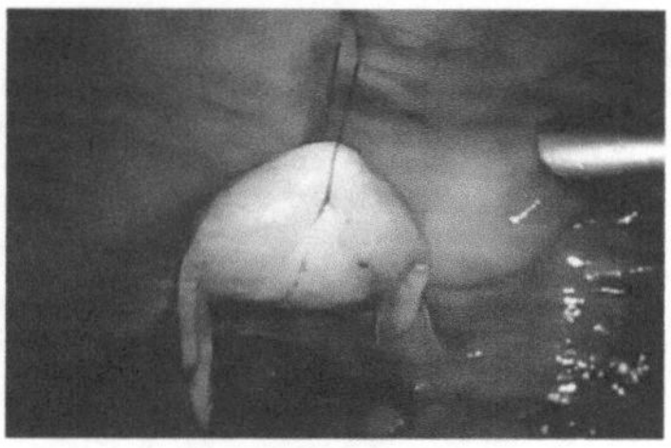 图 10-23　**悬吊子宫**

续表

简要手术步骤	配合要点	图示
游离乙状结肠及其肠系膜	递超声刀游离乙状结肠及其肠系膜和降结肠，显露输尿管，游离乙状结肠下段（图 10-24）	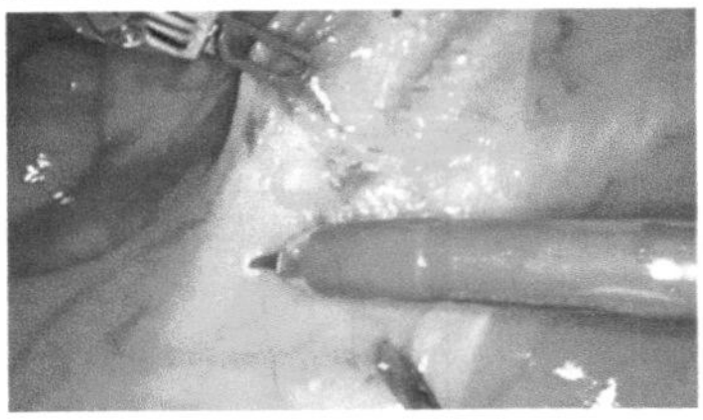 图 10-24 游离乙状结肠下段
离断肠系膜下动脉和静脉	离断肠系膜下动脉和静脉，用一次性结扎夹夹闭（图 10-25）	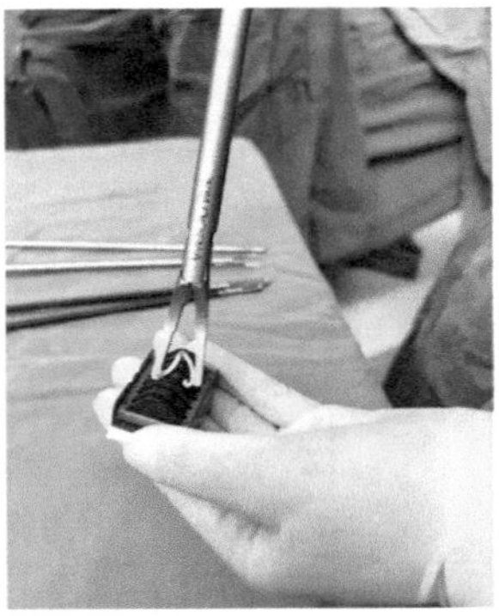 图 10-25 一次性结扎夹
游离直肠	递超声刀或电刀游离直肠，递一次性结扎夹和钛夹夹闭直肠中动脉、静脉；用超声刀游离结肠，上至脾曲，向下沿盆筋膜脏层和壁层之间游离直肠至肿瘤下方 5cm 处	
再次确定肿瘤位置，冲洗肛管	1. 裸化直肠肠管后，近端肠管用无损伤肠钳或阻断器阻断（图 10-26、图 10-27）	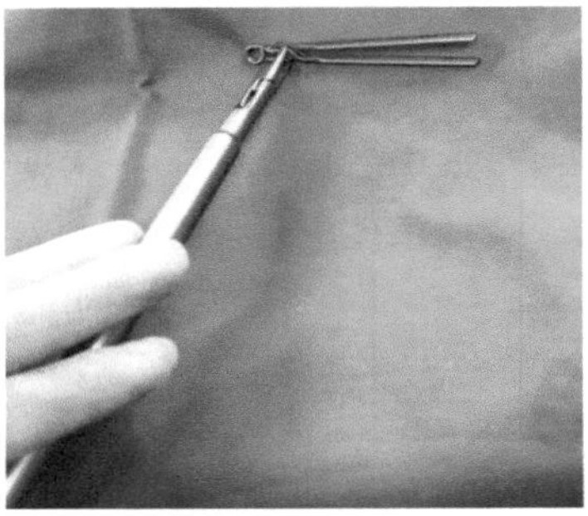 图 10-26 腔镜阻断器 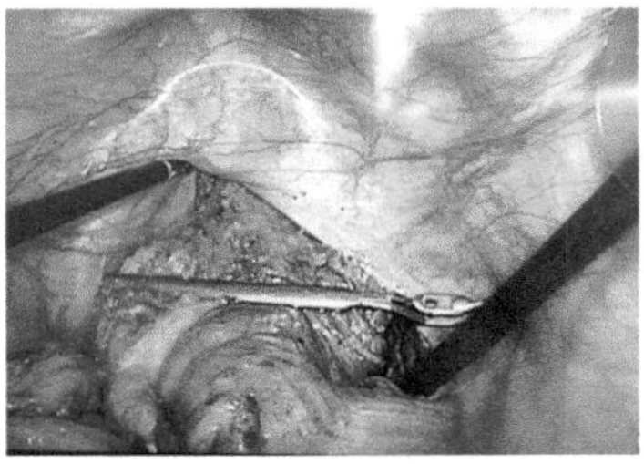 图 10-27 阻断肿瘤远端直肠

续表

简要手术步骤	配合要点	图示
	2. 会阴部铺无菌台，放置 50ml 空针、盛稀碘伏水的弯盘，应用医用润滑液润滑、扩肛，再次确定肿瘤位置，冲洗肛管（图 10-28）	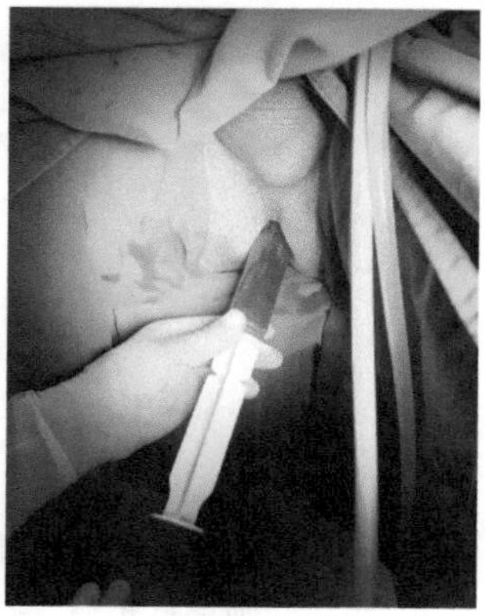 图 10-28　**冲洗肛管**
离断直肠	于距离癌肿下缘 3cm 处用腔镜直线切割闭合器切断肠管（图 10-29）	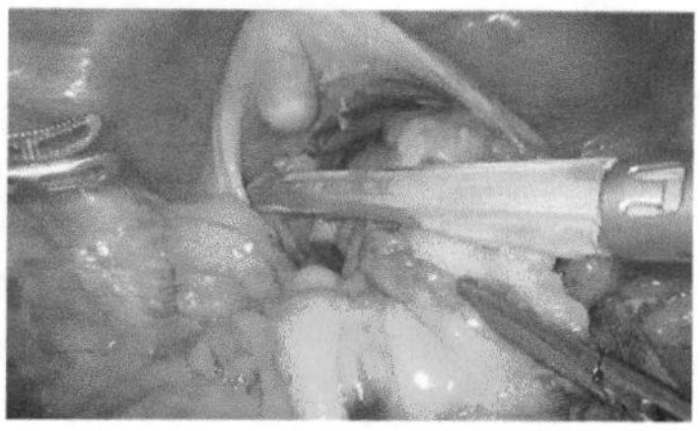 图 10-29　**离断远端直肠**
腹部小切口切断瘤段肠管，置入吻合器头	1. 扩大左下腹髂嵴旁操作孔，做约 5cm 辅助小切口，用湿纱布保护切口，应用切口保护套撑开切口，用无齿环钳及长平镊将肿瘤及近端肠管钳出体外（图 10-30） 2. 裸化肿瘤远端直肠后，递直肠荷包钳及可可钳，用 20 号刀片切断瘤段直肠，接取标本放置于瘤区肿瘤盘内，用针持夹取荷包针做荷包缝合，用碘伏纱球消毒肠断端（图 10-31）	图 10-30　**腹部小切口** 图 10-31　**荷包钳夹闭肿瘤近端**

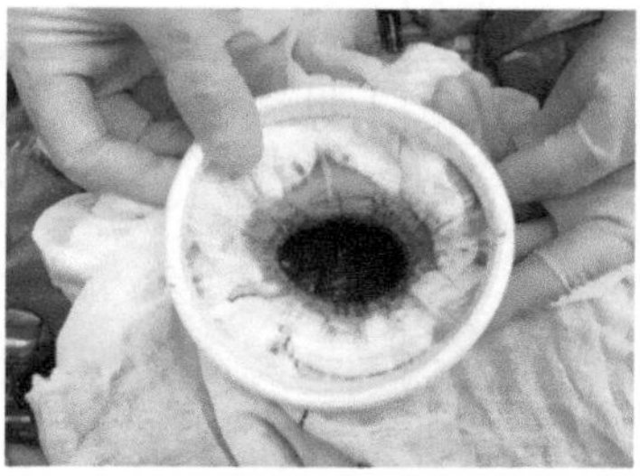

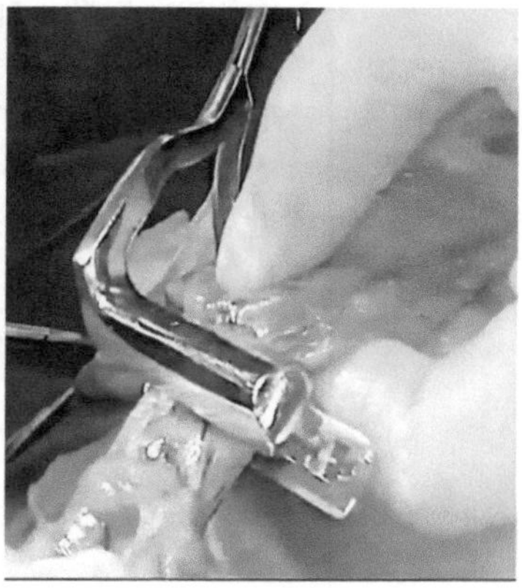

续表

简要手术步骤	配合要点	图示
	3. 打开肠腔，用碘伏纱条消毒，置入吻合器头圆形针毡后，将肠管还纳入腹腔（图 10-32、图 10-33）	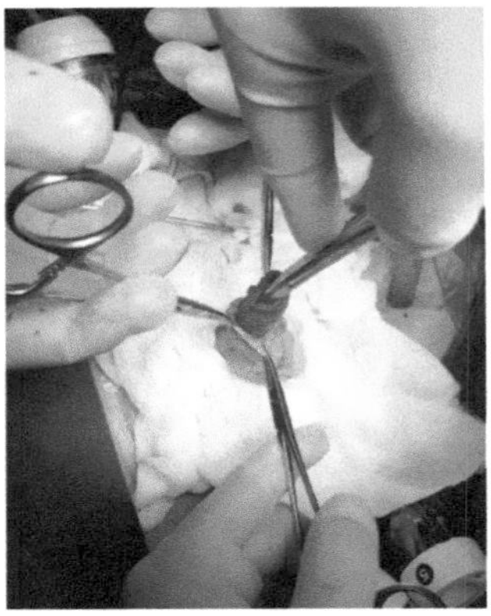 图 10-32 打开近端肠腔 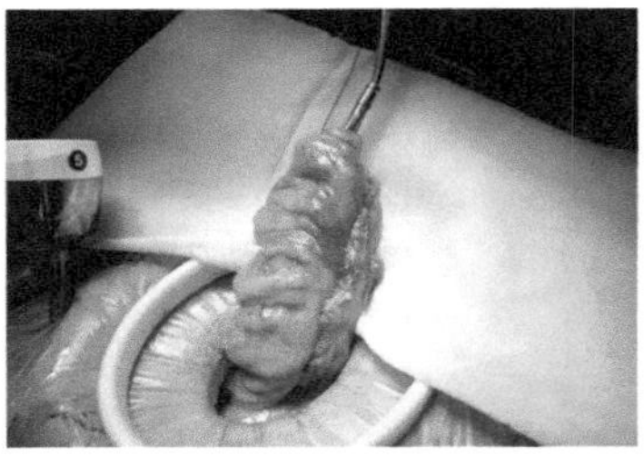 图 10-33 包埋吻合器针毡
重新建立气腹，行肠管吻合	1. 用一次性无粉手套包裹住，保护切口的边缘，形成一个密闭空间，再造气腹（图 10-34） 2. 重新建立气腹，肛门处皮肤用碘伏纱球消毒，应用医用润滑液润滑、扩肛，将润滑后的圆形吻合器杆部经肛门置入，于腔镜直视下将吻合器的吻切组件与圆形针毡对接好，检查近端肠管无扭转、无张力后完成直肠吻合（图 10-35）	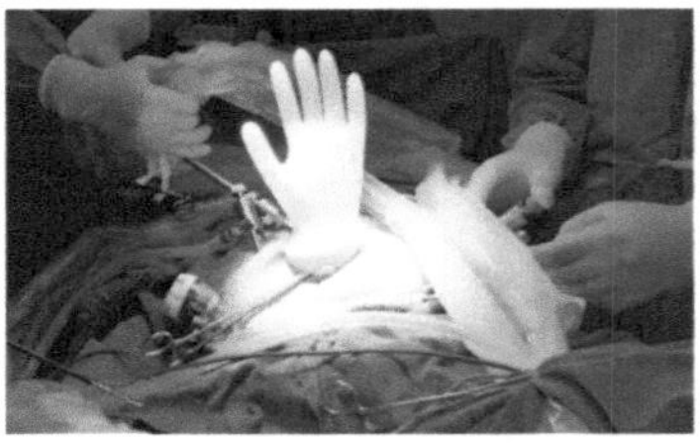 图 10-34 重建气腹 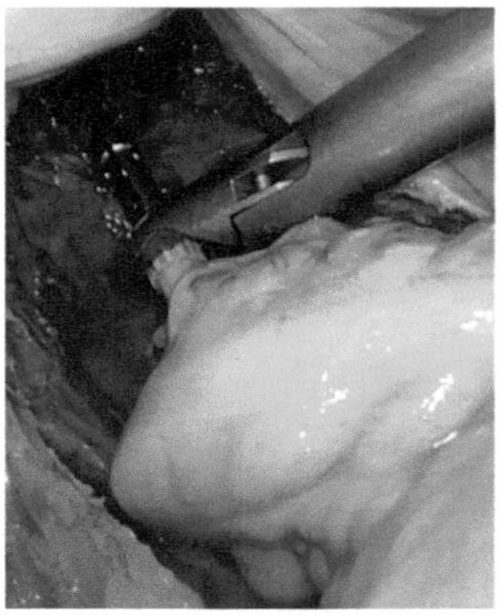 图 10-35 乙状结肠与直肠端端吻合

续表

简要手术步骤	配合要点	图示
	3. 用腔镜肠钳轻夹闭近端肠管，助手经肛门缓慢注入 50 ～ 100ml 气体，检查是否有吻合口瘘或者出血，视情况对吻合口进行加缝（图 10-36） 4. 近端系膜及肠管有无张力，则需要游离系膜及近端肠管	图 10-36　**检查吻合肠道**
冲洗腹腔、放置引流管	用大量温水冲洗盆腹腔创面，根据医嘱加入化疗药行腹腔灌注，检查无活动性出血后，于尾骨前方、吻合口背侧放置 1 ～ 2 根引流管，由穿刺孔引出，用 0 号丝线角针固定（图 10-37）	图 10-37　**安置引流管**
清点手术物品、关闭体腔	1. 手术结束时先打开穿刺套管阀门，将体内 CO_2 排净后才可拔除套管，避免“烟囱”效应造成肿瘤种植转移（图 10-38） 2. 每一次清点无误后，才可关闭体腔	图 10-38　**放尽余气**
术毕处理	1. 完成各项护理文书检查、签字 2. 三方在患者离开手术室前共同按照手术安全核查表上内容逐项进行核查	

（三）注意事项

1. 妥善摆放手术体位，安置肩托，双下肢外展＜ 90°，手术床头低足高一般不超 30°，保障患者安全，大腿前屈的角度应根据手术需要而改变。

2. 保护患者皮肤，术中调节体位后及时观察。

3. 严格执行三方安全核查制度，按核查表逐项核查。

4. 严格执行清点制度，吻合肠道、关闭盆腹膜或会阴部切口时，及时清点物品。

5. 静脉通路选择 18G 或以上，建立于左上肢并固定于患者左侧头部，避免影响术者操作。

6. 做好标准防护，若使用化疗药物，采取防护措施。

7. 肠道手术污染较严重，术中认真执行手术隔离技术，严格区分会阴部和腹部切口器械。

（许家丽）

第二节 结肠肿瘤手术

一、解剖学基础

（一）结肠的形态

结肠是介于盲肠与直肠之间的一段肠道，整体呈M形，包绕于空肠、回肠周围。结肠比小肠短而粗，全长约为小肠的1/4，正常成人全长约135cm。结肠直径自起始端的6cm，逐渐递减为乙状结肠末端的2.5cm，其是结肠腔最狭窄的部位。

（二）结肠的位置

结肠在右髂窝内续于盲肠，在第3骶椎平面连接直肠。结肠分升结肠、横结肠、降结肠和乙状结肠4部分，大部分固定于腹后壁，将小肠包围在内。

1. 升结肠　长约15cm，在右髂窝处，起自盲肠上端，沿腰方肌和右肾前面上升至肝右叶下方，转折向左前下方移行于横结肠，转折处的弯曲称结肠右曲（或称结肠肝曲）。升结肠属腹膜间位器官，无系膜，其后面借结缔组织贴附于腹后壁，因此活动性甚小。

2. 横结肠　长约50cm，起自结肠肝曲，先行向左前下方，后略转向左后上方，形成一略向下垂的弓形弯曲，至左季肋区，在脾脏面下份处，折转成结肠左曲（或称结肠脾曲），向下续于降结肠。横结肠属腹膜内位器官，由横结肠系膜连于腹后壁，活动度较大，其中间部分可下垂至脐或低于脐平面。

3. 降结肠　长约25cm，起自结肠脾曲，沿左肾外侧缘和腰方肌前面下降，至左髂嵴处续于乙状结肠。降结肠与升结肠一样属腹膜间位器官，无系膜，借结缔组织直接贴附于腹后壁，活动性很小。

4. 乙状结肠　长约40cm，于左髂嵴处起自降结肠，沿左髂窝转入盆腔内，全长呈“乙”字形弯曲，至第3骶椎平面续于直肠。乙状结肠属腹膜内位器官，由乙状结肠系膜连于盆腔左后壁。由于乙状结肠系膜在肠管中段幅度较宽，所以乙状结肠中段活动范围较大，常成为乙状结肠扭转的因素之一。乙状结肠也是憩室和肿瘤等疾病的多发部位。

（三）结肠的结构

结肠分为升结肠、横结肠、降结肠和乙状结肠4部分。升结肠与横结肠移行处有结肠右曲（又称结肠肝曲），横结肠与降结肠移行处有结肠左曲（又称结肠脾曲）。结肠还有3种特征性结构，即结肠带、结肠袋和肠脂垂。

1. 结肠带　由肠壁的纵行肌增厚形成，沿大肠的纵轴平行排列，分为独立带、网膜带和系膜带3条，均会聚于阑尾根部。

2. 结肠袋　是肠壁由横沟隔开并向外膨出的囊状凸起，是因为结肠带短于肠管的长度而使肠管皱缩所形成。

3. 肠脂垂　是沿结肠带两侧分布的许多小突起，由浆膜及其所包含的脂肪组织形成。

（四）结肠的血管、神经、淋巴系统

1. 结肠的动脉来自肠系膜上动脉和肠系膜下动脉。

（1）回结肠动脉为肠系膜上动脉向右侧发出的最下一条分支，于回肠、盲肠结合处附

近分为盲肠前、后动脉，阑尾动脉，回肠支和升结肠支，分别供应盲肠、阑尾、回肠末段及升结肠下 1/3 部。

（2）右结肠动脉发自肠系膜上动脉右侧壁，在壁腹膜后面右行，跨过右侧睾丸（卵巢）血管和右输尿管，至升结肠内侧缘，分为升、降支，分别与中结肠动脉和回结肠动脉的分支吻合。升支和降支再分支供应升结肠的上 2/3 段及结肠肝曲。

（3）中结肠动脉在胰颈下缘起自肠系膜上动脉，进入横结肠系膜，行向右下，近结肠肝曲处分为左、右支，分别与右结肠动脉和左结肠动脉的分支吻合。中结肠动脉供应横结肠。胰腺或胃手术切开横结肠系膜时，勿伤及该动脉，以免造成横结肠缺血坏死。

（4）左结肠动脉起自肠系膜下动脉，在壁腹膜后方行向左上，分为升、降支，营养结肠脾曲和降结肠，分别与中结肠动脉和乙状结肠动脉的分支吻合。

（5）乙状结肠动脉通常有 2 ～ 4 支，起自肠系膜下动脉，进入乙状结肠系膜内呈扇形分布，供应乙状结肠。其各分支之间，以及与左结肠动脉的降支之间均有吻合。乙状结肠动脉与直肠上动脉之间常缺乏吻合，故乙状结肠与直肠交界处的血供较差。

从回盲部至乙状结肠末端，肠系膜上动脉、肠系膜下动脉发出的各结肠动脉的分支在结肠的内侧缘依次相互吻合形成动脉弓，称边缘动脉。边缘动脉发出直动脉供应结肠。直动脉分为长支和短支，短支在系膜带处穿入肠壁，长支在浆膜下环绕肠管，至另外两条结肠带附近发分支入肠脂垂后穿入肠壁。直动脉的长支、短支在穿入肠壁之前很少吻合，故切除肠脂垂时切勿牵拉，以免切断长支，影响肠壁供血。

2. 结肠的静脉与动脉伴行。结肠脾曲以上的静脉汇入肠系膜上静脉，脾曲以下的静脉汇入肠系膜下静脉。静脉回流通过肠系膜上静脉和肠系膜下静脉汇入门静脉。

3. 结肠由脊神经、脑神经和内脏神经共同支配。左侧骶丛前方有乙状结肠，右侧骶丛前方有回肠袢。迷走神经前干、后干与食管一起穿膈肌的食管裂孔进入腹腔，在腹腔中分成许多小支分布于自胃至横结肠的消化管。迷走神经腹腔支与交感神经一起分别于腹腔干、肠系膜上动脉和肾动脉根部形成神经丛，并随这些动脉及其分支分布于结肠脾曲以上的消化管。骶副交感核发出的节前纤维随骶神经出骶前孔，而后从骶神经分出组成盆内脏神经加入盆丛，随盆丛分支分布到盆腔器官，在器官附近或器官壁内的副交感神经节交换神经元，节后纤维支配结肠脾曲以下的消化管。

4. 结肠的淋巴管穿出肠壁后伴血管走行。行程中先后向以下 4 组淋巴结引流：结肠上淋巴结，位于肠壁及肠脂垂内；结肠旁淋巴结，位于边缘动脉与肠壁之间；中间淋巴结，沿结肠动脉分布；肠系膜上、下淋巴结，分别位于肠系膜上、下动脉的根部周围。右半结肠的淋巴大部分向肠系膜上淋巴结引流，左半结肠的淋巴大部分向肠系膜下淋巴结引流，它们的输出管直接或经腹腔淋巴结汇入肠干。

二、手术配合要点

（一）右半结肠癌切除术

1. *适应证* 盲肠、升结肠、结肠肝曲恶性肿瘤。

2. *麻醉方式* 气管内插管全身麻醉。

3. *手术体位* 人字分腿仰卧位，建立好操作孔后调节为左侧倾斜 30° ～ 45° 。

4. 手术步骤　详见表 10-3。

表 10-3　腹腔镜下右半结肠癌切除术

简要手术步骤	配合要点	图示
用物准备	1. 手术敷料：常规腹部手术敷料包 2. 手术器械：腹腔镜肠道手术器械包、腔镜直线切割闭合器 3. 杂项物品：一次性套管穿刺器、血管结扎夹、钛夹、止血材料、可吸收缝线、切口保护器、医用润滑液、引流管装置等 4. 设备：腔镜设备、电刀、超声刀	
麻醉实施前安全核查	三方在麻醉实施前共同按照手术安全核查表上内容逐项进行核查（图 10-39）	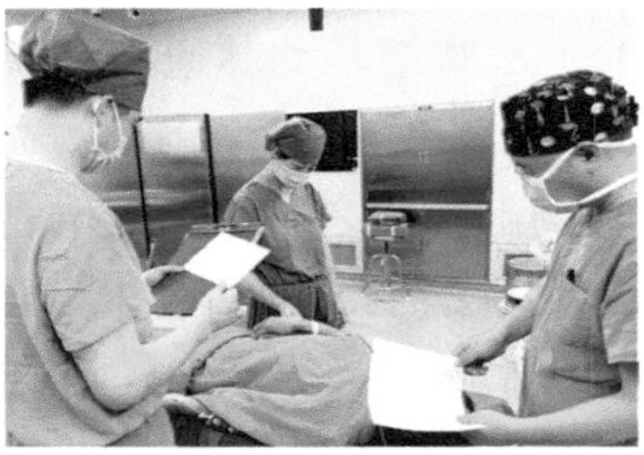 图 10-39　三方核查
整理无菌器械台、清点物品	1. 洗手护士提前洗手按照腹部外科手术要求整理器械台（图 10-40） 2. 手术开始前，洗手护士和巡回护士共同按照手术物品清点原则进行清点，包括腔镜器械所有配件、螺帽（图 10-41）	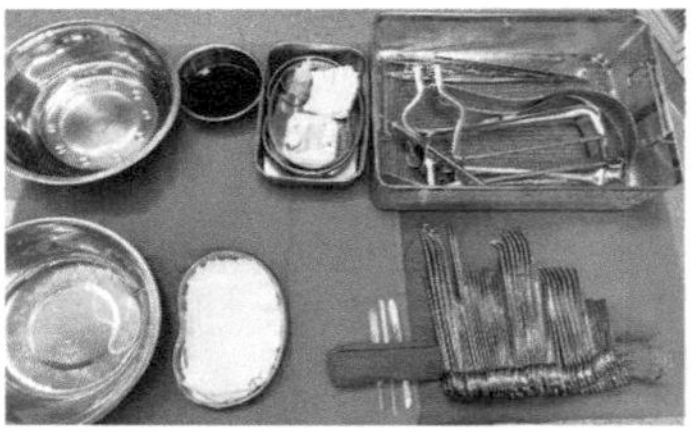 图 10-40　无菌器械台铺置 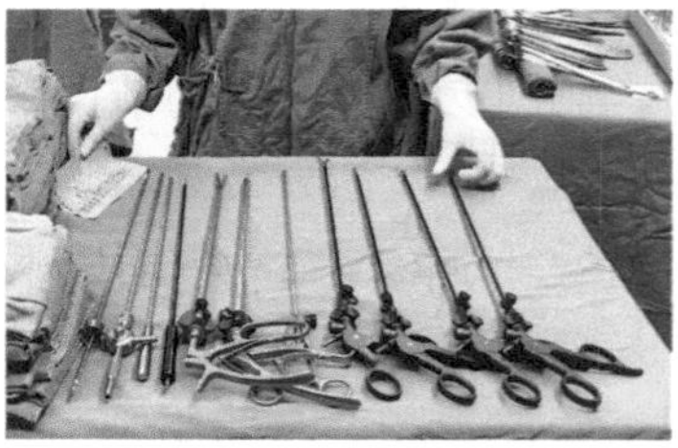 图 10-41　腔镜器械清点
提前布局，采取隔离措施	1. 根据隔离原则统一布局，建立“瘤区”和“非瘤区” 2. 准备好隔离盘和标本盘，用于放置直接接触肿瘤的手术器械和手术标本（图 10-42）	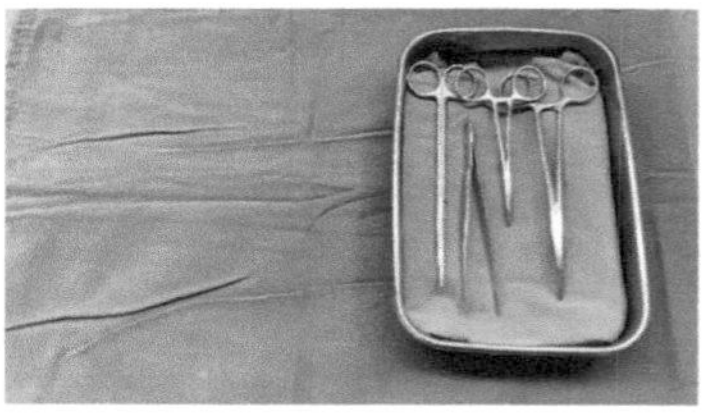 图 10-42　肿瘤隔离盘
消毒铺巾	消毒范围：上至乳头连线平面，下至大腿上 1/3，两侧至腋中线	

续表

简要手术步骤	配合要点	图示
手术开始前安全核查	1. 三方在手术开始前共同按照手术安全核查表上内容逐项进行核查 2. 手术物品准备情况的核查由手术室护士执行，并向手术医生和麻醉医生报告	
建立气腹	1. 定位切口：递巾钳 2 把、11 号手术刀、中弯钳，在脐上切开皮肤及皮下组织 2. 建立观察孔：两侧髂前上棘连线与正中交点处为观察孔（10mm） 3. 建立辅助操作孔：主副操作孔分别位于脐上 2cm（12mm）及脐下 2cm（5mm）水平与左锁骨中线交点处，助手操作孔位于脐上 2cm（5mm）及脐下 2cm（12mm）水平与右锁骨中线交点处（图 10-43） 4. 将穿刺套管固定，防止套管意外脱落和漏气，避免造成“烟囱”效应 5. 建立气腹：注入 CO_2 气体，压力调节至 12 ～ 14mmHg	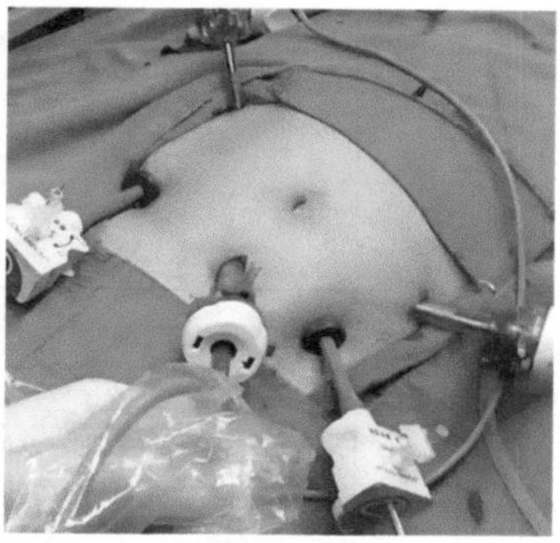 图 10-43　右半结肠操作孔
显露术野，探查腹腔，找到结肠后间隙（又称 Toldt 间隙）	1. 主操作孔置入超声刀和无损伤抓钳，助手操作孔置入肠钳，显露和探查腹腔 2. 找到肠系膜上静脉并提起回盲部，沿自然形成的皱襞切开肠系膜，游离寻找到正确的 Toldt 间隙初步钝性分离（图 10-44）	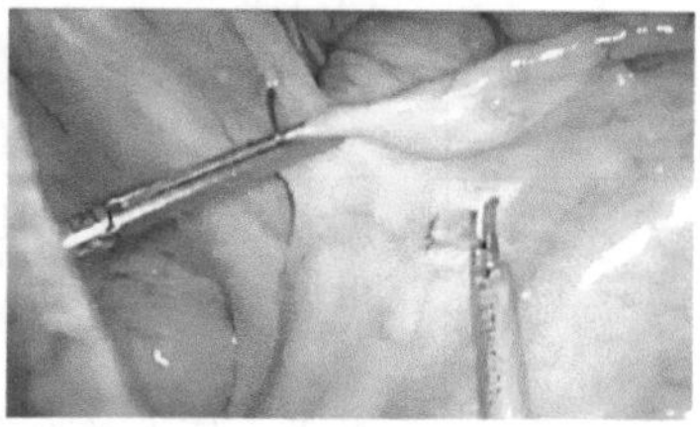 图 10-44　Toldt 间隙
游离结肠系膜及血管	用超声刀游离右侧结肠及系膜，自回结肠血管发出处向上游离，显露肠系膜上静脉（图 10-45），直至胰腺下缘，依次需要于根部离断回结肠动静脉、右结肠动脉、显露胃结肠静脉干后，离断右结肠静脉、中结肠动脉右支，扩大右半结肠切除时，则需要于根部离断中结肠动静脉（图 10-46、图 10-47）	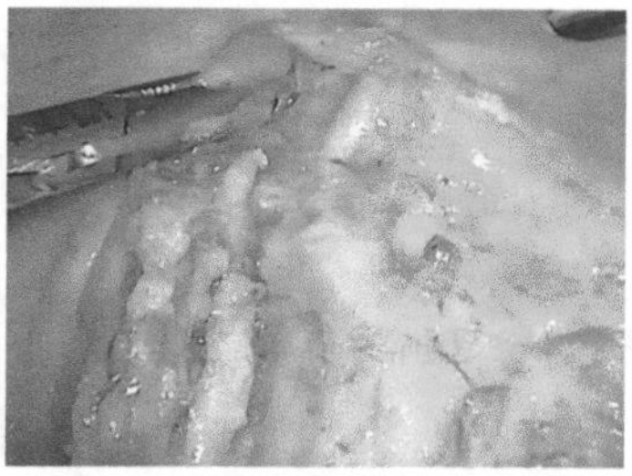 图 10-45　沿肠系膜上静脉游离 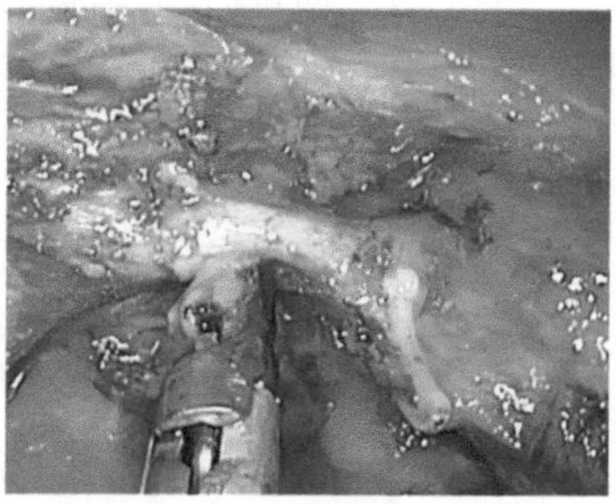 图 10-46　结扎右结肠动脉

续表

简要手术步骤	配合要点	图示
		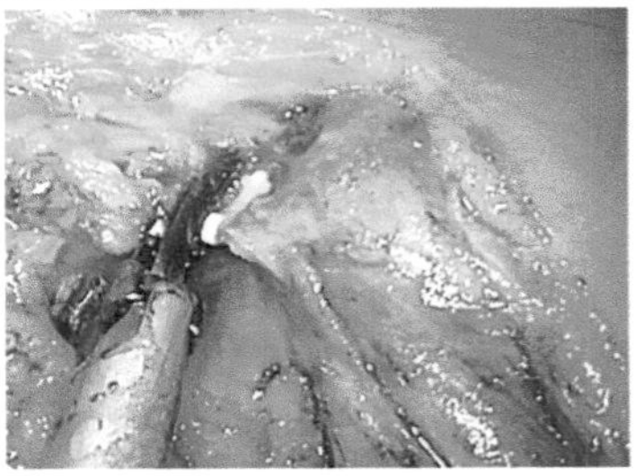 图 10-47 结扎右结肠静脉
离断胃结肠韧带、融合系膜	离断胃结肠韧带、融合系膜。沿胃大弯自左向右在右侧胃结肠韧带与横结肠系膜前叶紧密粘连处分离，切断。为避免结肠热损伤，最好使切开线距结肠 1cm 为宜，右至肝结肠韧带水平，下至胰腺下缘胰固有筋膜表面（图 10-48）	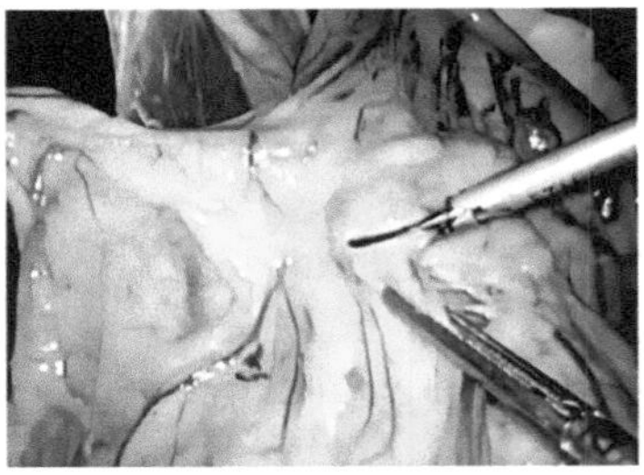 图 10-48 胃结肠韧带及融合系膜的游离
腹部小切口切断瘤段肠管	1. 扩大右下腹操作孔，做约 5cm 辅助小切口，用湿纱布保护切口，应用切口保护套撑开切口 2. 将手术床调整至左倾，递肠钳将回肠移向左侧，将盲肠、升结肠、横结肠右半部以上及肠系膜上动、静脉右侧的后腹膜显露出来 3. 用无齿环钳及长平镊将回肠提出至腹腔外，在回盲末端 15cm 处及远端横结肠中份分别用肠钳钳夹，再在两肠钳之间分别距肠钳 3 ～ 5mm 处各钳夹 1 把可可钳。用手术刀切断结肠，取出标本，用碘伏纱块消毒肠钳端肠管断端。切除回盲瓣近端 15cm 回肠、回盲部、升结肠、结肠肝曲、右半横结肠（或者肿瘤远端 15cm 以远的结肠），同时含局部系膜和淋巴组织（图 10-49、图 10-50）	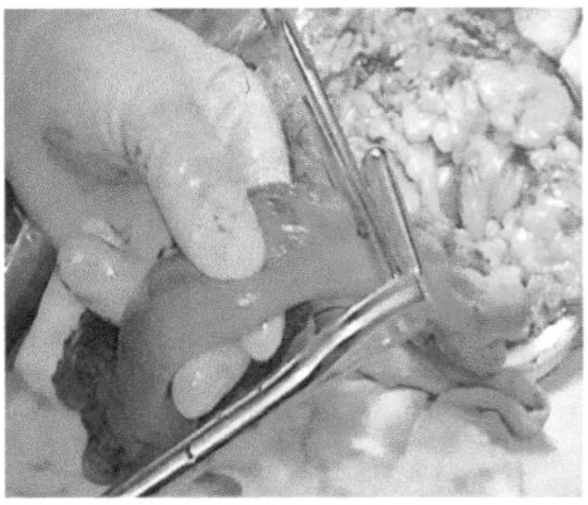 图 10-49 切断肿瘤远端横结肠 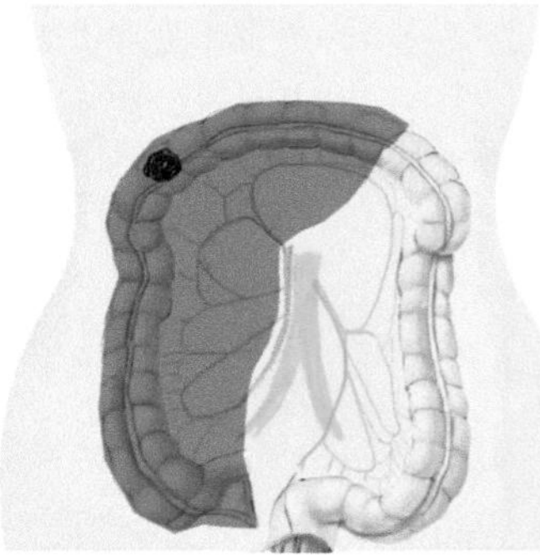 图 10-50 扩大右半结肠切除范围

续表

简要手术步骤	配合要点	图示
回肠 - 结肠吻合	1. 腹腔外行回肠末端 - 横结肠左侧端侧吻合。递荷包钳荷包线在回肠末端缝荷包，置入润滑后的吻合器前端针毡，传递 3 把组织钳提起结肠段，用碘伏纱球消毒肠腔，置入吻合器杆部，做回肠 - 结肠端侧吻合，横结肠残端使用切割闭合器闭合切割（图 10-51、图 10-52） 2. 或可行回肠末端 - 横结肠左侧的侧侧吻合。鼠齿钳分别在回肠、结肠距离肿瘤较远位置提起电刀开孔，用碘伏纱球消毒肠腔，置入润滑后的直线切割闭合器，检查对合情况后激发将回肠 - 结肠融合，回肠 - 结肠残端使用直线切割闭合器闭合并消毒（图 10-53、图 10-54） 3. 递 3-0 带针薇乔线包埋吻合口，并关闭系膜	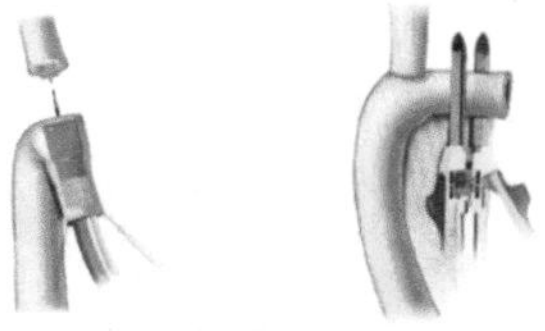 图 10-51　端侧吻合图示 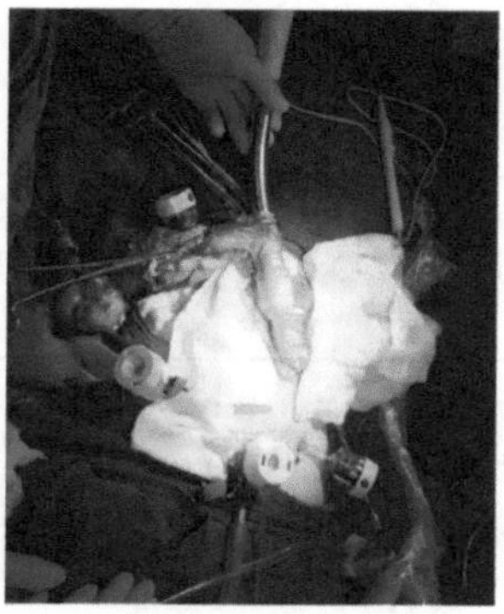 图 10-52　体外端侧吻合 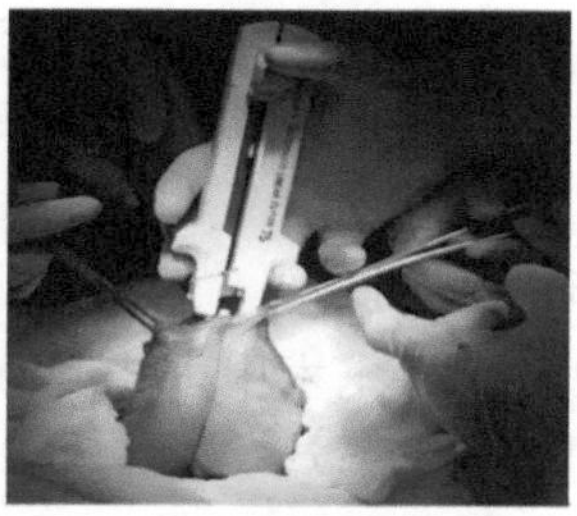 图 10-53　回肠 - 横结肠侧侧吻合 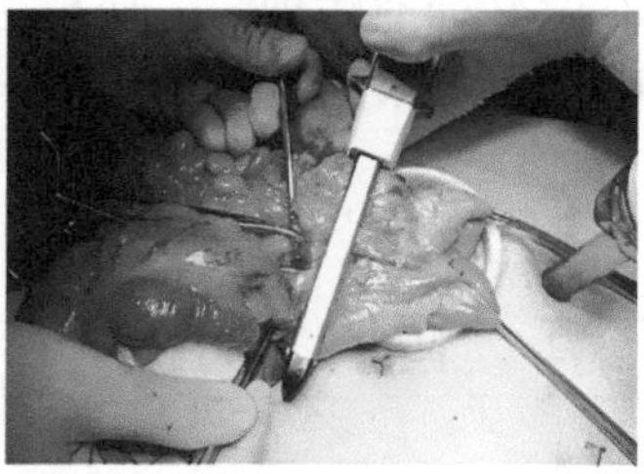 图 10-54　闭合吻合肠段残端
重建气腹，冲洗腹腔，安置引流管	1. 用一次性无粉手套包裹住保护切口的边缘，形成一个密闭空间，重建气腹（图 10-55） 2. 用大量温水彻底冲洗腹腔及创面，检查无活动性出血后，按顺序将肠管送回腹腔，关闭左下腹主操作孔切口，重建气腹，于右侧腹吻合口旁放置 1 根引流管，由穿刺孔引出，用 0 号丝线角针固定	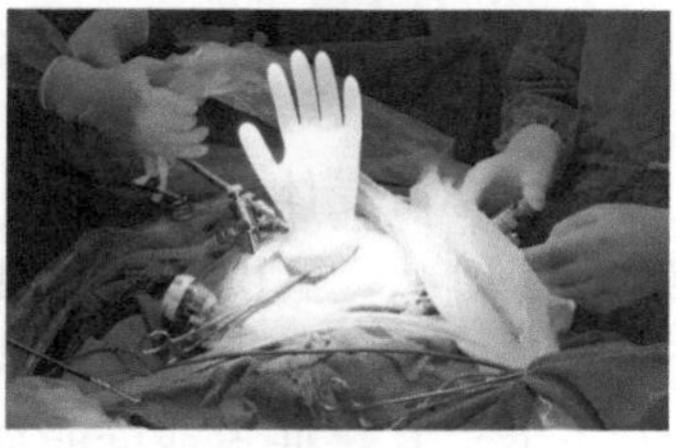 图 10-55　重建气腹

续表

简要手术步骤	配合要点	图示
清点手术物品、关闭体腔	1. 手术结束时先打开穿刺套管阀门，将体内 CO_2 排净后才可拔除套管，避免“烟囱”效应造成肿瘤种植转移（图 10-56） 2. 每一次清点无误后，才可关闭体腔	图 10-56　放尽余气
术毕处理	1. 完成各项护理文书检查、签字 2. 三方在患者离开手术室前共同按照手术安全核查表上内容逐项进行核查	

（二）注意事项

1. 妥善摆放手术体位，安置肩托，剪刀位双下肢外展＜ 90°，手术床头低足高一般不超 30°，保障患者安全。

2. 保护患者皮肤，术中调节体位后及时观察。

3. 严格执行三方安全核查制度，按核查表逐项核查。

4. 严格执行清点制度，每次吻合和关闭腔隙时及时清点物品。

5. 根据病变位置建立静脉通路，且选择 18G 或以上，建立或固定于病变对侧头侧位置，避免影响术者操作。

6. 结肠手术术中可能调节器械台位置，根据主刀站位在无菌原则基础上器械台尽量靠近主刀侧。

7. 根据血管管径提前准备各类型号血管夹。

8. 做好标准防护，若使用化疗药物，采取防护措施。

9. 肠道手术污染较严重，术中认真执行手术隔离技术。

（许家丽）

第三节　胃肿瘤手术

一、解剖学基础

（一）胃的形态

胃的形态可受体位、体型、年龄、性别和胃的充盈状态等多种因素的影响。胃在完全空虚时略呈管状，高度充盈时可呈球囊形。

胃分前、后壁，大、小弯，入、出口。胃前壁朝向前上方，后壁朝向后下方。胃小弯凹向右上方，其最低点弯度明显折转处称角切迹。胃大弯大部分凸向左下方。胃的近端与食管连接处是胃的入口，称贲门。贲门的左侧，食管末端左缘与胃底所形成的锐角称贲门切迹。胃的远端接续十二指肠处是胃的出口，称幽门。由于幽门括约肌的存在，在幽门表面，有一缩窄的环行沟，幽门前静脉常横过幽门前方，这为胃手术提供了确定幽门的标志。

通常将胃分为 4 部分：贲门附近的部分称贲门部，界域不明显；贲门平面以上，向左上方膨出的部分为胃底，临床有时称胃穹窿，内含吞咽时进入的空气，约 50ml，X 线胃片可见此气泡；自胃底向下至角切迹处的中间大部分称胃体；胃体下界与幽门之间的部分称幽门部，临床上也称胃窦。幽门部的大弯侧有一不甚明显的浅沟称中间沟，其将幽门部分为右侧的幽门管和左侧的幽门窦。幽门管长 2 ～ 3cm；幽门窦通常位于胃的最低部，胃溃疡和胃癌多发生于胃的幽门窦近胃小弯处。

此外，活体 X 线钡剂透视可将胃分成 3 型。

1. 钩型胃　呈“丁”字形，胃体垂直，角切迹呈明显的鱼钩形，胃大弯下缘几乎与髂嵴同高，此型多见于中等体型的人。

2. 角型胃　胃的位置较高，呈牛角形，略近横位，多位于腹上部，胃大弯常在脐以上，角切迹不明显，常见于矮胖体型的人。

3. 长型胃　胃的紧张力较低，全胃几乎均在中线左侧。内腔上窄下宽。胃体垂直呈水袋样，胃大弯可达髂嵴水平面以下，多见于体型瘦弱的人，女性多见。

（二）胃的位置

胃的位置常因体型、体位和充盈程度不同而有较大变化。通常，胃在中等程度充盈时，大部分位于左季肋区，小部分位于腹上区。胃前壁右侧部与肝左叶和方叶相邻，左侧部与膈相邻，被左肋弓掩盖。在剑突的下方，部分胃前壁直接与腹前壁相贴，是临床上进行胃触诊的部位。胃后壁与胰、横结肠、左肾上部和左肾上腺相邻，胃底与膈和脾相邻。

胃的贲门和幽门的位置比较固定，贲门位于第 11 胸椎椎体左侧，幽门约在第 1 腰椎椎体右侧。胃大弯的位置较低，其最低点一般在脐平面。胃高度充盈时，胃大弯下缘可达脐以下，甚至超过髂嵴平面。胃底最高点在左锁骨中线外侧，可达第 6 肋间隙高度。

（三）胃壁的结构

胃壁分为黏膜、黏膜下层、肌层和浆膜 4 层。黏膜柔软，胃空虚时形成许多皱襞，充盈时变平坦。沿胃小弯处有 4 ～ 5 条较恒定的纵行皱襞，襞间的沟称胃道。在食管与胃交接处的黏膜上，有一呈锯齿状的环形线，称食管胃黏膜线，该线是胃镜检查时鉴别病变位置的重要标志。在幽门处黏膜形成环形的皱襞称幽门瓣，其突向十二指肠腔内。黏膜下层由疏松结缔组织构成，内有丰富的血管、淋巴管和神经丛，当胃扩张和蠕动时起缓冲作用。肌层较厚，由外纵、中环、内斜 3 层平滑肌构成。纵行肌以胃小弯和胃大弯处较厚。环形肌环绕于胃的全部，在幽门瓣的深面较厚称为幽门括约肌，与幽门瓣一起有延缓胃内容物排空和防止肠内容物逆流至胃的作用。斜行肌是由食管的环形肌移行而来，分布于胃的前壁、后壁，起支持胃的作用。胃的外膜为浆膜。临床上常将胃壁的四层一起称为全层，将肌层和浆膜两层合称为浆肌层。

（四）胃的血管、神经、淋巴系统

1. 胃的动脉

（1）胃左动脉：绝大多数起自腹腔动脉干，有少数可直接起自腹主动脉。胃左动脉发出后向左上方走行于胃胰皱襞内，至贲门稍下方发出食管支，然后转向右下靠近胃小弯，在肝胃韧带两层腹膜中走行，沿途向胃的前后壁发出分支。

（2）胃右动脉：多发自肝固有动脉，少数起自肝总动脉、肝左动脉或肝右动脉。

（3）胃网膜左动脉：源于脾动脉，在脾胃韧带和胃结肠韧带内走行，同时向胃前后壁发出多数分支，终端和胃网膜右动脉吻合。

（4）胃网膜右动脉：是胃十二指肠动脉的主要分支，在胃结肠韧带内沿胃大弯向左走行，也向胃前后壁发出多数分支，其供应范围超过胃大弯的一半，终端与胃网膜左动脉连接交通，遂形成胃大弯动脉弓。

（5）胃短动脉：起自脾动脉主干或其主要分支，一般有 4 ～ 6 支，在脾胃韧带内走行，分支进入胃底外侧。胃底内侧由来自左膈下动脉的细小分支供应。

（6）胃后动脉：70% 左右的人有此动脉，由脾动脉中 1/3 段的上缘或脾动脉上极支分出，经胃膈韧带进入胃底部后壁。

2. 胃的静脉　大体与同名动脉伴行，无静脉瓣，分别汇入脾静脉、肠系膜上静脉或直接进入门静脉。胃左静脉一般由胃角切迹附近开始，收受胃壁各小静脉支，沿胃小弯向贲门方向走行，在贲门下方 2 ～ 3cm 处弯向右下，并有食管支汇入，形成胃左静脉干，或称胃冠状静脉，多数汇入门静脉，少数汇入脾静脉或脾门静脉交角处。胃左静脉是肝硬化门静脉高压症时门静脉系统的重要侧支通路。

3. 胃的神经　胃由脊神经、脑神经和内脏神经共同支配。迷走神经其内脏神经的节后纤维分别起源于腹腔神经节、主动脉肾神经节、肠系膜上神经节，沿各部位血管周围的神经丛分布。

胃的运动神经为交感神经和副交感神经。支配胃的交感神经起源于脊髓 T_6 至 T_9 节段，经内脏大神经在腹腔神经节交换神经元后传入腹腔神经丛，再伴随腹腔干及其分支走行至胃壁，形成血管周围的壁内自主神经丛。

迷走神经前干入腹腔后分出胃前支和肝支，胃前支沿胃小弯分布于胃前壁，称胃壁支。胃前支末梢形似“鸡爪”，称鸡爪支，分布于幽门部前壁。迷走神经后干入腹腔后分出胃后支和腹腔支，胃后支于胃后面与胃前支同样分布。

胃的感觉神经伴随交感神经、副交感神经走行。一般认为传递痛觉、温觉的纤维伴交感神经进入脊髓第 6 ～ 9 胸节，而传递其他感觉如饥饿、膨满、恶心等的感觉纤维伴随迷走神经进入延髓。

4. 胃的淋巴引流　方向有 4 个。

（1）胃底右侧部、贲门部和胃体小弯侧的淋巴注入胃上淋巴结。

（2）幽门部小弯侧的淋巴注入幽门上淋巴结。

（3）胃底左侧部、胃体大弯侧左侧部的淋巴注入胃网膜左淋巴结、胰淋巴结和脾淋巴结。

（4）胃体大弯侧右侧部和幽门部大弯侧的淋巴注入胃网膜右淋巴结和幽门下淋巴结。各淋巴引流范围的淋巴管之间存在丰富的交通。

5. 胃切除后常见吻合方式　有 3 种，即毕Ⅰ式、毕Ⅱ式、胃空肠 Roux-en-Y 吻合，临床不断改良后还有 P 形 Roux-en-Y 吻合、空肠术、结肠术等方式。根据患者的年龄体质状况、肿瘤有无扩散和远处转移及肿瘤所在的位置选择吻合方式。

（1）毕Ⅰ式（Billroth）：胃大部切除后将残胃与十二指肠切端吻合。优点：操作简便，吻合后胃肠道接近于正常解剖生理状态，所以术后由胃肠道功能紊乱引起的并发症少。当十二指肠溃疡伴有炎症、瘢痕及粘连时，采用这种术式常有困难，有时为了避免胃十二指肠吻合口的张力过大，切除胃的范围不够，容易引起溃疡复发。其对胃酸分泌高的十二指肠溃疡患者不太适合，故此术式多用于胃溃疡。

（2）毕Ⅱ式（Billroth）：胃大部切除后，将十二指残端闭合，而将胃的剩余部分与空肠上段吻合。临床上有多种改良术式，亦加做空肠 - 空肠侧侧吻合 [布朗（Brown）吻合]，以防止反流。优点：胃切除多少不因吻合的张力而受限制，胃体可以切除较多。溃疡复发的概率较小，由于食物和胃酸不经过十二指肠，直接进入空肠，十二指肠溃疡即使未能切除（旷置式胃大部切除术），也因不再受刺激而愈合。因此临床上应用较广，其适用于各种情况的胃十二指肠溃疡，特别用于十二指肠溃疡。缺点：手术操作比较复杂，胃空肠吻合后解剖生理改变较多，引起并发症的可能性较大，有的并发症甚为严重。

（3）胃空肠 Roux-en-Y 吻合：远端胃大部切除后，缝合关闭十二指肠残端；在距十二指肠悬韧带 10 ～ 15cm 处切断空肠；行残胃和远端空肠吻合；距此吻合口以下 40 ～ 60cm 处，空肠与空肠近侧断端吻合。优点：防止术后胆胰液流入残胃，减少反流性胃炎发生。

二、手术配合要点

（一）近端胃癌根治术

1. 适应证　cT1N0 早期胃癌，胃近端肿瘤可以保留远端胃的 50% 以上者；胃体及贲门部溃疡，内科治疗无效或并发出血、穿孔者。

2. 麻醉方式　气管内插管全身麻醉。

3. 手术体位　人字分腿仰卧位。

4. 手术步骤　详见表 10-4。

表 10-4　腹腔镜下近端胃癌根治术

简要手术步骤	配合要点	图示
用物准备	1. 手术敷料：常规腹部手术敷料包 2. 手术器械：腹腔镜胃部手术器械包、腔镜直线切割闭合器 3. 杂项物品：一次性套管穿刺器、血管结扎夹、钛夹、止血材料、可吸收缝线、切口保护器、医用润滑液、引流管装置等 4. 设备：腔镜设备、电刀、超声刀	
麻醉实施前安全核查	三方在麻醉实施前共同按照手术安全核查表上内容逐项进行核查（图 10-57）	图 10-57　三方核查

续表

简要手术步骤	配合要点	图示
整理无菌器械台、清点物品	1. 洗手护士提前洗手按照腹部外科手术要求整理器械台（图 10-58） 2. 手术开始前，洗手护士和巡回护士共同按照手术物品清点原则进行清点，包括腔镜器械所有配件、螺帽（图 10-59）	图 10-58　胃腔镜手术开腹器械台铺置 图 10-59　胃手术腔镜器械
提前布局，采取隔离措施	1. 根据隔离原则统一布局，建立“瘤区”和“非瘤区” 2. 准备好隔离盘和标本盘，用于放置直接接触肿瘤的手术器械和手术标本（图 10-60）	图 10-60　肿瘤隔离盘
消毒铺巾	消毒范围：上至乳头连线平面，下至耻骨联合平面，两侧至腋后线	
手术开始前安全核查	1. 三方在手术开始前共同按照手术安全核查表上内容逐项进行核查 2. 手术物品准备情况的核查由手术室护士执行，并向手术医生和麻醉医生报告	
建立气腹	1. 定位切口：递巾钳 2 把、11 号手术刀、中弯钳，在脐上切开皮肤及皮下组织 2. 建立观察孔：在脐下建立观察孔（10mm） 3. 建立辅助操作孔：主操作孔分别位于左锁骨中线平脐上（5mm）和左腋前线肋缘下（12mm），助手操作孔位于右侧腋前线肋缘下、右锁骨中线平脐上（5mm）（图 10-61） 4. 将穿刺套管固定，防止套管意外脱落和漏气，避免造成“烟囱”效应 5. 建立气腹：注入 CO_2 气体，压力调节至 12 ～ 14mmHg	图 10-61　胃癌手术操作孔

续表

<table>
<tr><th>简要手术步骤</th><th>配合要点</th><th>图示</th></tr>
<tr><td>探查腹腔，悬吊肝圆韧带及肝脏显露术野</td><td>1. 主操作孔置入超声刀和无损伤抓钳，助手操作孔置入肠钳，显露和探查腹腔
2. 探查盆腔有无癌转移，探查肝脏、肠系膜、腹主动脉附近有无肿大淋巴结，探查病灶位置、大小、范围及其与邻近周围组织器官的关系，确定手术方式
用 3-0 薇乔带针线或荷包线悬吊肝圆韧带及肝脏，显露术野（图 10-62）</td><td> 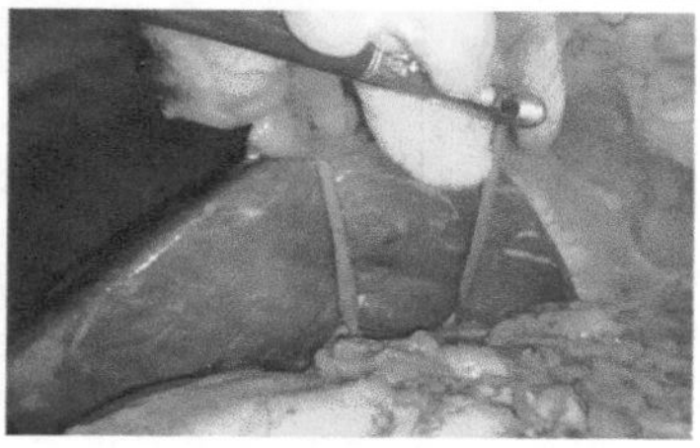图 10-62　悬吊肝脏显露术野</td></tr>
<tr><td>沿胃网膜左侧游离胃结肠韧带，至结肠脾曲，右侧游离至结肠肝区转向十二指肠球部下方</td><td>递腔镜肠钳或胃抓钳提起网膜，递超声刀或电凝钩分离、离断胃网膜血管，显露十二指肠悬韧带（Treitz 韧带）打开胰腺前背膜，沿胃后方继续向上分离，显露膈肌裂孔，紧贴左肝下，打开肝胃韧带（图 10-63）</td><td> 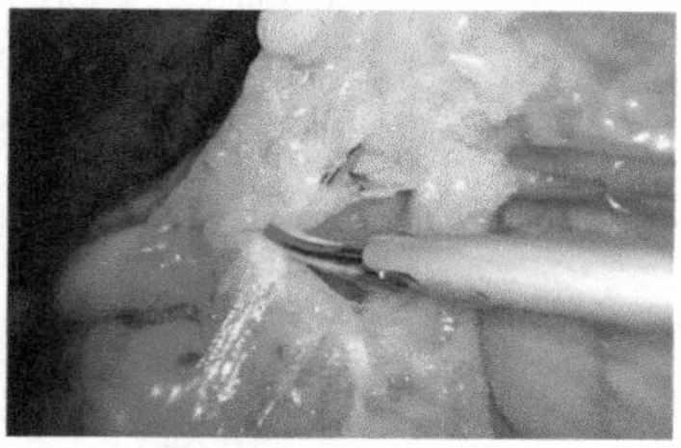图 10-63　游离胃网膜</td></tr>
<tr><td>裸化结扎血管，清扫淋巴结</td><td>1. 递腔镜超声刀、腔镜肠钳和腔镜无损伤钳，沿胃大弯从胃网膜血管弓外游离清扫淋巴结至胃大弯及胃底，用超声刀切断脾胃韧带和胃膈韧带，至贲门左侧
2. 递腔镜超声刀、腔镜肠钳、腔镜无损伤钳，显露胃左血管根部和腹腔干，切断胃左血管，清扫 7、9 和 11p 组淋巴结（图 10-64）
3. 切除小网膜，清扫 3 和 18a 组淋巴结，游离至贲门右侧，于胰腺背面之间游离出间隙，使用一次性结扎夹进行夹闭</td><td> 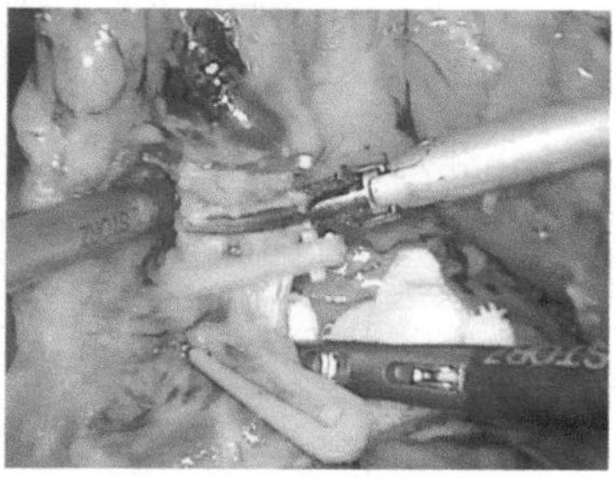图 10-64　处理胃左动静脉</td></tr>
<tr><td>离断食管 - 贲门，横断胃</td><td>1. 递腔镜肠钳、腔镜无损伤钳及超声刀，切断迷走神经，若术前留置胃管，退胃管至食管内，准备腔镜直线切割闭合器在距肿瘤上方 3cm 处离断食管（图 10-65）
2. 更换直线切割缝合器钉窗于距肿瘤 5cm 处离断胃体，准备标本袋装入近侧胃标本并密封（图 10-66、图 10-67）</td><td> 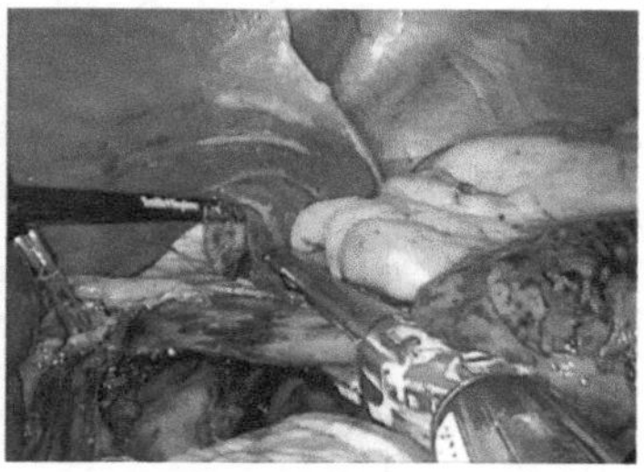图 10-65　离断食管和贲门 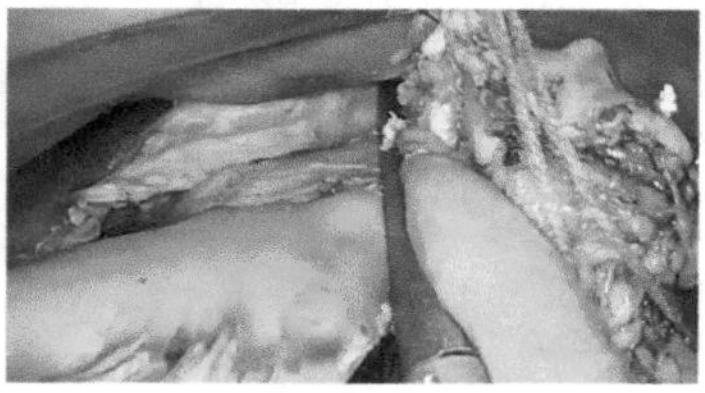
图 10-66　横断胃</td></tr>
</table>

续表

简要手术步骤	配合要点	图示
		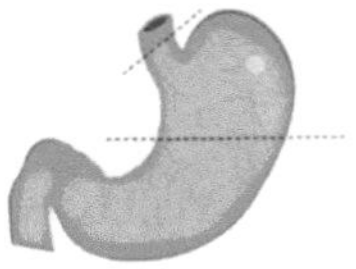 图 10-67 近侧胃切除范围
腹部小切口取出标本，关闭切口，重建气腹	1. 剑突下开 3 ～ 5cm 辅助小切口，在保证标本袋密闭、牢固的前提下，用拉钩牵开切口，用血管钳夹住标本袋引线，取出标本放置于肿瘤隔离盘，防止切口污染（图 10-68） 2. 撤离污染物，重建气腹	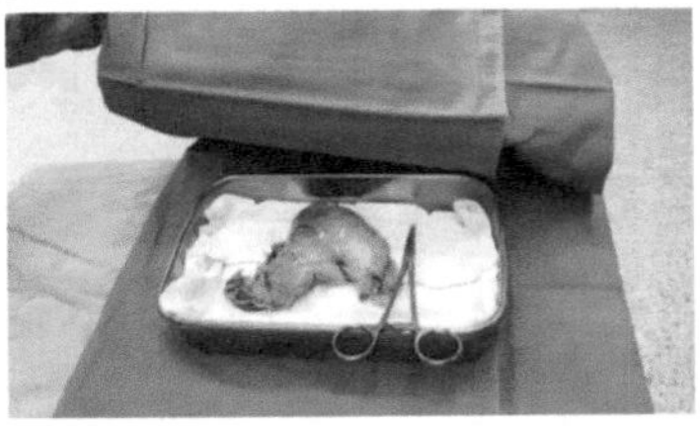 图 10-68 取出标本放置于隔离盘
腔镜下消化道重建（毕 I 式）	1. 递腔镜肠抓钳、胃钳提起距离胃残端 2cm 以上的前壁，递超声刀开孔，同样在食管残端开孔，置入润滑后的腔镜直线切割缝合器，提起确定无张力后激发切割闭合器，使食管 - 残胃融合（图 10-69） 2. 更换钉窗，对食管 - 残胃开口进行闭合，亦可用带针倒刺线行包埋手工闭合（图 10-70） 3. 将胃管缓慢送过吻合口下方，检查吻合口无扭转及出血、张力，用倒刺线加强间断缝合浆肌层	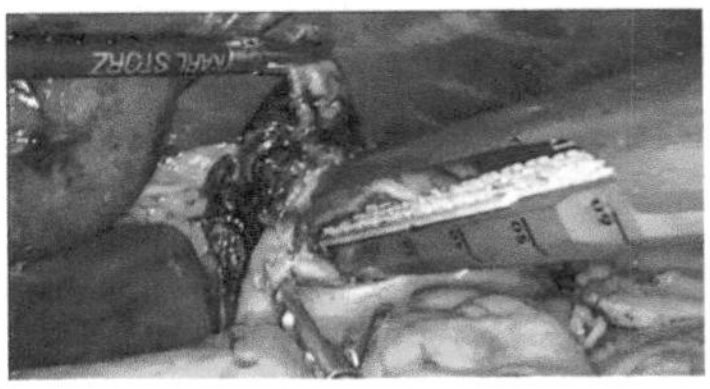 图 10-69 食管 - 残胃侧侧吻合 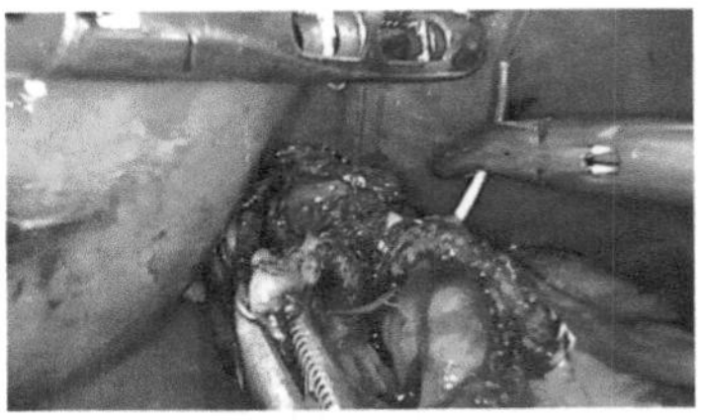 图 10-70 食管 - 胃残端关闭缝合
关闭系膜，冲洗腹腔，安置引流管	1. 用大量温水彻底冲洗腹腔及创面，检查无活动性出血后，用带针倒刺线关闭系膜裂孔（图 10-71） 2. 于胃 - 食管吻合口旁放置引流管，由穿刺孔引出，用 0 号丝线角针固定，遵医嘱加入腹腔灌注化疗药物（图 10-72）	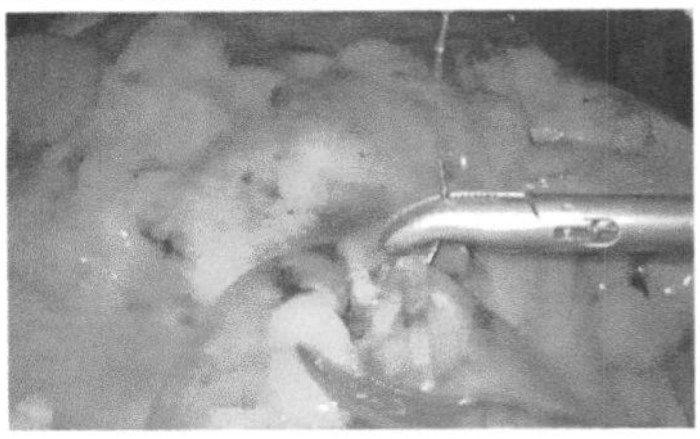 图 10-71 关闭系膜裂孔 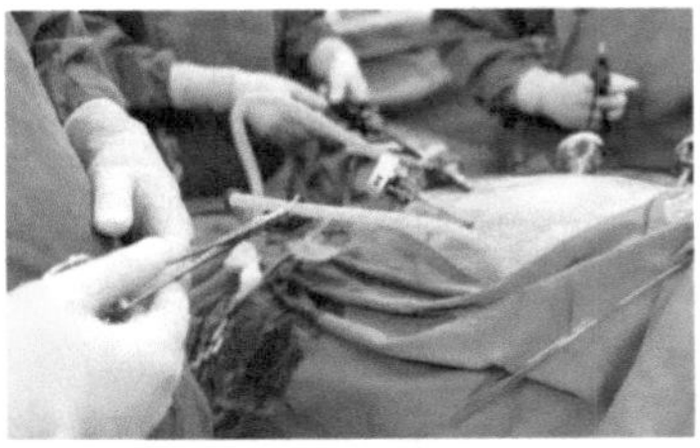 图 10-72 安置引流管

续表

简要手术步骤	配合要点	图示
清点手术物品、关闭体腔	1. 手术结束时先打开穿刺套管阀门，将体内 CO_2 排净后才可拔除套管，避免“烟囱”效应造成肿瘤种植转移（图 10-73） 2. 每一次清点无误后，才可关闭体腔	图 10-73　放尽余气
术毕处理	1. 完成各项护理文书检查、签字 2. 三方在患者离开手术室前共同按照手术安全核查表上内容逐项进行核查	

（二）远端胃癌根治术

1. 适应证　cN（+）和 cT1N0 ～ 1 早期胃癌（胃中部及下部）患者。

2. 麻醉方式　气管内插管全身麻醉。

3. 手术体位　人字分腿仰卧位。

4. 手术步骤　详见表 10-5。

表 10-5　腹腔镜下远端胃癌根治术

简要手术步骤	配合要点	图示
用物准备	1. 手术敷料：常规腹部手术敷料包 2. 手术器械：腹腔镜胃手术器械包、腔镜直线切割闭合器 3. 杂项物品：一次性套管穿刺器、血管结扎夹、钛夹、止血材料、可吸收缝线、切口保护器、医用润滑液、引流管装置等 4. 设备：腔镜设备、电刀、超声刀	
麻醉实施前安全核查	三方在麻醉实施前共同按照手术安全核查表上内容逐项进行核查（图 10-74）	图 10-74　三方核查

续表

简要手术步骤	配合要点	图示
整理无菌器械台、清点物品	1. 洗手护士提前洗手按照腹部外科手术要求整理器械台（图 10-75） 2. 手术开始前，洗手护士和巡回护士共同按照手术物品清点原则进行清点，包括腔镜器械所有配件、螺帽（图 10-76）	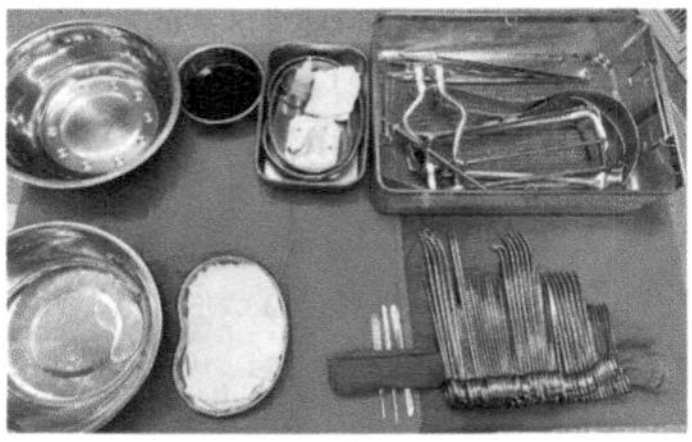 图 10-75 **胃腔镜手术开腹器械台铺置** 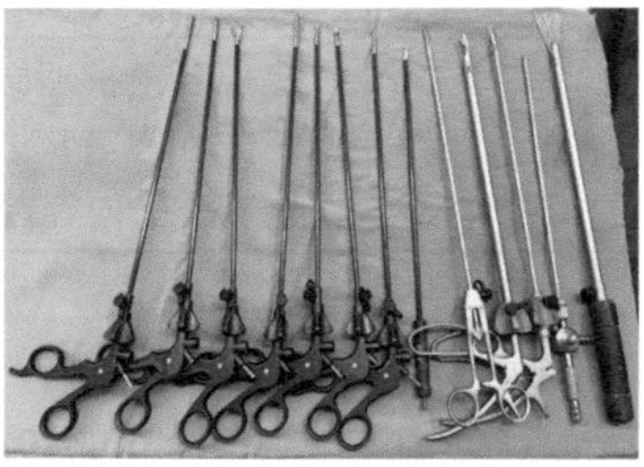 图 10-76 **胃手术腔镜器械**
提前布局，采取隔离措施	1. 根据隔原则统一布局，建立“瘤区”和“非瘤区” 2. 准备好隔离盘和标本盘，用于放置直接接触肿瘤的手术器械和手术标本（图 10-77）	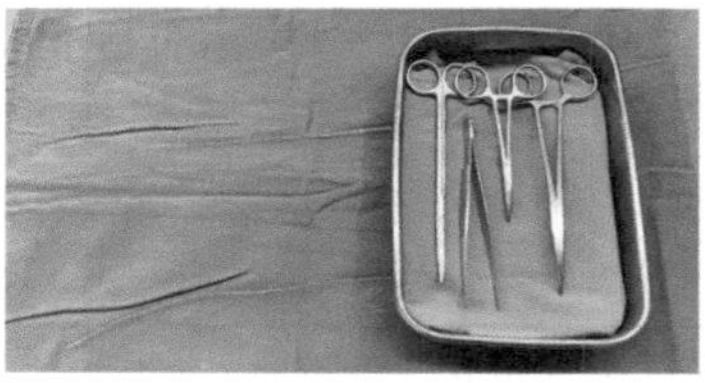 图 10-77 **肿瘤隔离盘**
消毒铺巾	消毒范围：上至乳头连线平面，下至耻骨联合平面，两侧至腋后线	
手术开始前安全核查	1. 三方在手术开始前共同按照手术安全核查表上内容逐项进行核查 2. 手术物品准备情况的核查由手术室护士执行，并向手术医生和麻醉医生报告	
建立气腹	1. 定位切口：递巾钳 2 把、11 号手术刀、中弯钳，在脐上切开皮肤及皮下组织 2. 建立观察孔：在脐下建立观察孔（10mm） 3. 建立辅助操作孔：主操作孔分别位于左锁骨中线平脐上（5mm）和左腋前线肋缘下（12mm），助手操作孔位于右侧腋前线肋缘下、右锁骨中线平脐上（5mm）（图 10-78） 4. 将穿刺套管固定，防止套管意外脱落和漏气，避免造成“烟囱”效应 5. 建立气腹：注入 CO_2 气体，压力调节至 12 ～ 14mmHg	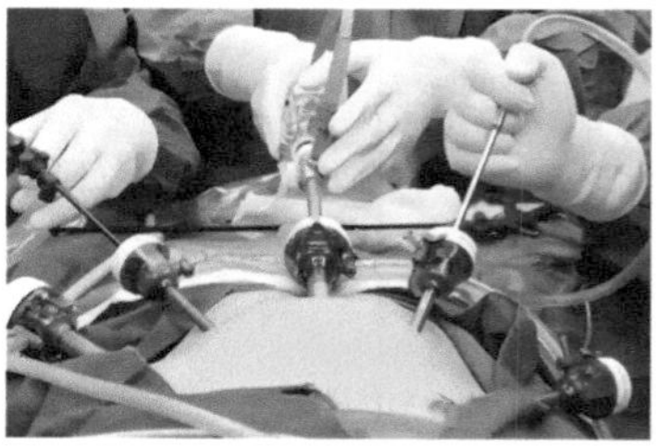 图 10-78 **胃腔镜操作孔**

续表

简要手术步骤	配合要点	图示
探查腹腔，悬吊肝圆韧带及肝脏，显露术野	1. 主操作孔置入超声刀和无损伤抓钳，助手操作孔置入肠钳，显露和探查腹腔 2. 探查盆腔有无癌转移，探查肝脏、肠系膜、腹主动脉附近有无肿大淋巴结，探查病灶位置、大小、范围及其与邻近周围组织器官的关系，确定手术方式 3. 用 3-0 薇乔带针线或荷包线悬吊肝圆韧带及肝脏，显露术野（图 10-79）	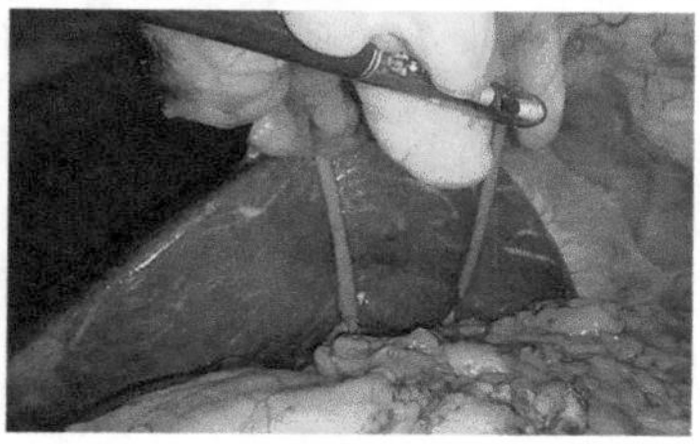 图 10-79　悬吊肝脏显露术野
游离大网膜	递腔镜超声刀、腔镜肠钳和腔镜分离钳，先由结肠中部开始游离大网膜，向左至结肠脾曲，向右至结肠肝曲（图 10-80）	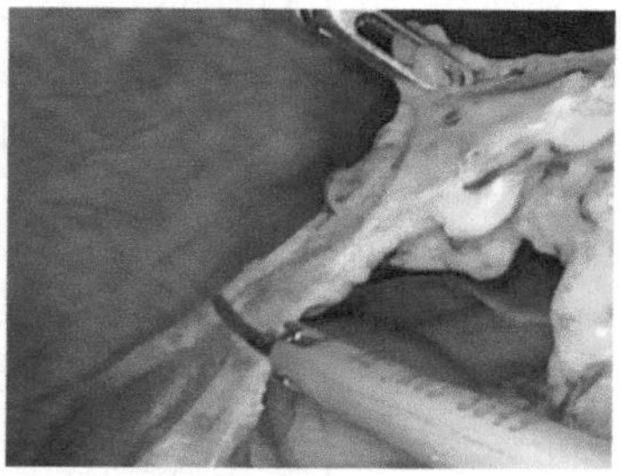 图 10-80　游离结肠肝曲网膜
游离胃周，清扫淋巴结	1. 递腔镜超声刀、腔镜肠钳、腔镜分离钳，沿结肠中动脉分离至胰腺下缘，显露肠系膜上静脉，打开胰十二指肠前筋膜，清扫肠系膜上静脉前方淋巴结，自根部用一次性结扎夹进行夹闭，并切断胃网膜右动脉及静脉，清扫 4d、6 组淋巴结（图 10-81、图 10-82） 2. 游离十二指肠下缘及胃十二指肠动脉，沿胰腺上缘分离出肝总动脉，沿十二指肠上缘分离，切断十二指肠上血管，游离十二指肠上缘及后方	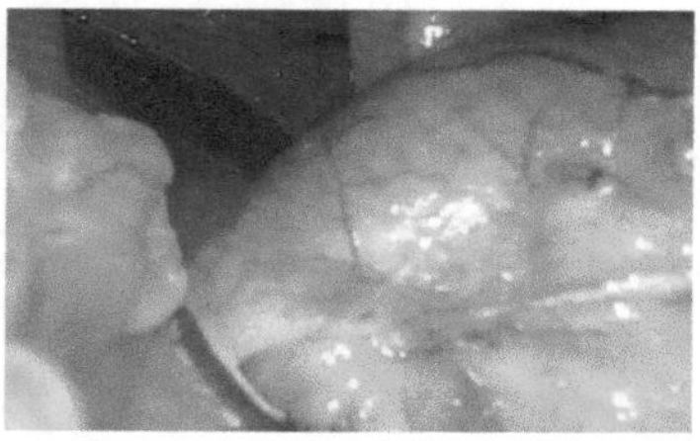 图 10-81　打开胰十二指肠前筋膜 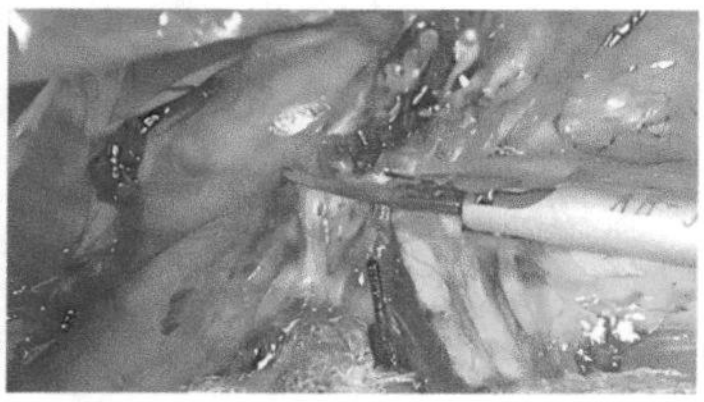 图 10-82　清扫 6 组淋巴结
离断胃左血管并清扫周围淋巴结	使用腔镜超声刀、腔镜无损伤抓钳继续沿胰腺上缘分离脾动脉；在胃左静脉汇入脾静脉处用一次性结扎夹自根部夹闭切断；沿脾动脉分离清扫 11p 组淋巴结，显露腹腔动脉干，于根部用钛夹进行夹闭，切断胃左动脉，清扫 7、8a 和 9 组淋巴结（图 10-83）	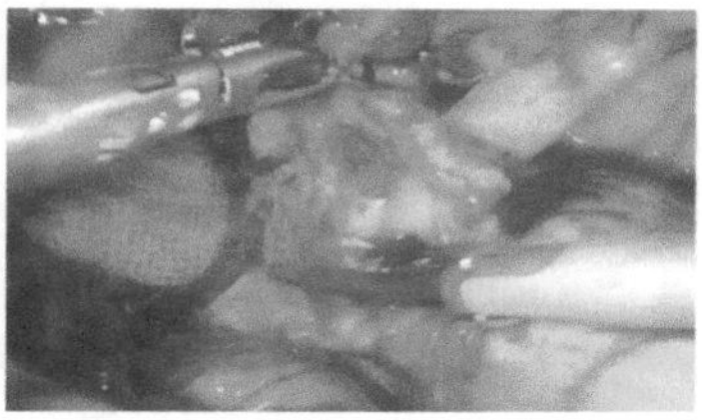 图 10-83　清扫 7、8a、9 组淋巴结

续表

简要手术步骤	配合要点	图示
离断胃右动脉并清扫周围淋巴结	1. 使用腔镜超声刀、腔镜无损伤抓钳沿肝总动脉向右分离出肝固有动脉，根部用钛夹进行夹闭，切断胃右动脉，清扫 12a、5 组淋巴结（图 10-84）	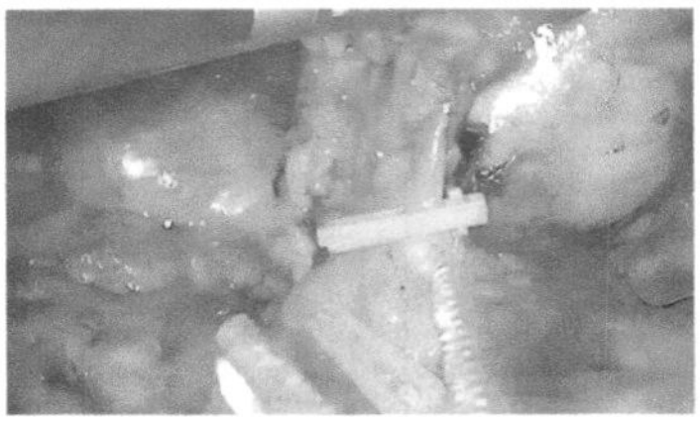 图 10-84　**结扎胃右动脉**
	2. 切断肝胃韧带，游离胃小弯，清扫 1 和 3 组淋巴结（图 10-85） 3. 切断胃网膜左动脉，根部用一次性结扎夹进行夹闭 4. 游离胃大弯，清扫 4sb 组淋巴结	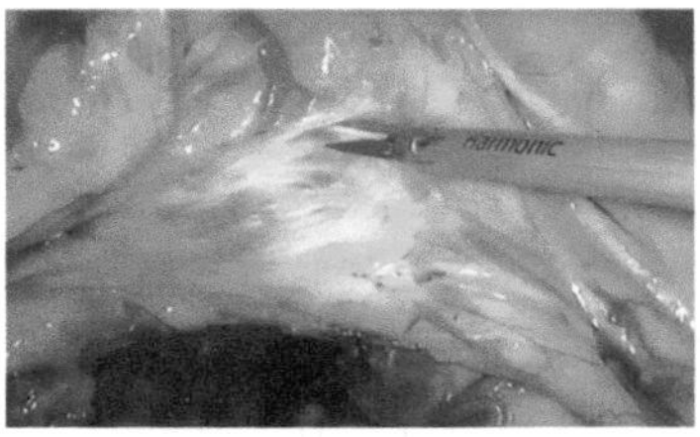 图 10-85　**清扫 3 组淋巴结**
远端胃切除	1. 在距肿瘤近端约 5cm 处使用腔镜直线切割闭合器切断胃（图 10-86）	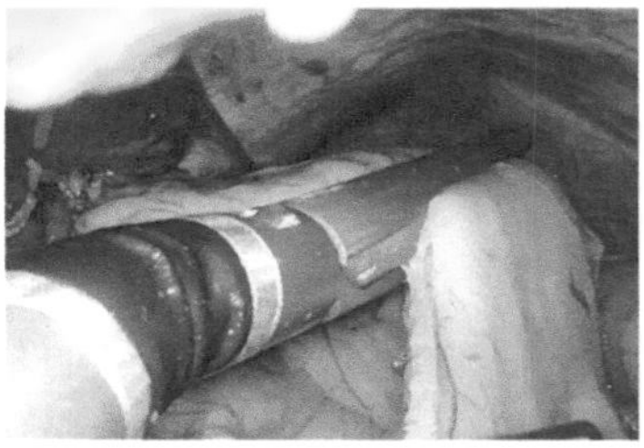 图 10-86　**距肿瘤近端 5cm 横断胃**
	2. 在距离幽门下 2cm 使用腔镜直线切割闭合器离断十二指肠并关闭十二指肠，检查闭合处有无出血，用带针倒刺线加强缝合（图 10-87、图 10-88）	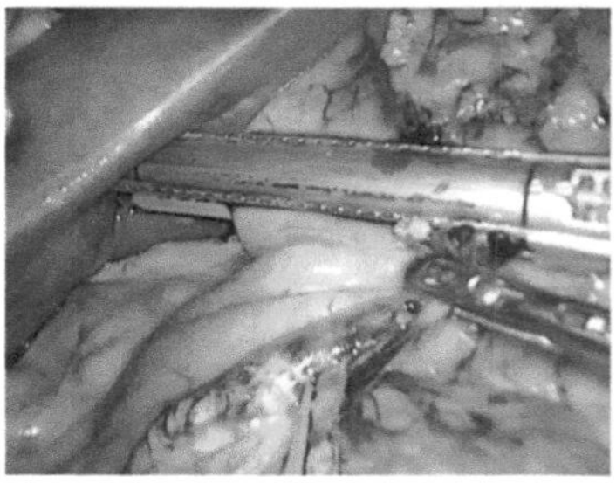 图 10-87　**离断肿瘤远端** 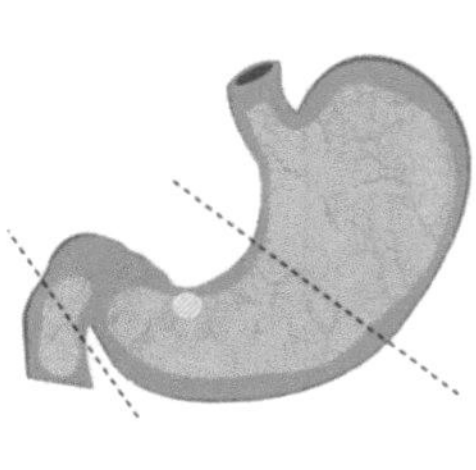 图 10-88　**远端胃切除范围**

续表

简要手术步骤	配合要点	图示
腹部小切口取出标本，关闭切口，重建气腹	1. 剑突下开 3 ～ 5cm 辅助小切口，在保证标本密闭标本袋牢固的情况下，用拉钩牵开切口，用血管钳夹住标本袋引线，取出标本放置于肿瘤隔离盘，防止切口污染（图 10-89） 2. 撤离污染物，重建气腹	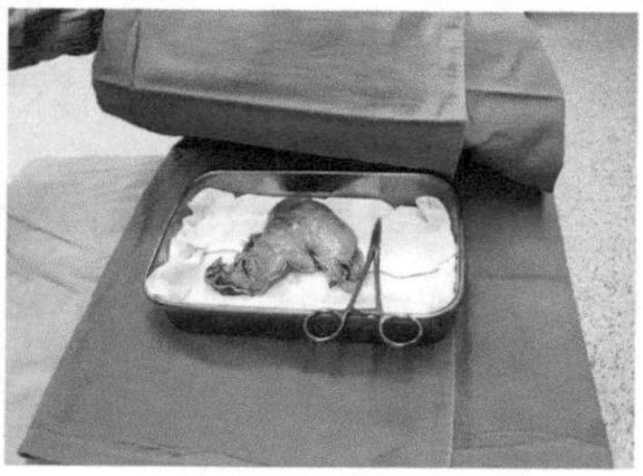 图 10-89　**取出标本放置于隔离盘**
腔镜下消化道重建（毕Ⅱ式）	1. 在距十二指肠悬韧带约 20cm 处打开空肠与胃大弯侧行侧侧吻合（图 10-90） 2. 在上述吻合口上方及下方各约 15cm 处近、远端空肠间行侧侧吻合（图 10-91） 3. 检查吻合口无扭转及出血、张力，用倒刺线对各吻合口侧壁加强间断缝合浆肌层	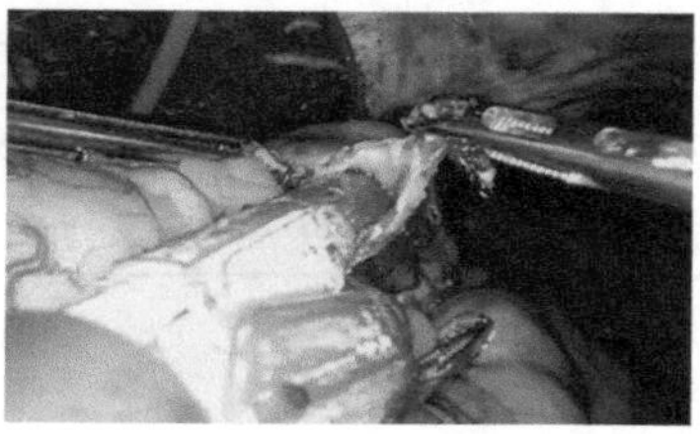 图 10-90　**残胃 - 空肠侧侧吻合** 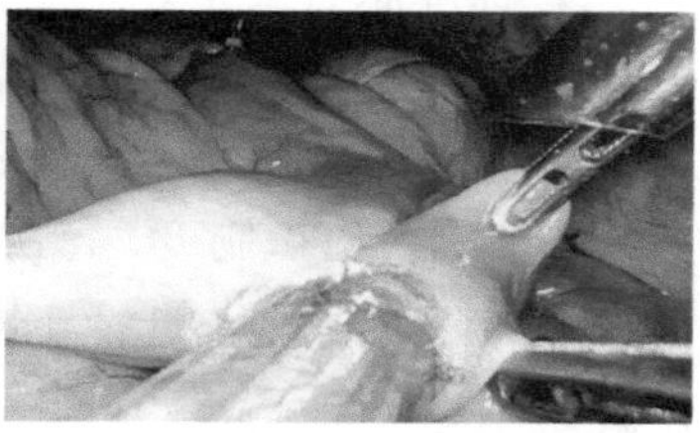 图 10-91　**空肠 - 空肠侧侧吻合**
关闭系膜，冲洗腹腔，安置引流管	1. 用大量温水彻底冲洗腹腔及创面，检查无活动性出血后，用带针倒刺线关闭系膜裂孔（图 10-92） 2. 于胃食管吻合口旁放置引流管，由穿刺孔引出，用 0 号角针固定，遵医嘱加入腹腔灌注化疗药物（图 10-93）	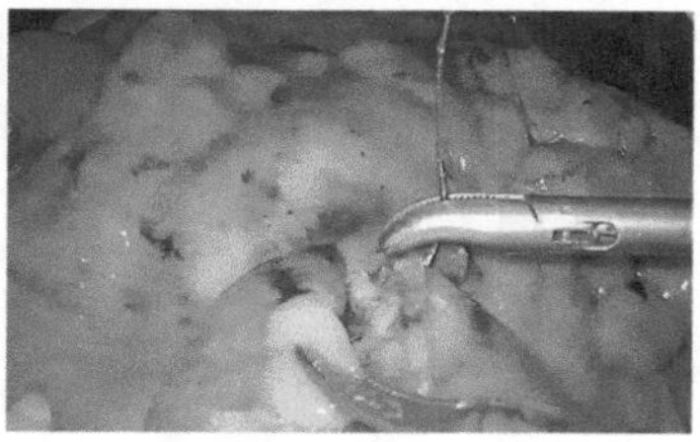 图 10-92　**关闭系膜裂孔** 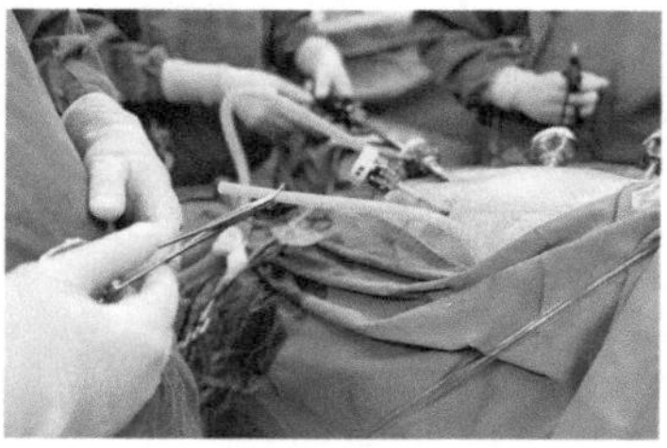 图 10-93　**安置引流管**

续表

简要手术步骤	配合要点	图示
清点手术物品、关闭体腔	1. 手术结束时先打开穿刺套管阀门，将体内 CO_2 排净后才可拔除套管，避免“烟囱”效应造成肿瘤种植转移（图 10-94） 2. 每一次清点无误后，才可关闭体腔	图 10-94　**放尽余气**
术毕处理	1. 完成各项护理文书检查、签字 2. 三方在患者离开手术室前共同按照手术安全核查表上内容逐项进行核查	

（三）注意事项

1. 妥善摆放手术体位，安置肩托，剪刀位双下肢外展＜ 90°，手术床头低足高一般不超 30°，保障患者安全。

2. 保护患者皮肤，术中调节体位后及时观察。

3. 严格执行三方安全核查制度，按核查表逐项核查。

4. 严格执行清点制度，每次吻合和关闭腔隙时及时清点物品，特别是悬吊肝脏的小配件。

5. 建立静脉通路，选择 18G 或以上，建立或固定于患者左侧头侧位置，避免影响术者操作。

6. 根据主刀站位在无菌原则基础上器械台尽量靠近主刀侧，建立好操作孔后常规移器械台至患者右侧头侧，主刀医生左手侧。

7. 做好标准防护，若使用化疗药物，采取防护措施。

8. 消化道手术污染较严重，术中认真执行手术隔离技术。

（龚　娟）

第11章 肝胆胰肿瘤外科专科护理技术

第一节 肝脏肿瘤手术

一、解剖学基础

（一）肝脏的形态

肝的血液供应丰富，质软而脆，呈红褐色。肝呈不规则的楔形，分为上、下两面，前后、左右4缘。

肝上面隆凸，与膈相接，称膈面，表面借镰状韧带附着将肝分为左、右两叶，右叶大而厚，左叶小而薄。肝上面后部冠状韧带前、后层间有一无腹膜被覆的三角区称肝裸区，借结缔组织与膈相连。

肝的下面，邻接许多器官，肝下面凹陷，与腹腔器官接触，叫作脏面。构成肝脏脏面特征的是“H”形的两条纵沟和一条横沟，其中左侧纵沟窄而深，有肝圆韧带、静脉韧带通过，右侧纵沟宽而浅，内有胆囊、下腔静脉等。横沟位于正中，又称肝门，有肝管、肝动脉、肝门静脉等自此出入，出入肝门的结构被结缔组织包绕，其起到一定的保护作用，并且这些结缔组织还会随着肝管、肝动脉、肝门静脉等深入肝实质，将肝实质分割为50万～100万个呈多角棱柱体的肝小叶。肝小叶的中央有中央静脉，中央静脉的周围有大致呈放射状排列的肝板，里面有胆小管出入，每个肝小叶之间的胆小管会最终汇集成大的管道，形成左、右肝管，最终穿过肝门，由肝细胞生成的胆汁可以通过它排出来。

肝前缘是肝的脏面与膈面之间的分界线，薄而锐利。肝后缘钝圆，朝向脊柱。右缘即肝右叶的下缘也呈钝圆。左缘即肝左叶的左缘，薄而锐利。

（二）肝的位置

肝大部分被肋弓覆盖，受肋骨保护，肝脏位置以右上腹和中上腹为主，少部分在左上腹部，呈楔形，肝的右部分比左部分体积大，楔形的大头在右边，小头在左边，多分布于右上腹，并受右肋保护，上缘平锁骨中线右侧第5肋，从上至下分3层，右肝左叶、右肝后叶和中前叶后壁，前壁区即第2肋间隙，前面较宽，后面较窄，中央有一圆形突起，边缘不规则，左右对称，两侧不等，近似等长，前后平行，其下以平右肋下缘为主，于正中剑突位置略朝下，可达3cm，左缘略过中线向左倾斜，其下主要与胃、十二指肠和结肠肝曲毗邻。

（三）肝的结构

肝呈不规则的楔形，可分为膈面和脏面，前后、左右 4 缘。膈面邻近膈肌，上面膨隆，表面有冠状韧带、镰状韧带附着，并借镰状韧带将肝分为左、右两叶，左叶小而薄，右叶大而厚。

肝脏脏面朝向腹腔，受邻近器官的影响凹凸不平，中部呈“H”形的沟由左、右纵沟和横沟组成。其中左侧纵沟窄而深，有肝圆韧带、静脉韧带通过，右侧纵沟宽而浅，内有胆囊、下腔静脉等。横沟位于正中，又称肝门，有肝管、肝动脉、肝门静脉等出入。在腔静脉沟的上部，有肝左、中、右静脉注入下腔静脉处，称为第 2 肝门；在腔静脉沟的下部，有数条来自肝右叶和尾状叶等肝小静脉汇入下腔静脉处，称为第 3 肝门。为满足肝内占位性病变诊断和肝外科手术治疗的要求，按照肝叶肝段划分法，又可将肝分为左、右半肝，5 个叶和 9 个段。其中，五叶指的是尾状叶、左外叶、左内叶、右前叶、右后叶，这是依据肝脏内的门静脉和肝静脉的分布走向进行分叶的。八段指的是尾状叶、左肝外叶的上段，左肝外叶的下段，左内叶、右前叶的下段，右后叶的下段，右后叶的上段，右前叶的上段。肝脏的分段在做肝脏手术时具有指导意义，进行肝段切除术或者肝叶切除术时，每个肝段都可视为功能和解剖上的独立单位，手术时可单独或与相邻肝段一起切除。

（四）肝的血管、神经、淋巴系统

1. 肝的血管分布　肝固有动脉和门静脉是入肝血流的主要管道。首先肝动脉是由腹腔干发出，主干叫作肝总动脉，肝总动脉先后发出胃右动脉和胃十二指肠动脉，之后本干又称肝固有动脉，进入肝门前又分为肝左支和肝右支，分别滋养左、右半肝。肝固有动脉是肝的营养性血管，它携带的是营养物质和氧气，主要供给肝细胞。

门静脉由脾静脉和肠系膜上静脉在胰颈后方汇合而成，之后在胆总管和肝固有动脉后方向上走行到达肝门，最后分为左右两支，分别进入肝左叶和肝右叶。肝门静脉血流占到肝脏的 70% ～ 75%，供养量占 50%。

肝静脉是肝血流回流到下腔静脉的主要通道，包括肝右静脉、肝中静脉、肝左静脉及肝短静脉。肝右静脉长又粗，走行于右叶间裂内。肝中静脉位于正中裂内。肝左静脉位于左叶间裂内，是由上、下两支合成的静脉。其收集左外叶的静脉血，注入下腔静脉。

2. 肝的神经系统　肝的神经来自肝丛，包括交感神经纤维和副交感神经纤维。多数无髓神经纤维伴随着血管和胆管在肝门处进入肝内分布，为肾上腺素能神经。极少数有髓神经纤维分布于肝细胞之间。肝血管由交感神经控制其收缩，调节血流量。

3. 肝的淋巴系统　分为深、浅两组。

深组的淋巴管在肝内形成升、降两干，升干淋巴管随肝静脉经膈肌汇入纵隔后淋巴结，降干淋巴管随肝门静脉分支由肝门下行汇入淋巴结。

浅组淋巴管位于肝实质表面的浆膜下，形成疏松的淋巴管网，同门脉管道间的深层淋巴管相连。膈面的淋巴管又分为左、右、后三组。后组的淋巴管经膈肌的腔静脉孔进入胸腔，汇入膈上淋巴结及纵隔后淋巴结。左组淋巴管汇入胃右淋巴结。右组淋巴管汇入主动脉前淋巴结。肝脏面的淋巴管大多经肝门汇入肝淋巴结，右半肝的后部及尾状叶的淋巴管经膈肌汇入纵隔后淋巴结。

二、手术配合要点

（一）腹腔镜下左半肝切除术

1. 适应证

（1）肝脏良性肿瘤。

（2）海绵状血管瘤。

（3）肝脏恶性肿瘤。

（4）原发性肝癌。

（5）肝转移瘤。

（6）肝囊肿、肝寄生虫病。

2. 麻醉方式　气管内插管全身麻醉。

3. 手术体位　分腿仰卧位。

4. 手术步骤　详见表 11-1。

表 11-1　腹腔镜下左半肝切除术

简要手术步骤	配合要点	图示
用物准备	1. 手术敷料：常规手术敷料 2. 手术器械：普通器械、肝脏腔镜器械、镜头 3. 杂项物品：一次性套管穿刺器、血管结扎夹、钛夹、止血材料、可吸收与不可吸收缝线、各种型号引流管 4. 仪器设备：腔镜显示系统、气腹机、电刀、超声刀、超声吸引装置	
麻醉前核查	由具有执业资质的手术医生、麻醉医生和手术室护士三方，在麻醉实施前，由麻醉医生主导，逐项按照安全核查单进行核查	
手术开始前清点物品	洗手护士规范着装，外科手消毒后，提前上台检查整理器械，洗手护士与巡回护士按照手术物品清点原则进行清点	
建立隔离区	在无菌区域建立明确的隔离区域，分出相对“无瘤区”及“瘤区”（图 11-1、图 11-2）	 图 11-1　建立隔离区域 图 11-2　腔镜无菌器械台

续表

简要手术步骤	配合要点	图示
消毒铺巾	递碘伏纱球消毒皮肤（消毒范围上至乳头，两侧至腋中线，下至大腿上 1/3）	
手术开始前安全核查	手术开始前由手术医生主导，三方共同按照手术安全核查单逐项进行核查	
建立操作平台	于脐上做 10mm 弧形切口进入腹腔，建立气腹，主操作孔于左锁骨中线肋缘下，辅助操作孔于剑突下，助手操作孔于右锁骨中线肋缘下、右腋前线肋缘下，分别置入 12mm Trocar、5mm Trocar	
探查腹腔	递拨棒探查术区	
游离肝脏	递超声刀处理肝圆韧带，离断镰状韧带（图 11-3、图 11-4）	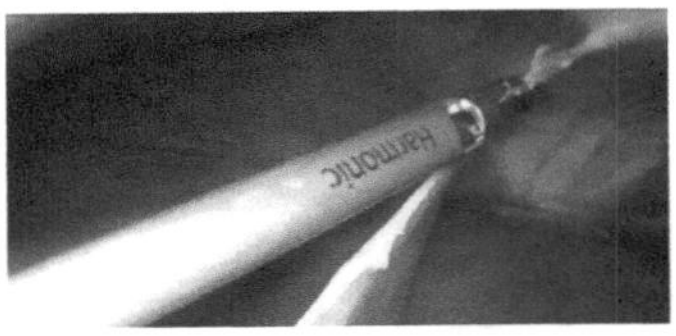 图 11-3　离断镰状韧带 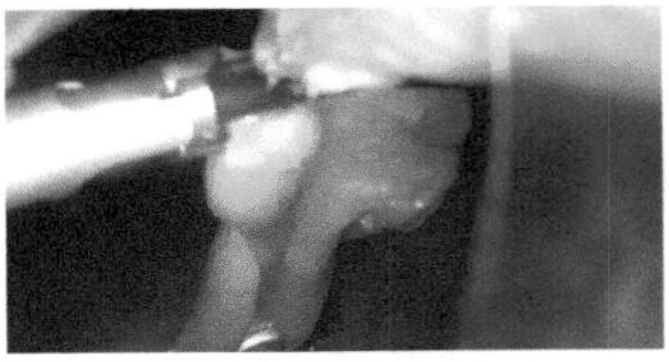 图 11-4　离断肝圆韧带
解剖肝门	用超声刀打开游离肝门（图 11-5）	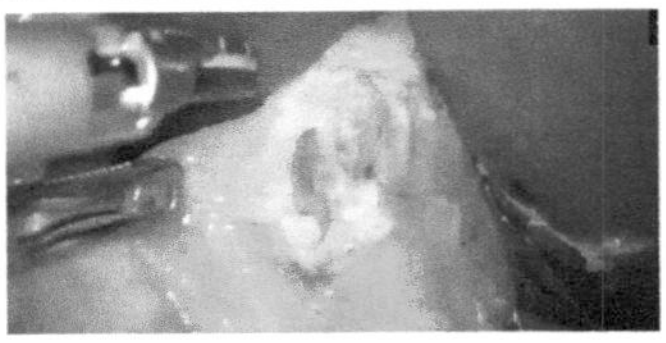 图 11-5　解剖第一肝门
离断肝动脉、肝静脉	1. 用直角钳游离出肝动脉，用钛夹夹闭并离断 2. 游离门静脉左支 3. 递钛夹夹闭门静脉 4. 剪刀离断（图 11-6、图 11-7）	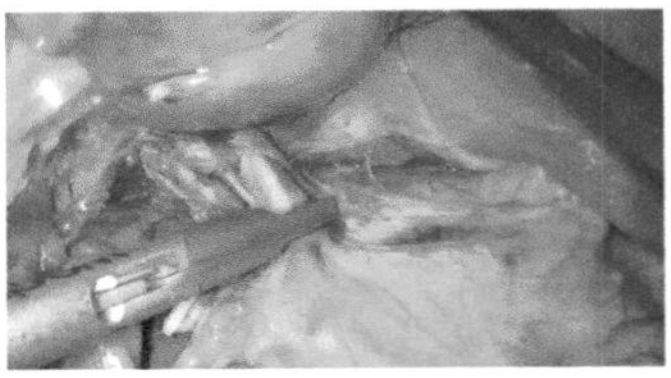 图 11-6　夹闭肝左动脉 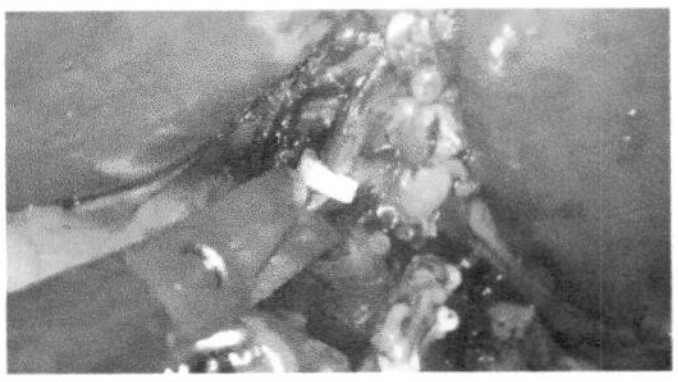 图 11-7　离断门静脉左支

续表

简要手术步骤	配合要点	图示
肝实质离断	1. 沿肝缺血线，用电凝钩标记（图 11-8）	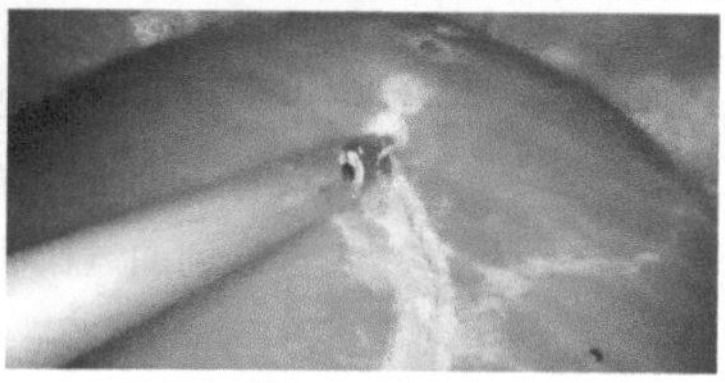 图 11-8　沿肝缺血线打开
	2. 用超声刀打开肝包膜，深层使用超声吸引装置清除干净切面上的肝组织，显露的胆管与血管使用血管结扎夹结扎，然后用剪刀剪断或使用超声刀离断（图 11-9）	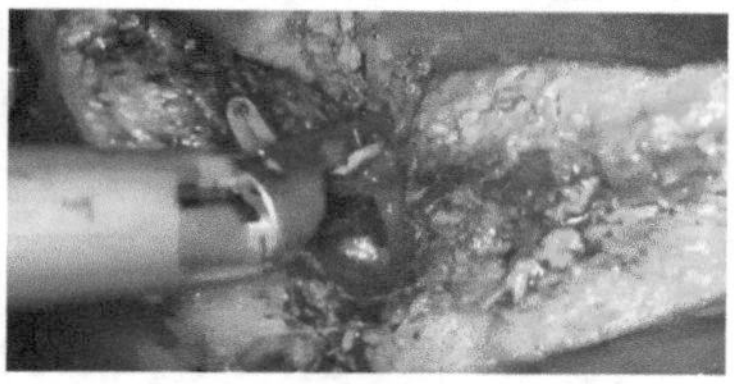 图 11-9　超声刀离断肝实质
离断肝左静脉主干、左肝管，切除肝脏	1. 用超声刀离断至肝左静脉主干，用钛夹夹闭，用剪刀剪断肝左静脉主干（图 11-10）	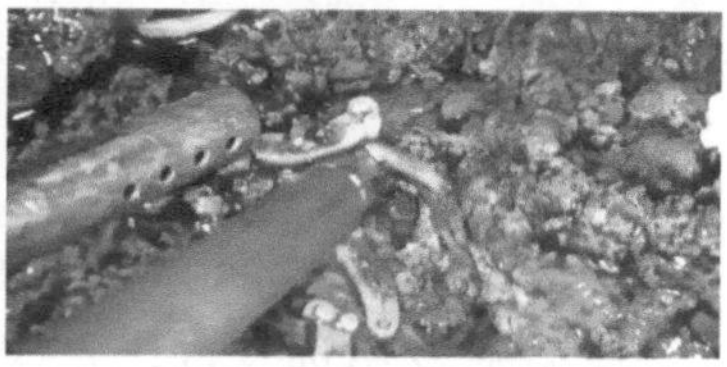 图 11-10　离断肝左静脉主干
	2. 游离出左肝管并夹闭离断（图 11-11） 3. 切除肝脏	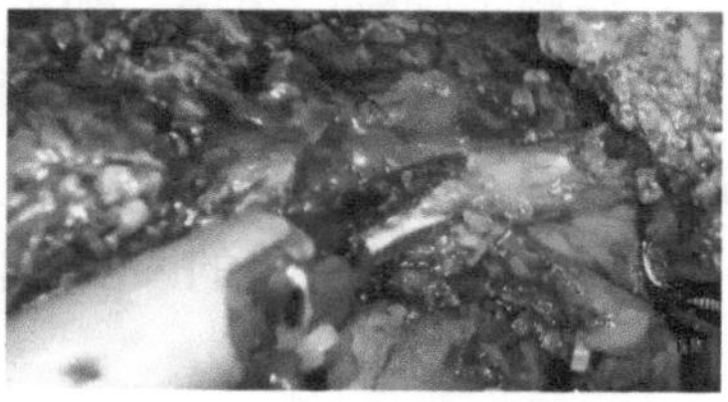 图 11-11　离断左肝管并夹闭
检查断面	探查术区肝脏断肝平面有无出血，采用电凝止血或肝脏缝合线缝合止血（图 11-12）	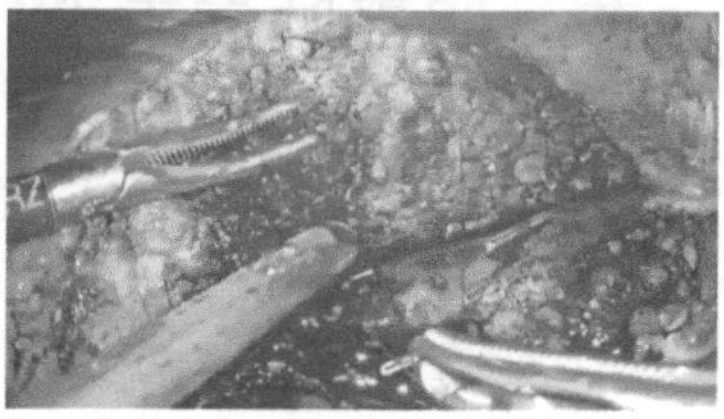 图 11-12　创面缝合止血
取标本	1. 递 2 把分离钳将肿瘤放入标本袋，避免肿瘤与切口接触，暂时关闭气腹（图 11-13） 2. 根据肿瘤的大小延长切口，取出标本袋 3. 将标本置于瘤区容器内。严禁在器械台上解剖标本	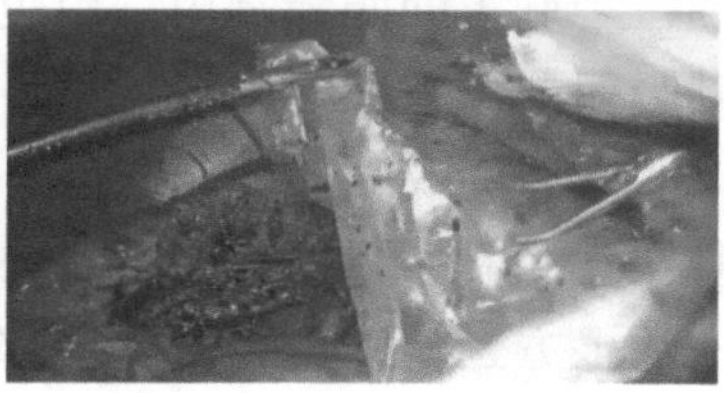 图 11-13　取标本

续表

简要手术步骤	配合要点	图示
检查冲洗术区	1. 使用大量温水冲洗腹腔，浸泡 3 ～ 5min 后吸出，反复进行 2 ～ 3 次 2. 再次检查有无出血，放置止血材料。引流管放置肝创面（图 11-14） 3. 术毕关闭气腹，打开 Trocar 阀门，将二氧化碳排除干净，避免“烟囱”效应造成肿瘤种植转移	图 11-14　放止血材料与引流管
清点手术物品，关闭切口	关闭体腔前、关闭体腔后、缝合皮肤后按照手术物品清点原则进行清点，清点无误后才可关闭体腔	
术毕处理	1. 配合包扎伤口 2. 完善各项护理文书 3. 患者离室前，三方严格按照安全核查单逐项进行核查，出室	

（二）注意事项

1. 建立隔离区，术前将手术器械台区分“有瘤区”和“无瘤区”，明确有瘤、污染、感染。

2. 探查病变由远及近，先探查无瘤区，再探查有瘤区。

3. 准备好标本盘，用于放置直接接触肿瘤手术器械和手术标本。

4. 接触了肿瘤的器械、纱布、敷料放置于隔离区域，不再重复使用。

5. 术中离断血管及淋巴管时，尽量选择使用超声刀、电刀或结扎减少出血，减少癌细胞进入血管、淋巴管。

6. 使用没有被污染的冲洗盆盛装冲洗液冲洗术野，禁止用被肿瘤污染的容器进行冲洗。

（蒋　晨　蒋维连）

第二节　胆囊肿瘤手术

一、解剖学基础

（一）胆囊的形态

胆囊外观呈梨形，属于囊状器官，其长 5 ～ 8cm，宽 3 ～ 5cm，功能为储存和浓缩胆汁。胆囊位于肝下面胆囊窝内，由腹膜从下面被覆，借疏松结缔组织由上面与肝连接，并与肝随呼吸而上、下移动。胆汁经肝管排出后储存在胆囊内，胆囊容积为 30 ～ 60ml。

胆囊分为底、体、颈三部。底部为盲端，在体表位置的投影相当于右腹直肌外缘或右锁骨中线与右肋弓交点附近水平面，其是胆囊穿孔或炎症时的好发部位和压痛点。底部朝向左后上方延伸变为体部，体部向前上弯曲部分则是胆囊的主体部分，逐渐延伸变窄形成胆囊颈，所以，胆囊三部分之间无明显界线。胆囊颈狭细，在肝门右端常以直角起于胆囊体，略做“S”形扭转，即开始向前上方弯曲，继而转向后下方续为胆囊管。胆囊管内壁黏膜形成螺旋状皱襞，称 Heister 瓣（又称螺旋襞），对防止胆结石进入胆总管有重要作用。胆囊颈与胆囊管相延续处较狭窄。胆囊颈借疏松结缔组织连于肝，胆囊动脉通过该疏松结缔组织分布于胆囊。相伴于胆囊颈右侧壁突向后下方的小囊，开口朝向十二指肠，称为 Hartmann 囊，胆囊结石常在此处存留。较大的 Hartmann 囊可与胆囊管产生粘连，手术中分离、结扎切断胆囊管时易将此囊包入而损伤。胆囊颈稍细于胆囊管，胆囊管长 3 ～ 4cm，直径为 0.2 ～ 0.3cm，有肝十二指肠韧带伴行，胆总管最终由此管与其左侧的肝总管汇合形成。

（二）胆囊的位置

胆囊位于肝下，下方相邻于结肠肝曲和十二指肠上部，左侧为幽门，前方直贴腹膜前壁。胆囊黏附于肝下，底部露出肝下缘。胆囊炎时，触压此点而发生疼痛，临床称为墨菲（Murphy）征阳性。胆囊颈较细，膨大的 Hartmann 囊属于起始部，临床中胆囊结石常停留于此处。胆囊管由胆囊颈向左后下方延续而成，胆囊管管腔内呈螺旋状黏膜皱襞称为 Heister 瓣（又称螺旋襞），其功能是可控制胆汁出入。胆囊管多在肝总管的右侧，并与之汇合成胆总管。胆囊可与肝一起随呼吸上下移动，特别在胆囊病态增大时，这种现象在查体时容易发现。

（三）胆囊的结构

胆囊由高柱状细胞黏膜层组成，具有超强吸收作用；分布于底部的小管泡状腺体，主要功能是分泌黏液。增加浓缩胆汁的能力主要靠胆囊内的众多黏膜皱襞。当胆囊收缩排空时，皱襞发达变高，胆囊充盈时，皱襞变矮减少。胆囊的肌层主要由纵行内层，环形外层，中间夹以弹性纤维组成。结缔组织及肝包膜延续而来的浆膜形成胆囊外膜层。

（四）胆囊的血管、神经、淋巴系统

胆囊三角是由胆囊管、肝总管和肝脏脏面三者共同围成。多数胆囊动脉经此三角到达胆囊。胆囊动脉常由肝固有动脉右支发出，然而右支经常被肝右管遮盖，手术时常易将肝固有动脉右支看成胆囊动脉结扎，引起肝右叶坏死。胆囊动脉的起始、行程、数目及进入胆囊的部位变异较多，行胆囊或胆管手术时应予以注意。胆道血供丰富，主要靠发自胆囊邻近的胃十二指肠动脉、肝总动脉和肝右动脉等几支动脉，这几支动脉相互吻合的延伸分支编织成丛状在胆管壁周围，术中不易分辨清楚。胆囊动脉主要供应胆囊、胆囊管、胆总管上部的血供；胰十二指肠动脉及十二指肠后动脉的分支主要供应胆总管下部的血供。门静脉最终收纳胆囊静脉和肝外胆道静脉的汇入。

胆囊淋巴结和肝淋巴结主要接纳胆囊的淋巴流入，最后吻合汇入肝内的淋巴管。肝总管和胆总管后方的淋巴结主要接纳肝外胆管的淋巴流入。

有来自腹腔丛发出的迷走神经和交感神经的丰富神经纤维分布于胆道系统。手术操作中过度牵拉胆囊及其周围包裹组织时，容易猝发迷走神经的胆心反射等快速反应，产生胆心综合征，如术中未及时发现并给予处置，则严重时常可发生心搏骤停，其是胆囊手术中高度重视的急症。

二、手术配合要点

（一）腹腔镜下胆囊切除术

1. 适应证

（1）急、慢性胆囊炎，特别伴有胆石症者。

（2）慢性胆囊炎并胆囊积脓、胆囊积液。

（3）胆囊肿瘤、坏死或穿孔。

2. 麻醉方式　气管内插管全身麻醉。

3. 手术体位　头高足低左倾位。

4. 手术步骤　详见表 11-2。

表 11-2　腹腔镜下胆囊切除术

简要手术步骤	配合要点	图示
用物准备	1. 手术敷料：常规肝胆手术敷料 2. 手术器械：腹腔镜胆囊器械包、腹腔镜器械盒、30° 镜、CO_2 连接管 3. 杂项物品：一次性套管穿刺器、一次性可吸收夹、输血器、吸引管、保护套（2 个）、乳腺引流管（22 号）、引流袋、刀片、可吸收缝合线 4. 设备：腔镜设备、电刀、超声刀主机、电刀、超声刀、超声吸引装置	
麻醉实施前安全核查	由具有执业资质的手术医生、麻醉医生和手术室护士三方（以下简称三方），在麻醉实施前，由麻醉医生主导，共同按照手术安全核查表上内容逐项进行核查	
手术开始前清点物品	手术开始前，洗手护士和巡回护士共同按照手术物品清点原则进行清点	
整理无菌器械台	1. 无菌器械台：统一布局，建立“瘤区”和“非瘤区”（图 11-15、图 11-16） 2. 准备好隔离盘和标本盘，用于放置直接接触肿瘤的手术器械和手术标本	图 11-15　无菌器械台摆台（1） 图 11-16　无菌器械台摆台（2）

续表

简要手术步骤	配合要点	图示
消毒铺巾	毒范围：上至乳头，下至耻骨联合，两侧至腋中线	
手术开始前安全核查	三方在手术开始前共同按照手术安全核查表上内容逐项进行核查，术前物品准备情况的核查由手术室护士执行，并向手术医生和麻醉医生报告	
建立气腹	1. 定位切口：传递手术尖刀沿脐窝上缘直达皮下，直接做一弧形切口，直径约 1cm，主刀和助手在弧形切口两侧各持 1 把布巾钳提起腹壁，主刀持气腹针沿弧形切口直接刺入腹腔，立即接 5ml 注射器生理盐水，检测气腹针是否在腹腔内，断开注射器后连接气腹管充气（图 11-17） 2. 建立气腹：完成人工气腹后将手术床逐渐调转成头高足低左倾位，确认足够压力后拔除出气腹针 3. 腹腔穿刺：递大号 12mm Trocar 穿刺鞘从拔除的气腹针切口直接置入腹腔，快速拔出穿刺针芯，留下穿刺鞘外管，此刻拆除 2 把布巾钳，马上连接 CO_2 气腹连接管至鞘管侧孔后打开穿刺鞘管上三通，经穿刺鞘管将已连接好的腹腔镜头冷光源及电视摄像插入腹腔，并开启显像录像系统，手术开始（图 11-18） 4. 建立辅助操作孔：根据手术需要以同法在适宜手术操作的位置放入 2 ～ 3 个 Trocar（图 11-19）	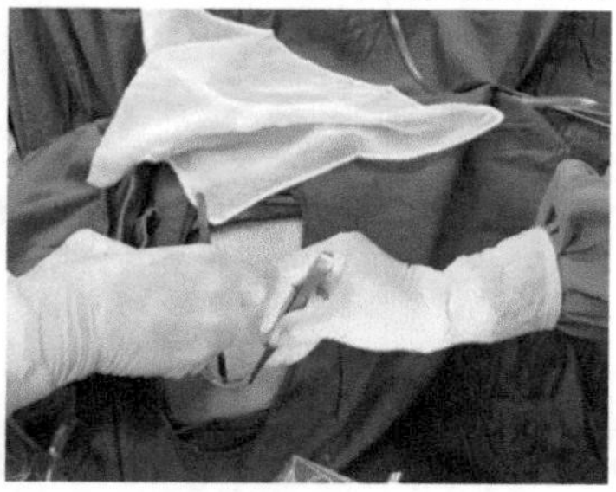 图 11-17　建立气腹 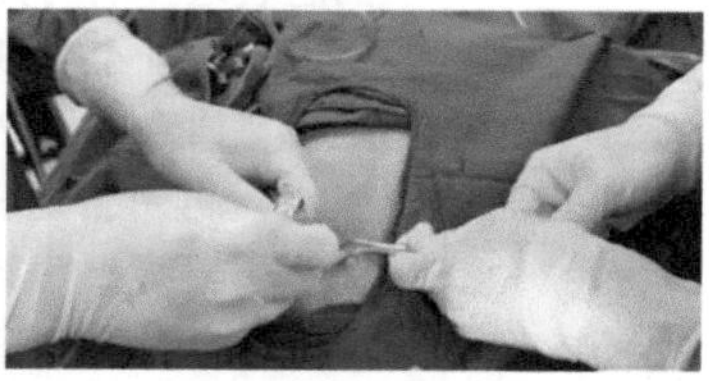 图 11-18　腹腔穿刺 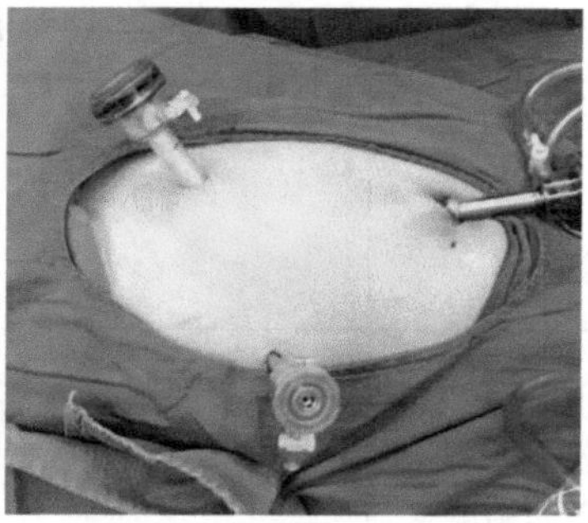 图 11-19　建立辅助操作孔
游离胆囊	1. 分离胆囊周围组织：首先传递无损伤抓钳夹持住胆囊颈部并向上方牵引，充分显露视野，再分别用分离钳和超声刀逐步分离胆囊管（图 11-20） 2. 游离胆囊颈：递胆囊抓钳提起胆囊颈在浆膜下逐层分离，使胆囊脱离胆囊，电凝止血，用生理盐水冲洗三角区	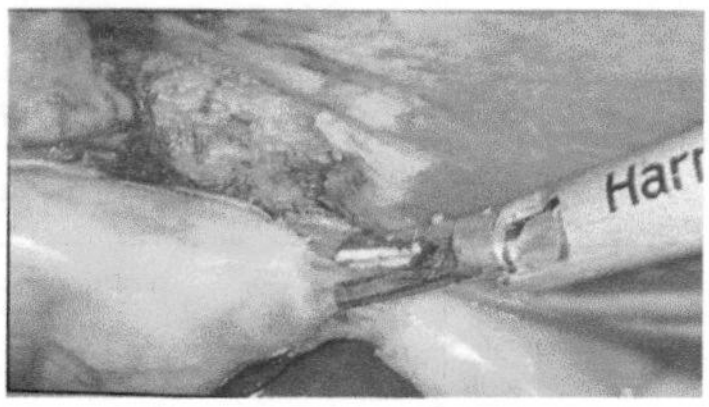 图 11-20　分离胆囊

续表

简要手术步骤	配合要点	图示
阻断胆囊动脉	递钛钳夹闭胆囊动脉（图 11-21）	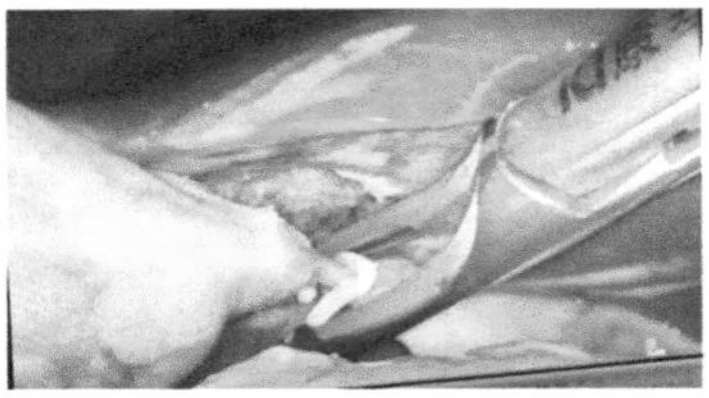 图 11-21 **夹毕胆囊动脉**
切除胆囊	递腔镜剪刀剪断胆囊颈组织（图 11-22）	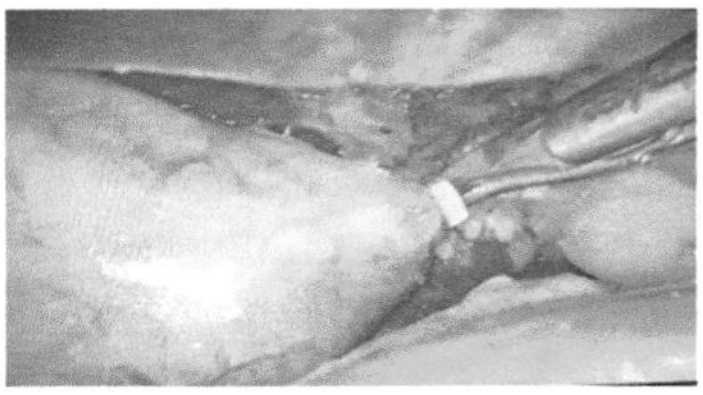 图 11-22 **切除胆囊**
止血创面	用超声刀凝集胆囊颈断面	
取标本	1. 将胆囊装进自制手套标本袋内，将已切除的胆囊选择从剑突下 12mm Trocar 穿刺鞘切口取出，如果胆囊内有结石且过大，应用 2 把中弯钳和 2 把皮钳分别夹持住四角，形成张力，再用普通剪刀将胆囊颈剪开，用腔镜吸引器吸出胆汁后将胆囊颈部夹出腹壁，最后直接用取石钳将胆囊结石取出或连标本袋拔出（图 11-23） 2. 将装有肿瘤的标本袋放置于无瘤区标本盘内，严禁在手术台上解剖（图 11-24）	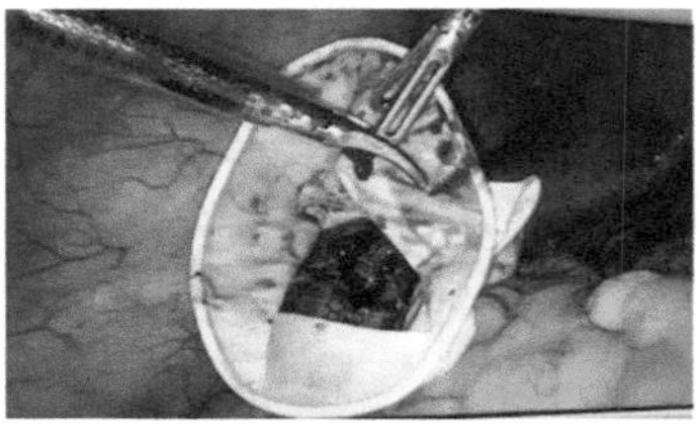 图 11-23 **取标本** 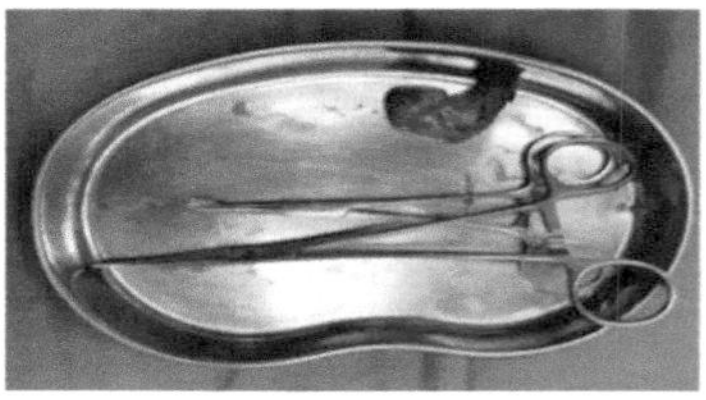图 11-24 **标本置于盘内**
冲洗体腔及放置防粘连胶、引流管	1. 重建气腹，检查胆囊床，彻底止血，吸净腔内液体，根据需要放置防粘连胶，安置胆囊区引流管 2. 拆除腹腔镜前，先打开各 Trocar 三通阀门，让腹腔内 CO_2 全部自然放出后再逐个移除鞘管及腹腔镜	
清点手术物品、关闭体腔	关闭体腔前、关闭体腔后、缝合皮肤后按照手术物品清点制度进行清点	
术毕处理	1. 完成各项护理文书检查并确认签字 2. 患者离室前，三方严格按照安全核查单上内容逐项进行核查，然后再出室	

（二）注意事项

1. 术前充分评估，与医生做好沟通，用物准备齐全，提前备好缝合胆道的 4-0 或 5-0 可吸收缝合线，胆肠吻合手术应备好腔镜使用的空肠测量钳。

2. 术中巡回护士及时关注患者的出血量，做好出血量的评估，牵拉胆囊时应注意胆心反射。

3. 因个体差异，胆囊动脉偶尔有变异，胆囊及胆总管手术时应予以注意这些变异的动脉。分离肝总管或胆总管的前方时需要特别仔细，不容忽视，巡回护士要及时提供止血用物。

（秦章兰　蒋维连）

第三节　胰十二指肠肿瘤手术

一、解剖学基础

（一）胰、十二指肠的形态

胰形态细长，可分为胰头、胰体、胰尾三部分。

十二指肠呈半环形（“C”形）弯曲，其凸侧向右，凹侧向左上方，环绕胰头周围。

（二）胰、十二指肠的位置

十二指肠和胰腺是人体消化系统的重要组成部分，两者位置略有不同，具体如下。

十二指肠是小肠上段的一部分，位于胃和空肠之间。十二指肠长 20 ～ 25cm，直径为 4 ～ 5cm，与腹后壁紧密相连。它是小肠中最短、管径最大、位置最深、最固定的部分。胰管和胆总管都通向十二指肠，因此它既可以接受胃液，也可以接受胰液和胆汁的注入。因此，十二指肠的消化功能非常重要。

胰腺位于腹腔中上部偏后的位置，分为头、颈、体、尾 4 个部分，其中头为右端膨大部，被十二指肠环绕，胰体位于下腔静脉、腹主动脉、左肾、左肾上腺前面，胰尾与脾脏相邻。

（三）胰、十二指肠的结构

胰腺正常情况下重 70 ～ 100g，长 15 ～ 20cm，宽 3 ～ 5cm，厚 1.5 ～ 2.5cm。除胰头部较扁平外，余各部大体有 3 个面，即前面、下面和后面。胰腺的头、颈、体被后腹膜覆盖，而胰尾部则全部被腹膜包绕，有一定的活动度。胰腺的后方借疏松脂肪层附着于腹后壁，此脂肪层称为胰后间隙。胰腺的钩突是胰头下部向下向左并向后延伸的部分，位置最深且隐蔽，是临床难以检查的部位，胰头和钩突之间有一切迹，称为胰腺切迹。

胰头是胰腺最宽大的部分，前后扁平，长 3 ～ 7cm，宽 4 ～ 5cm，厚 2 ～ 4cm。位置相当于第 2 腰椎的前右侧，胰头的上、右、下三面均被十二指肠所包绕，上缘被十二指肠第一段覆盖，同时胰头借助结缔组织与十二指肠降部紧密相连，有时十二指肠的内侧壁甚至被包在胰腺组织内，似被十二指肠“C”形凹窝所包裹。

胰颈是连接胰头和胰体的狭窄扁薄部分，通常位于第 1 腰椎水平，长 2 ～ 2.5cm，前方是幽门和十二指肠球部。胰体部较长，是胰颈部向左的延续部，横跨第 1 腰椎和第 2 腰椎的前面，呈三棱形，故该处稍向前凸起。

胰尾逐渐变窄，长 1.5 ～ 3cm，宽 3cm 左右，厚 1 ～ 2cm。位于脾肾韧带内。

十二指肠整体上呈“C”形，包绕胰头，可分为上部、降部、水平部和升部。

上部起自幽门，水平向右后方，长约 5cm，之后急转向下，过渡为降部，长 7 ～ 8cm，在降部中间部分的后内侧壁上有一个纵行皱襞，称十二指肠皱襞，它的下端有一圆形隆起，称十二指肠大乳头，其是胆总管和主胰管汇合后进入十二指肠的开口，胰液和胆汁可以从这里进入十二指肠参与消化。大乳头上方 1 ～ 2cm 处为十二指肠小乳头，其是副胰管开口，胰液也可以从这里进入十二指肠。降部末端向左过渡为水平部，又称下部，长约 10cm。自水平部末端斜向左上方的一段为升部，长 2 ～ 3cm，它是十二指肠的最后一段，末端与空肠相连接。十二指肠从管腔内面向外又可分为 4 层，即黏膜层、黏膜下层、固有肌层和外膜层。其中黏膜层有大量的绒毛和小肠腺，能帮助吸收营养物质。黏膜下层含有十二指肠腺，可以分泌含黏蛋白的碱性液体，能保护十二指肠黏膜免受酸性胃液侵蚀。固有肌层为肌肉，可以发生波形蠕动，有助于将实物残渣逐渐推向与之相连接的空肠。外膜层由疏松纤维组成，能分泌少许浆液，具有一定润滑作用，在一定程度上能防止与邻近组织发生粘连。

（四）胰十二指肠的血管、神经、淋巴系统

1. 血管分布

（1）动脉：胰十二指肠动脉来源于胃十二指肠动脉，胃十二指肠动脉来源于肝固有动脉，发出分支为胃网膜右动脉、胰十二指肠上动脉，在十二指肠的上缘又分出十二指肠上动脉后支和前支，沿十二指肠和胰头的间隙向下延伸，与十二指肠下动脉前、后支形成动脉弓。其为十二指肠和胰头提供血液供应。

（2）静脉：静脉与相应同名动脉伴行，主要回流至门静脉系统。

2. 神经　十二指肠的神经由交感神经和副交感神经系统组成。

（1）交感神经：节前交感神经纤维起源于第 5 ～ 12 胸椎段的神经元，最后到达腹腔神经丛。节后轴突通过动脉周围神经丛分布于腹腔干中轴、肠系膜上动脉的分支上。

（2）副交感神经：来自迷走神经。

3. 淋巴系统　胰头部淋巴管均注入胰十二指肠上、下淋巴结，然后下行至肠系膜上淋巴结，或上行经幽门下淋巴结进入腹部淋巴结；胰体右上淋巴管注入肝淋巴结，然后进入腹部淋巴结；胰头左上淋巴管注入胰脾淋巴结；胰体左下淋巴管注入中结肠淋巴结，然后进入肠系膜上淋巴结。

胰体右下淋巴管可注入肠系膜上淋巴结；胰尾上淋巴管向右注入胰脾淋巴结；胰尾下淋巴管注入中结肠淋巴结，然后进入肠系膜上淋巴结。

二、手术配合要点

（一）胰十二指肠切除术

1. 适应证

（1）早期壶腹部周围癌。

（2）胆总管下段癌。

（3）十二指肠癌。

（4）胰头部低度恶性肿瘤。

（5）早期胰头癌。

2. *麻醉方式*　气管内插管全身麻醉。

3. *手术体位*　水平仰卧位。

4. *手术步骤*　详见表 11-3。

表 11-3　胰十二指肠切除术

简要手术步骤	配合要点	图示
用物准备	1. 手术敷料：常规手术敷料 2. 手术器械：普通器械、胰腺开放器械 3. 杂项物品：血管结扎夹、钛夹、止血材料、可吸收与不可吸收缝合线、各种型号引流管 4. 仪器设备：电刀、超声刀、切割闭合切割刀	
麻醉前核查	由具有执业资质的手术医生、麻醉医生和手术室护士三方（以下简称三方），在麻醉实施前，由麻醉医生主导，逐项按照安全核查单进行核查	
手术开始前清点物品	洗手护士规范着装，外科手消毒后，提前上台检查整理器械，洗手护士与巡回护士按照手术物品清点原则进行清点	
建立隔离区	在无菌区域建立明确的隔离区域，分出相对“无瘤区”及“瘤区”（图 11-25）	**图 11-25　建立隔离区域**
消毒铺巾	递碘伏纱球消毒皮肤（消毒范围上至乳头，两侧至腋中线，下至大腿上 1/3）	
术野贴手术薄膜	递薄膜、干纱布协助贴膜，注意薄膜周边不要有小气泡	
手术开始前安全核查	手术开始前由手术医生主导，三方共同按照手术安全核查单逐项进行核查	
腹正中切口	递 20 号刀切开皮肤，递干纱布拭血，递电刀逐层切开皮下、皮下组织、筋膜、肌肉，打开腹腔	
探查腹腔	递盐水湿手，初步探查腹腔、肝脏、胆道、胃、十二指肠、肝门部等有无转移	

续表

简要手术步骤	配合要点	图示
上切口保护套	用切口保护套保护切口周边组织（图 11-26）	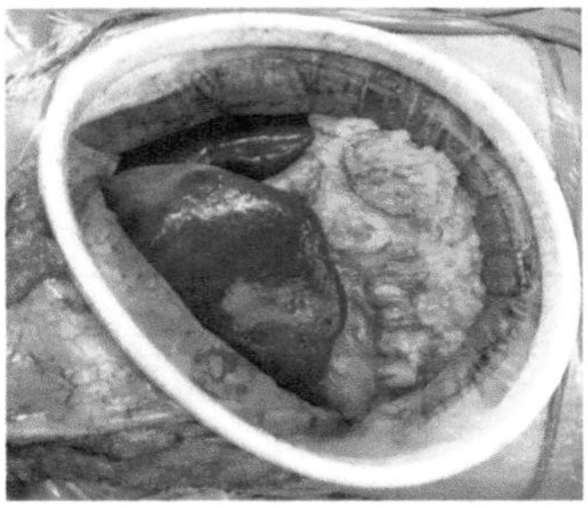 图 11-26 **切口保护套**
解剖十二指肠外侧	递剪刀、长镊处理胃结肠韧带，用 2-0 丝线结扎或缝扎止血。游离十二指肠侧腹膜和水平部，处理钩突下方（图 11-27 ～图 11-29）	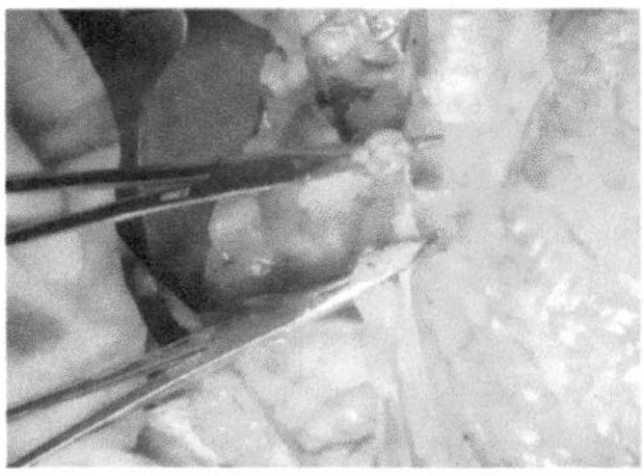 图 11-27 **分离胃结肠韧带** 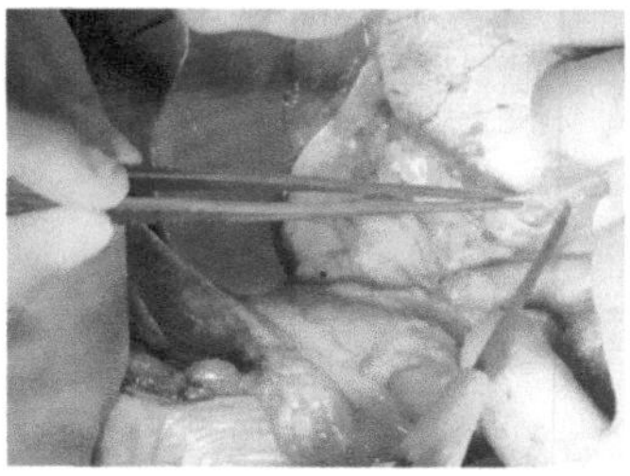 图 11-28 **游离十二指肠侧腹膜** 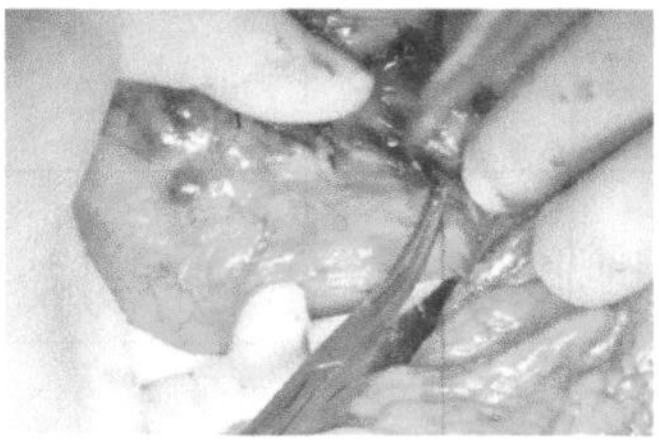 图 11-29 **处理钩突下方**
游离胃大弯与胃小弯	1. 递超声刀断胃大弯侧的血管供应（图 11-30）	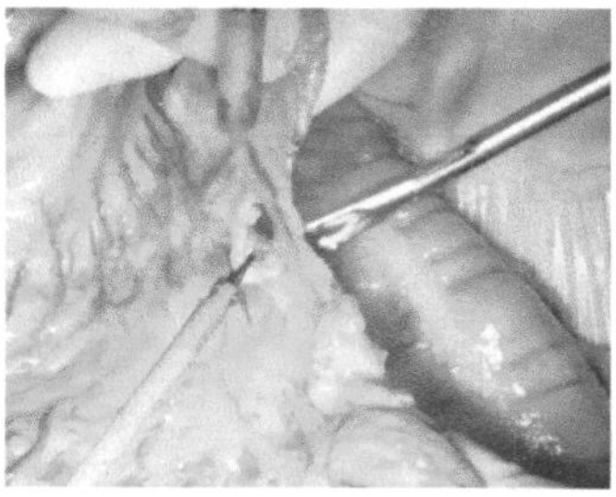 图 11-30 **处理胃大弯**

续表

简要手术步骤	配合要点	图示
	2. 断胃小弯血管供应（11-31）	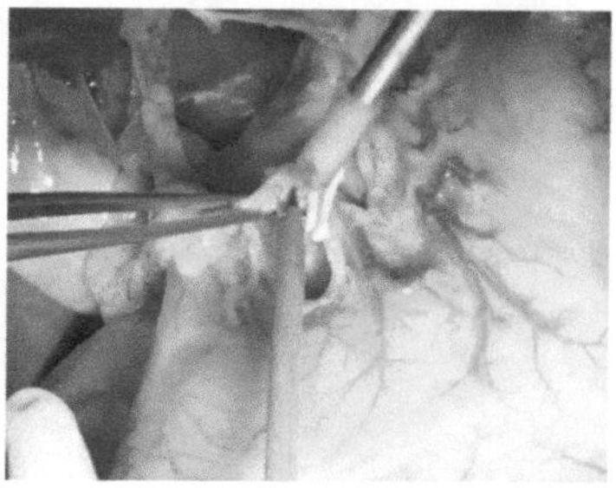 图 11-31　**处理胃小弯**
胆囊切除	递长镊、电刀分离胆囊，结扎胆囊动脉，用超声刀离断（11-32）	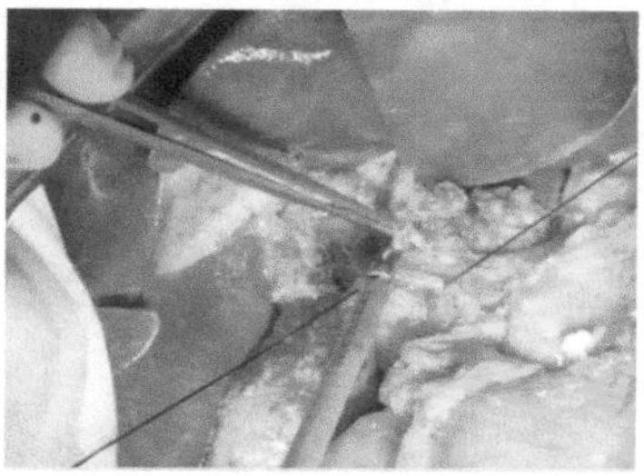 图 11-32　**离断胆囊动脉**
游离肝固有动脉、肝总管、肝总动脉、门静脉、胰十二指肠上静脉	1. 递直角钳分离肝左动脉，递吊带将其悬吊，有利于肝淋巴结清扫（图 11-33）	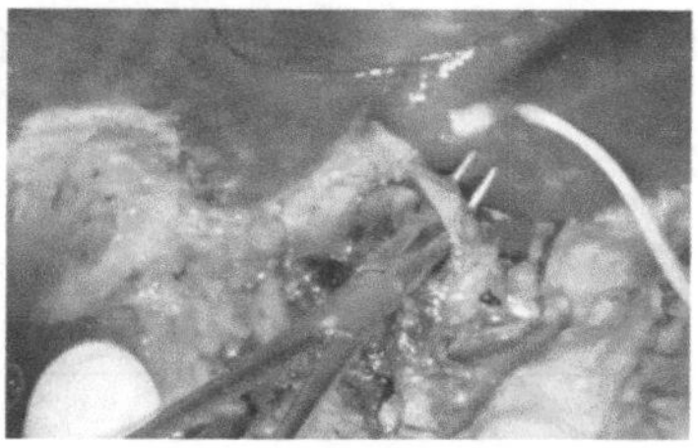 图 11-33　**悬吊肝左动脉**
	2. 递直角钳游离肝总管，离断肝总管，递 2-0 丝线双重结扎或缝扎（图 11-34） 3. 游离出门静脉，递吊带悬吊	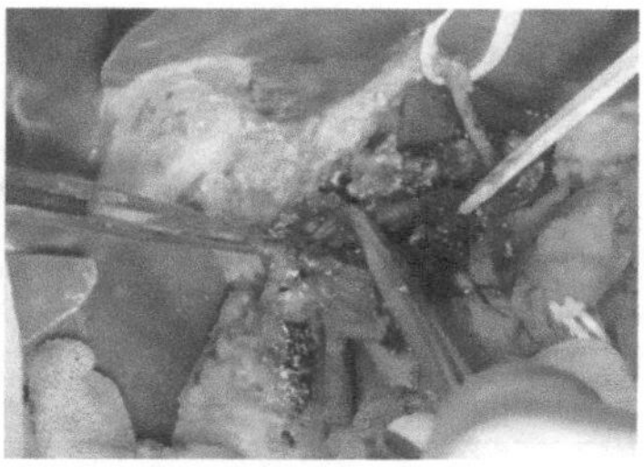 图 11-34　**离断肝总管**
	4. 游离肝总动脉，递红色吊带悬吊（图 11-35）	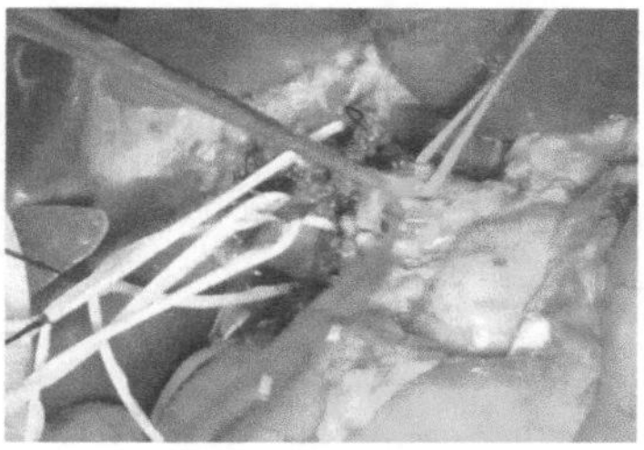 图 11-35　**悬吊肝总动脉**

续表

简要手术步骤	配合要点	图示
	5. 游离胰十二指肠上静脉悬吊（图 11-36）	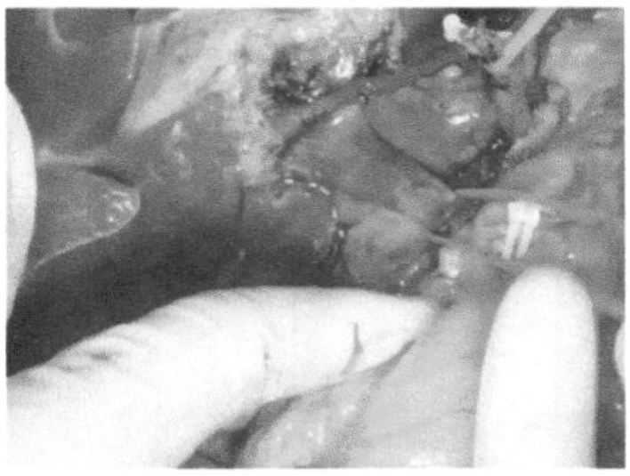 图 11-36 悬吊胰十二指肠上静脉
游离幽门部及十二指肠壶腹，距幽门下 2cm 处切断十二指肠	递长镊，长弯钳游离，递组织剪剪断，用 2-0 丝线结扎，用切割闭合器断十二指肠，消毒断面	
离断胃	递直线切割闭合切割刀离断胃（图 11-37）	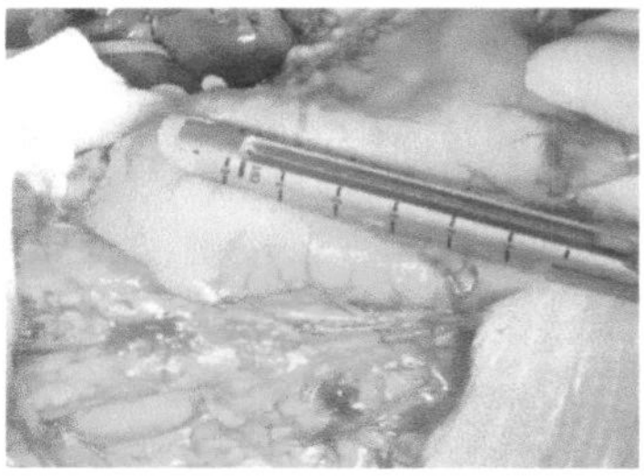 图 11-37 离断胃
游离近端空肠，于近端 5 ～ 10cm 处切断空肠	递中弯钳游离，钳夹，递组织剪剪断，递 2-0 丝线结扎或缝扎。递切割闭合切割刀切断空肠（图 11-38）	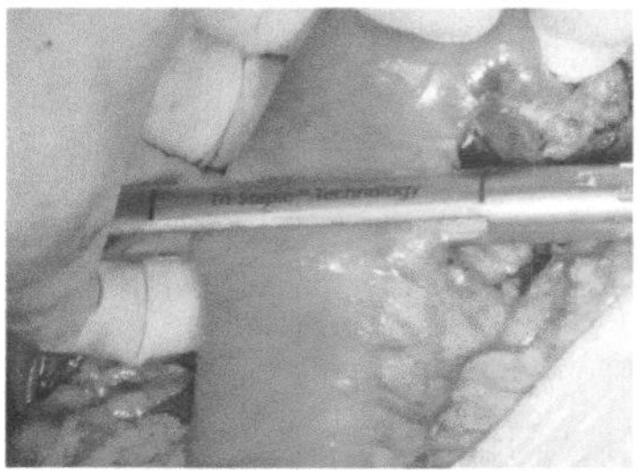 图 11-38 切断空肠
于胰颈切断胰腺。将胰头、十二指肠、空肠上端和胆总管整块取下	递血管钳钳夹胰颈，递电刀或超声刀切断整块标本取下放入容器内，递 5×14 小圆针带 3-0 丝线间断缝合（图 11-39）	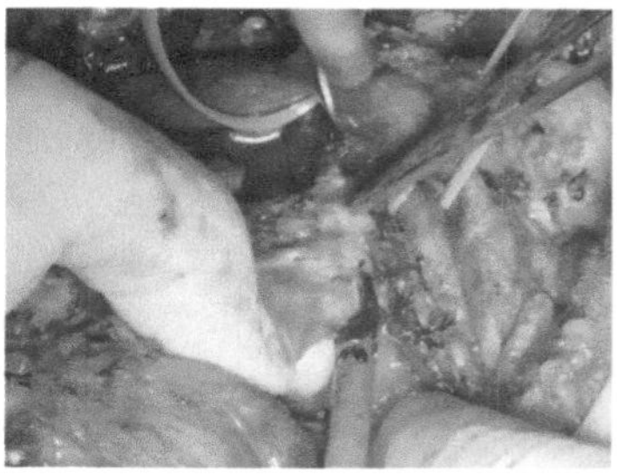 图 11-39 切断胰颈

续表

简要手术步骤	配合要点	图示
重建消化道 胰空肠吻合 胆肠吻合 胃空肠吻合	1. 递长镊、电刀游离胰颈，递外科缝合线连续缝合，将胰颈与空肠进行吻合（图 11-40）	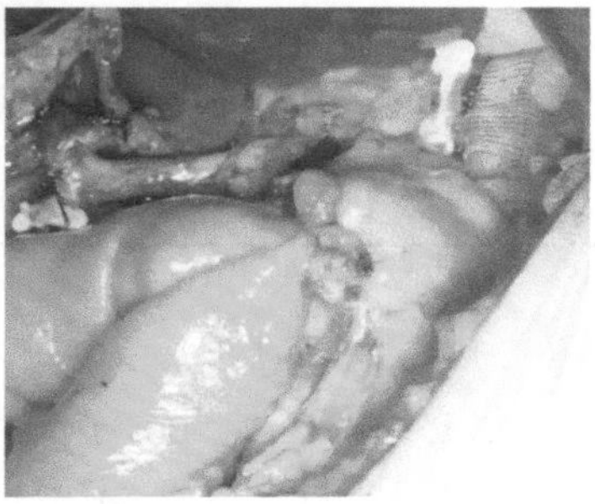 图 11-40　**胰空肠吻合**
	2. 递长镊、外科缝合线，将胆肠进行吻合（图 11-41）	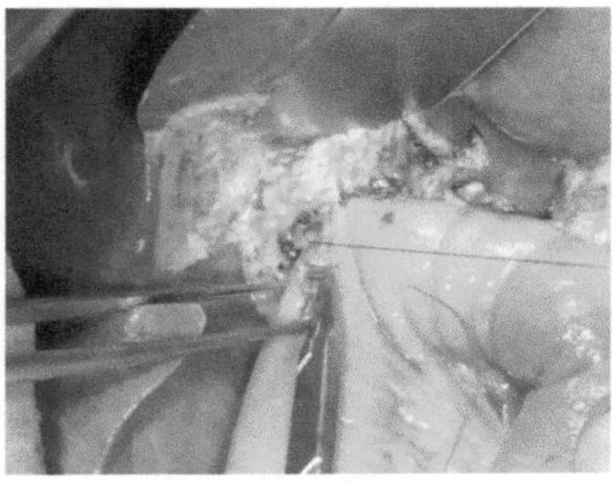 图 11-41　**胆肠吻合**
	3. 递直线切割闭合器吻合胃空肠，递外科缝合线连续缝合共同开口（图 11-42）	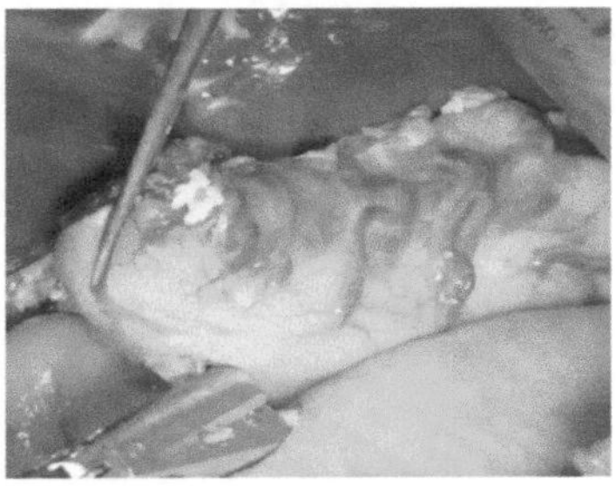 图 11-42　**胃空肠吻合**
放置引流管	检查术区，放置引流管（图 11-43）	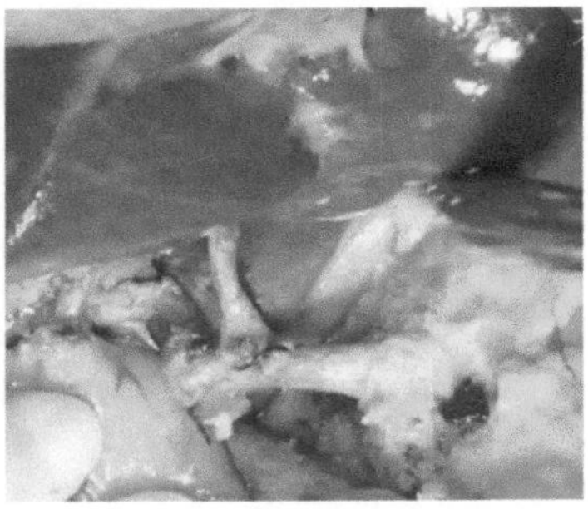 图 11-43　**放置引流管**
清点手术物品、关闭切口	关闭体腔前、关闭体腔后、缝合皮肤后按照手术物品清点原则进行清点，清点无误后才可关闭体腔	

续表

简要手术步骤	配合要点	图示
术毕处理	1. 配合包扎伤口 2. 完善各项护理文书 3. 患者离室前，三方严格按照安全核查单逐项进行核查，出室	

（二）注意事项

1. 建立隔离区，明确有瘤、污染、感染。

2. 手术时间长，注意术中护理措施，避免发生各种术中并发症，如压力性损伤、深静脉血栓等。

（蒋维连　蒋　晨）

第12章

乳腺肿瘤外科专科护理技术

第一节　乳腺肿瘤手术

一、解剖学基础

（一）乳房的形态

成年妇女乳房是两个半球形的性征器官。乳头位于乳房的中心，周围的色素沉着区称为乳晕。

（二）乳房的位置

乳房位于胸大肌的浅面，在第 2 ～ 6 肋水平的浅筋膜浅层、深层之间。上界一般在第 2 肋乳房水平；下界在第 6 ～ 7 肋水平；内侧缘达胸骨旁线，外侧缘可达腋中线；外上方形成乳腺腋尾部伸向腋窝。

（三）乳房的结构

乳腺有 15 ～ 20 个腺叶，腺叶分成很多腺小叶，腺小叶由腺泡及小乳管构成，腺叶有其单独的乳管，腺叶和乳管均以乳头为中心呈放射状排列。小乳管汇至乳管，乳管开口于乳头，腺叶、小叶和腺泡间有结缔组织间隔，腺叶间还有与皮肤垂直的纤维束，上连浅筋膜浅层，下连浅筋膜深层，称为乳房悬韧带（Cooper 韧带）。

（四）乳房的血管、淋巴系统

乳房的血供主要来自胸廓内动脉的肋间前支、腋动脉的分支及上 4 条肋间后动脉的前穿支，此外，乳房还有浅静脉、深静脉，其中深静脉与同名动脉伴行，最终汇入胸廓内静脉、肋间后静脉和腋静脉。

乳房皮肤的神经支配分为 3 组，前组由第 2 ～ 6 肋间神经的前皮支组成，外侧组由第 4、5 肋间神经发出，偶见自第 5 肋间神经发出，上组来自颈浅神经丛的降支。

乳头乳晕复合体的神经支配仍然存在较大的争议，但多数专家认为第 4 肋间神经的外侧皮支是支配乳头乳晕的主要神经。此神经在腺体后方距离腺体边缘 1.5 ～ 2.0cm 处进入腺体。

乳腺的淋巴网非常丰富，其淋巴液输出途径主要有 4 种：①流至腋窝淋巴结，这是主要输出途径，部分淋巴液可直接流向锁骨下淋巴结；②部分乳房内侧的淋巴液通过肋间淋巴管流向胸骨旁淋巴结；③两侧乳房间皮下有交通淋巴管；④深部的淋巴液将会沿着腹直肌鞘和肝镰状韧带流向肝脏。

二、手术配合要点

（一）乳腺癌保乳手术 + 前哨淋巴结活检术

1. 适应证

（1）Ⅰ、Ⅱ期乳腺癌，肿瘤直径≤ 3.0cm，肿瘤边缘距乳晕≥ 2.0cm。

（2）术前检查结果显示，乳腺肿瘤为原发且单发，没有乳腺内弥漫性微小钙化。

（3）乳腺体积较大（> 250ml），乳房修复较为简单，术后预期美容效果良好。

（4）患者自愿接受保乳手术，并且可以接受保乳术后的放化疗等治疗方式。

2. 麻醉方式　气管内插管全身麻醉。

3. 手术体位　患者取平卧位，患侧上肢置于托手板外展，注意外展角度不宜大于90°。

4. 手术步骤　详见表 12-1。

表 12-1　乳腺癌保乳手术 + 前哨淋巴结活检术

简要手术步骤	配合要点	图示
用物准备	1. 手术敷料：一次性胸包、纱布敷料包 2. 手术器械：乳房器械包 3. 杂项物品：体位用物（托手板、约束带）、组合针、刀片（22 号、10 号、15 号）、丝线（3-0、2-0）、电刀刀头、电刀清洁片、吸引管、吸引器头、可吸收缝合线（3-0、4-0、5-0）、引流管、金属钛夹、免缝胶带、棉垫 4. 设备：电刀主机、前哨探测仪	
麻醉实施前安全核查	由麻醉医生、手术医生和巡回护士三方（以下简称三方）在麻醉开始前共同按照手术安全核查表上内容逐项进行核查	
手术医生注射示踪剂	手术医生于术前 10min 先将 2ml 亚甲蓝或米托蒽醌注射于肿瘤周围及乳晕周围，注射后局部按摩 2min 左右，使前哨淋巴结充分蓝染	
整理无菌器械台	无菌器械台：物品放置统一布局，建立“瘤区”和“非瘤区”（图 12-1）	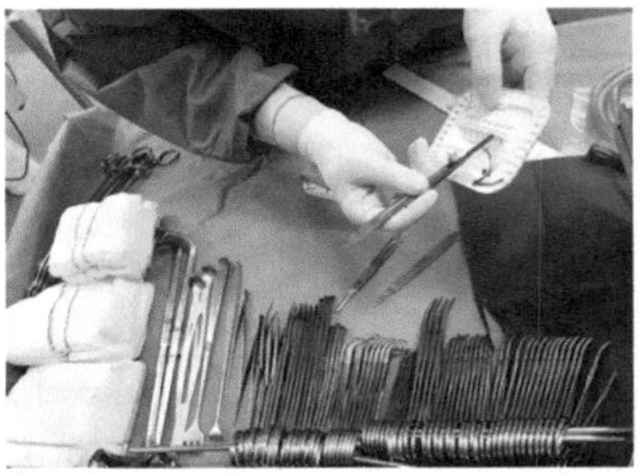 图 12-1　整理无菌器械台、清点物品

续表

简要手术步骤	配合要点	图示
手术开始前清点物品	洗手护士与巡回护士共同清点物品，包括器械、纱布、缝针等	
消毒铺巾	用卵圆钳夹持 5 块Ⅲ型安尔碘纱布消毒，消毒范围依次是上方起自颌下部，下缘达脐平，内侧应包括对侧乳头中线，外侧应达患侧腋后线，以及患肢肘关节下 10cm（图 12-2）	图 12-2　消毒铺巾
手术开始前安全核查	1. 三方在手术开始前共同按照手术安全核查表上内容逐项进行核查 2. 手术物品准备情况的核查由手术室护士执行，并同时向手术医生和麻醉医生报告	
前哨淋巴结的活检，送细胞学检查	递 22 号刀划皮，递电刀切开皮肤，递小弯钳 3 把，甲状腺拉钩 2 个牵开，显露术野，见蓝染淋巴结，切取数枚，递弯盘，盘中置盐水小纱布 2 块，前一天注射过核素的患者需要用前哨淋巴结探测仪探测，将套好保护套的探测仪递于术者，在计数探测仪引导下寻找“热点”及蓝染淋巴结，最后将取出的淋巴结交予洗手护士，洗手护士将标本交予巡回护士并两人核对标本标签无误后装于标本袋，嘱医生更换手套（图 12-3、图 12-4）	图 12-3　切除前哨淋巴结 图 12-4　前哨淋巴结
切除乳腺肿瘤	递 22 刀片或 15 号刀在乳房处做弧形切口，递小弯钳、电刀切开向四周游离皮瓣，向上范围约 2cm，完整切除肿瘤，递小针 2-0 丝线标注上、下、内、外、基底切缘（图 12-5）	图 12-5　切除乳腺肿瘤

续表

简要手术步骤	配合要点	图示
细胞印片检查未见癌细胞，冲洗伤口，放置钛夹标记	拉开皮瓣，用温盐水1袋（500ml）冲洗伤口，术者更换手套，更换血管钳，再递1袋温盐水冲洗伤口，递干纱布擦干。递阑尾拉钩牵开皮瓣及腋窝，仔细检查创面有无渗血，彻底电凝止血或钳扎止血，并于手术残腔放置钛夹标记切缘（图12-6）	图12-6　**放置钛夹标记**
放置引流管	递碘伏小纱布消毒，递10号刀片在腋窝下划一小口，用小弯钳放置引流管，递三角针2-0丝线固定引流管（图12-7）	图12-7　**放置引流管**
切口关闭前清点物品	切口关闭前，洗手护士与巡回护士共同清点物品，包括器械、纱布、缝针等	
缝合伤口	1. 用三角针3-0丝线或可吸收缝合线缝合皮下，可吸收缝合线皮内缝合切口（需要用免缝胶布）或连续缝合切口 2. 准备覆盖伤口的纱布及纱布堆	
切口关闭后清点物品	在切口缝合完毕后，洗手护士和巡回护士进行第3次物品清点，包括器械、纱布、缝针等	
加压包扎伤口，固定患侧上肢，手术结束	递负压吸引器接引流管抽出切口内残余液体后，用纱布覆盖伤口，上层再覆盖一层棉垫，与医生使用一次性胸腹带共同加压包扎患者胸部伤口，妥善固定引流管	
术毕处理	三方按照手术安全核查表上内容进行手术安全核查	

（二）乳腺癌改良根治术（保留胸大肌、胸小肌）

1. *适应证*　乳腺癌改良根治术适用于Ⅰ、Ⅱ期（按国际TNM分期）乳腺癌，肿瘤未累及胸肌筋膜，经穿刺活检证实存在腋窝淋巴结转移且患者同意并要求乳房全部切除。

2. *麻醉方式*　气管内插管全身麻醉。

3. *手术体位*　患者取平卧位，患侧上肢置于托手板外展，注意外展角度不宜大于90°。

4. *手术步骤*　详见表12-2。

表 12-2　乳腺癌改良根治术（保留胸大肌、胸小肌）

简要手术步骤	配合要点
用物准备	1. 手术敷料：一次性胸包、纱布敷料包 2. 手术器械：乳房器械包 3. 杂项物品：体位用物（托手板、约束带）、组合针、刀片（22 号、10 号、15 号）、丝线（3-0、2-0）、电刀刀头、电刀清洁片、吸引管、吸引器头、可吸收缝合线（3-0、4-0、5-0）、引流管、免缝胶带、棉垫 4. 设备：电刀主机
麻醉实施前安全核查	由具有执业资质的手术医生、麻醉医生和手术室护士三方（以下简称三方）在麻醉实施前共同按照手术安全核查表上内容逐项进行核查
整理无菌器械台	无菌器械台：物品放置统一布局，建立“瘤区”和“非瘤区”
手术开始前清点物品	洗手护士与巡回护士共同清点物品，包括器械、纱布、缝针等
消毒铺巾	用卵圆钳夹持 5 块Ⅲ型安尔碘纱布消毒，消毒范围为上方至颌下部，下方至脐平位置，内侧至对侧乳头中线，外侧至患侧腋后线，以及患肢肘关节下 10cm
手术开始前安全核查	三方在手术开始前共同按照手术安全核查表上内容逐项进行核查
切开皮肤，游离皮瓣（上至锁骨，下至腹直肌前鞘，内到胸骨中线，外至背阔肌前缘）	切口两侧各置一中纱布，递小弯钳、22 号刀切开皮肤，递电刀切开皮下组织，递毛巾钳数把，血布 2 块置于两侧切口将皮肤提起，或者根据主刀医生的习惯也可以用小弯钳数把提起皮肤边缘，术者在皮肤与浅筋膜浅层之间解剖皮瓣，电凝或 3-0 丝线结扎止血（图 12-8）
切除乳房	递小弯钳数把自内侧胸骨缘起夹持乳腺组织，术者提起乳腺组织，可分辨乳腺和胸肌的间隙，将乳腺组织从胸肌表面逐步分离，最终将整个乳房组织连同底部的胸大肌筋膜一并切除；见胸廓内血管的穿支，应予以切断，递 3-0 丝线结扎。仔细分离胸大肌、胸小肌间淋巴结（Rotter 淋巴结）时，需要递大阑尾拉钩（图 12-9）
解剖腋窝和周围淋巴及脂肪组织	1. 递阑尾拉钩牵拉以更清晰地显露视野，递电刀沿胸大肌外下缘向后游离，切开胸锁筋膜，逐步锐性分离并显露腋静脉，分离周围的淋巴、脂肪组织，遇到向下走行的分支血管予以切断，使用 3-0 或 2-0 丝线结扎 2. 解剖肩胛下血管时，其表面的小血管予以切断，递 3-0 丝线结扎；解剖胸背神经时，递组织剪或血管钳分离。注意保护胸长神经、胸背神经和肩胛下血管
切除标本	递血管钳提起乳房及腋窝处分离的组织，依次用电刀将乳房连同腋窝处分离的组织整块沿背阔肌外缘切除；边切边止血，出血点递小弯钳钳夹、电凝止血或 3-0 丝线结扎
冲洗伤口，放置引流管	拉开皮瓣，用一袋（500ml）温盐水冲洗伤口，术者更换手套，更换血管钳，再递一袋温盐水冲洗伤口，递干纱布擦干。递阑尾拉钩牵开皮瓣，仔细检查创面有无渗血，彻底电凝止血或钳扎止血。递碘伏小纱布消毒，递 10 号刀片在腋窝下及胸壁处划一小口，用小弯钳放置引流管，递三角针 2-0 丝线固定引流管
切口关闭前清点物品	切口关闭前，洗手护士与巡回共同清点物品，包括器械、纱布、缝针等
缝合伤口	1. 用三角针 3-0 丝线或可吸收缝合线缝合皮下，用可吸收缝合线皮内缝合切口（需要用免缝胶布）或连续缝合切口 2. 准备覆盖伤口的纱布及纱布堆

续表

简要手术步骤	配合要点
切口关闭后清点物品	在切口缝合完毕后，洗手护士和巡回护士进行第3次物品清点，包括器械、纱布、缝针等
加压包扎伤口，固定患侧上肢，手术结束	1. 递负压吸引器接引流管抽出切口内残余液体后，递纱布、棉垫覆盖伤口，用腹带包扎 2. 准备6块棉垫，协助术者用胶布贴伤口及用腹带包扎；最后将搬运患者到运送床上
术毕处理	三方按照手术安全核查表上内容进行手术安全核查

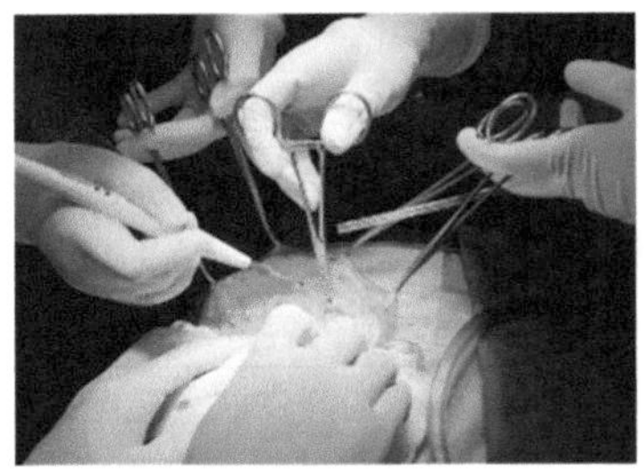

图 12-8 游离皮瓣

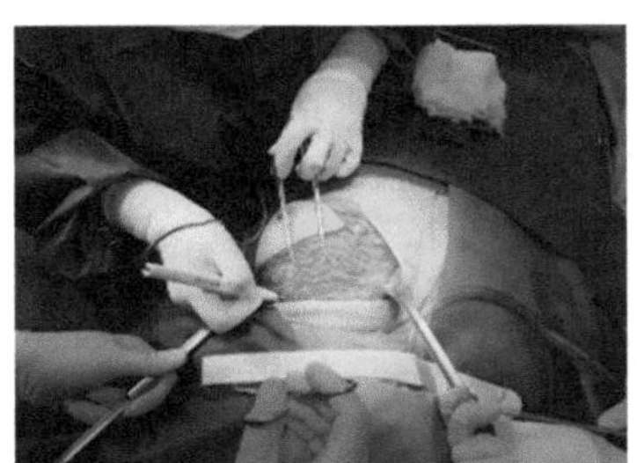

图 12-9 切除乳房

（三）乳腺癌根治术

1. 适应证　乳腺癌根治术适用于Ⅰ、Ⅱ期（按国际TNM分期）乳腺癌，没有心、肺、肝、骨骼及脑等远处转移体征且全身情况尚好，年龄较轻，无严重的心、肺功能异常者。

2. 麻醉方式　气管内插管全身麻醉。

3. 手术体位　患者取平卧位，患侧上肢置于托手板外展，注意外展角度不宜大于90°。

4. 手术步骤　详见表12-3。

表 12-3 乳腺癌根治术

简要手术步骤	配合要点
用物准备	1. 手术敷料：一次性胸包、纱布敷料包 2. 手术器械：乳房器械包 3. 杂项物品：体位用物（托手板、约束带）、组合针、刀片（22号、10号、15号）、丝线（3-0、2-0）、电刀刀头、电刀清洁片、吸引管、吸引器头、可吸收缝合线（3-0、4-0、5-0）、引流管、免缝胶带、棉垫 4. 设备：电刀主机
麻醉实施前安全核查	麻醉医生、手术医生、巡回护士三方（以下简称三方）在麻醉实施前共同按照手术安全核查表上内容逐项进行核查
整理无菌器械台	无菌器械台：物品放置统一布局，建立“瘤区”和“非瘤区”
手术开始前清点物品	洗手护士与巡回护士共同清点物品，包括器械、纱布、缝针等（图12-10）
消毒铺巾	用卵圆钳夹持5块Ⅲ型安尔碘纱布消毒，消毒范围依次是上方起自颌下部，下缘达脐平，内侧应包括对侧乳头中线，外侧应达患侧腋后线，以及患肢肘关节下10cm

续表

简要手术步骤	配合要点
手术开始前安全核查	三方在手术开始前共同按照手术安全核查表上内容逐项进行核查
切开皮肤，游离皮瓣	切口两侧各置一中纱布，递小弯钳、22 号刀切开皮肤，递电刀切开皮下组织，递毛巾钳数把，血布 2 块置于两侧切口将皮肤边缘提起，或直接使用数把小弯钳提起皮肤边缘，术者逐步将皮瓣在皮肤与浅筋膜浅层之间进行解剖，电凝或 3-0 丝线结扎止血
切除乳房	递小弯钳自内侧胸骨缘将乳腺组织提起分离，术者一手将乳腺组织轻轻提起，可看出乳腺与胸肌间的间隙，在胸肌表面分离，将整个乳房组织连同底部的胸大肌筋膜一并切除；见胸廓血管的穿支应予以切断，递 3-0 丝线结扎。仔细分离胸大肌、胸小肌间淋巴结（Rotter 淋巴结）时，需要递大阑尾拉钩
切断胸大肌、胸小肌	递阑尾拉钩牵开上侧皮瓣，使用电刀在锁骨上 1 ～ 2cm 处（胸大肌附着于肱骨头处）切断胸大肌，向下拉开胸大肌，沿胸大肌锁骨缘下方分离胸大肌并切断。用电刀解剖时，看清血管，递小弯钳钳扎止血。用电刀继续将胸大肌自胸壁、胸小肌自喙突部附着点、胸小肌的胸壁附着点切断
解剖腋窝和周围淋巴及脂肪组织	1. 递阑尾拉钩牵拉以更清晰地显露视野，递电刀沿胸大肌外下缘向后游离，切开胸锁筋膜，逐步锐性分离并显露腋静脉，分离周围的淋巴及脂肪组织，遇到向下走行的分支血管予以切断，使用 3-0 或 2-0 丝线结扎 2. 解剖肩胛下血管时，其表面的小血管予以切断，递 3-0 丝线结扎；解剖胸背神经时，递组织剪或血管钳分离。注意保护胸长神经、胸背神经和肩胛下血管
切除标本	递血管钳提起乳房及腋窝处分离的组织，依次用电刀将乳房连同腋窝处分离的组织整块沿背阔肌外缘切除；边切边止血，出血点递小弯钳钳夹、电凝止血或 3-0 丝线结扎
冲洗伤口，放置引流管	拉开皮瓣，用一袋（500ml）温盐水冲洗伤口，术者更换手套，更换血管钳，再递一袋温盐水冲洗伤口，递干纱布擦干。递阑尾拉钩牵开皮瓣，仔细检查创面有无渗血，彻底电凝止血或钳扎止血。递碘伏小纱布消毒，递 10 号刀片在腋窝下及胸壁处划一小口，用小弯钳放置引流管，递三角针 2-0 丝线固定引流管（图 12-11）
切口关闭前清点物品	切口关闭前，洗手护士与巡回共同清点物品，包括器械、纱布、缝针等
缝合伤口	1. 用三角针 3-0 丝线或可吸收缝合线缝合皮下，用可吸收缝合线皮内缝合切口（需要用免缝胶布）或连续缝合切口 2. 准备覆盖伤口的纱布及纱布堆
切口关闭后清点物品	在切口缝合完毕后，洗手护士和巡回护士进行第 3 次物品清点，包括器械、纱布、缝针等
加压包扎伤口，固定患侧上肢，手术结束	1. 递负压吸引器接引流管抽出切口内残余液体后，递纱布、棉垫覆盖伤口，用腹带包扎 2. 准备 6 块棉垫，协助术者用胶布贴伤口及用腹带包扎；最后将搬运患者至运送床上
术毕处理	三方按照手术安全核查表上内容进行手术安全核查

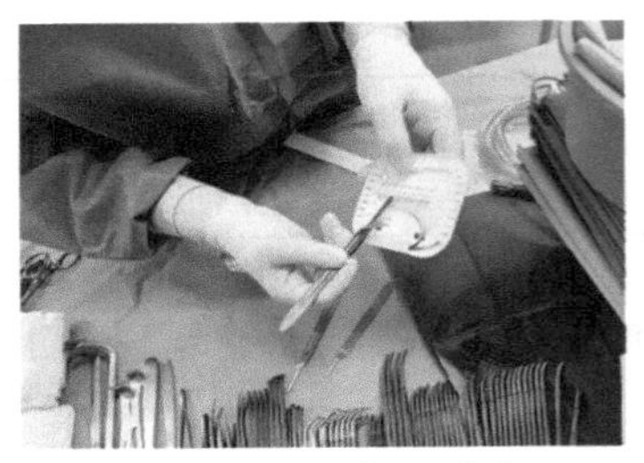
图 12-10 物品清点

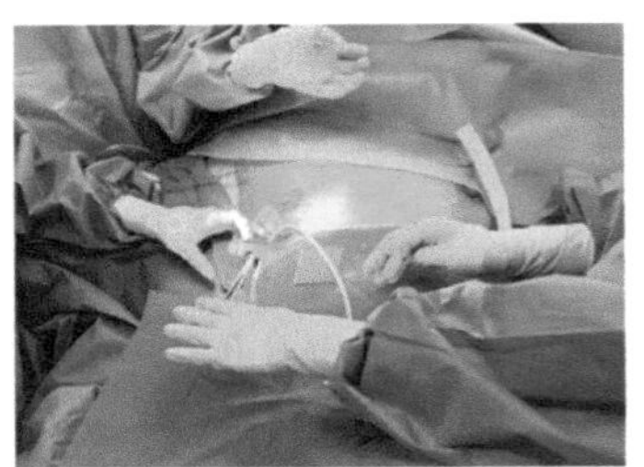
图 12-11 放置引流管

（四）注意事项

1. 体位摆放：患侧上肢外展 90°，不能外展过度，以免臂丛神经受损，注意无瘤操作。

2. 严格执行无瘤原则，术中使用过的手术器械用 10% 碘伏溶液浸泡，切下的前哨淋巴结不得用手直接接触，使用弯盘接递，手套及时更换。

3. 洗手护士妥善保管各类标本，与巡回护士共同核对标本及患者信息，确认无误后，及时送检。

（顾玮瑾）

第二节 乳房整形外科手术

一、解剖学基础

（一）背阔肌及其营养动脉

背阔肌肌腹扁平宽大，长约 30cm，宽约 20cm，厚约 0.8cm，斜向外上，止于肱骨结节间沟。背阔肌的主要营养动脉是肩胛下动脉的分支胸背动脉，肩胛下动脉在分出粗大的旋肩胛动脉后，主干继续下行延续为胸背动脉，尚有肋间后动脉和腰动脉分支等。胸背动脉起自肩胛下动脉，与同名神经和静脉伴行，而肩胛下动脉起自腋动脉的第 3 段或第 2 段，胸背动脉沿背阔肌深面进入背阔肌。行背阔肌肌皮瓣乳房重建时，应仔细保护胸背动脉，否则会造成肌皮瓣的血运障碍。

胸背动脉不仅是背阔肌的营养动脉，也是前锯肌的主要血供来源。因此进行肌皮瓣转移时，要注意由胸背动脉发出的前锯肌支的处理。前锯肌支从近背阔肌肌门处发出 1 ～ 3 支。前锯肌按肌的形态分为 3 部分，在短而有力的上部由胸最上动脉供应血液，它的血管在第 1 ～ 2 肋间的范围内通常存在 1 ～ 2 支，有时延续为长的独立支到达前锯肌中央部。

（二）腹直肌及其营养动脉

腹直肌位于腹部正中线两侧的腹直肌鞘内，为上宽下窄的带状肌，上端起于剑突及第 5 ～ 7 肋软骨处，下端止于耻骨联合及耻骨嵴。腹直肌有 3 ～ 4 个腱划，左右两鞘间为腹白线。腹直肌前鞘完整，后鞘在脐下 5.8cm 处缺如，形成游离的弓状下缘，称为弓状线（半环线），半环线以下无后鞘，只有疏松结缔组织。

腹直肌的血液供应主要来自腹壁上、下动脉及其伴行静脉。其中上 1/3 有腹壁上动脉分布，中下部有腹壁下动脉分布，此外还有腰动脉末梢经过腹横肌与腹内斜肌之间到达腹直肌。腹壁上动脉是胸廓内动脉的直接延续，它经过剑突与肋弓之间，在腹直肌后方进入腹直肌内。腹壁下动脉在腹股沟韧带中点处发自髂外动脉，斜向上内方，在半环线之上1cm 进入腹直肌。腹直肌的上 1/3 主要由腹壁上动脉供血，腹直肌的中、下 1/3 由腹壁下动脉供血。腹壁上动脉在脐周与腹壁下动脉相吻合，因此，以腹壁上动脉为蒂，可制成整个下腹部横行腹直肌肌皮瓣供移植进行乳房重建。

腹直肌受下 6 对肋间神经支配，因神经呈节段性分布，故切取腹直肌皮瓣时无法保留完整的神经支配。

二、手术配合要点

（一）乳房重建手术

乳房单纯切除及扩张器或假体植入术。

1. 适应证

（1）乳房体积偏小或中等大小、没有明显乳房下垂的患者。

（2）既往无放疗史或无须接受辅助放疗者。

（3）患者不能或不考虑接受其他乳房重建手术者。

（4）双侧乳房重建者。

2. 麻醉方式　气管内插管全身麻醉。

3. 手术体位　患者取平卧位，双上肢置于托手板外展，注意外展角度不宜大于 90°，在假体或扩张器置入后，需要调整为半坐卧位。

4. 手术步骤　详见表 12-4。

表 12-4　乳房单纯切除及扩张器或假体植入术

简要手术步骤	配合要点
用物准备	1. 手术敷料：一次性胸包、纱布敷料包 2. 手术器械：乳房器械包 3. 杂项物品：体位用物（托手板、约束带）、组合针、刀片（22 号、10 号、15 号）、丝线（3-0、2-0）、电刀刀头、电刀清洁片、吸引管、吸引器头、可吸收缝合线（3-0、4-0、5-0）、引流管、免缝胶带、棉垫、假体、扩张器、三通、20ml 注射器、头皮针 4. 设备：电刀主机
麻醉实施前安全核查	三方在麻醉实施前共同按照手术安全核查表上内容逐项进行核查
整理无菌器械台	无菌器械台：物品放置统一布局，建立“瘤区”和“非瘤区”（图 12-12）
手术开始前清点物品	洗手护士与巡回护士共同清点物品，包括器械、纱布、缝针等
消毒铺巾	用卵圆钳夹持 5 块Ⅲ型安尔碘纱布消毒。消毒范围：上至颌下部，下至脐平，内侧至健侧腋后线，外侧至患侧腋后线，以及患肢肘关节下 10cm
手术开始前安全核查	三方在手术开始前共同按照手术安全核查表上内容逐项进行核查
乳房单纯切除手术步骤同前	手术配合同前

续表

简要手术步骤	配合要点
标本切除后，所有医生更换干净手套，浸泡扩张器及假体	洗手护士及手术医生更换手套，切口处加盖手术洞巾，巡回护士在严格无菌的情况下，将扩张器或硅胶假体递给洗手护士，置于配有注射用头孢呋辛钠＋硫酸庆大霉素＋生理盐水的浸泡液中，若为扩张器，医生根据患者的乳房大小预估扩张器容量，洗手护士使用注射器将扩张器内打入正确容量的生理盐水（图 12-13）
放置假体 / 扩张器	递阑尾拉钩牵拉皮瓣，递电刀游离胸大肌。医生将假体放置在第 2 ～ 6 肋骨水平，将患者置于半坐卧位，再次确定假体位置，递 3-0 可吸收缝合线固定在胸大肌与胸小肌间（图 12-14）
放置引流管	递碘伏小纱布消毒，递 10 号刀片在腋窝下划一小口，用小弯钳放置引流管，递三角针 2-0 丝线固定引流管（图 12-15）
切口关闭前清点物品	切口关闭前，洗手护士与巡回共同清点物品，包括器械、纱布、缝针等
缝合伤口	1. 用三角针 3-0 丝线或可吸收缝合线缝合皮下，用可吸收缝合线皮内缝合切口（需要用免缝胶布）或连续缝合切口 2. 准备覆盖伤口的纱布及纱布堆
切口关闭后清点物品	在切口缝合完毕后，洗手护士和巡回护士进行第 3 次物品清点，包括器械、纱布、缝针等
加压包扎伤口，固定患侧上肢，手术结束	递负压吸引器接引流管抽出切口内残余液体后，纱布覆盖伤口，上层再覆盖一层棉垫，与医生使用一次性胸腹带共同加压包扎患者胸部伤口，妥善固定引流管
术毕处理	三方按照手术安全核查表上内容进行手术安全核查

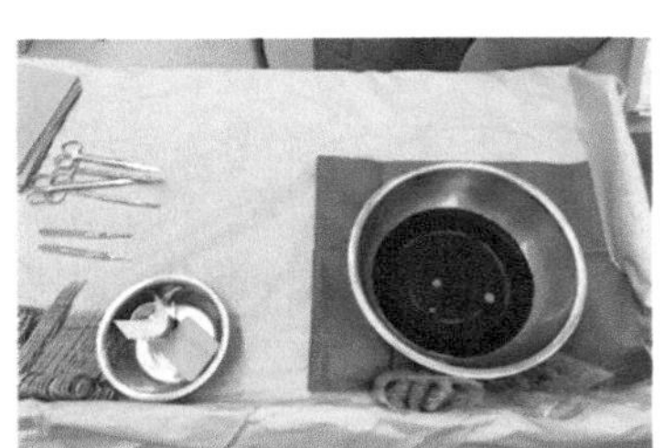
图 12-12　整理无菌器械台

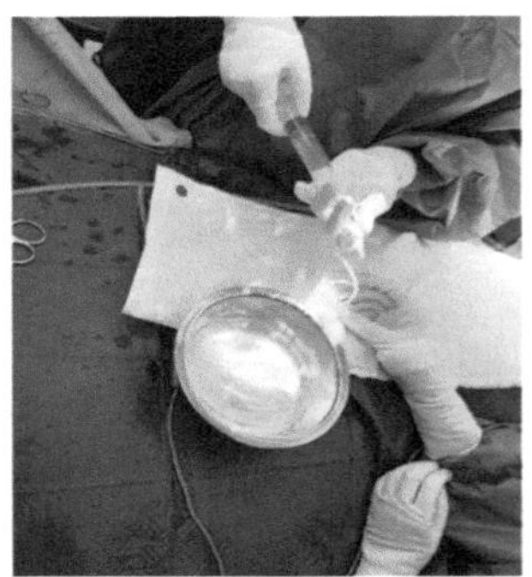
图 12-13　扩张器注入生理盐水

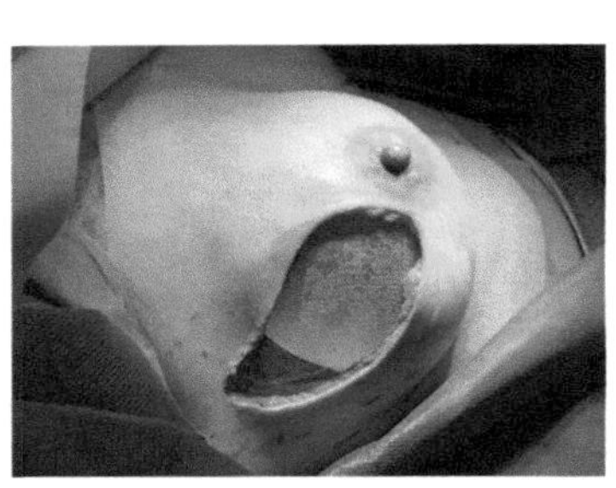
图 12-14　放置假体

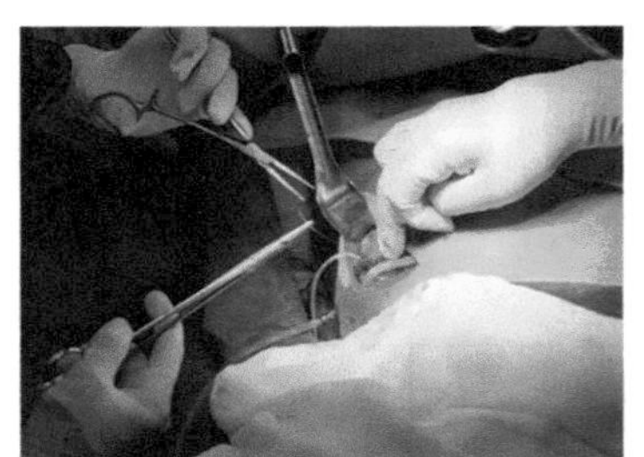
图 12-15　放置引流管

（二）背阔肌肌皮瓣乳房重建

1. 适应证

（1）患者总体健康状况良好，无过多的合并症，无严重的心、肺功能异常者。

（2）单纯运用背阔肌肌皮瓣（latissimus dorsi myocutaneous flap，LDMF）进行乳房重建适用于乳房体积小至中等的患者，背部皮肤健康，皮下有一定量的脂肪；对于乳房体积较大的患者，可以考虑 LDMF 联合植入物进行重建。

（3）患者要有进行乳房重建的意愿，术前医护人员应与患者进行良好的沟通，让患者充分了解手术过程和并发症。

2. 麻醉方式　气管内插管全身麻醉。

3. 手术体位　术中需要变化体位。

（1）首先将患者置于仰卧位，患侧上肢小于 90° 外展，置于托手板上；仰卧位是为了完成乳房切除、腋窝手术及腋窝血管蒂解剖，这部分手术结束后，要临时缝合、关闭乳房或胸壁切口及腋窝切口，或者使用无菌敷贴将伤口覆盖。

（2）健侧卧位：侧卧 90°，患侧朝上，进行 LDMF 取瓣。对侧上肢应外展，置于托手板上；双下肢略屈曲，双下肢间垫以海绵衬垫；对侧的侧胸壁在肩胛骨下角水平要放置一块加厚枕垫；患侧上肢不需要固定，于术野消毒铺巾时应将患侧上肢包扎，放置于功能位；头部额颞下方应该衬垫一定厚度的头圈。完成取瓣，缝合背部手术切口。

（3）将患者恢复至仰卧位。将双侧上肢外展约 75°，固定于托手板上；患者腰部应放置于手术床的可折叠部位，以便于后续手术过程中将患者上半身抬起，显露双侧乳房，进行乳房重建。

4. 手术步骤　详见表 12-5。

表 12-5　背阔肌肌皮瓣乳房重建

简要手术步骤	配合要点
	1. 手术敷料：一次性胸包、中单、手术洞巾、纱布敷料包 2. 手术器械：乳房器械包、S 形拉钩 3. 杂项物品：体位用物（宽托手板、窄托手板、骨盆固定架、软垫、头圈、胸腔枕、约束带托手板、约束带）、组合针、刀片（22 号、10 号、15 号）、丝线（3-0、2-0）、电刀刀头、电刀清洁片、吸引管、吸引器头、可吸收缝合线（3-0、4-0、5-0）、一次性无菌敷贴、引流管、免缝胶带、棉垫 4. 设备：电刀主机、头灯
麻醉实施前安全核查	由具有执业资质的手术医生、麻醉医生和手术室护士三方（以下简称三方）在麻醉实施前共同按照手术安全核查表上内容逐项进行核查
整理无菌器械台	无菌器械台：物品放置统一布局，建立“瘤区”和“非瘤区”
手术开始前清点物品	洗手护士与巡回护士共同清点物品，包括器械、纱布、缝针等
患者取平卧位消毒铺巾	用卵圆钳夹持 5 块Ⅲ型安尔碘纱布消毒。消毒范围：上至颌下部，下至脐平，内侧至健侧腋后线，外侧至患侧腋后线，以及患肢肘关节下 10cm
手术开始前安全核查	三方在手术开始前共同按照手术安全核查表上内容逐项进行核查

续表

简要手术步骤	配合要点
切取乳房及腋窝淋巴结标本	步骤及手术配合同乳腺癌改良根治术
冲洗伤口，覆盖乳房伤口	递三角针穿 3-0 丝线固定皮瓣若干针，用无菌手术薄膜覆盖伤口
更改体位为 90° 侧卧位	1. 洗手护士将手术台上的器械收下，妥善放置于无影车上，用中单遮盖无影车 2. 巡回护士与工勤人员、麻醉医生、手术医生共同将患者放置健侧 90° 卧位，并使患侧手处于活动位置
侧卧位消毒铺单	1. 递 6 块消毒小纱布给医生。消毒范围包括：上至锁骨中线，下至脐水平线，胸部至健侧腋前线，背部至健侧腋后线，包括患肢肘上 10cm 2. 胸部与背部各垫入一块中单后，先铺大单后包手，用鼠齿钳使患肢暂时固定于大单上，沿着切口周围铺手术洞巾，用毛巾钳固定，在头部铺 2 块手术洞巾并在两侧各用 1 块中单搭桥
分离皮瓣与背阔肌筋膜，切开背阔肌的起点，在背阔肌的上缘劈开肌纤维，在肌肉的深层分离	1. 固定电刀与吸引器后，递 22 号刀片与 2 块中纱布给医生 2. 递电刀给手术医生，如遇血管，递 2 把小弯钳于组织间，递 3-0 丝线结扎（图 12-16）
寻找胸背血管向前锯肌的分支并切断	递 1 把小弯钳和电刀给医生用于分离血管，遇无名血管时用 3-0 丝线结扎（图 12-17）
在胸大肌下分离腔隙，在胸前、后两切口间，靠近腋窝做皮下隧道	递阑尾拉钩牵拉皮瓣，更换威力刀头为中刀头（图 12-18）
将背阔肌皮瓣经此皮下隧道转移至胸前暂时固定，游离供区创缘两侧	1. 递大 S 形拉钩拉开皮下隧道，递湿润的中纱布保护皮瓣 2. 递电刀，如遇出血点，用电刀止血或用 3-0 丝线结扎止血 （图 12-19）
放置引流管，关背部切口	巡回护士与洗手护士在关闭切口前、关闭切口后清点物品
重新放平患者体位	1. 固定器械台上的物品，配合手术医生与巡回护士放平患者。重新消毒与铺巾 2. 先在患侧放置窄托手板，撤去腿垫后放平患者的双腿，首先撤去患侧位置的骨盆固定架使患者可以放平，重新铺单后使患者的患肢置于窄托手板上，接着再撤去对侧的骨盆固定架。根据台上所需，及时添加手术洞巾与中单用于重新铺单
将背阔肌皮瓣置于分离的胸前腔隙，若放置假体，则在此时分离胸大肌与胸小肌间隙	递阑尾拉钩牵拉皮瓣。待假体拆上台后，根据医嘱冲配抗生素，通常是 1.5g 的头孢呋辛酯（西力欣）+80mg 的克林霉素冲配于 250ml 的生理盐水中。将假体浸入冲配好的抗生素溶液中，需要使用时再拿出假体（若无假体，则忽略此步骤）
皮瓣去表皮，皮瓣塑形	1. 将患者置于半坐卧位，递剪皮剪刀或标本剪，递手术洞巾给手术医生，使剪下的皮瓣放在手术洞巾上 2. 观察两侧的乳房对称与否，递 22 号刀片用于酌情修正皮瓣
固定皮瓣	递 3-0 VIRCL 根针缝合线固定或圆针 3-0 丝线固定

续表

简要手术步骤	配合要点
缝合肌皮瓣与前锯肌筋膜	递 3-0 VIRCL8 根针缝合线固定或圆针 3-0 丝线固定，防止背阔肌皮瓣回缩和限制乳房假体外移
放置引流管	引流管分别放置于腋窝与胸口处，用三角针 2-0 丝线固定引流管
切口关闭前清点物品	切口关闭前，洗手护士与巡回护士共同清点物品，包括器械、纱布、缝针等
缝合伤口	1. 用三角针 3-0 丝线或可吸收缝合线缝合皮下，用可吸收缝合线皮内缝合切口（需要用免缝胶布）或连续缝合切口 2. 准备覆盖伤口的纱布及纱布堆
切口关闭后清点物品	在切口缝合完毕后，洗手护士和巡回护士进行第 3 次物品清点，包括器械、纱布、缝针等
加压包扎伤口，固定患侧上肢，手术结束	1. 递负压吸引器接引流管抽出切口内残余液体后，递纱布、棉垫覆盖伤口，用腹带包扎 2. 准备 6 块棉垫，协助术者用胶布贴伤口及用腹带包扎；最后将搬运患者至运送床上
术毕处理	三方按照手术安全核查表上内容进行手术安全核查

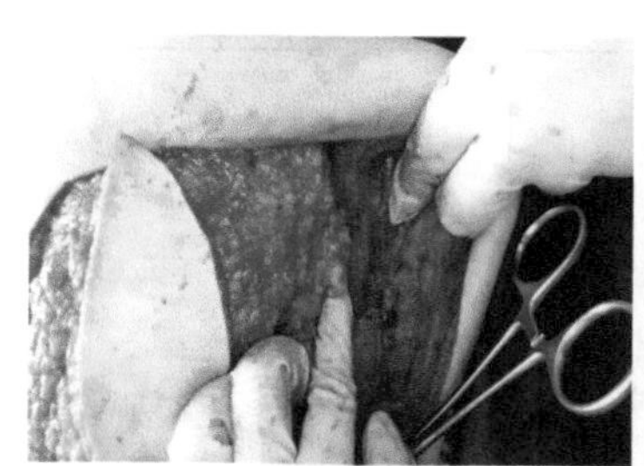

图 12-16　分离皮瓣与背阔肌筋膜

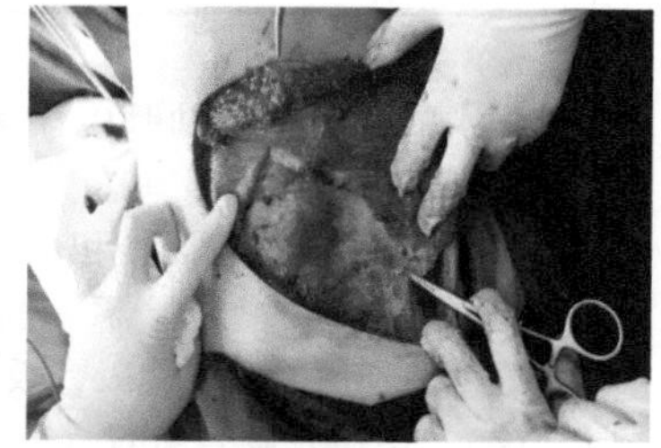

图 12-17　寻找胸背血管向前锯肌的分支

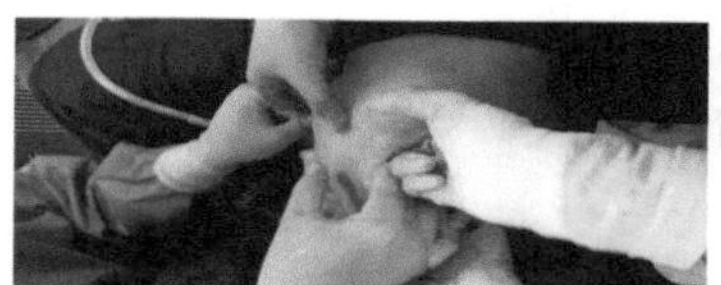

图 12-18　做皮下隧道

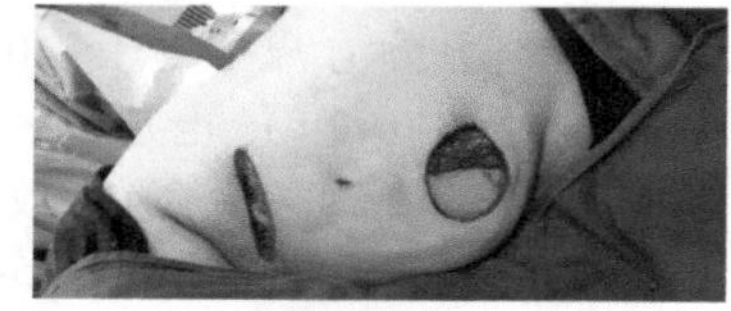

图 12-19　背阔肌皮瓣经皮下隧道转移到胸前

（三）腹壁下深血管穿支皮瓣乳房重建

1. 适应证

（1）患者心理上完全接受，并且腹部有充足组织可用作皮瓣。

（2）希望提高或保留腹肌功能者。

（3）希望重建皮瓣得到最大血供者。

（4）先前植入物重建手术失败者。

(5) 有较大组织需求的根治性乳房切除术后缺损者。

(6) 先前带蒂腹直肌手术造成血供分离者。

2. 麻醉方式　气管内插管全身麻醉。

3. 手术体位　术中需要变化体位。

(1) 手术开始前，首先将患者置于仰卧位，双上肢小于90°外展，置于托手板上；仰卧位是为了完成乳房切除、腋窝手术，床左右两边各放一块低位托手板，双手外展小于90°，足跟部予以凝胶垫保护。

(2) 半坐卧位：待血管吻合结束后患者取半坐卧位。半坐卧位时，受力点集中于骶尾部和足跟部，所以要注意凝胶足跟垫有没有移位。

(3) 患者以半坐卧位姿势直接过床至病房推床，待血管吻合结束，乳房塑形开始到手术结束，将患者抬至病床，始终是半坐卧位，是为了防止腹部张力太大，伤口裂开，应注意手术结束前30min通知病房将病房推床推至手术室；巡回护士将病床头板抬高30°～45°，腿板抬高15°～30°；手术结束协同医生一起将患者抬至病床，并将气圈放于患者的骶尾部，防止压疮发生。

4. 手术步骤　详见表12-6。

表12-6　腹壁下深血管穿支皮瓣乳房重建

简要手术步骤	配合要点	图示
用物准备	1. 手术敷料：一次性胸包、中单、手术洞巾、纱布敷料包 2. 手术器械：乳房器械包、显微外科器械（显微镊、血管扩张器、显微持针器、直显微剪、弯显微剪、吸针板、血管夹、脉夹）、微血管吻合装置（弯头显微镊、吻合器、血管量尺）（图12-20～图12-22） 3. 杂项物品：体位用物（托手板、约束带）、组合针、刀片（22号、10号、15号）、丝线（3-0、2-0）、电刀刀头、电刀清洁片、吸引管、吸引器头、可吸收缝合线（3-0、4-0、5-0）、血管缝线（4-0、5-0、8-0、9-0）、引流管、免缝胶带、棉垫 4. 设备：电刀主机2台，显微镜、称及称量碗	图12-20　乳腺特殊器械 图12-21　乳腺显微器械 图12-22　乳腺显微器械（脉夹）

续表

简要手术步骤	配合要点	图示
麻醉实施前安全核查	三方在麻醉实施前共同按照手术安全核查表上内容逐项进行核查	
整理无菌器械台	无菌器械台：物品放置统一布局，建立“瘤区”和“非瘤区”	
手术开始前清点物品	洗手护士与巡回护士共同清点物品，包括器械、纱布、缝针等	
消毒铺巾	1. 递 3 把海绵钳夹持 8 块小纱布。消毒范围：上至锁骨连线，下至大腿上 1/3，包括会阴部，两侧至腋后线，包括患侧手肘下 10cm 2. 两侧腋后线各铺置 2 块中单，患侧包手至肘上 10cm 处。递手术洞巾，手术洞巾范围为上平锁骨、下平耻骨联合、两侧至腋前线，头端两层中单撑起，铺大单后双侧搭桥（图 12-23）	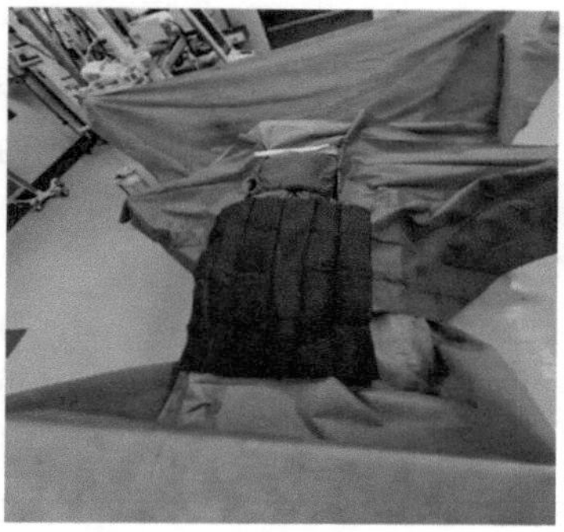 图 12-23　**消毒铺巾**
手术开始前安全核查	三方在手术开始前共同按照手术安全核查表上内容逐项进行核查	
行乳房切除术	步骤同前	
受区血管准备	1. 更换口腔吸引器头。递乳突牵开器显露胸廓，递剥离子、咬骨钳分离切开第 2 肋或第 3 肋，递无损伤整形镊分离胸廓内动静脉，若胸廓内静脉条件不佳，也可以选择肩胛下血管。受区血管准备完后使用湿敷料覆盖伤口 2. 巡回护士将一支肝素钠（12 400U）稀释至 500ml 生理盐水中使用输液皮条连接流量调节阀并装入加压袋中以备冲洗血管用（图 12-24）	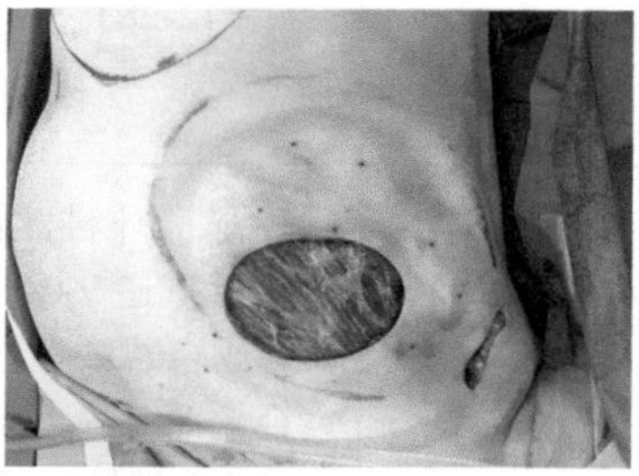 图 12-24　**受区血管准备**
分离腹部皮瓣	使用亚甲蓝设计切口，递 22 号刀片划皮，用 2 块中纱布止血，助手使用纱布牵拉皮瓣，用小弯钳止血，遇血管，递钛夹夹闭（图 12-25）	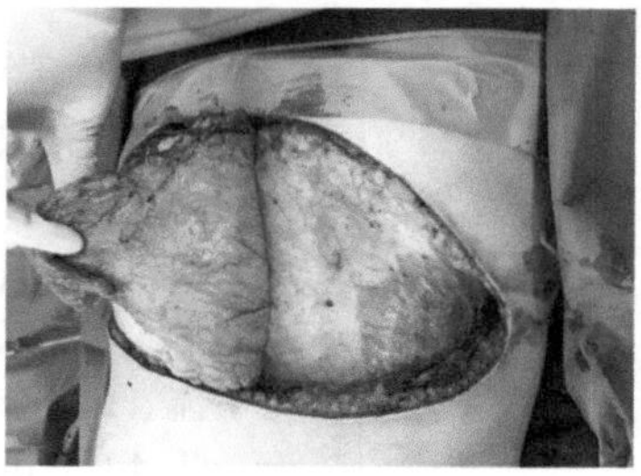 图 12-25　**分离腹部皮瓣**

续表

简要手术步骤	配合要点	图示
游离脐孔	递15号刀片切开脐周皮肤，递整形镊牵拉脐孔皮瓣，使用精细组织剪剪开脐孔周围组织，如遇出血，使用电刀止血（图12-26）	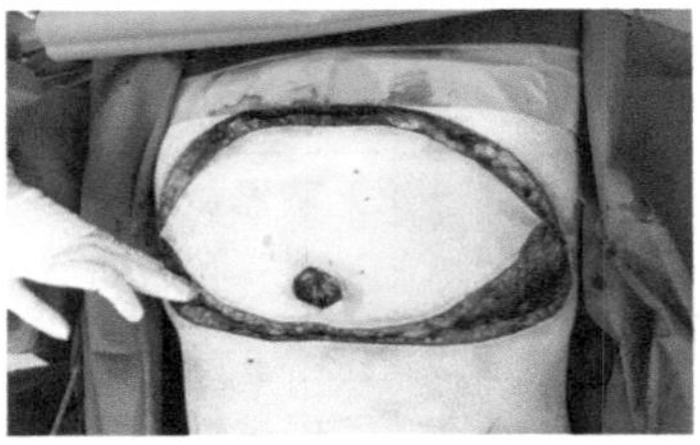 图12-26 游离脐孔
分离腹部皮瓣穿支	1. 递无损伤镊使术者沿着腹外肌腱膜和前鞘表面由外向内分离皮瓣。递乳突牵开器分离腹壁下浅血管备用 2. 选定优势穿支后使用双极电凝分离穿支至其腹壁下深血管的起始处，待受区血管准备完毕后递钛夹夹闭并离断，形成腹壁下深血管穿支皮瓣（图12-27）	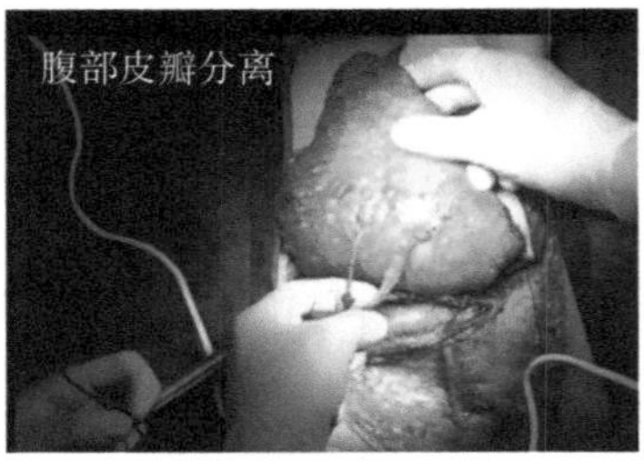 腹部皮瓣分离 图12-27 分离腹部皮瓣穿支
称量皮瓣	待皮瓣取下后，使用量尺协助医生测量皮瓣的宽度、厚度等。使用透明敷料铺设秤的无菌平面后称量皮瓣重量，此时，应注意保护皮瓣以防止掉落并要保持皮瓣湿润（图12-28）	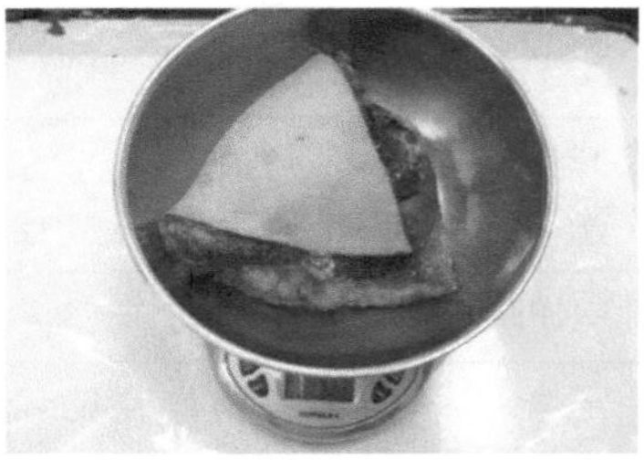 图12-28 称量皮瓣
血管吻合	使用显微外科器械，夹闭受区血管的远心端后，递9-0 Prolene缝合线或者递微血管吻合装置吻合静脉，动脉仍然为手工缝合，此时洗手应注意9-0缝针，将使用完毕后的缝针置于吸针板上并远离操作范围，防止掉落（图12-29）	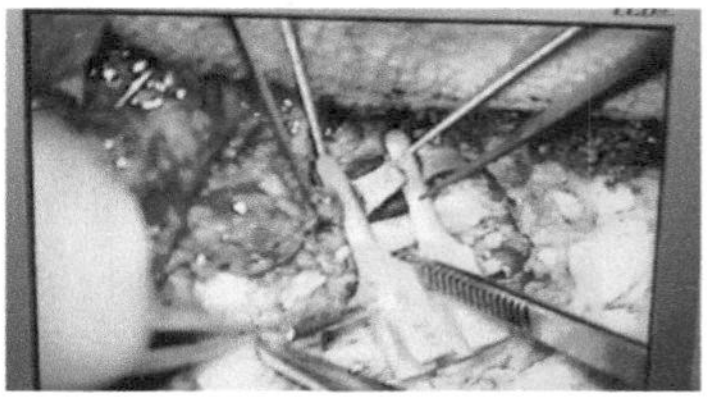 图12-29 血管吻合
皮瓣塑形	术者酌情切除部分皮瓣，递标本剪与有齿镊将保留皮瓣去表皮后，巡回护士改患者体位为半坐位，术者将皮瓣置入胸部皮瓣内，使用4-0薇乔线进行皮瓣内固定，与巡回护士进行关前清点物品。胸部放置2根引流管。皮下使用4-0可吸收缝合线缝合，用4-0 Prolene缝合线间断缝皮（图12-30）	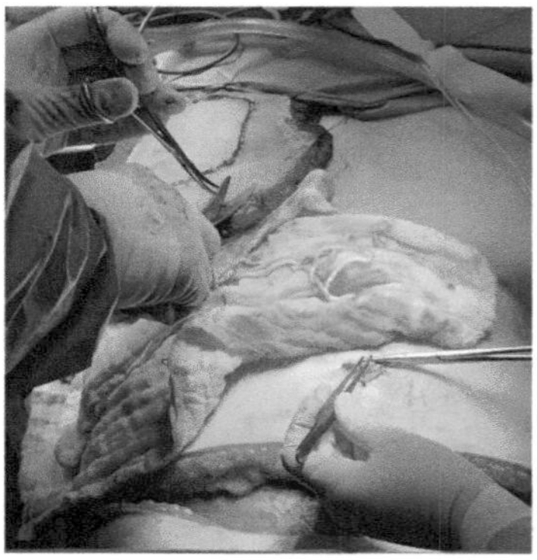 图12-30 皮瓣塑形、脐孔再造

续表

简要手术步骤	配合要点	图示
脐孔再造	使用电刀潜行分离上腹部皮瓣至肋弓处，用 15 号刀片在适当的位置切开皮肤及皮下组织，形成新的脐周皮肤，使用 4-0 缝合线皮下缝合，用 4-0 Prolene 缝合线间断缝皮	
放置引流管	引流管分别放置于腋窝与胸口处，用三角针 2-0 丝线固定引流管	
切口关闭前清点物品	切口关闭前，洗手护士与巡回共同清点物品，包括器械、纱布、缝针等	
缝合腹部创口	创面充分止血后，在阴阜两侧各放置 2 根引流管，使用 3-0 薇乔线缝合浅层筋膜，缝合完成后与巡回护士再次清点物品无误后应用 4-0 缝合线进行皮下缝合，用 5-0 可吸收缝合线进行皮内缝合，使用免缝胶布粘贴	
切口关闭后清点物品	在切口缝合完毕后，洗手护士和巡回护士进行第 3 次物品清点，包括器械、纱布、缝针等	
术后安置患者	1. 用湿盐水纱布擦净患者身上的血迹等，覆盖敷料，胸部使用纱布敷料，腹部使用敷料贴覆盖伤口 2. 巡回护士粘贴引流管标注。检查患者皮肤情况，确认无压疮和烫伤。并用腹带加压包扎，注意不要使胸部受压。在与麻醉医生、外科医生、工勤人员一致配合下将患者移至病床（图 12-31）	 图 12-31　安置患者
术毕处理	三方按照手术安全核查表上内容进行手术安全核查	

（四）注意事项

1. 仰卧位时患侧上肢外展 90°，不能外展过度，以免臂丛神经受损；侧卧位时骨隆突处要予以软垫保护，上肢不能外展大于 90°，以防损伤臂丛神经。

2. 手术中注意无瘤原则，重建手术时，肿瘤切除用过的器械要全部换下，不再使用，重建使用未使用过的器械以防止肿瘤细胞种植。

3. 涉及游离皮瓣乳房重建手术，因为手术较为复杂，耗时较长，手术室护士应认真评估患者皮肤状况，并采取有效预防措施，以防止压力性损伤发生。

4. 应注意保护显微外科的精密器械仪器，防止发生损伤，并及时用生理盐水湿纱布擦拭用过的器械。

（顾玮瑾）

第13章 妇科肿瘤外科专科护理技术

第一节　卵巢肿瘤手术

一、解剖学基础

（一）卵巢的形态

卵巢是一对扁椭圆形腺体，产生卵子和激素。育龄期妇女卵巢约为4cm × 3cm × 1cm，重5 ～ 6g，呈灰白色。

（二）卵巢的位置

卵巢位于子宫两侧的盆腔中，卵巢的位置主要通过骨盆漏斗韧带连接卵巢外侧与盆腔壁； 子宫卵巢韧带连接卵巢内侧与子宫；卵巢系膜连接卵巢与阔韧带。其中骨盆漏斗韧带内有卵巢动静脉。卵巢动脉是腹主动脉分支，沿着骨盆漏斗韧带走行，并与子宫动脉卵巢分支吻合。左卵巢静脉汇入左肾静脉，右卵巢静脉汇入下腔静脉。

（三）卵巢的结构

卵巢的表面为立方柱状上皮，下层为皮质和髓质，髓质在内，皮质在外。髓质在卵巢的中心部分，内无卵泡，其中有许多血管、神经、淋巴管和疏松结缔组织。卵巢髓质中丰富的淋巴管网，从系膜侧穿过卵巢门，最终引流至腹主动脉旁淋巴结。皮质由致密的结缔组织、破裂后的卵泡、黄体、白体及各级卵泡构成。为了有利于成熟卵子排出，卵巢不同于其他生殖器官，表面无腹膜覆盖，这也导致了卵巢恶性肿瘤细胞易于播散。

（四）卵巢的血管、神经、淋巴系统

从腹主动脉前壁分出卵巢动脉，跨过下段髂总动脉和输尿管，穿过骨盆漏斗韧带，向内横行通过卵巢系膜至卵巢门。其末梢在宫角附近与上行子宫动脉的卵巢支吻合。卵巢静脉与卵巢淋巴管走行一致，回流到腹主动脉旁淋巴结、腔静脉淋巴结和肾脏淋巴结。卵巢神经丛通过卵巢门进入卵巢，在阔韧带内形成许多小支，分布于输卵管。

卵巢癌最常见和最早的播散途径是种植转移，也可以通过淋巴途径远处转移。一旦卵巢癌细胞侵蚀到卵巢表面，它便会脱落在盆腹腔内，并种植转移，产生腹膜刺激征，同时会在腹膜及盆腹腔的器官表面快速生长。在卵巢外部，卵巢癌细胞最好生长于膀胱子宫陷凹、直肠子宫陷凹、横膈表面（特别是右侧横膈）及大网膜。另外，卵巢癌细胞还容易种植于大肠、小肠及其肠系膜表面和脾脏、肝脏、胃表面。

约只有 1/4 的卵巢癌局限于卵巢内部。对于儿童、青少年及育龄期女性，且恶性肿瘤局限于单侧卵巢内部，可以实施“保守分期手术”，包括单侧附件切除、盆腔冲洗、腹膜活检、大网膜切除和淋巴结切除术。大部分患者在出现症状或无明显症状首次就诊时，就已经是Ⅲ期或Ⅳ期，癌细胞已扩散至盆腹腔内。但是当患者处于卵巢癌晚期时，还是要实施恶性肿瘤细胞减灭术，切除全子宫、双侧附件、大网膜、淋巴结和其他肿瘤侵蚀组织等。卵巢癌手术因期别不同及患者的状况不同手术的方式和范围差异较大。

本节重点描述较为常见的经腹卵巢癌全面分期手术配合。

二、手术配合要点

（一）经腹卵巢癌全面分期手术

1. 适应证

（1）卵巢上皮癌患者。

（2）不需要保留生育功能的晚期卵巢恶性生殖细胞肿瘤患者。

（3）Ⅰ～Ⅳ期卵巢交界性或低度恶性潜在上皮性肿瘤患者。

（4）ⅠC～Ⅳ期卵巢低度恶性或潜在恶性性索间质肿瘤患者。

2. 麻醉方式　气管内插管全身麻醉。

3. 手术体位　仰卧位。于非建立液体通路的上肢，绑好测血压袖带，用中单包裹好，固定于身侧；建立液体通路的上肢，放于托手板上，使其处于功能位。

4. 手术步骤　详见表 13-1。

表 13-1　经腹卵巢癌全面分期手术

简要手术步骤	配合要点	图示
用物准备	1. 手术敷料：剖腹包、手术衣、剖腹单 2. 手术器械：开腹子宫手术器械、广泛子宫手术器械 3. 杂项物品：电刀笔、套针、手术刀片、无菌手术膜、丝线、一次性切口保护套、止血材料、可吸收缝合线、硅酮泡沫敷贴、记号笔等 4. 设备：盆底工作站、电刀、超声刀、百克钳、氩气电刀等	
患者准备	1. 视患者情况，术前建立 1～2 条静脉输液通路，对于做过乳腺癌手术的患者，要避开患侧上肢 2. 做好术中压力性损伤评估及预防，骶尾部粘贴硅酮泡沫敷贴 3. 妥善粘贴电外科设备负极板 4. 术前 30min 输注抗生素 5. 术前置留置导尿管	
麻醉实施前安全核查	具有执业资质的手术护士、麻醉医生和手术医生三方（以下简称三方）在麻醉实施前共同按照手术安全核查表上内容逐项进行核查	

续表

简要手术步骤	配合要点	图示
手术开始前清点物品	手术开始前，洗手护士和巡回护士共同按照手术物品清点原则进行清点	
整理无菌器械台	1. 无菌器械台：统一布局，建立“瘤区”和“非瘤区”（图 13-1） 2. 瘤区铺上无纺布，准备好隔离盆和标本袋，用于放置直接接触肿瘤的手术器械和手术标本	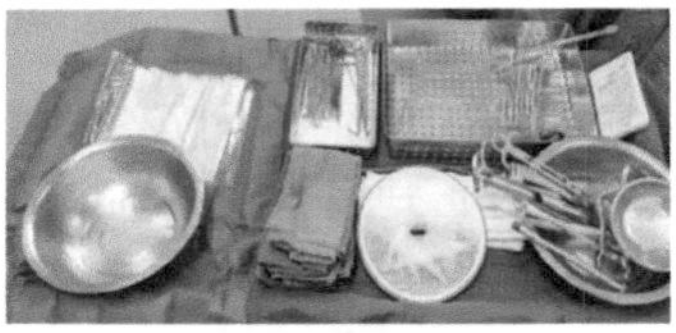 图 13-1　无菌器械台摆台（蓝色区域为瘤区）
消毒铺巾	1. 消毒范围：上至剑突下（若涉及上腹部手术，切口可延至双乳头连线以上），下至两大腿上1/3、外阴部，两侧至腋中线 2. 消毒后粘贴手术薄膜，铺巾	
手术开始前安全核查	1. 三方在手术开始前共同按照手术安全核查表上内容逐项进行核查 2. 手术物品准备情况的核查由手术室护士执行，并在三方核查过程中进行陈述	
开腹	1. 手术切口：腹部正中纵切口。切口通常自脐下向下至耻骨联合上缘，便于术中做全面的盆腹腔探查，根据探查情况切口可绕脐延至剑突水平 2. 切开皮肤、皮下组织：备弯盘递 20 号刀切开皮肤后放入弯盘，更换 20 号刀切开皮下组织，备组织镊、甲状腺拉钩、纱布、组织剪，逐层切开，用 3-0 丝线结扎或电凝止血，递皮肤拉钩牵开手术野（图 13-2） 3. 分离两侧腹直肌，显露腹直肌后鞘及腹膜，递手术刀切开，弯钳分离并钳夹出血点，弯钳带 3-0 丝线结扎或电刀止血，进入腹腔（图 13-3）	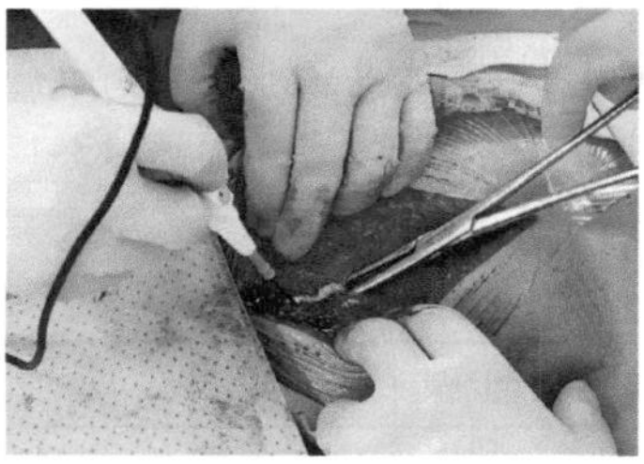 图 13-2　切开皮肤、皮下组织 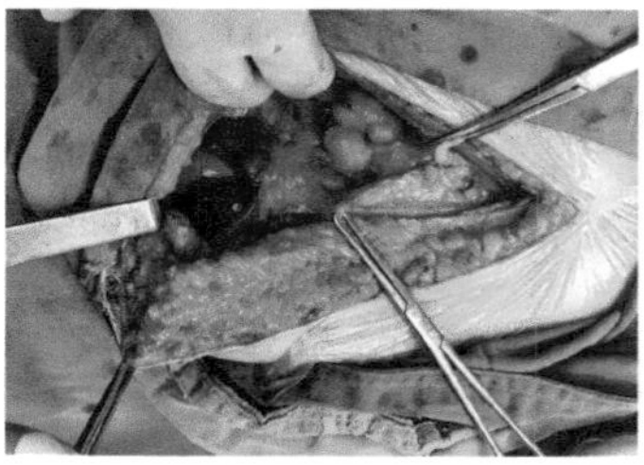 图 13-3　进入腹腔
取腹水或腹腔冲洗液	当盆腹腔内有腹水时，直接取腹水；未有明显腹水时，用 37℃生理盐水冲洗腹腔，要充分冲洗到横膈表面、结肠侧沟及盆腔。递金属碗、鼠齿钳、小量杯取腹腔冲洗液送细胞学检查（图 13-4）	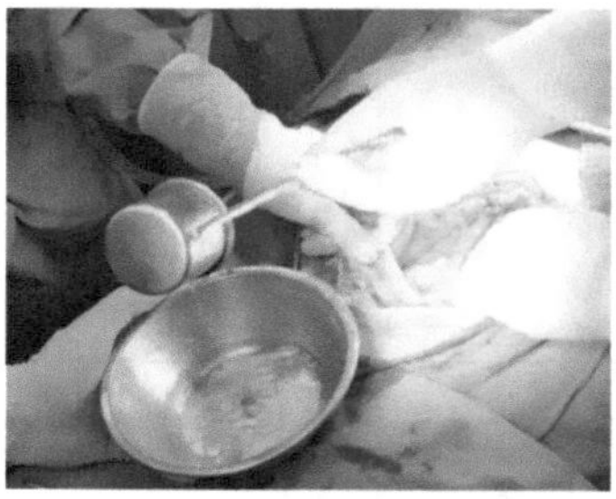 图 13-4　留取腹腔冲洗液

续表

简要手术步骤	配合要点	图示
探查腹腔	全面探查所有腹膜表面，探查病变部位、范围及子宫、卵巢、大网膜、肠管粘连等情况	
安放切口保护套	根据切口大小选择并安放适合的切口保护套（图 13-5）	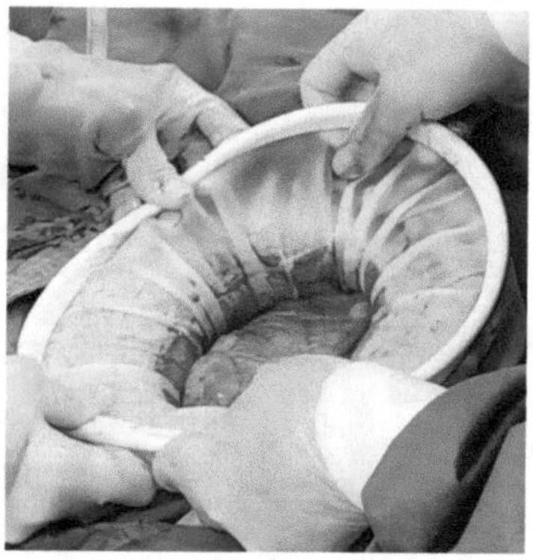 图 13-5　安放切口保护套
切除卵巢肿物	对于术中步骤，有个体化差异。有些情况下会先切除大网膜，再切除子宫，清扫淋巴组织；对于较大肿物，也可选择先切除卵巢肿物，将卵巢肿物从切口取出，在瘤体周围以湿纱布保护，减少瘤体破裂带来的种植转移；递固定牵开器显露肿物根部，递弯钳钳夹，递百克钳、超声刀切除肿物，器械护士使用标本袋无接触式装卵巢输卵管组织（图 13-6），并将标本放于瘤区（图 13-7）；送术中冷冻切片明确肿物性质	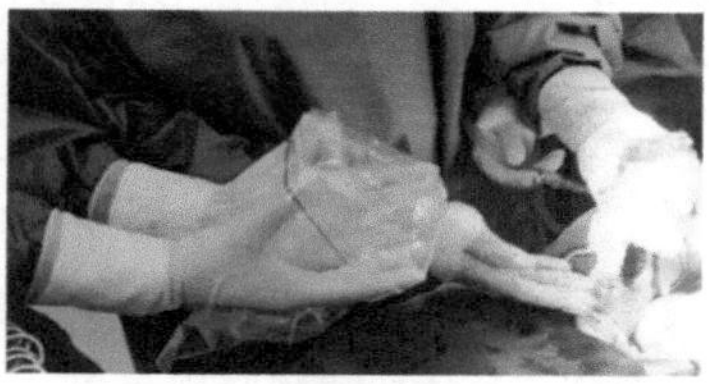 图 13-6　标本袋无接触式装标本 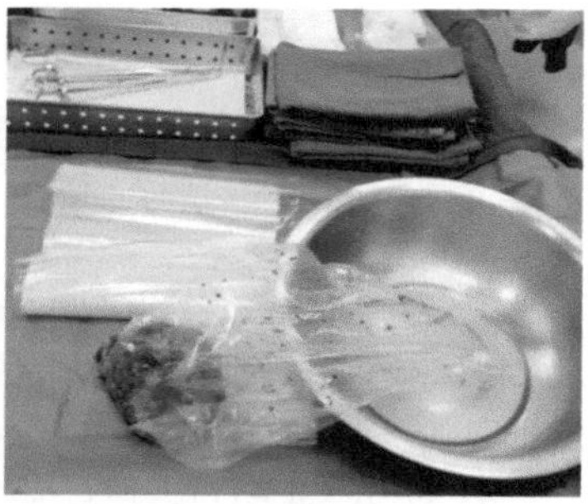 图 13-7　标本袋放置于瘤区
排垫肠管	递分离剪分离组织间的粘连，递长平镊及温热盐水长纱条和（或）大方纱布，排垫肠管，充分显露盆腔手术视野	
切断圆韧带打开盆腔腹膜	1. 递 2 把弯钳钳夹子宫两侧的圆韧带，递超声刀、百克钳离断圆韧带，用 1-0 丝线缝扎，用蚊氏直脉镊行牵拉（图 13-8）	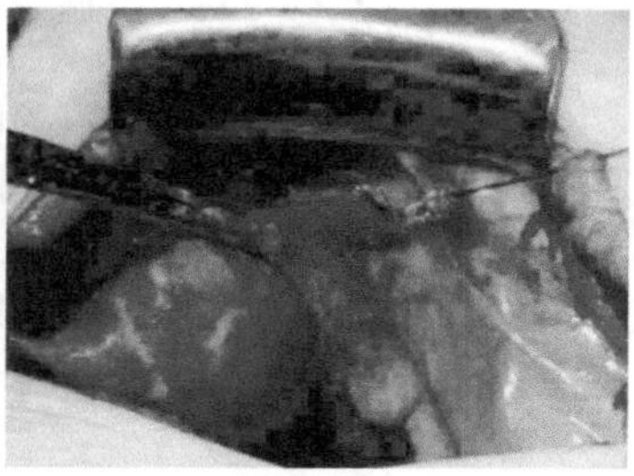 图 13-8　切断圆韧带

续表

简要手术步骤	配合要点	图示
	2. 递弯钳分离出盆腔腹膜，递电刀切开腹膜，显露骨盆漏斗韧带（图 13-9）	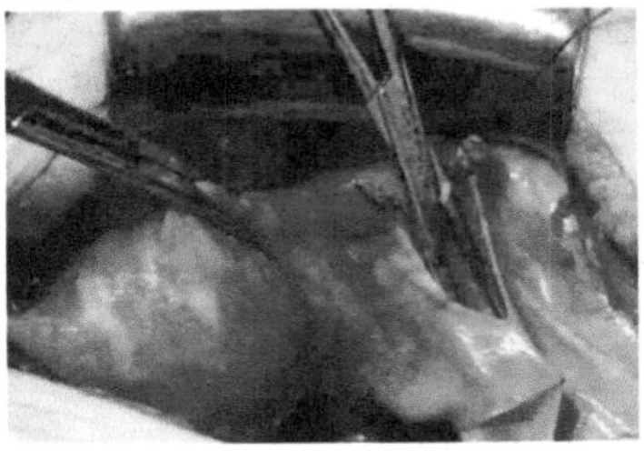 图 13-9 **打开盆腔腹膜**
切断骨盆漏斗韧带	递弯钳钳夹骨盆漏斗韧带，递电刀切断，递 1-0 丝线结扎远端，递 11×17 号圆针 0 号丝线缝扎骨盆漏斗韧带的近端	
切除卵巢输卵管	递分离剪打开骨盆漏斗韧带表面腹膜至骨盆入口处，游离卵巢动静脉，递超声刀、百克钳高位结扎卵巢动静脉，切除卵巢输卵管	
下推膀胱	递长平镊、分离剪或超声刀打开阔韧带组织及膀胱腹膜反折，下推膀胱，显露子宫动静脉和部分宫颈（图 13-10）	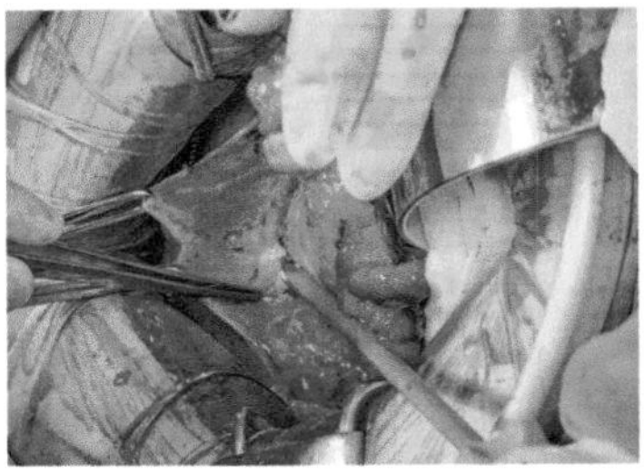 图 13-10 **下推膀胱**
切断子宫血管	递分离剪沿子宫两侧打开阔韧带后叶至子宫峡部或宫颈内口水平，分离宫旁疏松组织，递 3 把弯钳钳夹子宫动脉、静脉及周围组织（图 13-11）。递百克钳电凝、组织剪离断子宫血管，递持针器 11×17 圆针 0 号丝线缝扎 2 次	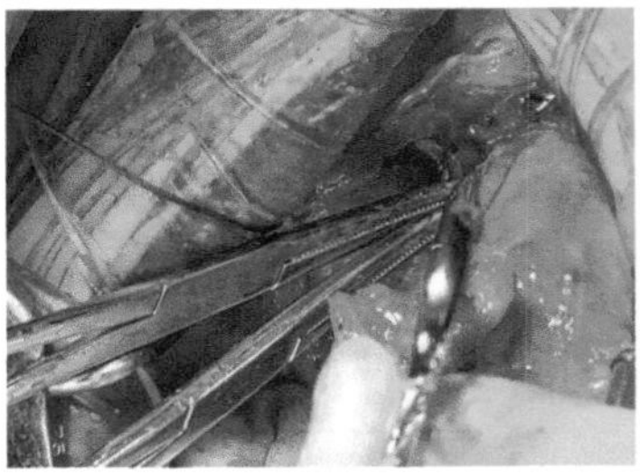 图 13-11 **弯钳钳夹子宫血管**
离断骶韧带切除子宫	1. 递弯钳钳夹骶韧带，递百克钳电凝，递超声刀离断 2. 递肾蒂钳在宫颈阴道连接处钳夹，递手术刀或高频电刀切开阴道穹，切除子宫；递弯钳钳夹碘伏阴道纱条塞入阴道，用阿里氏钳钳夹碘伏纱球消毒阴道，更换负压吸引头，用 1-0 可吸收线缝合阴道断端（图 13-12、图 13-13）	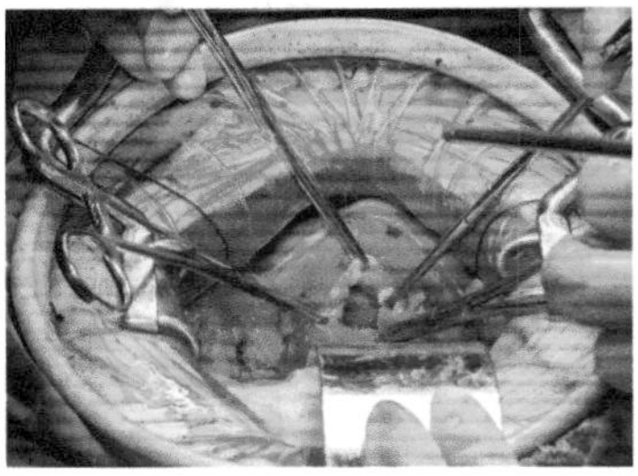 图 13-12 **填塞碘伏纱条**

续表

简要手术步骤	配合要点	图示
		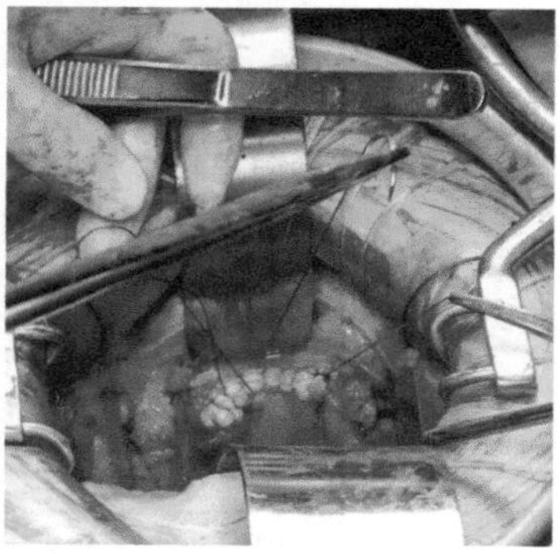 图 13-13　**缝合阴道断端**
清扫盆腔淋巴结	1. 递电刀或分离剪在髂外动脉上方打开盆腔腹膜，显露盆腔侧壁和髂血管；递 7×17 圆针 3-0 丝线缝合盆腔腹膜，递直蚊氏直脉镊行牵引；递扁桃镊钳夹出血点，递弯钳带 3-0 丝线结扎 2. 递血管拉钩牵拉输尿管；用超声刀清扫髂总淋巴结、髂内外淋巴结、股深淋巴结、闭孔淋巴结（图 13-14、图 13-15）	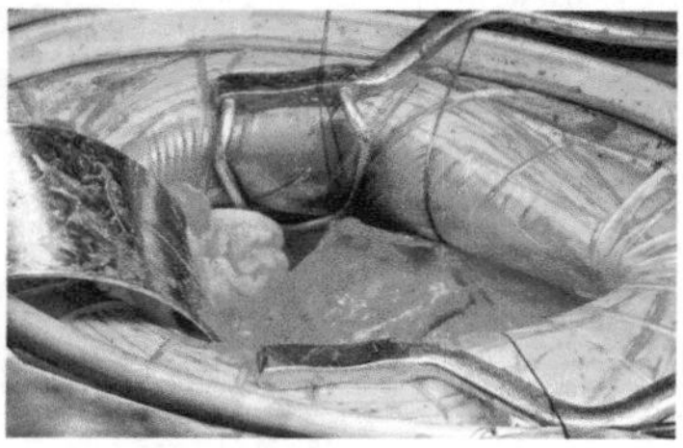 图 13-14　**打开盆腔腹膜** 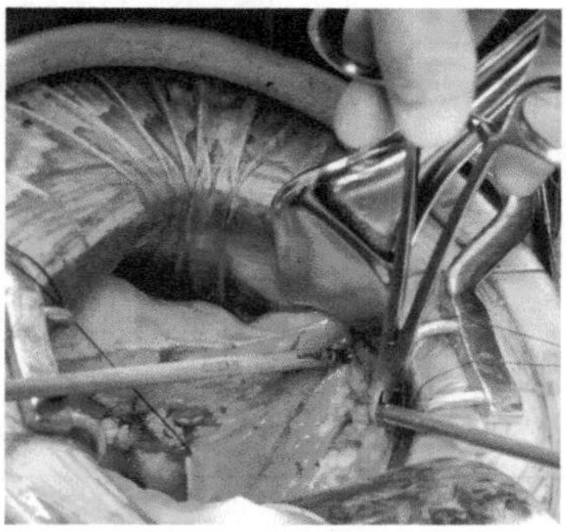 图 13-15　**清扫盆腔淋巴结**
腹主动脉旁淋巴结切除或取样	递分离剪、直角钳分离侧腹膜与疏松组织，递扁桃镊钳夹血管或淋巴管，用 3-0 丝线结扎。右侧腹主动脉旁淋巴结要达到肾静脉水平；左侧腹主动脉旁淋巴结位于腹主动脉左侧与肠系膜下动脉之间	
切除大网膜	递扁桃镊、直角钳、超声刀从胃大弯和横结肠 1cm 分离切断网膜，弯钳带 3-0 丝线结扎或 7×17 圆针 2-0 丝线缝扎	

续表

简要手术步骤	配合要点	图示
切除阑尾	递阿里氏钳提拉阑尾回盲部，递超声刀断开系膜，用1-0丝线结扎阑尾，切除阑尾，递碘伏纱球消毒残端，用3-0丝线荷包缝合（图13-16）	图13-16 切除阑尾
冲洗体腔，放置止血材料，放置引流管及腹腔热灌注管	1. 用温生理盐水或加入了抗癌药的液体(遵医嘱)或生理盐水、灭菌注射用水冲洗体腔，保留3～5min后再吸出，反复进行2～3次冲洗，使冲洗液可以灌满各间隙，最后吸尽腔内液体。更换干净的纱布，加盖治疗巾 2. 检查创面，止血，根据需要使用止血材料、防粘连膜，用3-0丝线关闭盆腹膜 3. 放置引流管及腹腔热灌注管（图13-17）	图13-17 放置引流管及腹腔热灌注管
清点手术物品，关闭体腔	1. 关闭体腔前、关闭体腔后、缝合皮肤后按照手术物品清点原则进行清点 2. 每一次清点无误后，才可关闭体腔	
取出阴道纱条	取出阴道纱条，用碘伏纱球消毒阴道，检查阴道有无出血情况	
术毕处理	1. 完成各项护理文书检查、签字 2. 三方在患者离开手术室前共同按照手术安全核查表上内容逐项进行核查 3. 做好患者约束固定及保暖，协助麻醉医生进行腹横筋膜平面阻滞，减少患者术后的疼痛	

（二）注意事项

1. 术前充分评估，与医生做好沟通，用物准备充分，根据手术方式提前准备好静脉输液通路。避免术中出血较多时，建立静脉输液通路困难。

2. 注意无瘤技术，预留好关腹的手术器械。器械护士无接触式接手术台上的标本组织。

3. 卵巢癌手术中做恶性肿瘤细胞减灭术时，标本来源的部位多、数量多，器械护士提前备好无菌笔，做好标记。

4. 术中巡回护士及时关注患者的出血量，做好出血量的评估，观察尿色、尿量。

5. 提醒医生术毕取出阴道纱条，并观察阴道出血情况。

6. 引流管及腹腔热灌注管做好标记，做好交接。

（廖　芯）

第二节　子宫内膜癌手术

一、解剖学基础

（一）子宫的形态

子宫呈倒置的梨状，前面扁平，后面稍凸出，分为底部、体部、峡部和宫颈部，是产生月经和孕育胎儿的空腔器官。成年女性子宫长 7 ～ 8cm，宽 4 ～ 5cm，厚 2 ～ 3cm，子宫腔长 6 ～ 7cm，宫腔容积约为 5ml。

（二）子宫的位置

子宫位于骨盆中央。子宫共有 4 对韧带。圆韧带从子宫底部延伸，从腹股沟深环穿过至同侧大阴唇；阔韧带，由覆盖子宫前壁和后壁的腹膜从子宫两侧缘延伸至盆壁，阔韧带中包含丰富的神经、血管、淋巴管及大量疏松结缔组织，阔韧带分为前后两叶，内 2/3 阔韧带包绕输卵管，外 1/3 阔韧带包绕卵巢动脉及静脉，形成骨盆漏斗韧带，卵巢内侧与宫角之间增厚的阔韧带又称卵巢固有韧带；主韧带由坚韧的平滑肌和结缔组织纤维束组成，横行于宫颈两侧和骨盆侧壁之间，位于阔韧带下部；宫骶韧带内含平滑肌、结缔组织和支配膀胱的神经，从宫体和宫颈交界的后方绕过直肠到第 2、3 骶椎处。

（三）子宫的结构

1. 子宫底　即子宫上部顶端钝圆的游离部。

2. 子宫体　即子宫底与子宫峡部之间的子宫大部分组织，内腔呈上宽下窄的三角形状，宫壁厚 0.8 ～ 2cm，内膜厚 1 ～ 8mm，子宫腔长 3 ～ 4cm。子宫体由多层肌纤维组织构成，子宫壁的内层为黏膜层，它既有柱状上皮形成的腺体，又有特殊的基质，子宫内膜随卵巢激素改变呈周期性变化。子宫壁的中层为子宫肌层，是子宫壁最后的一层，由平滑肌束及弹性纤维组成。子宫外层为浆膜层覆盖于宫底及子宫前后面，紧贴肌层。

3. 子宫峡部　是宫体与宫颈之间的狭窄部，非妊娠期长约 1cm，子宫峡部的上端因解剖上较狭窄，称为解剖学内口，又称子宫内口，下端狭窄部称峡部外口，该处由子宫腔内膜转变为子宫颈管内膜，故又称组织学内口。即峡部的内膜系子宫内膜，其下才是子宫颈管内膜。

（四）子宫的血管、神经和淋巴系统

子宫的血液供应主要来自子宫动脉，子宫静脉与动脉伴行，并交织成静脉丛。子宫动脉是髂内动脉前干分支，在腹膜后沿着盆腔侧壁向下，经阔韧带基底部、宫旁组织达子宫外侧，在距离宫颈内口水平约 2cm 处跨过输尿管到达子宫侧缘，在子宫颈阴道上部分为上、下两支：上支较粗，沿子宫上缘迂曲上行，称为子宫体支。其在子宫角处又分为卵巢支（与卵巢动脉末梢吻合）、输卵管支（分布于输卵管）和子宫底支（分布在子宫底部）。下支较细，分布于子宫颈及阴道上段，称子宫颈阴道支。

来源于腹主动脉前神经丛的交感神经纤维进入盆腔后分为卵巢神经丛和骶前神经丛（主要分布于子宫体、宫颈和膀胱上部）。

子宫体和子宫底的淋巴由子宫旁淋巴管回流至位于闭孔内肌筋膜处的淋巴结及髂内淋

巴结。

子宫内膜癌是女性常见恶性肿瘤，绝大多数子宫内膜癌在诊断时为早期，主要症状以阴道出血为主，如果患者没有手术禁忌和保留生育功能需求，通常Ⅰ期子宫内膜癌患者可以通过腹腔镜全子宫切除术、双侧卵巢输卵管切除术、盆腔和腹主动脉旁淋巴结切除进行治疗。晚期有子宫外转移病灶的患者可以做腹腔镜下改良广泛性子宫切除术。子宫内膜浆液性癌、透明细胞癌、癌肉瘤和未分化癌患者还需要切除大网膜。并且由于技术的进步、人们对生活质量要求的提高，近年来单孔腹腔镜下全子宫切除术也越来越受到广大医务工作者和患者的认可，为更好地术后恢复，前哨淋巴结活检结合病理学超分期运用也越来越广泛。年轻需要保留卵巢内分泌功能适应证的患者，可切除输卵管，保留卵巢，实施卵巢移位。

本节重点描述较为常见早期内膜癌的手术配合。

二、手术配合要点

（一）腹腔镜下筋膜外全子宫切除术 + 双附件切除术 + 盆腔和腹主动脉旁淋巴结切除术

1. 适应证　临床Ⅰ期子宫内膜癌，病灶局限于子宫。

2. 麻醉方式　气管内插管全身麻醉。

3. 手术体位　仰卧位或膀胱截石位，术中根据手术视野的显露情况调整为头低足高位。

4. 手术步骤　详见表 13-2。

表 13-2　腹腔镜全子宫切除术 + 双附件切除术 + 盆腔和腹主动脉旁淋巴结切除术

简要手术步骤	配合要点	图示
用物准备	1. 手术敷料：腹腔镜手术敷料包、手术衣、剖腹单 2. 手术器械：腹腔镜器械、能量器械、杯状举宫器 3. 杂项物品：手套、手术刀片、可吸收缝合线、一次性吸引管、腹腔镜套等，单孔腹腔镜手术准备穿刺置入式静脉输液港套件 4. 设备：腔镜设备、电刀、超声刀	
麻醉实施前安全核查	由具有执业资质的手术医生、麻醉医生和护士三方（以下简称三方）在麻醉实施前共同按照手术安全核查表上内容逐项进行核查	
手术开始前清点物品	手术开始前，洗手护士和巡回护士共同按照手术物品清点原则进行清点	
整理无菌器械台	1. 无菌器械台：统一布局，建立“瘤区”和“非瘤区”（图 13-18） 2. 准备好隔离区和标本盘，用于放置直接接触肿瘤的手术器械和手术标本	图 13-18　无菌器械台摆台

续表

简要手术步骤	配合要点	图示
消毒铺巾	消毒范围：上至剑突下，下至两大腿上 1/3、外阴部，两侧至腋中线	
手术开始前安全核查	1. 三方在手术开始前共同按照手术安全核查表上内容逐项进行核查 2. 手术物品准备情况的核查由手术室护士执行，并在三方核查过程中进行陈述	
连接设备及用物	连接并固定摄像头、导光束、冲洗管、排烟管、能量器械等	
注射吲哚菁绿，荧光显影，前哨淋巴结示踪	宫颈 3 点和 9 点位置注射吲哚菁绿注射液（造影剂），根据起效时间安排好注射时间，吲哚菁绿注射液一般在宫颈注射 3 ～ 5min 后，通过荧光摄像系统显影，术中观察并识别前哨淋巴结（图 13-19）	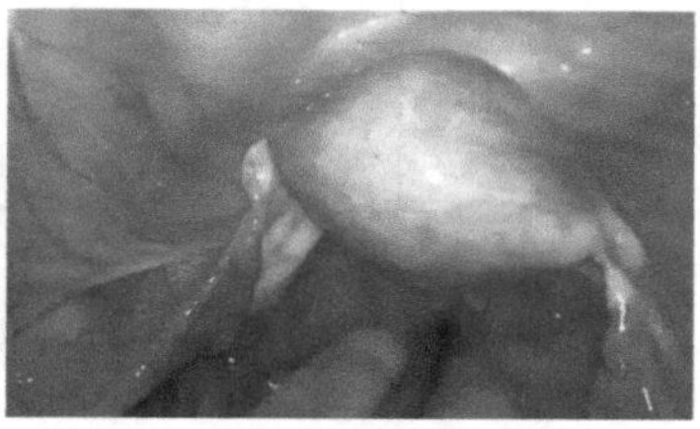 图 13-19　**识别前哨淋巴结**
安装杯状举宫器，置留置导尿管	备窥阴器、宫颈钳、宫腔探条、敷料钳，根据宫颈大小，安装适合的杯状举宫器；消毒尿道口，置留置导尿管	
选择“多孔腹腔镜”的方式，建立气腹，建立穿刺孔	1. 备手术刀、纱布和气腹针，沿脐窝上缘做 1cm 切口，将气腹针刺入腹腔，打开气腹机注入 CO_2 气体 3 ～ 5L，调节气腹压力至 12 ～ 14mmHg，流速 20L/min 2. 沿气腹针切口刺入 10mm 穿刺器，放入 30° 镜，在直视下于左下腹约麦氏点相应位置和腹直肌外侧缘低于脐水平 2 ～ 3cm 处建立 5mm 的操作孔，右下腹约麦氏点处建立 5mm 辅助操作孔（图 13-20） 3. 将穿刺套管固定，防止套管意外脱落和漏气，避免造成“烟囱”效应	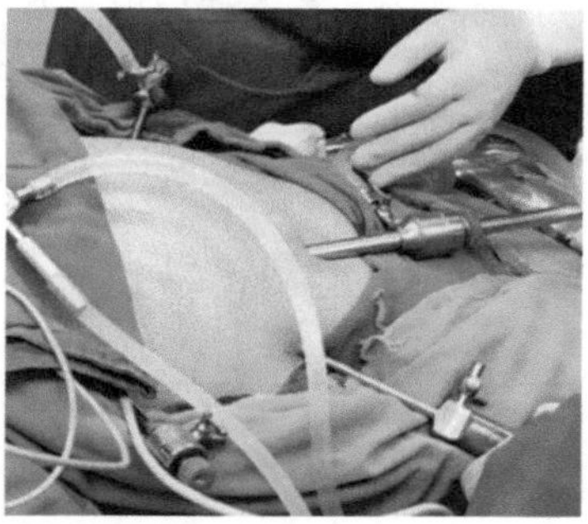 图 13-20　**建立穿刺孔**
选择“单孔腹腔镜”的方式置入静脉输液港	1. 递碘伏棉签仔细消毒脐部褶皱 2. 递弯盘、11 号尖刀，2 把阿里氏钳夹提起脐边缘 3 点和 9 点处组织，在脐底部中线做 1.5 ～ 2cm 弧形切口，甲状腺拉钩牵开皮肤，钳夹腹膜，延长筋膜切口，进入腹腔后，手指深入腹腔评估周围是否有粘连，置入单孔置入式静脉输液港，连接 CO_2 管道，建立气腹（图 13-21）	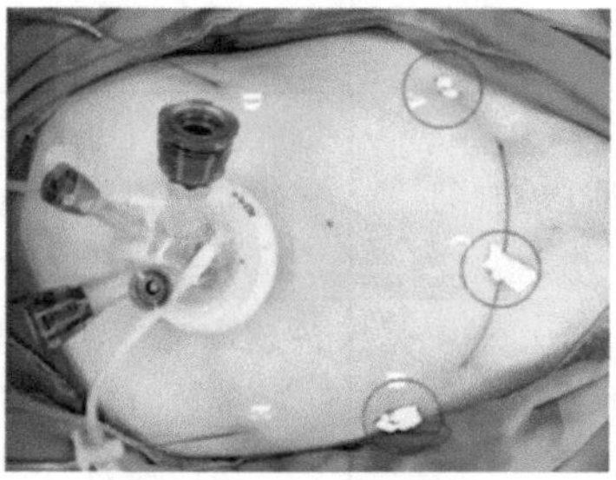 图 13-21　**单孔置入式静脉输液港入路**

续表

简要手术步骤	配合要点	图示
凝闭双侧输卵管峡部	实施无瘤措施，递百克钳闭合双侧输卵管峡部（图 13-22）	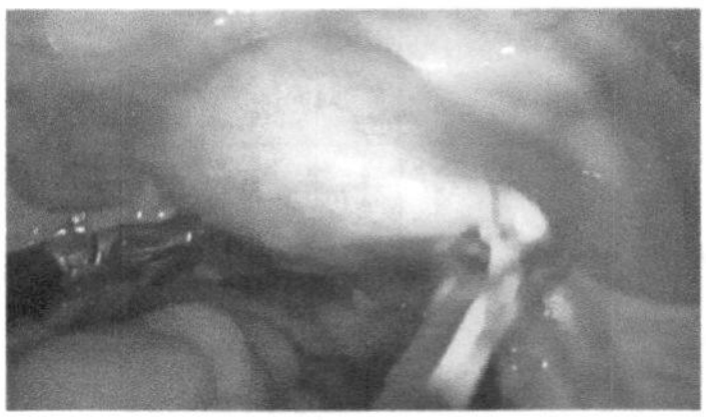 图 13-22　凝闭输卵管峡部
留取腹腔冲洗液	全面探查盆腹腔，留取腹腔冲洗液送细胞学检查	
离断圆韧带	递弯钳钳夹宫侧，递百克钳和超声刀在距离宫角约 2cm 处电凝，离断子宫圆韧	
打开阔韧带，离断骨盆漏斗韧带，切除附件	1. 递超声刀沿髂外动脉走行切开盆侧壁腹膜，打开同侧阔韧带前后叶至宫旁（图 13-23） 2. 显露同侧输尿管，递弯钳在骨盆漏斗韧带及输尿管上方腹膜分离打开窗口，递百克钳、超声刀充分凝闭骨盆漏斗韧带后切断（图 13-24）	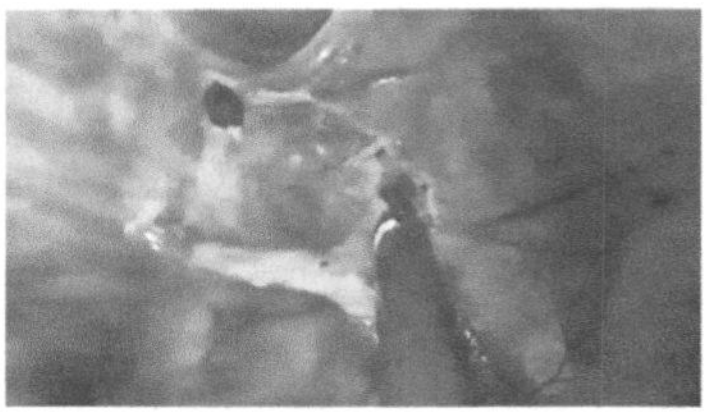 图 13-23　打开阔韧带 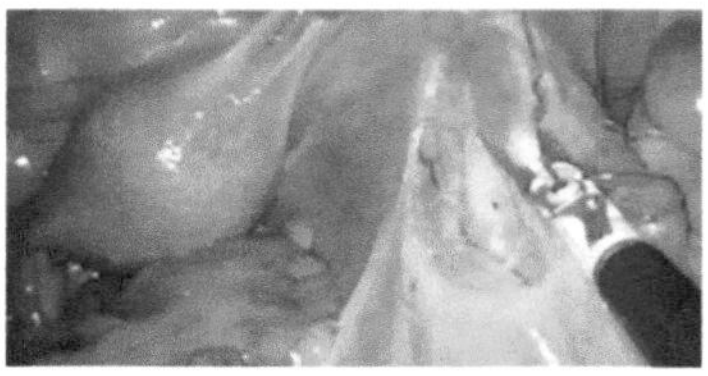 图 13-24　凝切骨盆漏斗韧带
下推膀胱	打开膀胱子宫反折处腹膜，下推膀胱远离子宫和宫颈；打开阔韧带后叶，下推输尿管（图 13-25）	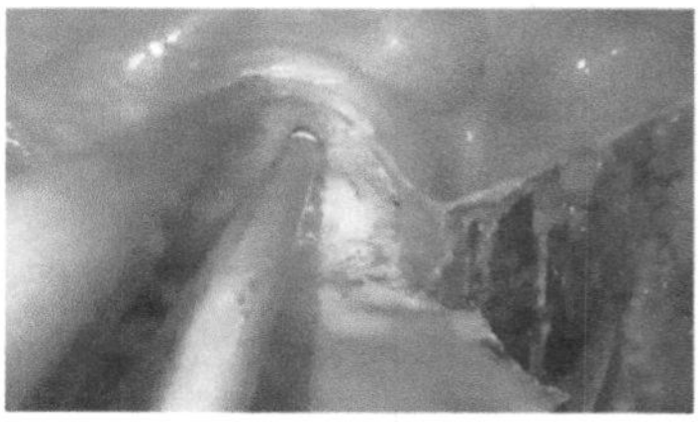 图 13-25　下推膀胱
处理子宫血管	备无损伤钳、超声刀、百克钳，将阔韧带后叶分离处继续下推，显露子宫动静脉，在子宫峡部水平凝闭子宫血管	
处理主骶韧带	备超声刀、百克钳，打开直肠侧窝，在起始部位游离并切断骶韧带；分离膀胱侧窝，在髂内血管与输尿管之间离断主韧带	
打开子宫直肠腹膜反折	备无损伤钳、超声刀，切开子宫直肠腹膜反折，从阴道后壁钝性分离直肠达宫颈下 2cm	

续表

简要手术步骤	配合要点	图示
凝切子宫主韧带和子宫骶韧带，切断宫旁组织	分离膀胱宫颈韧带，下推膀胱，扩张输尿管隧道，切开其后叶使膀胱、输尿管完全游离，显露宫旁组织。距子宫约 2cm 处电凝离断宫旁及阴道旁组织	
切开阴道壁，离断子宫	备超声刀、氩气电钩或 PK 电针，距子宫外口约 2cm 处环形切开阴道壁并环形切除子宫（图 13-26）	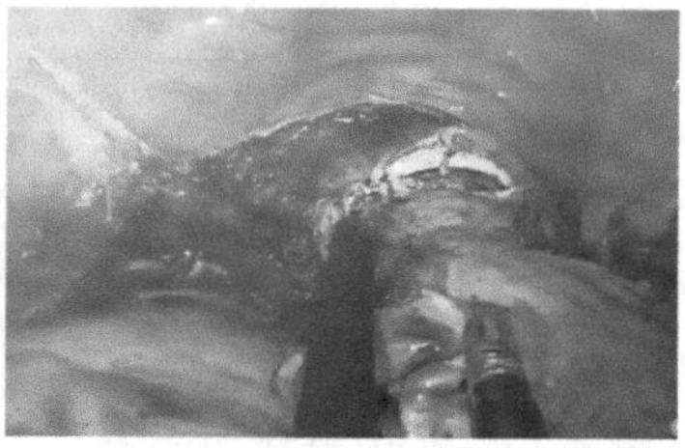 图 13-26　切除子宫
经阴道取出子宫	1. 备阴道拉钩、宫颈钳，经阴道取出子宫后用自制球囊填塞阴道（图 13-27） 2. 经阴道取出子宫的过程中动作轻柔，避免子宫体受到挤压及阴道撕裂伤	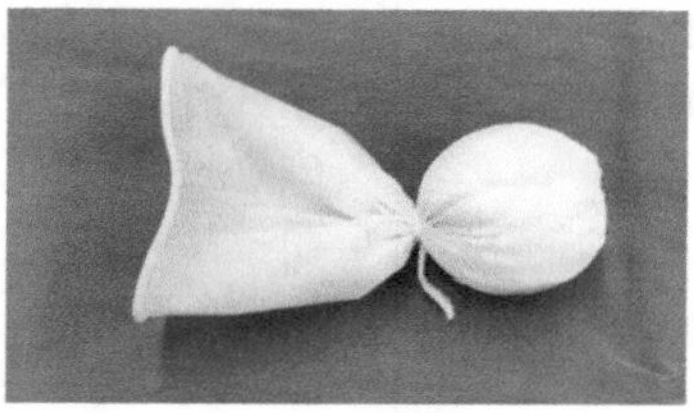 图 13-27　自制球囊
切除盆腔淋巴结	1. 沿盆侧壁向上、向外打开侧腹膜，显露髂外动静脉，沿髂外动静脉表面自上而下切除淋巴及脂肪组织。上至髂总动脉上 2 ～ 3cm，下至旋髂深静脉，内至髂内动脉外侧缘，外至腰大肌内侧缘，底至闭孔神经表面（图 13-28） 2. 盆腔淋巴结多为整块切除，动作轻柔，避免强行撕拉造成周围组织损伤 3. 盆腔淋巴结遵循无瘤原则，装在标本袋中取出（图 13-29） 4. 将装有肿瘤的标本袋放置于瘤区标本盘内，严禁在手术台上解剖（图 13-30）	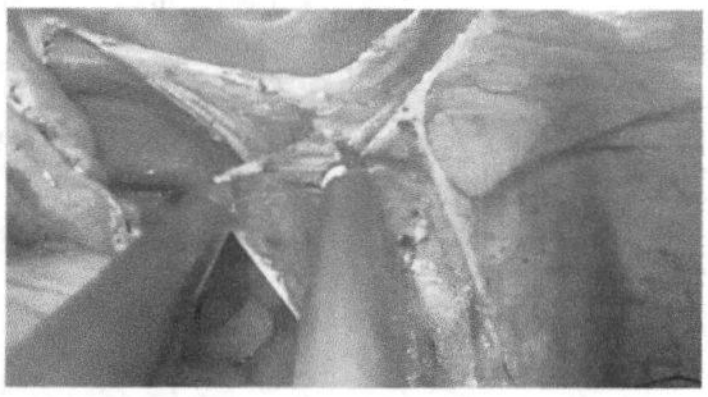 图 13-28　显露右侧盆腔淋巴结区域 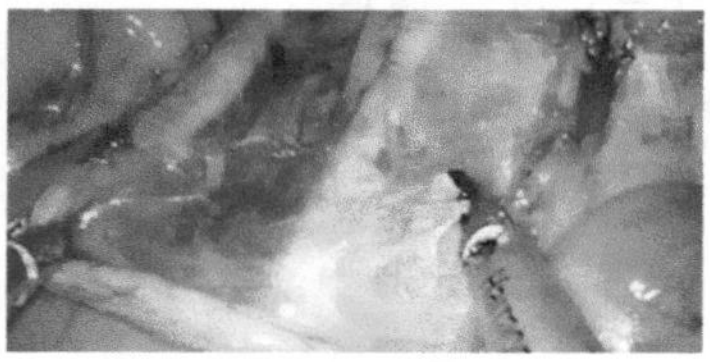 图 13-29　清扫盆腔淋巴结 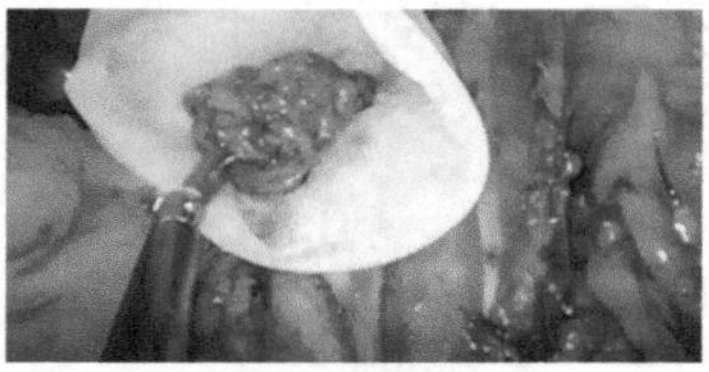 图 13-30　淋巴结组织装入标本袋

续表

简要手术步骤	配合要点	图示
切除腹主动脉旁淋巴结	用多齿钳将小肠和大网膜推向腹腔，显露腹主动脉主干。递超声刀打开腹主动脉表面腹膜，向上至十二指肠横缘下，沿腹主动脉主干向两侧打开，显露下腔静脉、左肾静脉下缘。切除该区域的淋巴组织	
关闭盆腔，检查术野，关闭阴道断端及盆腹膜	1. 取出淋巴结标本后，重建气腹，检查术野有无渗血，做好彻底止血 2. 用大量温水冲洗体腔，将冲洗液灌满整个创面及各个间隙，保留 3 ～ 5min 后再吸出，反复进行 2 ～ 3 次冲洗，最后吸尽腔内液体 3. 冲洗后，递持针器、弯钳用可吸收缝合线缝合阴道断端和盆腹膜 4. 根据需要放置止血材料 5. 安置腹膜后引流管 6. 手术结束时，先打开穿刺套管阀门，将体内 CO_2 排净后才可拔除套管，避免“烟囱”效应造成肿瘤种植转移 7. 取阴道球囊，检查阴道断端	
清点手术用物	1. 关闭体腔前、关闭体腔后、缝合皮肤后按照手术物品清点制度进行清点 2. 每一次清点无误后，才可关闭体腔	
术毕处理	1. 完成各项护理文书检查、签字 2. 三方在患者离开手术室前共同按照手术安全核查表上内容逐项进行核查	

（二）注意事项

1. 手术前需要用橡胶手套自制合适的阴道塞，在切除并取出子宫后，填塞阴道。
2. 根据宫颈大小选择合适的举宫杯。
3. 术毕提醒医生取出阴道塞，消毒，并观察阴道出血情况。

（廖　芯）

第三节　宫颈癌手术

一、解剖学基础

（一）宫颈的形态

成人宫颈为长 2 ～ 4cm 的中空圆柱状，内部呈梭形狭窄部，称为宫颈管。宫颈外口经产妇呈横椭圆形或伴有裂伤，未产妇的宫颈外口多为圆形。

（二）宫颈的位置

宫颈是指从子宫峡部到阴道末端的子宫区域，位于盆腔中子宫的下端，被宫骶韧带和主韧带的支撑，斜行连接于阴道。

（三）宫颈的结构

子宫峡部以下的圆柱状狭窄部呈梭形，为宫颈管，宫颈管长 2.5 ～ 3cm，宫颈由两部分组成，伸向阴道的为宫颈阴道部，其上为宫颈阴道上部。下端为宫颈外口，开口于阴道，顶端平滑，分为前唇和后唇。其表面被非角化的鳞状上皮所覆盖，宫颈管主要被黏液柱状上皮覆盖，鳞状上皮与柱状上皮交界处是宫颈癌的好发部位。

宫颈由 85% 致密的纤维结缔组织和约 15% 的平滑肌组织构成，平滑肌组织主要位于宫颈管，表面覆盖柱状和鳞状上皮。

（四）宫颈的血管、神经和淋巴

子宫动脉从阔韧带的下半部分走行至宫颈的上半段，称为宫颈支，向下行进至宫颈部，与阴道动脉吻合。在动脉旁伴行静脉。

宫颈的神经来源于下腹下神经丛，下腹下神经丛从直肠壶腹部后面分成左右两束，在宫颈旁形成骨盆神经丛。

开展宫颈癌腔镜手术的 30 年中，国内外陆续发表了有关腔镜手术的回顾性观察研究、开腹手术和腔镜手术的回顾性对照研究和荟萃分析等。2018 年 11 月，《新英格兰医学杂志》同期刊登了 2 篇关于比较开腹和微创宫颈癌根治术的研究报道。一项是由美国得克萨斯大学安德森癌症中心牵头的国际多中心、前瞻性、随机对照临床试验，另一项是美国哈佛医学院联合哥伦比亚大学、美国西北大学开展的回顾性流行病学研究。这两项研究比较了早期宫颈癌患者实施开腹和微创手术后的复发和生存结果，发现开腹手术组患者的预后显著优于微创手术组，在国际上引起了很大的震动和争议。这两项独立研究的高级别循证医学证据让一些国际医院改变了早期宫颈癌手术方式的选择，即不再推荐采用腔镜手术方式。美国国立综合癌症网络（NCCN）指南也根据这两项研究做出指引：应告知患者这两项研究结果，并尊重患者的选择。

中国各医疗机构的妇科肿瘤专家结合中国国情和专家经验，提出以下共识：不能否定腹腔镜手术治疗宫颈癌的价值；严格界定和掌握宫颈癌微创手术的适应证；在开展腹腔镜手术的过程中，有必要根据已有的证据和临床经验，在临床上采取一切切实可行的措施，强调“无瘤操作”原则（具体操作步骤见表 13-3）。

因此本节内容中，将 2 种宫颈癌目前临床在做的手术方式护理配合进行了展示。

二、手术配合要点

（一）腹腔镜下免举宫子宫广泛切除术

1. 适应证　宫颈病灶小、分化好、无深层间质浸润者。

2. 麻醉方式　气管内插管全身麻醉。

3. 手术体位　头低足高仰卧位，术中根据手术需求，调整头低足高的角度。

4. 手术步骤　详见表 13-3。

表 13-3 腹腔镜下免举宫子宫广泛切除术

简要手术步骤	配合要点	图示
用物准备	1. 手术敷料：常规泌尿手术敷料 2. 手术器械：泌尿腔镜器械、血管阻断器 3. 杂项物品：一次性套管穿刺器、血管结扎夹、钛夹、止血材料、可吸收缝合线 4. 设备：腔镜设备、电刀、超声刀	
麻醉实施前安全核查	由具有执业资质的手术医生、麻醉医生和手术室护士三方（以下简称三方）在麻醉实施前共同按照手术安全核查表上内容逐项进行核查	
手术开始前清点物品	手术开始前，洗手护士和巡回护士共同按照手术物品清点原则进行清点	
整理无菌器械台	1. 无菌器械台：统一布局，建立“瘤区”和“非瘤区”（图 13-31），在“瘤区”内放置经阴道取出子宫及淋巴结组织的器械（图 13-32） 2. 准备好隔离盘和标本盘，用于放置直接接触肿瘤的手术器械和手术标本 3. 连接并固定摄像头、导光束、冲洗管、排烟管、能量器械等	图 13-31 无菌器械台摆台（蓝色区域为瘤区） 图 13-32 取出子宫及淋巴结组织器械
消毒铺巾	消毒范围：上至剑突下，下至两大腿上 1/3、外阴部，两侧至腋中线	
手术开始前安全核查	1. 三方在手术开始前共同按照手术安全核查表上内容逐项进行核查 2. 手术物品准备情况的核查由手术室护士执行并向手术医生和麻醉医生报告	
建立气腹 建立穿刺孔	1. 备手术刀、纱布和气腹针，沿脐窝上缘做 1cm 切口，将气腹针刺入腹腔，打开气腹机注入 CO_2 气体 3 ～ 5L，调节气腹压力至 12 ～ 14mmHg，流速 20L/min 2. 沿气腹针切口刺入 10mm 穿刺器，放入 30° 镜，在直视下于下腹部左右两侧各自建立 5mm 的操作孔 3. 将穿刺套管固定，防止套管意外脱落和漏气，避免造成“烟囱”效应	

续表

简要手术步骤	配合要点	图示
凝切圆韧带、漏斗韧带，打开阔韧带前后叶，下推膀胱	1. 备百克钳、超声刀，游离骨盆漏斗韧带及其内血管，贴近盆侧壁将其电凝切断，在近腹股沟管内口处电凝，离断子宫圆韧带 2. 备超声刀、弯钳，分离阔韧带前后叶，用百克钳或 PK 弯钳电凝止血（图 13-33） 3. 备超声刀和弯钳，打开膀胱反折腹膜，下推膀胱	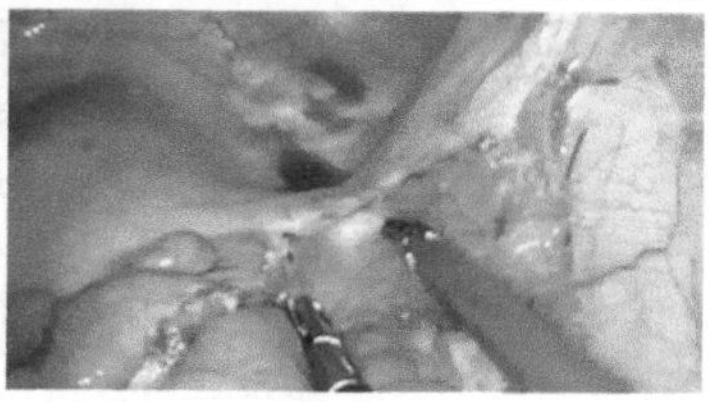 图 13-33 打开阔韧带前后叶
游离输尿管、切断子宫动脉，免举宫操作，凝切子宫主韧带和子宫骶韧带，离断子宫	1. 备直角钳、弯钳、粗齿钳和能量器械，显露膀胱子宫颈韧带输尿管入口，分离输尿管前的结缔组织，打开输尿管隧道，游离输尿管。在距子宫约 2.5cm 处凝切子宫动脉 2. 递 1 号可吸收缝合线 2 根经耻骨联合处皮肤进入盆腔缝于子宫两侧（图 13-34），显露盆腔深部及子宫骶韧带、主韧带。缝合线穿过腹壁处垫纱球再用弯钳固定，避免拉伤腹壁皮肤（图 13-35） 3. 备超声刀、百克钳，打开直肠侧窝，游离并切断骶韧带；分离膀胱侧窝，在髂内血管与输尿管之间离断主韧带 4. 使用结扎带，结扎宫颈阴道处组织，减少肿瘤种植（图 13-36） 5. 备弯钳、粗齿钳和能量器械，打开阴道前壁，在距子宫颈外口 2～3cm 处切开阴道前壁，同时打开阴道侧壁及后壁，环形切除子宫	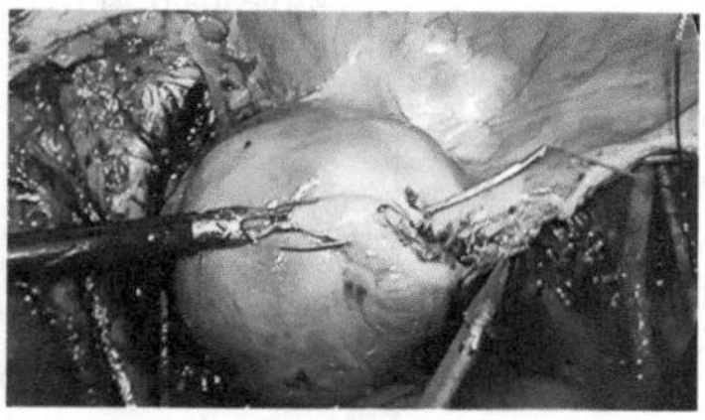 图 13-34 悬吊子宫 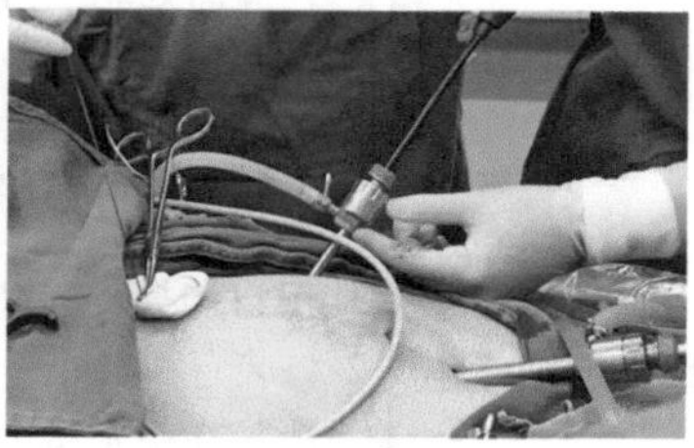 图 13-35 拉出缝线 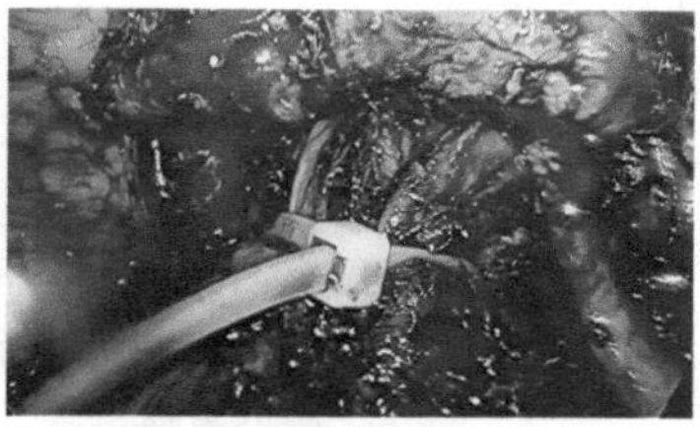 图 13-36 结扎宫颈阴道组织
经阴道取出子宫和双侧附件	1. 备阴道拉钩、宫颈钳，经阴道取出子宫和双附件后用阴道塞填塞阴道 2. 手术操作过程中动作轻柔	
清除盆腔淋巴结	1. 打开圆韧带及骨盆漏斗韧带之间的盆腹膜 备弯钳、粗齿钳和能量器械，沿与髂外血管平行方向打开盆腹膜 2. 显露腰大肌和髂血管：备直角钳、弯钳、粗齿钳和能量器械，沿切开的盆腹膜向两侧分离，充分显露腰大肌及髂血管区域 3. 清除髂总淋巴结：备粗齿钳和能量器械，打开后腹膜至髂总动脉上 2 ～ 3cm 处，显露髂总动脉，切除其附着脂肪及淋巴组织，再向下清除髂总静脉前脂肪及淋巴组织	

续表

简要手术步骤	配合要点	图示
	4. 清除髂外淋巴结：备粗齿钳和能量器械，分离髂血管与腰大肌区域组织，显露髂外动、静脉周围附着的脂肪和淋巴组织，并切除（图 13-37） 5. 清除髂内淋巴结：备粗齿钳、胆石钳和能量器械，自髂内、外动脉交叉和静脉交叉处，开始游离并切除髂内动、静脉附着的脂肪及淋巴组织	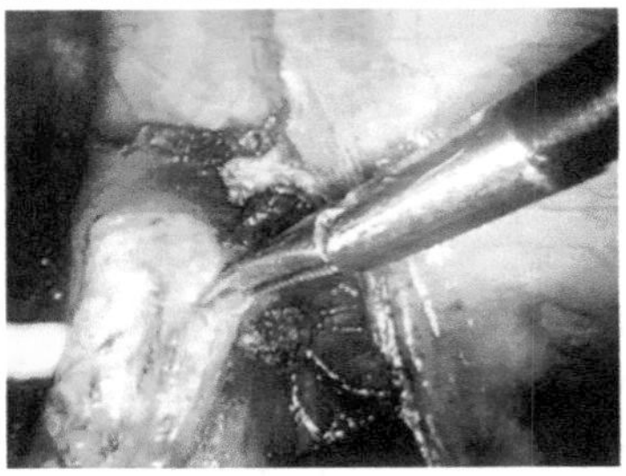 图 13-37　分离髂外淋巴结
	6. 清除闭孔淋巴结：备粗齿钳及能量器械，在髂外血管内侧钝性分离疏松结缔组织，显露闭孔区，再分离髂外静脉与闭孔神经之间附着的脂肪及淋巴组织，轻柔分离闭孔窝深处剩余淋巴组织（图 13-38） 7. 清除腹股沟深淋巴结：备粗齿钳和能量器械，沿髂外静脉走行，分离腹股沟下方腹股沟深淋巴组织及脂肪	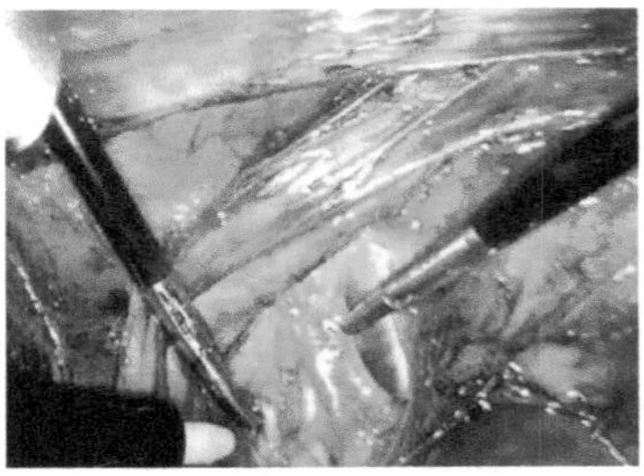 图 13-38　显露闭孔区域
取出淋巴结标本	1. 用自制标本袋装淋巴结，并从阴道取出 2. 将装有肿瘤的标本袋放置于瘤区标本盘内，严禁在手术台上解剖	
关闭阴道断端、盆腹膜	1. 冲洗盆腔，检查手术野，对出血处电凝止血 2. 用可吸收缝合线缝合阴道断端并关闭盆腹膜	
冲洗体腔，放置止血材料、引流管	1. 用大量温水冲洗体腔，将冲洗液灌满整个创面及各个间隙，保留 3 ～ 5min 后再吸出，反复进行 2 ～ 3 次冲洗，最后吸尽腔内液体 2. 冲洗后，更换干净的纱布，加盖干净的敷料 3. 根据需要放置止血材料 4. 安置引流管 5. 手术结束时，先打开穿刺套管阀门，将体内 CO_2 排净后才可拔除套管，避免“烟囱”效应造成肿瘤种植转移	
清点手术物品，关闭体腔	1. 关闭体腔前、关闭体腔后、缝合皮肤后按照手术物品清点原则进行清点 2. 每一次清点无误后，才可关闭体腔	
术毕处理	1. 完成各项护理文书检查、签字 2. 三方在患者离开手术室前共同按照手术安全核查表上内容逐项进行核查	

（二）经腹子宫广泛切除术

1. 适应证

(1) 宫颈癌Ⅰb～Ⅱa期，宫颈病灶大、特殊组织类型、术前宫颈活检病理提示有脉管受累。

(2) 子宫内膜癌Ⅱ期、子宫平滑肌肉瘤Ⅱ期、子宫内膜间质肉瘤Ⅱ期、侵犯阴道上段或宫颈的Ⅰ～Ⅱ期阴道癌。

2. 麻醉方式　气管内插管全身麻醉。

3. 手术体位　仰卧位，根据术中医生需求头低足高15°，或在清扫盆腔淋巴结的过程中，左倾或右倾约15°。

4. 手术步骤　详见表13-4。

表 13-4　经腹子宫广泛切除术 + 盆腔淋巴结切除术

简要手术步骤	配合要点	图示
用物准备	1. 手术敷料：剖腹包、手术衣、剖腹单 2. 手术器械：子宫器械、广泛器械、能量器械 3. 杂项物品：电刀笔、广泛套针、手术刀片、无菌手术膜、丝线、可吸收缝合线 4. 设备：腔镜设备、电刀、超声刀	
麻醉实施前安全核查	由具有执业资质的手术医生、麻醉医生和手术室护士三方（以下简称三方）在麻醉实施前共同按照手术安全核查表上内容逐项进行核查	
手术开始前清点物品	手术开始前，洗手护士和巡回护士共同按照手术物品清点原则进行清点	
整理无菌器械台	1. 无菌器械台：统一布局，建立“瘤区”和“非瘤区”（图13-39） 2. 准备好隔离盘和标本盘，用于放置直接接触肿瘤的手术器械和手术标本	图 13-39　无菌器械台摆台 （蓝色区域为瘤区）
消毒铺巾	1. 消毒范围：上至剑突下（若涉及上腹部手术，切口可延至双乳头连线以上），下至两大腿上1/3、外阴部，两侧至腋中线 2. 消毒后粘贴手术薄膜，铺巾	
手术开始前安全核查	1. 三方在手术开始前共同按照手术安全核查表上内容逐项进行核查 2. 手术物品准备情况的核查由手术室护士执行并向手术医生和麻醉医生报告	

续表

简要手术步骤	配合要点	图示
开腹探查，分离盆腔粘连，排垫肠管	1. 备弯盘、手术刀、组织镊、甲状腺拉钩、纱布、组织剪，逐层切开，进入腹腔 2. 探查盆腹腔，了解病变部位及周围粘连情况，递腹部拉钩牵开切口，递分离剪分离粘连 3. 用生理盐水长纱条排垫肠管，显露手术视野	
断圆韧带，处理骨盆漏斗韧带，结扎卵巢动静脉	1. 递弯钳、百克钳、超声刀离断圆韧带，用 1-0 丝线缝扎，递直脉镊进行远端牵引 2. 若不保留卵巢，用分离剪游离卵巢动静脉，递百克钳、超声刀离断漏斗血管，用 1-0 丝线缝扎 2 次；若保留卵巢，递超声刀、百克钳游离卵巢、切除输卵管（图 13-40）	图 13-40 离断骨盆漏斗韧带
下推膀胱，打开后腹膜	1. 递超声刀分离膀胱宫颈间隙，递鼠齿钳钳夹膀胱腹膜反折，下推膀胱，递分离剪剪开阔韧带后叶，用 3-0 丝线将膀胱腹膜反折悬吊于切口处 2. 递超声刀剪开后腹膜，用 3-0 丝线悬吊腹膜内侧并牵拉至对侧切口外，递直脉镊钳夹缝线尾端	
显露髂血管、输尿管	递扁桃镊、超声刀分离显露髂血管，在髂总动脉前方游离输尿管，剥离髂总血管外侧组织及脂肪，显露后外侧的生殖股神经，手术操作过程中动作轻柔	
依序清除盆腔淋巴结，清除腹主动脉旁淋巴结	1. 清除髂总淋巴结：递腹部拉钩拉开髂总动脉前方腹膜，递血管拉钩拉开输尿管，递超声刀、扁桃镊分离至腹主动脉分叉处，切除髂总淋巴结（图 13-41） 2. 清除髂外淋巴结：递超声刀、扁桃镊于髂外动脉起始端前方向下分离、清除髂外淋巴结 3. 清除腹股沟深淋巴结：递方头拉钩提起下腹前外侧壁及腹膜，显露腹股沟深组织，递扁桃镊钳夹腹股沟深淋巴结，递超声刀分离并切除 4. 清除髂内淋巴结及闭孔淋巴结：递超声刀、扁桃镊分离组织寻找闭锁血管，递鼠齿钳钳夹向内向上提拉，递超声刀向上分离髂内淋巴结并切除，向下分离闭孔淋巴结并切除 5. 清除腹主动脉旁淋巴结：递腹部拉钩向上拉开显露腹主动脉前方，递超声刀、扁桃镊分离并切除腹主动脉旁淋巴结	图 13-41 切除髂总淋巴结

续表

简要手术步骤	配合要点	图示
处理子宫动脉，打开输尿管隧道，处理宫骶韧带，处理子宫主韧带	1. 递分离剪游离子宫动脉，递百克钳、超声刀离断子宫动脉，用 1-0 丝线结扎 2. 递分离剪或超声刀、扁桃镊游离出输尿管隧道，小静脉处用 3-0 丝线结扎或 3-0 丝线缝扎处理（图 13-42） 3. 递弯钳钳夹宫骶韧带，递百克钳夹闭血管，递超声刀离断，用 1-0 丝线缝扎止血（图 13-43） 4. 递弯钳提起结扎的子宫动脉，递直角钳分离、百克剪分离结扎膀胱宫颈韧带（图 13-44） 5. 递弯钳钳夹主韧带，递百克钳夹闭血管，递超声刀离断，用 1-0 丝线缝扎止血	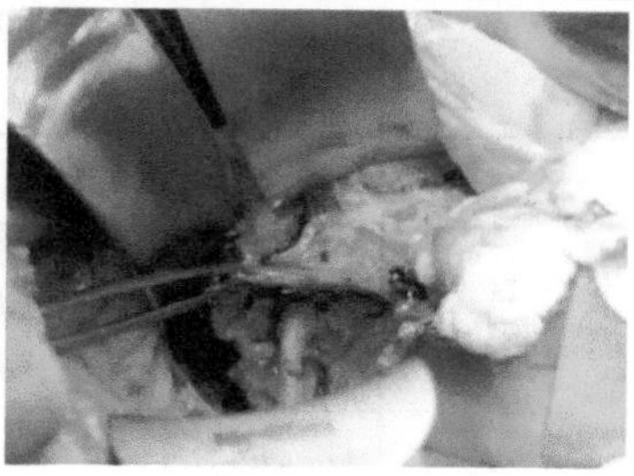 图 13-42　打开输尿管隧道 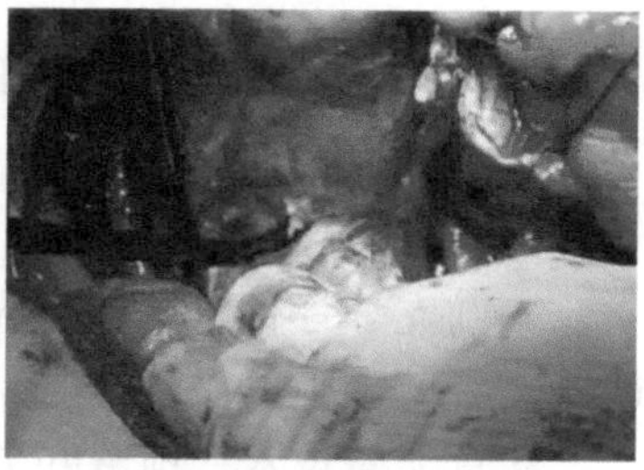 图 13-43　处理宫骶韧带 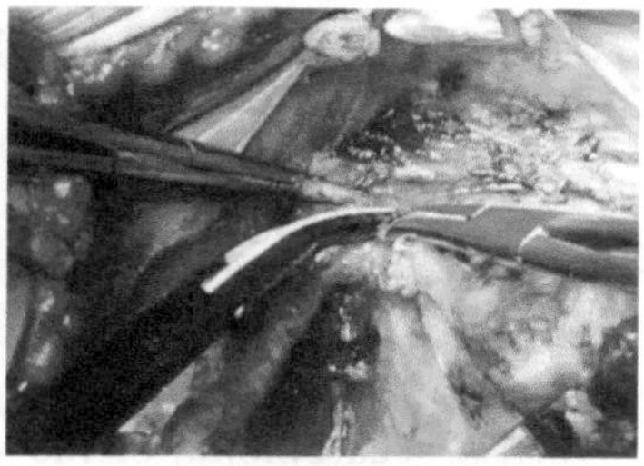 图 13-44　处理膀胱宫颈韧带
处理阴道旁组织，切除子宫与阴道残端，缝合阴道断端	1. 递弯钳钳夹阴道旁组织，递百克钳夹闭血管，递超声刀离断，用 1-0 丝线缝扎止血 2. 递肾蒂钳夹闭阴道，递手术刀离断子宫，递鼠齿钳钳夹阴道断端，用碘伏消毒阴道断端 3. 用 1-0 可吸收缝合线连续缝合阴道断端 4. 将装有肿瘤的标本袋放置于瘤区标本盘内，严禁在手术台上解剖	
卵巢移位，检查创面，关闭盆腹膜，关闭腹腔	1. 递分离剪游离卵巢至骨盆漏斗韧带根部，钛夹 2 颗分别固定左右卵巢，用 3-0 丝线将卵巢固定于腹腔腹膜外 2. 用大量温水冲洗体腔，将冲洗液灌满整个创面及各个间隙，保留 3 ～ 5min 后再吸出，反复进行 2 ～ 3 次冲洗，最后吸尽腔内液体。检查创面、止血 3. 冲洗后，更换干净的纱布，加盖干净的敷料 4. 关闭盆腹膜：用 3-0 丝线关闭盆腹膜；置引流管，用 3-0 丝线于皮外固定引流管	

续表

简要手术步骤	配合要点	图示
	5. 关闭腹腔：用生理盐水冲洗盆腔，检查创面，止血	
清点手术物品，关闭体腔，消毒阴道	1. 关闭体腔前、关闭体腔后、缝合皮肤后按照手术物品清点原则进行清点 2. 每一次清点无误后，才可关闭体腔 3. 取出阴道纱条，用碘伏纱球消毒阴道	
术毕处理	1. 完成各项护理文书检查、签字 2. 三方在患者离开手术室前共同按照手术安全核查表上内容逐项进行核查 3. 约束固定患者并保暖	

（三）注意事项

1. 术前充分评估，与医生做好沟通，用物准备充分，根据手术方式提前准备好静脉输液通路。避免术中出血较多时，建立静脉输液通路困难。

2. 注意无瘤技术，预留好关腹的手术器械。器械护士无接触式接手术台上的标本组织。

3. 术中巡回护士及时观察患者的尿色、尿量。

4. 提醒医生术毕取出阴道纱条，并观察阴道出血情况。

（廖　芯）

第四节　外阴癌手术

外阴癌（carcinoma of the vulva）占所有女性生殖道恶性肿瘤的 3% ～ 5%，多发生于绝经后的女性。肿瘤发生于外阴的皮肤、黏膜及其附件组织，常见的病理类型有鳞状细胞癌（90%）、恶性黑色素瘤、基底细胞癌、肉瘤，还包括转移性癌。

一、解剖学基础

（一）外阴的形态

广义的外阴组织包含阴阜、大阴唇、小阴唇、阴蒂、阴道前庭、肛门及肛门周围和相关的肌肉组织。阴道前庭包括分泌腺及分泌腺的导管组织。阴道和尿道也在前庭处开口。外阴的大体外形是由深部的肌肉、筋膜及皮下脂肪组织形成的。

（二）外阴的位置

外阴位于耻骨联合至会阴及两股内侧之间。阴阜是大阴唇前连合向上移行在耻骨联合前的皮肤隆起；大阴唇起于阴阜，止于会阴，靠近两股内侧的一对纵行隆起的皮肤皱襞，其前端为子宫圆韧带的终止点，左右汇合成阴唇前连合，后端汇合形成阴唇后连合；小阴唇是位于两侧大阴唇内侧的一对皮肤皱襞；阴蒂前端折转成直角朝向前下方称为阴蒂头，中间合成为阴蒂体，后端分开称阴蒂脚，双侧阴蒂脚分别附着于耻骨支上。阴蒂体背侧有韧带与耻骨联合相连接，浅层称为阴蒂韧带，深层为阴蒂悬韧带；阴道前庭为左右小阴唇之间的菱形区，前为阴蒂，后为阴唇系带。阴道前庭区内还有前庭球、前庭大腺等器官。前庭球又称海绵体，位于前庭两侧，前与阴蒂相连，后与前庭大腺相邻，表面被海绵体肌覆盖。前庭大腺位于大阴唇的后 1/3 深部，球海绵体肌的下方，开口于处女膜之间的沟内。

（三）外阴的结构

阴阜皮下有丰富的脂肪组织；大阴唇外侧面为皮肤，于青春期长出阴毛，皮下有皮脂腺和汗腺，内侧皮肤湿润，有很厚的皮下脂肪层，结构疏松，富有血管、淋巴管和神经。小阴唇表面湿润光滑，无毛，富含神经末梢；阴蒂富含血管和神经；阴道前庭的前庭球表面被海绵体肌覆盖，前庭大腺被球体海绵体肌覆盖。外阴的深层肌肉包括肛门内括约肌、肛门外括约肌、会阴浅横肌、坐骨海绵体肌、球海绵体肌。其中会阴浅横肌、坐骨海绵体肌、球海绵体肌的连接处形成了一个坚韧的会阴膜。

（四）外阴的血管、神经、淋巴系统

外阴的血供丰富，血管与淋巴管相伴行，围绕各器官形成网状吻合。

阴部内动脉是髂内动脉前干的终支，于坐骨大孔的梨状肌下孔穿出骨盆腔，然后绕过坐骨棘的背面，再经坐骨小孔到达会阴及肛门，分出 4 支：阴蒂动脉，分布于阴蒂及前庭球；阴唇动脉，分布于大阴唇、小阴唇；会阴动脉，在会阴隔膜后方进入会阴皮下组织，分布至坐骨海绵体肌、会阴深横肌、球海绵体肌、会阴浅横肌及大阴唇内侧、小阴唇和前庭的皮肤；痔下动脉，分布于直肠下段及肛门部。

阴道动脉为髂内动脉前干的分支，有许多小分支，分布于阴道中下段前后面及膀胱顶部，与子宫动脉阴道支和阴部内动脉的分支相吻合。因此，阴道下段主要由阴部内动脉和痔中动脉供应，中段由阴道动脉供应，而上段由子宫动脉的子宫颈阴道支供应。

大隐静脉穿过大隐静脉裂孔后汇入股静脉，在腹股沟韧带下方约 4cm 处即可显露大隐静脉汇于股静脉处，临床外阴癌根治术时可在此结扎，切断。

阴部神经是会阴的运动神经和感觉神经，在会阴部的走向和分支与血管相伴行。

阴部神经发自第 3 ～ 4 骶神经节，阴部动脉由髂内动脉的前支分出，经坐骨大孔出盆腔，经过坐骨棘和骶棘韧带，然后从坐骨小孔进入会阴部。

外阴淋巴管回流至腹股沟浅淋巴结，尿道及阴蒂的部分淋巴可绕过浅表淋巴结直接回流至髂内淋巴结。腹股沟淋巴结分为两组，即腹股沟浅淋巴结和腹股沟深淋巴结。腹股沟浅淋巴结以大隐静脉裂孔为中心分为 4 个象限。其又分上、下两组，上组沿腹股沟韧带排列，收纳外生殖器、会阴、阴道下段及肛门部淋巴；下组位于大隐静脉末端周围，收纳会阴和下肢淋巴。其输出管大部分注入腹股沟深淋巴结，少部分注入髂外淋巴结。腹股沟浅淋巴结的淋巴管穿过卵圆窝后，汇入 2 ～ 4 枚腹股沟深淋巴结内。腹股沟深淋巴结位于股三角的股管内，收纳阴蒂、股静脉区、腹股沟浅淋巴，汇入闭孔淋巴结、髂内淋巴结等。

二、手术配合要点

（一）开放性腹股沟淋巴结清扫术 + 广泛外阴切除术

1. 适应证

（1）肿瘤局限于外阴部，Ⅰ B 期中心型外阴癌，肿瘤位于或累及小阴唇前段。

（2）未累及筋膜的Ⅱ期外阴癌。

2. *麻醉方式* 气管内插管全身麻醉。

3. *手术体位* 实施腹股沟淋巴结清扫术时采用分腿式仰卧位：双臂外展＜ 90° ，双腿之间角度＜ 90° ；实施广泛外阴切除术时采用膀胱截石位：患者臀部超出床边缘约 5cm。

4. *手术步骤* 详见表 13-5。

表 13-5 开放性腹股沟淋巴结清扫术 + 广泛外阴切除术

简要手术步骤	配合要点	图示
用物准备	1. 手术敷料：常规外阴癌手术敷料 2. 手术器械：外阴广泛器械、子宫广泛器械 3. 杂项物品：广泛套针、2-0 可吸收缝合线、4-0 可吸收缝合线、3-0 丝线、0 号丝线、1 号丝线、20 号刀片、灭菌布绷带、灭菌棉垫等 4. 设备：电刀、超声刀、氩气电刀	
麻醉实施前安全核查	由具有执业资质的手术医生、麻醉医生和手术室护士三方（以下简称三方）在麻醉实施前共同按照手术安全核查表上内容逐项进行核查	
手术开始前清点物品	手术开始前，洗手护士和巡回护士共同按照手术物品清点原则进行清点	
手术开始前安全核查	1. 三方在手术开始前共同按照手术安全核查表上内容逐项进行核查 2. 手术物品准备情况的核查由手术室护士执行，并在三方核查过程中进行陈述	
整理无菌器械台	1. 无菌器械台：统一布局，建立“瘤区”和“非瘤区”，将实施腹股沟淋巴结清扫器械同外阴广泛切除手术器械分区放置（图 13-45） 2. 准备好隔离盘和标本袋，用于放置直接接触肿瘤的手术器械和手术标本	图 13-45 无菌器械台摆台
消毒铺巾	1. 消毒范围：上至剑突，两侧至腋后线，下至耻骨联合、肛门周围及臀、大腿上 1/3 内侧 2. 两侧腹股沟处分别粘贴手术薄膜，铺手术治疗巾 3. 整理好电刀、超声刀、氩气电刀、负压吸引管等各连线及管路	

续表

简要手术步骤	配合要点	图示
腹股沟淋巴结清扫术手术站位	患者采用分腿式仰卧位，双腿之间角度＜90°。医护手术站位见图 13-46	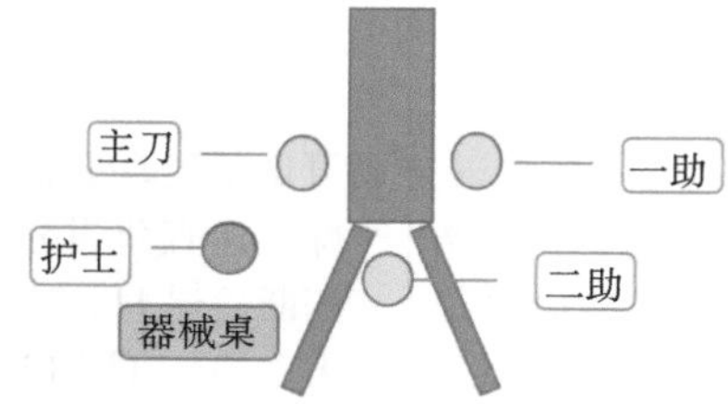 图 13-46　**手术站位**
置留置导尿管	器械护士递碘伏棉签，消毒尿道口后，置留置导尿管	
纵行切开	递弯盘、手术刀在一侧腹股沟处切开皮肤，起于髂前上棘内侧至股三角尖端处，长 10 ～ 13cm。更换纱布。用电刀对小的出血点进行止血（图 13-47）	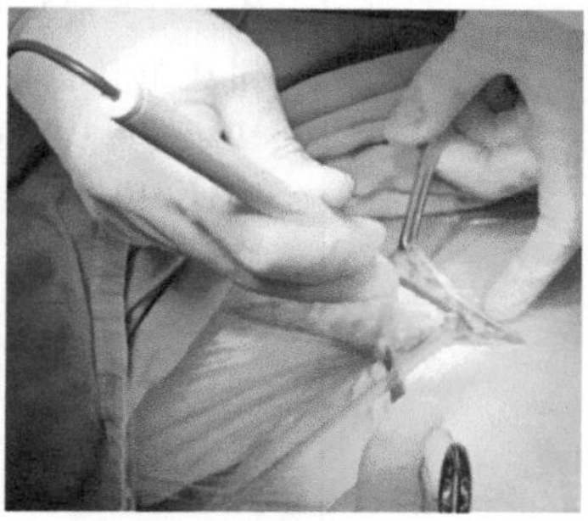 图 13-47　**纵行切开**
分离皮下脂肪	递分离剪或手术刀分离皮下脂肪，上至腹股沟韧带，外达髂前上棘，内至耻骨结节，下至股三角。递扁桃镊钳夹出血点、3-0 丝线结扎。对侧同法	
清扫腹股沟浅淋巴结	1. 递阿里氏钳及甲状腺拉钩，拉开切口皮缘。从腹外斜肌腱膜 2cm 开始，自上而下清扫腹外斜肌筋膜上的脂肪及淋巴组织（图 13-48） 2. 递阿里氏钳给二助，钳夹剥离下的脂肪及淋巴组织向内侧牵拉，递分离剪或超声刀给主刀分离股三角外侧边，缝匠肌上的阔筋膜脂肪及淋巴组织，显露出阔筋膜。对侧同法（图 13-49）	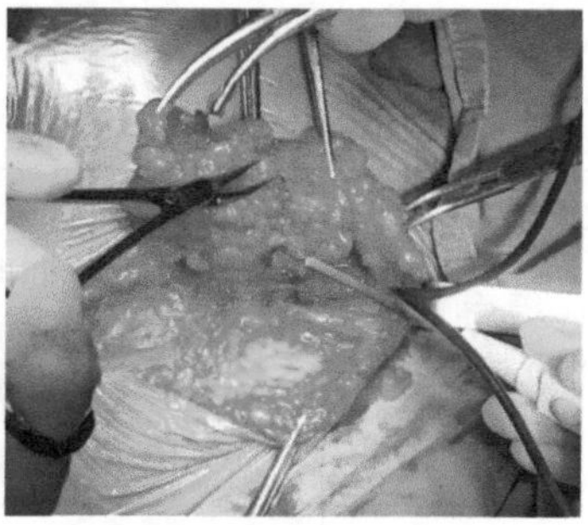 图 13-48　**清扫皮下脂肪及淋巴组织** 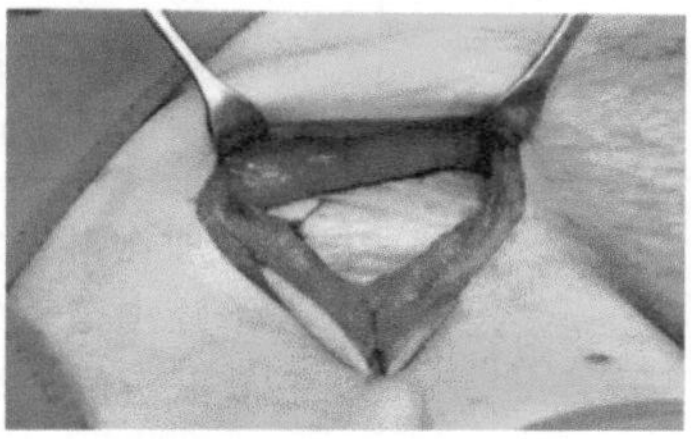 图 13-49　**显露阔筋膜**

续表

简要手术步骤	配合要点	图示
显露股三角，结扎大隐静脉	切开阔筋膜，于股三角尖端部游离出大隐静脉。递直角钳分离大隐静脉，弯钳钳夹，切断后递 11×17 号圆针 3-0 丝线双重结扎大隐静脉（图 13-50）	图 13-50 **分离大隐静脉**
切除腹股沟浅层淋巴及脂肪组织	递弯钳钳夹，提起整块游离的淋巴及脂肪组织，显露股静脉与大隐静脉连接处，递弯钳在距股静脉 0.5cm 处，钳夹大隐静脉，切断后用 0 号慕丝线结扎，再递 11×17 号圆针 3-0 丝线在结扎线外缝扎。整块剔除腹股沟浅层淋巴及脂肪组织	
切除腹股沟深淋巴结	递分离剪打开深筋膜后，显露股动脉和股静脉，递血管拉钩牵拉股静脉内侧，用扁桃镊钳夹，分离剪间断，3-0 慕丝线结扎，切除在股动脉、股静脉表面及股静脉内侧的腹股沟深淋巴结（图 13-51）	图 13-51 **腹股沟深淋巴结**
止血缝合创面，冲洗检查术野	用大量温水冲洗创面，检查术野无出血后用 3-0 丝线间断缝合筋膜层，递手术刀于股内侧皮肤切开小口，放置引流管，递 8×24 三角针及 3-0 丝线对引流管进行皮肤外固定	
手术清点，缝合切口	1. 进行手术清点 2. 用 2 张纱布剪成“Y”字形，导尿管上下各一张覆盖切口。使用棉垫覆盖压迫切口后用绷带加压固定	
从分腿式仰卧位转膀胱截石位	两侧腹股沟淋巴结清扫完毕后，用无菌纱布及治疗巾覆盖好切口，取下导尿管后转为膀胱截石位。再次消毒会阴、重新铺巾	

续表

简要手术步骤	配合要点	图示
确定切口，游离病灶及周围组织	距病灶皮肤外缘 2cm 做椭圆形切口，自阴蒂正上方约 3cm 开始，沿大阴唇至肛门上方切开皮肤，内切缘至少 1cm，手术基底部需要切至深筋膜层，用氩气刀游离切除皮肤及筋膜脂肪组织（图 13-52）	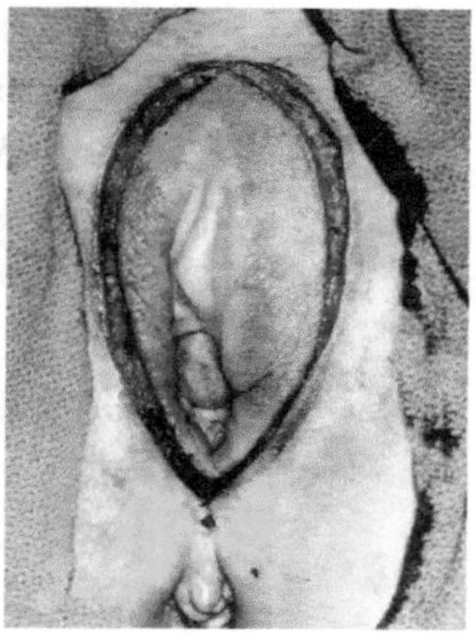 图 13-52　**确定切口**
阴唇切口至深筋膜层	在耻骨联合处切除皮下脂肪，用电刀切脂肪组织，用氩气电刀止血，切口深至尿道生殖膈的深筋膜层（图 13-53）	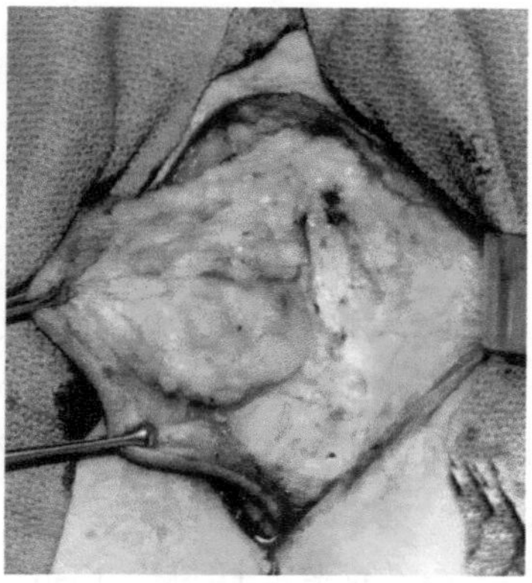 图 13-53　**阴唇切口深至深筋膜层**
分离切除会阴体，切除病灶至耻骨骨膜层，切除阴蒂基底部、外阴后部与肛门间组织	1. 病灶处切至耻骨骨膜和内收肌筋膜层 2. 显露出阴蒂的基底部，递 2 把弯钳钳夹阴蒂动、静脉，切断后用 11×17 圆针 3-0 丝线缝扎（图 13-54） 3. 在切口靠近肛门处，将会阴体与肛门间的组织分离切除	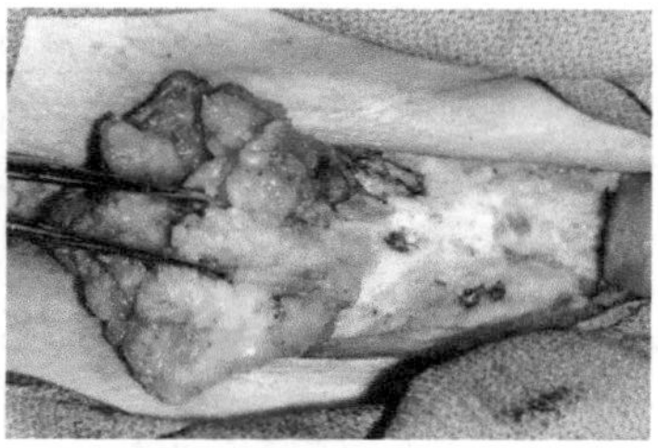 图 13-54　**切除阴蒂基底部**
确定内侧切口，切除外阴病灶	沿尿道口上方两侧，至处女膜痕内侧 0.5～1cm 处做椭圆形切口，沿设计切口切除内侧组织。沿内外切口整块切除病灶外阴，用氩气刀止血。在切断组织前，放导尿管于尿道内作指示，防止尿道损伤，并显露出阴道口（图 13-55）	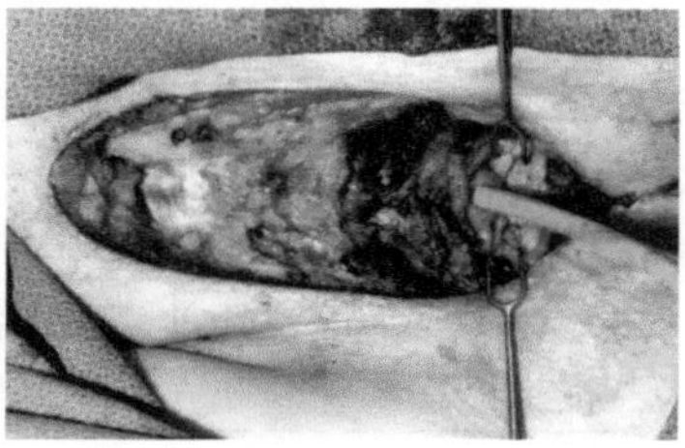 图 13-55　**切除外阴病灶**

续表

简要手术步骤	配合要点	图示
缝合外阴，包扎伤口，清点手术用物	1. 用碘伏纱球消毒皮肤后，用 3-0 慕丝线缝合皮下脂肪，用 4-0 可吸收缝合线缝合皮肤（图 13-56） 2. 用碘伏溶液和生理盐水交替冲洗创面后用 2-0 和 4-0 可吸收缝合线逐层缝合创面。安置引流管及导尿管，放置自制油纱卷 3. 清点手术用物，协助患者取仰卧位，适当约束患者并保暖	图 13-56 缝合外阴
术毕处理	1. 完成各项护理文书检查、签字 2. 三方在患者离开手术室前共同按照手术安全核查表上内容逐项进行核查	

（二）腹腔镜下腹股沟淋巴结清扫术 + 广泛外阴切除术

1. 适应证

（1）肿瘤局限于外阴部，Ⅰ B 期中心型外阴癌，肿瘤位于或累及小阴唇前段。

（2）多有Ⅱ期以上外阴癌。

2. 麻醉方式　气管内插管全身麻醉。

3. 手术体位　实施腹腔镜下腹股沟淋巴清扫术时采用分腿式仰卧：双臂外展＜ 90°，双腿之间角度＜ 90°，实施广泛外阴切除术时采用膀胱截石位：患者臀部超出床边缘约 5cm。

4. 手术步骤　详见表 13-6。

表 13-6　腹腔镜下腹股沟淋巴结清扫术 + 广泛外阴切除术

简要手术步骤	配合要点	图示
用物准备	1. 手术敷料：常规外阴癌手术敷料 2. 手术器械：外阴广泛器械、腔镜器械 3. 杂项物品：广泛套针、2-0 可吸收缝合线、4-0 可吸收缝合线、3-0 慕丝线、灭菌布绷带、灭菌棉垫等 4. 设备：电刀、超声刀	
麻醉实施前安全核查	由具有执业资质的手术医生、麻醉医生和手术室护士三方（以下简称三方），在麻醉实施前共同按照手术安全核查表上内容逐项进行核查	
手术开始前清点物品	手术开始前，洗手护士和巡回护士共同按照手术物品清点原则进行清点	
整理无菌器械台	1. 无菌器械台：统一布局，建立“瘤区”和“非瘤区”，将实施腹股沟淋巴结清扫器械同外阴广泛切除手术器械分区放置	

续表

简要手术步骤	配合要点	图示
	2. 准备好隔离盘和标本袋，用于放置直接接触肿瘤的手术器械和手术标本	
消毒铺巾	消毒范围：上至剑突，两侧至腋后线，下至耻骨联合、肛门周围及臀、大腿上 1/3 内侧	
手术开始前安全核查	1. 三方在手术开始前共同按照手术安全核查表上内容逐项进行核查 2. 手术物品准备情况的核查由手术室护士执行并向手术医生和麻醉医生报告	
腹股沟前哨淋巴结示踪	准备示踪剂，于外阴癌灶旁注射，便于术中切除蓝染淋巴结，进行快速病理检查	
置留置导尿管	用碘伏纱球消毒后，置留置导尿管	
建立气腹	1. A 点（镜头孔）：脐轮下缘做 3cm 切口，逐层切开皮肤直至腹膜，手指分离间隙，经皮下腹外斜肌表面朝一侧腹股沟韧带中点置入 10mm Trocar，至腹股沟区（图 13-57） 2. B 点、C 点（脐旁 8 ～ 10cm 处向外下 2cm）：置 5mm Trocar 3. D 点：脐耻连线中点，置入 10mm Trocar 待皮下充气空间满意后，将气腹机压力从 14mmHg 调至 8 ～ 10mmHg，防止发生广泛性皮下气肿	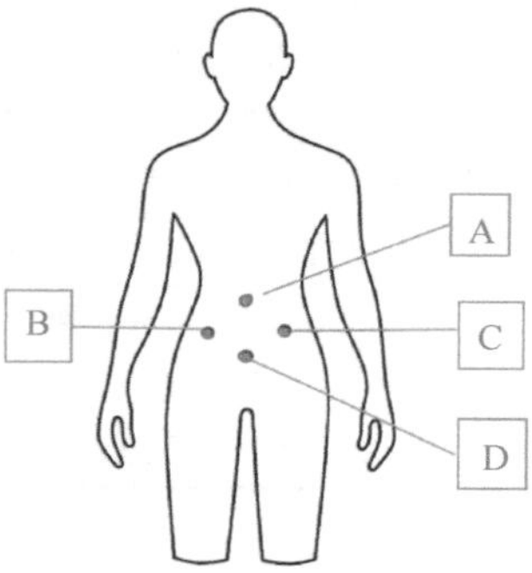 图 13-57　**建立气腹**
分离淋巴结及脂肪组织	递超声刀，从腹外斜肌表面开始，自上而下至腹股沟韧带分离淋巴结及脂肪组织，外侧至髂前上棘，内侧至耻骨结节（图 13-58）	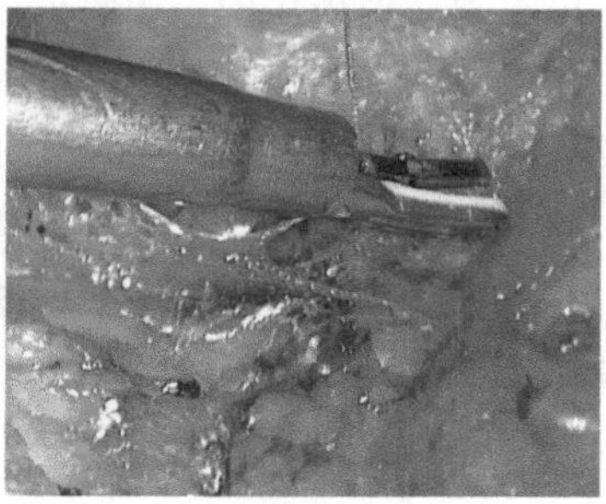 图 13-58　**分离淋巴结及脂肪组织**
清扫腹股沟淋巴结	1. 切开阔筋膜至大隐静脉孔，显露大隐静脉及属支，切除大隐静脉周围淋巴结 2. 切开缝匠肌及内收肌表面阔筋膜，切除缝匠肌及内收肌之间的淋巴结组织，直达股三角顶端 3. 同法清除另一侧淋巴结	
止血缝合创面冲洗检查术野	用温水冲洗创面，检查术野无出血后用 3-0 慕丝线间断缝合筋膜层，放置引流管	

续表

简要手术步骤	配合要点	图示
手术清点，缝合切口	1. 进行手术清点 2. 先用腔镜敷贴覆盖，再使用2张纱布剪成“Y”字形，在引流管处各一张覆盖切口。使用棉垫覆盖压迫切口后用绷带加压固定（图13-59）	图13-59 缝合创面
转膀胱截石位	两侧腹股沟淋巴结清扫完毕后，用无菌纱布及治疗巾覆盖好切口，取下导尿管后转为膀胱截石位。再次消毒会阴、铺巾 余下广泛外阴切除术手术步骤同表13-5	
术毕处理	1. 完成各项护理文书检查、签字 2. 三方在患者离开手术室前共同按照手术安全核查表上内容逐项进行核查	

（三）注意事项

1. 术中转换体位时，患者处于全身麻醉状态，采用马镫形腿架，注意保持患者的功能位。

2. 术毕患者的腹股沟和外阴处进行了加压包扎，加压包扎的过程中，注意勿压迫引流管及导尿管，避免引流不畅，同时注意包扎松紧适宜，观察患者的趾（指）端血液循环。

3. 油纱卷大小适宜，避免影响会阴伤口愈合。

4. 在使用绷带包扎后，患者的腿部屈膝外展，腘窝处垫软枕，注意勿将患者的腿压平，减轻切口张力。

（廖　芯）

第 14 章

骨软组织肿瘤外科专科护理技术

第一节　脊柱肿瘤手术

一、解剖学基础

（一）脊柱的形态

脊柱是人体的支持结构之一，它由一系列椎骨组成，连接在一起形成一个弯曲的、具有强大支持和保护功能的框架。

（二）脊柱的结构

1. *椎骨*　脊柱由一系列椎骨组成，每个椎骨之间由软骨盘连接。人体脊柱通常包括 7 个颈椎（$C_1 \sim C_7$）、12 个胸椎（$T_1 \sim T_{12}$）、5 个腰椎（$L_1 \sim L_5$）、骶椎（sacrum）和尾椎（coccyx）。

2. *椎间盘*　椎骨之间的软骨盘是由纤维软骨组织和凝胶状核心组成的结构，提供了缓冲和支持，使脊柱能够吸收和分散来自身体活动的冲击。

3. *椎弓和椎间孔*　椎骨的后部形成了椎弓，相邻的椎弓之间形成椎间孔。这些椎间孔形成了椎管，容纳并保护脊髓。

4. *脊髓*　脊柱内的椎管内容纳着脊髓，这是中枢神经系统的一部分，负责传递神经冲动。脊髓通过椎间孔从颅骨延伸至腰椎水平。

5. *椎间关节*　相邻的椎骨通过椎间关节连接在一起，这些关节允许脊柱进行一定范围的运动，如弯曲和旋转。

6. *横突和棘突*　椎骨上有横突和棘突等突起结构，它们是肌肉和韧带的附着点，同时也为脊柱提供了一些额外的支持。

7. *韧带*　椎骨之间的韧带连接和稳定椎骨，确保脊柱的稳定性。其中，纵韧带贯穿椎间孔，固定在相邻椎骨的前缘和后缘，帮助支持脊柱。

（三）脊柱的位置

脊柱是人体的背部中央结构，从颅骨基底延伸至骨盆。具体来说，脊柱位于身体的背部、中央位置，并在整个躯体中负责提供支持和保护神经组织。以下是脊柱的大致位置和方向。

1. *位置*　脊柱位于背部，与人体的中线相一致。它从头部开始，沿着背部垂直向下延伸至骨盆。

2. 方向　脊柱呈“S”形弯曲，这种生理性曲线有助于吸收和分散来自身体运动和重力的冲击，提供更好的支持和稳定性。主要的生理性弯曲包括颈椎的前凸（lordosis）、胸椎的后凸（kyphosis）和腰椎的前凸（lordosis）。

3. 连接　脊柱通过椎间盘和各种关节连接在一起，形成一个连续的结构。椎骨通过关节的灵活性，使脊柱能够进行各种运动，如弯曲、扭转和侧弯。

4. 支持神经系统　脊柱的主要功能之一是保护脊髓。椎管（由椎弓和椎间孔组成）容纳和保护脊髓，这是中枢神经系统的一部分，负责传递神经冲动。

二、手术配合要点

（一）脊柱肿瘤切除同种异体骨植骨术

1. 适应证

（1）侵及椎体、附件的良性骨肿瘤，但极易复发者，如骨巨细胞瘤、动脉瘤样骨囊肿等或孤立的恶性原发骨肿瘤，以及仅限于一处脊柱病变的转移瘤。

（2）侵及椎体的数目可为 1 个节段脊柱，也可为相邻的 2 个节段脊柱。

2. 麻醉方式　全身麻醉。

3. 手术体位　俯卧位。

4. 手术步骤　详见表 14-1。

表 14-1　脊柱肿瘤切除同种异体骨植骨术

简要手术步骤	配合要点	图示
用物准备	1. 手术敷料：常规骨科俯卧位手术敷料 2. 手术器械：骨科器械、骨科刮匙及剥离子、骨科电钻 3. 杂项物品：无水酒精、C 形臂无菌保护套，根据个体差异选择不同的同种异体骨 4. 设备：电刀，C 形臂	
麻醉实施前安全核查	由具有执业资质的手术医生、麻醉医生和手术室护士三方（以下简称三方）在麻醉实施前共同按照手术安全核查表上内容逐项进行核查	
手术开始前清点物品	手术开始前，洗手护士和巡回护士共同按照手术物品清点原则进行清点	
整理无菌器械台	1. 无菌器械台：统一布局，建立“瘤区”和“非瘤区” 2. 准备好隔离盘和标本盘，用于放置直接接触肿瘤的手术器械和手术标本（图 14-1、图 14-2）	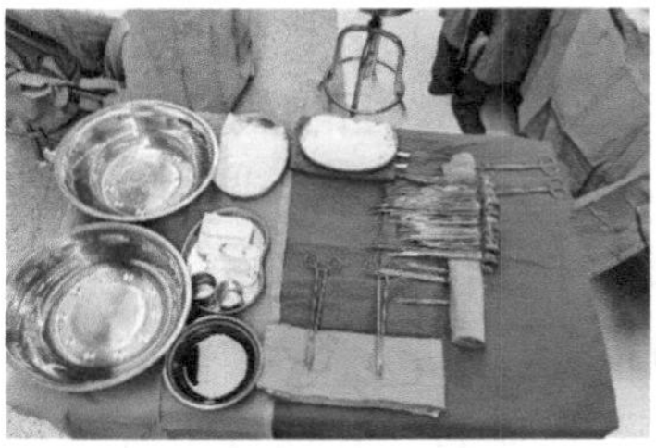 图 14-1　无菌器械台摆台（1）

续表

简要手术步骤	配合要点	图示
		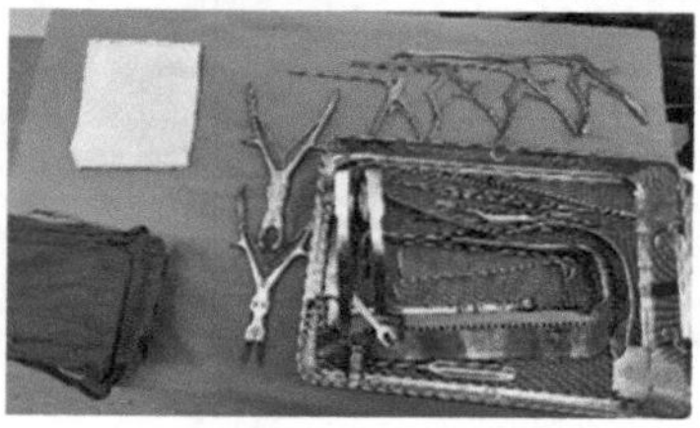 图 14-2　无菌器械台摆台（2）
消毒铺巾	消毒范围： 1. 胸椎手术：上至肩，下至髂嵴连线，两侧至腋中线 2. 腰椎手术：上至两腋窝连线，下过臀部，两侧至腋中线	
手术开始前安全核查	1. 三方在手术开始前共同按照手术安全核查表上内容逐项进行核查 2. 手术物品准备情况的核查由手术室护士执行，并向手术医生和麻醉医生报告 3. 巡回护士连接电刀、吸引器，将电刀电切、电凝均调至 50W（图 14-3）	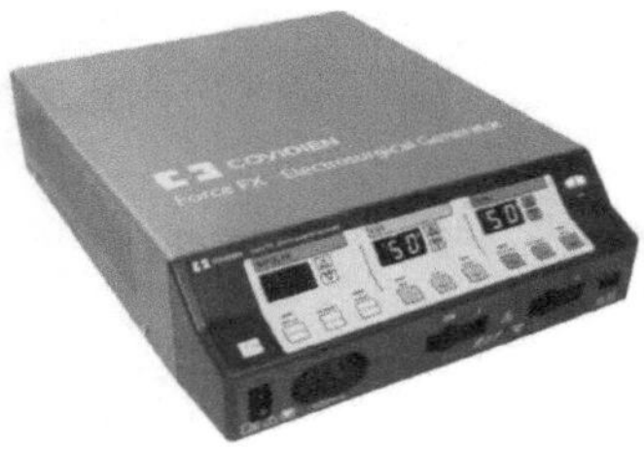 图 14-3　电刀
切开皮肤，显露手术野	递有齿镊、20 号刀切皮，用电刀切开皮下组织，铺双纱 2 块于切口两侧拭血，用皮肤拉钩协助显露（图 14-4）	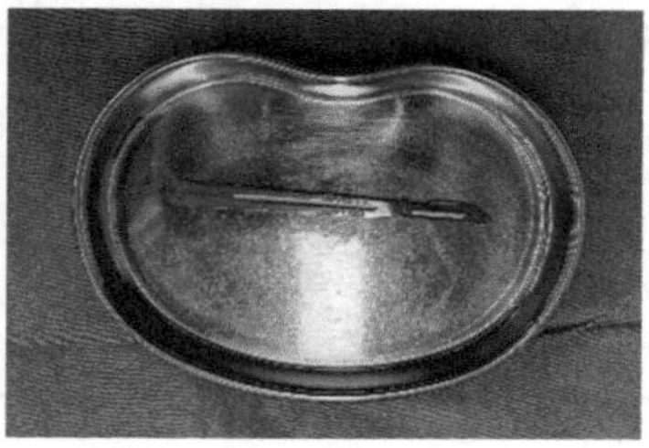 图 14-4　手术刀传递
打定位针，C 形臂机透视调整定位位置，拔出定位针打入合适的椎弓根螺钉，C 形臂机透视调椎弓根螺钉位置。用骨膜剥离子、骨凿骨锤、咬骨钳、椎板钳、刮勺切除肿瘤组织所在节段的棘突、椎板，剥离肿瘤组织。检查硬膜囊及神经根、椎脉等的完整性并用电刀及双极	1. 用骨膜剥离子及刮匙，骨凿骨锤、咬骨钳、椎板钳等切除骨肿瘤，如恶性，切除后，用电刀的电凝喷火模式凝瘤腔，并用无水酒精倒入瘤腔浸泡 5 ～ 15min 后吸出，用温水冲洗 2. 调节电刀电凝为喷火模式，且将电凝调至 60W，需要时向台上添倒无水酒精（图 14-5、图 14-6）	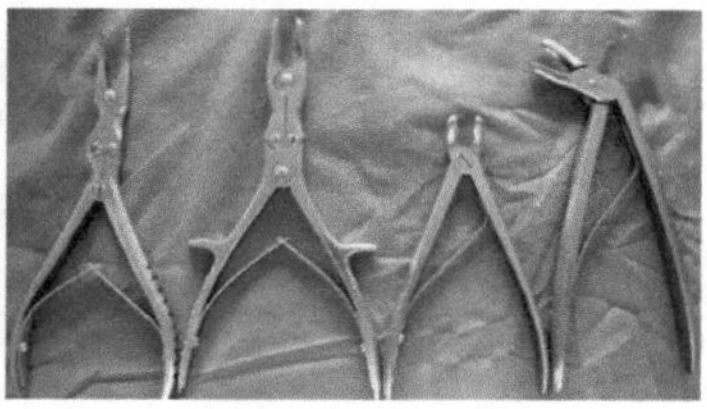 图 14-5　咬骨钳

续表

简要手术步骤	配合要点	图示
电凝镊、无水酒精彻底灭活其上的肿瘤组织，止血。检查受压脊髓形态正常度的恢复情况		图 14-6 剥离脊柱肿瘤
异体骨植入	选择合适的异体骨无菌开台上台，浸泡于生理盐水中，根据需要和大小调整异体骨，填塞于缺损位置（图 14-7）	图 14-7 异体骨
止血，冲洗切口	检查有无出血，止血，50ml 空注射器抽生理盐水冲洗创腔，根据情况放置引流管	
清点手术物品，关闭体腔	1. 关闭体腔前、关闭体腔后、缝合皮肤后按照手术物品清点原则进行清点 2. 每一次清点无误后，才可关闭体腔	
术毕处理	1. 完成各项护理文书检查、签字 2. 三方在患者离开手术室前共同按照手术安全核查表上内容逐项进行核查	

（二）注意事项

1. 术前访视时，手术室护士应充分了解患者情况。
2. 术中使用物品多，应特别注意各器械的螺丝及零件的清点。
3. C 形臂进行透视操作时注意严格无菌操作和放射防护。

（柳　露）

第二节　髋关节肿瘤手术

一、解剖学基础

（一）髋关节的形态

髋关节是连接髋骨和股骨的球窝关节，它支持和允许下肢运动，使股骨能够在髋臼内做多方向的运动，包括屈曲、伸直、外展和内收。

（二）髋关节的结构

髋关节由以下结构组成：髋骨，是髋关节的主要构成部分之一，分为髂骨、坐骨和耻骨。这三块骨通过髋缘连接在一起，形成一个圆形的髋臼。股骨（femur），股骨上端的球状部分称为股骨头，它插入髋臼中形成髋关节的球部。

关节结构分为关节囊（joint capsule）和滑膜（synovial membrane），关节囊是围绕在髋关节周围的结缔组织囊，它围绕着髋关节，连接到髋骨和股骨上。滑膜是关节囊内一层称为滑膜层的薄膜，它产生滑液，有助于减少关节内部的摩擦。

髋关节的韧带和肌肉如下：髌韧带（patellar ligament），是连接髋骨和股骨的强大韧带，有助于支持髋关节，防止过度伸展。耻股韧带（pubofemoral ligament）和坐股韧带（ischiofemoral ligament），这两个韧带也起到支持和稳定髋关节的作用。股四头肌（quadriceps femoris）和髌腱，这些肌肉群是支持和控制髋关节运动的关键肌肉。

（三）髋关节的位置

髋关节位于人体的骨盆区域，连接着骨盆和股骨。具体而言，髋关节的位置在身体前方，髋关节位于人体前侧，正好在腹部下方。如果你将手放在腰部前面，髋关节基本上在手的下方。在骨盆区域：髋关节位于骨盆的两侧。骨盆是由髂骨、坐骨和耻骨组成的，而髋关节就是由骨盆的髋臼和股骨头组成的。连接股骨：髋关节通过股骨与下半身相连接。具体来说，股骨的球状头部插入骨盆的髋臼中，形成了这个关键的关节。在臀部上方：髋关节也位于身体的臀部上方。因此，当我们谈论髋关节的位置时，通常是指在腰部以下，位于臀部和大腿之间的区域。

二、手术配合要点

（一）髋关节断离手术

1. 适应证

（1）用来治疗保肢手术无法充分切除的股骨恶性肿瘤或大腿软组织肉瘤。

（2）适用于严重创伤，严重感染或药物和一般手术无法控制的化脓性感染并发严重败血症，威胁患者生命，巨大压疮或某些先天性下肢残缺疾病，肢体有严重而广泛的损伤，无法修复或再植者。

（3）由动脉血栓形成、血栓闭塞性脉管炎、动脉硬化、糖尿病等原因引起的肢体供血不足，已有明显坏死者。

（4）肢体严重畸形影响正常功能，而矫形手术无法改进功能，通过截肢后穿戴假肢能改进功能者。

2. 麻醉方式　全身麻醉。

3. 手术体位　侧卧位。

4. 手术切口　前自髂前上棘，呈弧线向内下方并与腹股沟韧带平行，行至大腿内侧内收肌止点下 5cm 水平。后在坐骨结节下 5cm 水平向大腿后方延长切口，至大腿外侧大粗隆基底部远端 8cm 处向近端呈弧形反折，在髂前上棘下方与起点汇合。

5. 手术步骤　详见表 14-2。

表 14-2 髋关节离断手术

简要手术步骤	配合要点	图示
用物准备	1. 敷料准备：常规骨科手术侧卧位敷料 2. 手术器械：骨科器械、骨科刮匙及剥离子 3. 杂项物品：棉垫（30 cm × 15cm）、无菌卷带、3-0 抗菌薇乔线 4. 设备：电刀	
麻醉实施前安全核查	1. 由具有执业资质的手术医生、麻醉医生和手术室护士三方（以下简称三方）在麻醉实施前共同按照手术安全核查表上内容逐项进行核查 2. 巡回护士连接电刀、吸引器，将电刀电切、电凝均调至 50W	
手术开始前物品清点	手术开始前，洗手护士和巡回护士共同按照手术物品清点原则进行清点	
整理无菌器械台	1. 无菌器械台：统一布局，建立“瘤区”和“非瘤区” 2. 准备好隔离盘和标本盘，用于放置直接接触肿瘤的手术器械和手术标本（图 14-8、图 14-9）	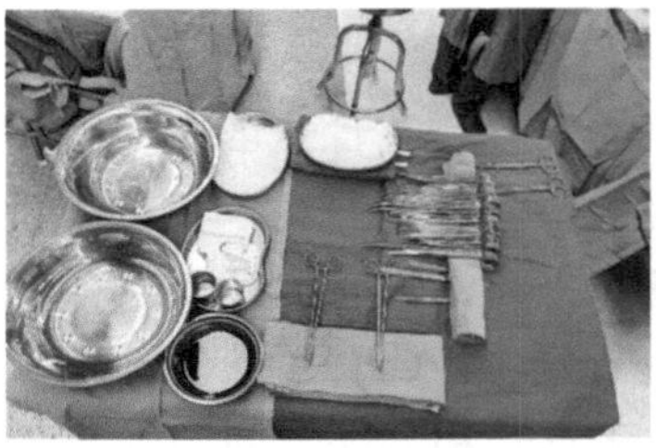 图 14-8 无菌器械台摆台（1） 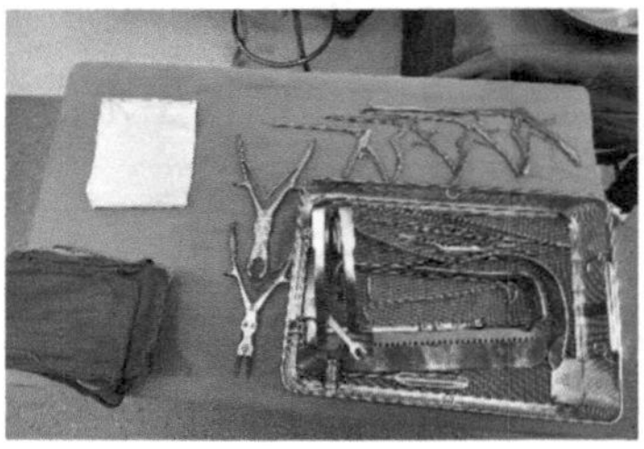 图 14-9 无菌器械台摆台（2）
消毒铺巾	消毒范围：前后过正中线，上至剑突，下至膝关节（图 14-10）	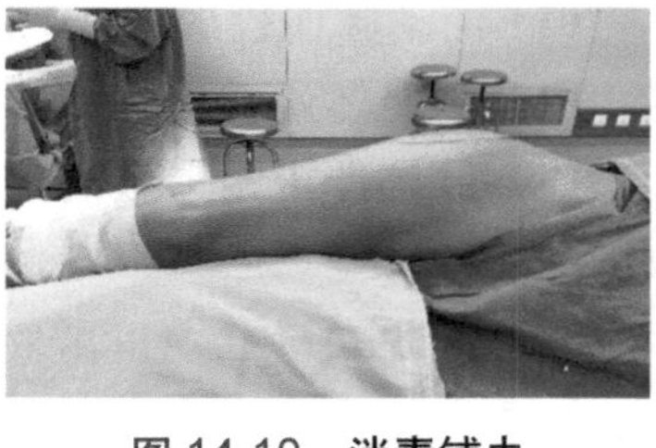 图 14-10 消毒铺巾
手术开始前安全核查	1. 三方在手术开始前共同按照手术安全核查表上内容逐项进行核查 2. 手术物品准备情况的核查由手术室护士执行，并向手术医生和麻醉医生报告	

续表

简要手术步骤	配合要点	图示
切开皮肤、皮下组织	1. 递双纱 2 张、齿镊、20 号刀，切开皮肤。用电刀电凝止血，用干纱布拭血（图 14-11、图 14-12） 2. 用皮肤拉钩协助显露	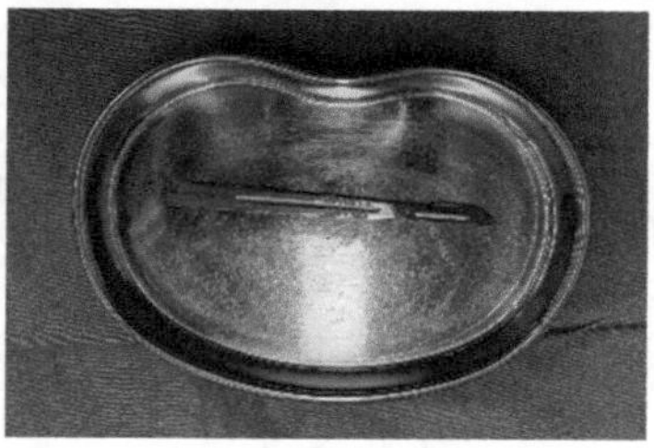 图 14-11 手术刀传递 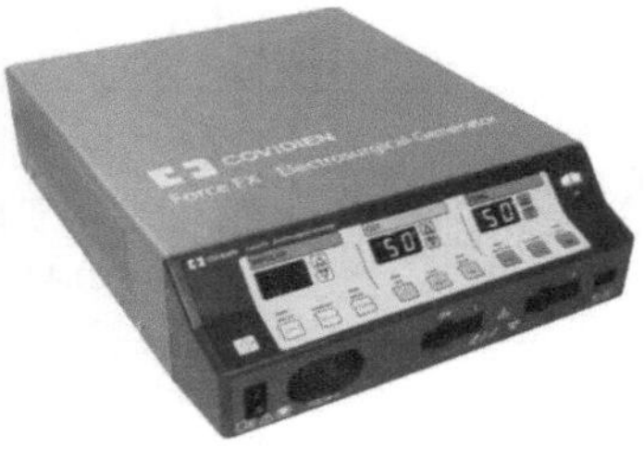 图 14-12 电刀
分离并切断缝匠肌、腹直肌、耻骨肌	1. 用电刀分离，用方头拉钩显露。用 2 把中弯钳钳夹肌肉两端，电刀切断，用 13×24 圆针 0 丝线缝扎断端（图 14-13） 2. 巡回护士术中根据情况及时添加所需	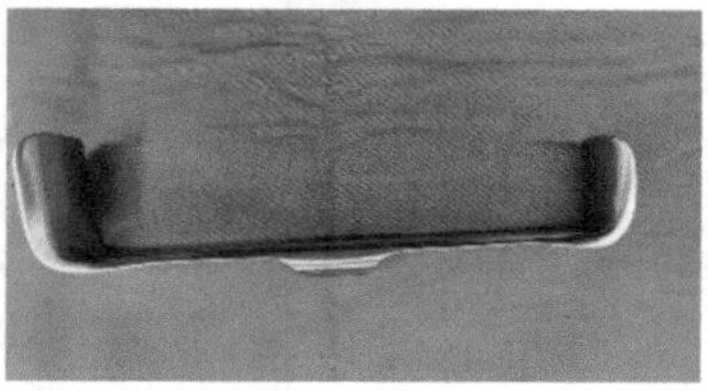 图 14-13 方头拉钩
外展大腿，断髂腰肌、内收肌	用电刀分离，方头拉钩显露。用 2 把中弯钳钳夹肌肉两端，用电刀切断，用 13×24 圆针 0 号丝线缝扎断端	
沿耻骨肌、闭孔内肌和短外旋肌群间隙，显露闭孔动脉分支	中弯钳钳夹、切断，用 1-0 丝线结扎	
后切口：同前切开皮肤、皮下组织，内旋大腿，依次分离并切断臀中肌、臀小肌、臀大肌	1. 递 20 号皮肤刀切开皮肤，用电刀电凝止血，用干纱布拭血（图 14-14）	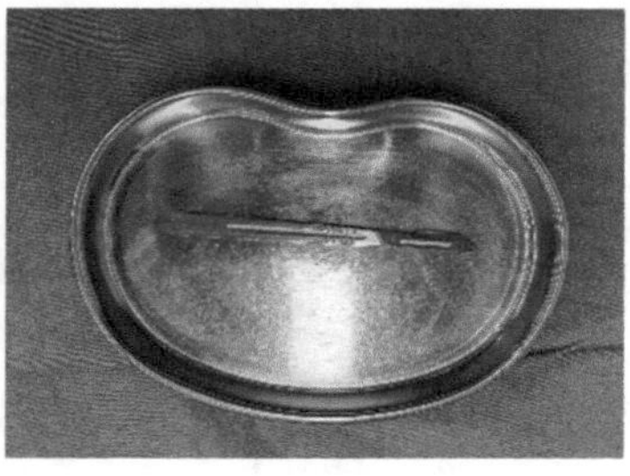 图 14-14 手术刀传递

续表

简要手术步骤	配合要点	图示
	2. 用2把中弯钳钳夹肌肉两端，用电刀切断，用13×24圆针0号丝线缝扎断端（图14-15）	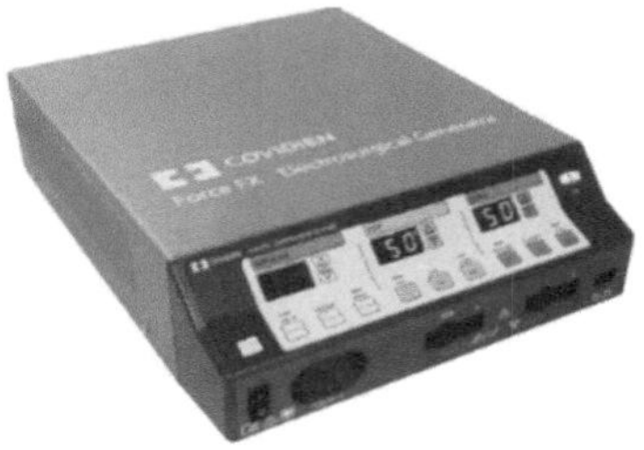 图14-15　电刀
分离、结扎并切断坐骨神经	用电刀分离，切断	
于股骨附着点处分离髋短外旋肌群	递电刀分离，递方头拉钩显露。递2把中弯钳钳夹肌肉两端，递电刀切断，用13×24圆针0号丝线缝扎断端	
显露关节囊及圆韧带	用电刀和骨膜剥离器分离关节囊外附着组织（图14-16）	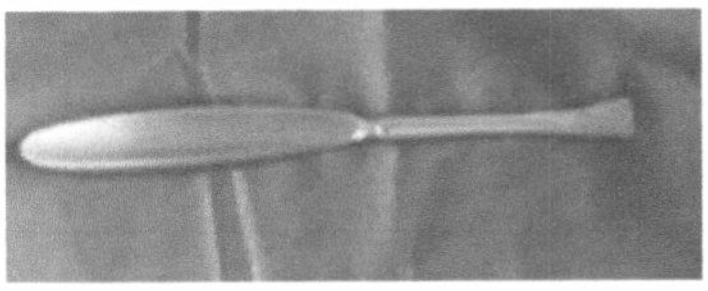 图14-16　骨膜剥离器
切开关节囊，完成关节离断	1. 递电刀切开关节囊，用骨膜剥离器伸进关节腔内将大转子撬出，完成离断。后对整个创面用电凝止血 2. 备装离断肢体的容器	
打磨关节面，彻底止血	备三关节咬骨钳，将关节腔面咬粗糙，出血，使肌肉更容易附着生长。用电凝彻底止血（图14-17）	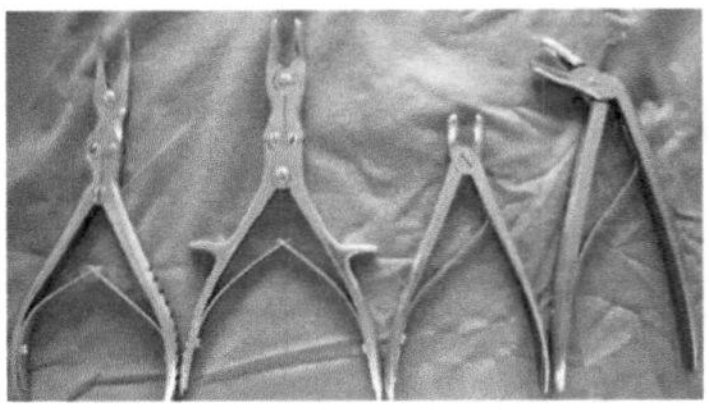 图14-17　咬骨钳
冲洗切口	用大量温水冲洗，更换纱布，用干净无菌巾覆盖切口周围。创面用电凝彻底止血，整理清点用物（图14-18）	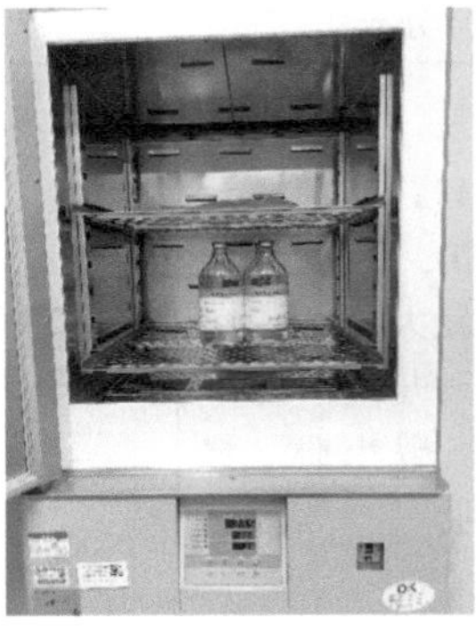 图14-18　恒温箱

续表

简要手术步骤	配合要点	图示
放置引流管	皮肤消毒，皮刀切开，中弯钳钳夹粗引流管尾引出，用 10×28 角针 0 号丝线固定于皮肤上	
清点手术物品，关闭体腔	1. 关闭体腔前、关闭体腔后、缝合皮肤后按照手术物品清点原则进行清点 2. 每一次清点无误后，才可关闭体腔	
将后内侧皮瓣连同臀大肌一起拉向前方，与切口前缘缝合	递中弯钳、13×24 圆针 0 号丝线逐层间断缝合肌层（图 14-19）	图 14-19　**中弯血管钳**
缝合筋膜层	递 8×20 圆针 2-0 丝线间断缝合	
缝合皮下组织	用碘伏纱球消毒皮肤，用 8×20 圆针 2-0 或 3-0 丝线（3-0 抗菌薇乔线）间断缝合（图 14-20）	图 14-20　**碘伏消毒纱球**
缝合皮肤	递 10×28 角针 3-0 丝线（3-0 抗菌薇乔线）间断缝合	
术毕处理	1. 递环钳夹持碘伏纱球消毒皮肤，双纱拭干，并用棉垫、弹性绷带包扎 2. 与巡回护士、医生共同核对标本无误后装袋	

（二）注意事项

1. 手术前准备：术前访视时，手术室护士应充分了解患者情况。

2. 专业医疗团队：手术应由经验丰富的骨科医生和手术团队执行，手术室护士在髋关节手术方面有充足的专业知识和经验。

3. 手术可能伴随一些风险和并发症，如感染、出血、血栓形成等，医疗团队应该密切关注患者的术后症状，及时处理任何并发症。

4. 术后定期随访：定期随访是确保患者术后康复良好的关键。

（柳　露）

第三节　肩关节离断手术

一、解剖学基础

（一）肩关节的形态

肩关节是连接上肢和躯干的一个复杂关节，由多个骨骼和软组织组成。主要涉及的骨骼包括肱骨（humerus）、锁骨（clavicle）和肩胛骨（scapula）。肱骨是上肢的长骨，构成了肩关节的一部分。肱骨头（head of humerus）位于肱骨的上端，与肩胛骨的凹陷部分形成关节面。

肩胛骨是位于背部的三角形骨，有多个关键的部位与肩关节有关。其中，冈（acromion）是肩胛骨的骨刺，与锁骨的一端连接，形成了肩关节的一部分。肩胛骨上的关键部位还包括肩胛骨体（body）和肩胛骨突（coracoid process）。锁骨是一条弯曲的骨，连接肩胛骨和胸骨（sternum）。肩关节的一部分由锁骨和肱骨之间的关节形成。

肩袖肌群是肩关节周围的一组肌肉，包括冈上肌（supraspinatus）、冈下肌（infraspinatus）、冈下小圆肌（teres minor）和冈下大圆肌（teres major）。这些肌肉参与肩关节的稳定性和运动。

（二）肩关节的结构

肩关节由包围在关节周围的关节囊（articular capsule）提供支持。关节囊由纤维组织构成，并含有关节液，有助于减轻关节运动时的摩擦。此外，肩关节还有多个韧带，如肩袖韧带，起到稳定肩关节的作用。

1. *滑囊和滑膜*　滑囊是关节内的小囊袋，含有黏液，有助于减轻肩关节的摩擦。滑膜则是关节囊内的薄层组织，分泌滑液，进一步减轻关节摩擦。

2. *神经和血管*　肩关节周围有多个神经和血管通过，包括肱神经、桡神经、肱动脉等。这些结构在肩关节的解剖学中起到重要的作用。

（三）肩关节的位置

肩关节位于肩部，是上肢与躯干相连接的部分，可视为肩膀和手臂之间的连接点。

二、手术配合要点

（一）肩关节离断术

1. *适应证*

（1）用来治疗不能用保肢方法治疗的肱骨近端及附件的恶性肿瘤。

（2）上臂严重开放性毁损伤，无再植条件。

（3）少数为动脉功能不足引起，因严重的感染（如骨髓炎）或坏疽，或严重的肩部或上肢创伤（如大面积骨折、神经或血管损伤）导致上肢无法保留的情况。

2. *麻醉方式*　全身麻醉。

3. *手术体位*　侧卧位。

4. *手术切口*　前方起自喙突，沿三角肌前缘向远端延伸，至该肌止点。后沿三角肌后缘向上，止于腋皱襞后方。经腋窝做第二切口，将第一切口两端相连。

5. 手术步骤　详见表 14-3。

表 14-3　**肩关节离断术**

简要手术步骤	配合要点	图示
用物准备	1. 手术敷料：常规骨科手术侧卧位敷料 2. 手术器械：骨科器械、骨科刮匙及剥离子 3. 杂项物品：棉垫（30cm×15cm）、无菌卷带 4. 设备：电刀	
麻醉实施前安全核查	由具有执业资质的手术医生、麻醉医生和手术室护士三方（以下简称三方）在麻醉实施前共同按照手术安全核查表上内容逐项进行核查	
手术开始前清点物品	手术开始前，洗手护士和巡回护士共同按照手术物品清点原则进行清点	
整理无菌器械台	1. 无菌器械台：统一布局，建立“瘤区”和“非瘤区” 2. 准备好隔离盘和标本盘，用于放置直接接触肿瘤的手术器械和手术标本(图 14-21、图 14-22)	图 14-21　无菌器械铺台（1） 图 14-22　无菌器械铺台（2）
消毒铺巾	消毒范围：上至颈部上缘，下至患侧上肢手部和乳头上缘，两侧过腋中线，包括腋窝	
手术开始前安全核查	1. 三方在手术开始前共同按照手术安全核查表上内容逐项进行核查 2. 手术物品准备情况的核查由手术室护士执行，并向手术医生和麻醉医生报告	

续表

简要手术步骤	配合要点	图示
切开皮肤、皮下组织	1. 递双纱 2 张、齿镊、20 号刀，切开皮肤。用电刀电凝止血，干纱布拭血（图 14-23、图 14-24） 2. 用皮肤拉钩协助显露	图 14-23 **手术刀传递** 图 14-24 **电刀**
分离三角肌和胸大肌，结扎并切断头静脉	1. 洗手护士备拉钩显露，电刀分离。递主刀、一助中弯钳各一把，钳夹血管，电刀切断，用 1-0 丝线结扎 2. 巡回护士术中根据情况及时添加所需	
切断胸大肌，显露血管神经束，分离，切断，结扎腋动脉、腋静脉、胸肩峰动脉	用中弯钳分离，方头拉钩显露。用 2 把中弯钳钳夹肌肉两端，电刀切断，用 13×24 圆针 0 号丝线缝扎。血管断端用 1-0 丝线结扎 2 遍（图 14-25）	图 14-25 **方头拉钩**
找到并游离正中神经、尺神经、肌皮神经、和桡神经高位切断	中弯钳游离，钳夹，电刀切断，1-0 丝线结扎（图 14-26）	图 14-26 **中弯血管钳**
游离并切断喙肱肌、肱二头肌、三角肌，显露关节囊，切断大圆肌和背阔肌	用中弯钳游离，2 把中弯钳钳夹肌肉两端，电刀切断，用 13×24 圆针 0 号丝线缝扎断端	
将上臂内旋显露短外旋肌群及关节囊后方，切断	中弯钳分离，电刀切断，用圆针 1-0 线缝扎	
将上臂极度外展，切断肩关节囊前方和肩胛下肌，在起点处切断肱三头肌，切断肩关节下方关节囊，上肢离断	1. 电刀分离，用 2 把中弯钳钳夹肌肉两端，电刀切断，用 13×24 圆针 0 号丝线缝扎断端 2. 巡回护士备装离断肢体的容器	

续表

简要手术步骤	配合要点	图示
打磨关节腔	备三关节咬骨钳，将光滑的关节面打磨粗糙，出血，以便肌肉附着生长（图 14-27）	图 14-27　咬骨钳
彻底止血	用电刀对整个创面止血，需要时用 1-0 丝线结扎或缝扎	
冲洗切口	用大量温水冲洗，更换纱布，用干净无菌巾覆盖切口周围。创面采用电凝彻底止血，整理清点用物（或生物流体膜冲洗）（图 14-28）	图 14-28　恒温箱
清点手术物品，关闭体腔	1. 关闭体腔前、关闭体腔后、缝合皮肤后按照手术物品清点原则进行清点 2. 每一次清点无误后，才可关闭体腔	
将所有肌肉残端翻入关节盂腔，缝合	备齿镊，递 13×24 圆针 0 号丝线间断缝合	
将三角肌瓣向下牵拉在关节盂下方缝合	递 13×24 圆针 0 号丝线间断缝合	
安放引流管于三角肌瓣深面	皮肤消毒，皮刀切开，中弯钳钳夹粗引流管尾引出，10×28 角针 0 号丝线固定于皮肤上	
切除过度肩峰，使其外形圆润	递皮刀、齿镊或组织剪修剪。用 8×20 圆针 2-0 丝线缝合皮下组织	
修剪皮瓣边缘	用组织剪修剪，用碘伏纱球消毒皮肤。用 10×28 角针 3-0 丝线（或 3-0 抗菌薇乔线或皮肤缝合器）逐层间断缝合	
缝合皮下组织	用碘伏纱球消毒皮肤，用 8×20 圆针 2-0 或 3-0 丝线（3-0 抗菌薇乔线）间断缝合	
缝合皮肤	递 10×28 角针 3-0 丝线(3-0 抗菌薇乔线)间断缝合	

续表

简要手术步骤	配合要点	图示
术毕处理	1. 递环钳夹持碘伏纱球消毒皮肤，双纱拭干，并用棉垫、胶带包扎 2. 与巡回护士、医生共同核对标本无误后装袋（图 14-29）	图 14-29　**包扎胶带**

（二）注意事项

1. 手术前准备：术前访视时，手术室护士应充分了解患者情况；专业医疗团队。

2. 手术应由经验丰富的骨科医生和手术团队执行，切开前侧皮肤时不要用力过大，以免切得过深而损伤头静脉；分离神经血管束时，操作应轻柔细致，以防损伤。打开神经束血管时，首先见到正中神经，其下是腋动脉。万一分破血管，大出血时，术者应保持镇静，可立即压迫血管近端制止出血，清除术野积血，找出损伤部位，将其分离、结扎后切除。手术室护士在髋关节手术方面有充足的专业知识和经验。

3. 手术可能伴随一些风险和并发症，如感染、出血、血栓形成等。医疗团队应该密切关注患者的术后症状，及时处理任何并发症。

4. 术后定期随访：定期随访是确保患者术后康复良好的关键。

（柳　露）

第 15 章

其他护理技术

第一节　术中放疗专科护理技术

一、概述

术中放疗（intraoperative radiation therapy，IORT）是指术中对瘤床、淋巴引流区、肿瘤可能侵犯部位进行单次大剂量放射的治疗方法，要求在表面剂量较高的同时能较好地保护深部正常组织且治疗时间较短。IORT 的特点：放射治疗照射野较小但照射剂量高；照射靶区的控制更精准，对照射靶区以外的组织影响小；照射技术简单；术中使用，及时杀死残留的肿瘤细胞，避免术后的操作创伤。

二、术中放疗配合要点

术前准备

1. 制订放疗计划：对拟行 IORT 的患者，临床外科完善相关影像学检查（如增强 CT、MRI），并通知放疗科相应病种首席专家指定具体医师会诊，根据病灶的位置和大小预选用施用器的类别和型号，告知手术室提前备好施用器。放疗科医师做好术中放疗初步方案，并提前一天通知物理师做好 IORT 准备。

2. 术中放疗机器质量保证（QA）：巡回护士视手术情况是否需要术中冷冻，约提前 1h 通知放疗科医师和物理师到手术室，物理师检查 INTRABEAM 设备操作系统，对机器进行 QA。

3. 如需厂家跟台，巡回护士须落实厂家跟台人员到场时间。

4. 术中放疗配合流程（表 15-1）

表 15-1　**术中放疗配合流程**

简要步骤	配合要点
放疗前准备	1. 核对患者信息，巡回护士按患者交接流程与病房护士交接患者，接入室间 2. 妥善固定患者；开放静脉通道，准备好呼吸机，协助麻醉医生进行诱导麻醉，麻醉后留置尿管 3. 洗手护士准备普通手术器械，开包洗手上台与巡回护士共同清点器械 4. 手术医生消毒铺巾，连接手术所需设备，开始手术

续表

简要步骤	配合要点
选用施用器	1. 外科医生切下标本后，需用灭菌注射用水冲洗瘤床，然后与放疗科医师确定瘤床大小，选择合适的施用器。放疗科医师核查患者信息、施用器类别和型号，给定处方剂量和照射深度，并签名确认。然后，物理师再次确认信息并签名 2. 常用有 4 种施用器：球形施用器、平板施用器、表面施用器，另外还有一种针形施用器，施用器的主要作用是使瘤床表面获得均匀的照射剂量 （1）球形施用器：一共有 8 种型号，大小从 1.5cm 至 5.0cm，以 0.5cm 递增，其外罩的顶部为 16cm 长的圆锥体，直径≤ 3.0cm 的施用器探针通道侧壁嵌有薄金属护套，直径＞ 3.0cm 者则无此设计。球形施用器能产生从中心向四周发散的球形照射剂量分布，可用于类圆形瘤床（如保乳手术等）的放疗。据相关研究表明：直径 4.5cm 的球形施用器在 0mm 给予 20Gy 的照射，结果显示在手术创面下 5mm、10mm、20mm 处的剂量分别为 10.7Gy、6.4Gy、2.7Gy （2）平板施用器：一共有 6 种型号，大小从 1.0cm 至 6.0cm，以 1cm 递增，其为中空圆筒结构，筒壁可有效屏蔽射线，底部设计有圆锥形均整器，射线经均整后可在一定深度形成均匀的剂量分布，能在距其表面 5mm 处产生优化的平面照射野，可用于治疗较为平坦的瘤床（如胃肠道肿瘤）。据相关研究表明：直径为 4cm 的平板施用器在表面 5mm 处给予 10Gy 剂量，结果显示 0、10mm、15mm 处剂量分别为 21.3Gy、5.6Gy、3.4Gy （3）表面施用器：一共有 4 种型号，大小从 1.0cm 至 4.0cm，以 1cm 递增，其结构组成跟平板施用器一样，但其能在距其表面 0mm 产生优化的平面照射野，可用于体表较表浅的肿瘤（如非黑色素瘤皮肤癌）放疗 （4）针形施用器：探针长为 4.4cm，它会产生从中央发射到探针尖端的球形剂量分布，并直接在原位灭活肿瘤或者填充肿瘤切除术产生的肿瘤腔。通常用于介入性肿瘤（如脑部肿瘤或者椎体转移瘤）的治疗。不可重复消毒使用，一次性。据相关研究表明：在距施用器表面 10mm 处给予剂量 10Gy，距施用器表面 5mm、15mm、20mm 处剂量为 47.9Gy、3.7Gy、1.8Gy
安装施用器	洗手护士先将施用器连接无菌罩专用接口，然后配合手术医生将施用器套入 X 射线源，并用无菌罩覆盖支架，严格遵守无菌原则，尽量减少人员走动，避免污染无菌罩（图 15-1）
放置施用器	通过机械手臂调整施用器，放置到理想的治疗位置，缝合周围腺体组织并固定施用器，用湿纱布隔离施用器周围，使得施用器表面与表皮距离≥ 1cm，以减少或避免治疗区皮肤的放射性损伤（图 15-2）
放疗前再次检查确认	1. 做好管道护理，确保患者静脉通路保持通畅，同时应确保放疗期间有足够的液体维持量，避免放疗结束前液体走空 2. 巡回护士协助放疗人员调整手术体位，调整后应妥善固定并全面检查，避免患者胸腹部受压，防止患者意外坠床。巡回护士应监督放疗人员的操作，避免污染手术无菌区 3. 控制参观人员，减少人员走动，无关人员尽量避免进入手术室 4. 洗手护士撤离前用无菌中单覆盖无菌台，整理好器械，并监督台上一切无菌操作 5. 巡回护士确认手术间全部工作人员撤离，关闭所有出入口，手术间电动感应门均关闭，门口放疗指示灯开启，确保患者生命体征良好，监护仪对着手术窗外，便于观察，一切工作准备就绪，方可离开室间

续表

简要步骤	配合要点
实施放疗	放疗科医师和物理师核对计划参数，确定无误后由物理师开始执行术中放疗。执行过程中，医师需严密观察患者生命体征，如有异常，应及时通知物理师暂停治疗并进一步处理
放疗结束	洗手护士取下施用器，并检查施用器是否完整，确保体腔无异物，检查完毕用绿巾包裹后送供应室消毒。巡回护士携同物理师整理机器，放回储存室
手术结束	1. 放疗结束后手术医生常规止血、冲洗、放置引流管、关闭切口，巡回护士与洗手护士按规范关闭切口前后共同清点手术器械；术毕洗手护士撤去污染敷料，将器械完整无误交至供应室；医护人员共同将患者搬运至手术推床，将影像资料等随同患者送到恢复室并做好交班工作，做好手术登记录入、收费工作；室间物品归位 2. 物理师负责导出并打印手术报告，短报告送至临床科室归入病历中保存，长报告留放疗科内归档保存

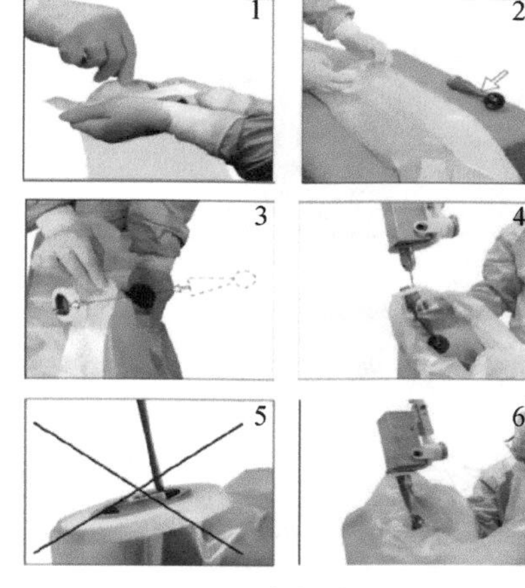

图 15-1　安装施用器

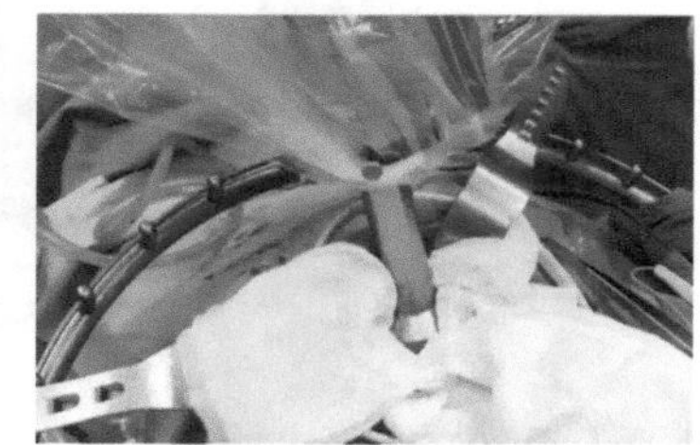
图 15-2　放置施用器

三、术中放疗配合注意事项

（一）注意做好射线的防护

1. *缩短照射的时间*　放射时间与吸收剂量成正比，缩短放射时间、延长两次照射治疗的间隔时间均可以减少吸收的剂量。护士应合理安排各项护理操作，确保放射治疗过程顺利不间断，尽量缩短照射时间。

2. *增大照射的距离*　照射剂量与照射距离成反比，增大放射部位与放射源的距离可减少放射剂量的吸收。

3. *设置屏蔽防护*　医务人员在为患者进行放射治疗的同时，也应该正确使用防护设备保护自己。

（二）注意做好患者管理

1. *病情的观察*　手术过程中，患者处于全身麻醉状态下，为保证患者安全，护理人员应有高度的责任心及敏锐的观察力，积极做好各项措施预防治疗过程中各项意外情况的发生。术中如果发生特殊情况，应立即启动应急预案配合麻醉医生抢救患者，保证患者放疗期间的安全。

2. 患者的固定　放疗过程中，医护人员在观察室，而不是在患者身旁，因此，手术开始前，护理人员就应妥善固定好患者的四肢，防止患者手术及放疗过程中意外坠床。

（赖雁玲）

第二节　机器人辅助外科手术专科护理技术

一、概述

（一）机器人系统的构成

机器人系统主要由 3 个部分构成，分别是由外科医生操作的医生控制系统、进行手术操作的床旁机械臂系统及 3 D 成像的影像处理系统（图 15-3）。

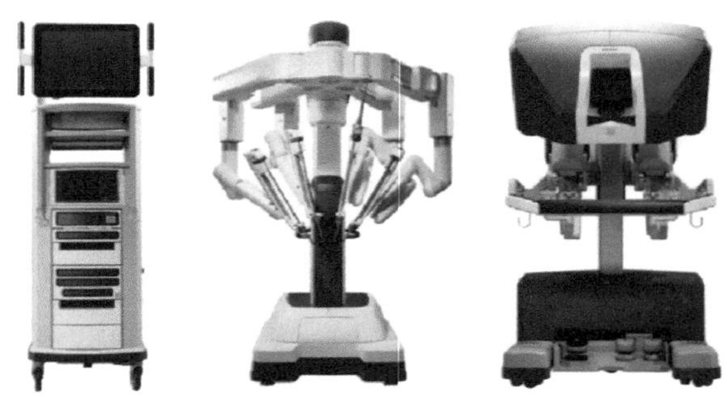

图 15-3　机器人系统

（二）机器人系统的简介

1. 医生控制系统　主要位于手术区域外，一般由主刀医生操作。操作者使用两个手动控制器和一套脚踏板来控制器械和内镜的所有动作。手术全过程以坐姿完成，可减少操作疲劳。

2. 床旁机械臂系统　主要位于手术区域，由 4 个机械臂构成，负责摄像和器械操作，内镜接到任何器械臂上，提供患者解剖部位的高清 3D 视图。更换器械或手术外其他操作一般由护士进行。

3. 影像处理系统　主要位于手术区域外，通过对高精度、高放大倍数内镜传回的即时手术图像进行分析和处理，提供了高清晰度三维图像并将手术野放大 10 ～ 20 倍，增加手术的可操控性、精准性和稳定性。

（三）机器人室间环境要求

1. 面积及空间　实用面积宜≥ 40m^2，长、宽均≥ 6m；无影灯圆轴底部离地面≥ 2.5m。

2. 电源配置　至少配置 4 个独立、接地、单相交流 220V、50Hz、10A 电源。

3. 网络　配置至少两个可以连通外网的有线端口。

二、手术配合要点

手术配合要点见表 15-2。

表 15-2　机器人辅助肾部分切除术

简要手术步骤	配合要点	图示
用物准备	1. 手术敷料：腹部敷料手术包、手术衣、纱布粒、纱布 2. 手术器械：泌尿腔镜仪、腔镜泌尿基础手术器械包，如气腹针、分离钳、分离剪、抓钳、腔镜吸头、持针钳、绿色钛夹钳、可吸收钛夹钳、腔镜止血夹、腔镜 B 超探头 3. 机器人手术器械：主要包括 30° 内镜，机器人金属套管、机器人闭孔器、机器人专用手术器械臂器械（如单极手术弯剪、双极单孔长抓钳、心包抓钳、大号针持），机器人单极线、机器人双极线（图 15-4、图 15-5） 4. 杂项物品：电刀笔、腹腔套针、吸针板、手术尖刀片、手术圆刀片、一次性气腹管、0 号丝线、24 号引流管、一次性吸引管、一次性冲洗管 5. 机器人手术耗材：机器人器械臂无菌套、套管密封件、单极手术弯剪帽（图 15-6） 6. 普通耗材：辅助孔用一次性穿刺器(12mm)、各种型号的可吸收缝线、一次性标本袋、止血材料、各型号钛夹、可吸收钛夹	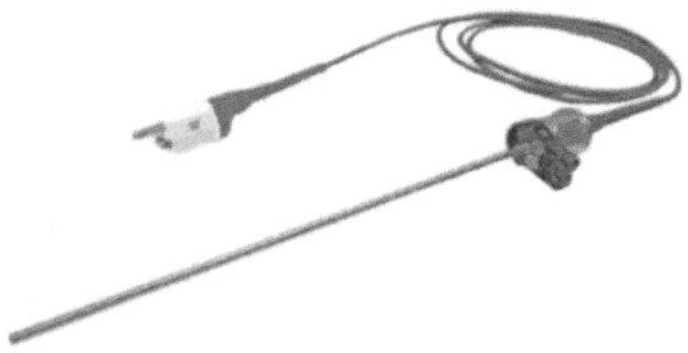 图 15-4　机器人 30° 内镜 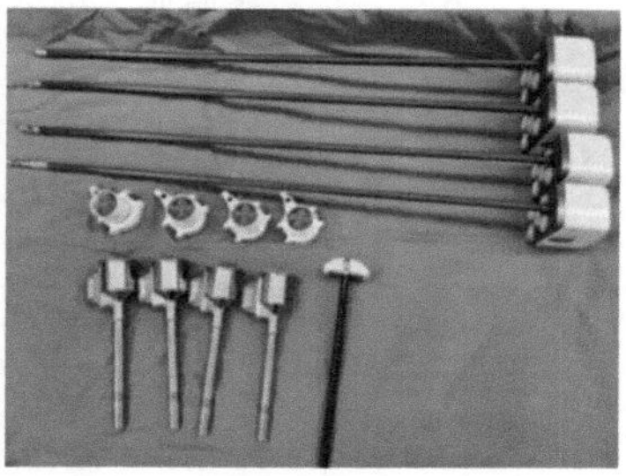 图 15-5　金属套管、闭孔器、套管密封件、机器人专用手术器械臂器械 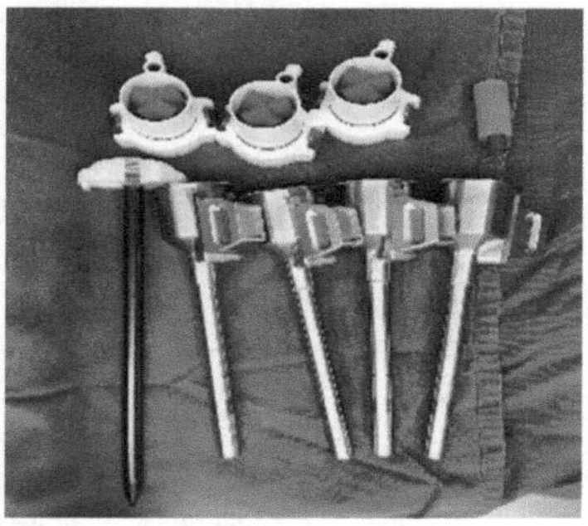 图 15-6　套管密封件、单极手术弯剪帽
设备准备及布局	1. 检查手术床的位置，将手术床摆放至层流净化的正下方 2. 将机器人系统放置在靠墙的合适位置，并连接电源开机后自检，以确保其功能正常 3. 医生控制系统：放置在无菌区之外。使医生控制系统的主刀医生可以看见手术区域，与助手医生进行沟通交流	

续表

简要手术步骤	配合要点	图示
	4. 床旁机械臂系统：推至无菌区内，建议医护协同操作安全地移动床旁机械臂系统，确保床旁机械臂系统在推至手术床旁时不会与任何障碍物碰撞，如无影灯、影像处理系统屏幕，防止设备电线拉扯不妥导致的意外断电 5. 影像处理系统：放置于手术床旁，影像处理系统触摸显示屏调整至手术助手舒适的位置，增加1个屏幕有利于助手协助手术操作（图15-7） 6. 合理的室间布局：麻醉机位于手术床纵轴右上方，医生控制系统位于手术床右上方靠墙非无菌区域，影像处理系统位于手术床纵轴头侧方，床旁机械臂系统位于手术床右下方靠墙位置 7. 设备：高频电外科设备、显示器、摄像系统、气腹机	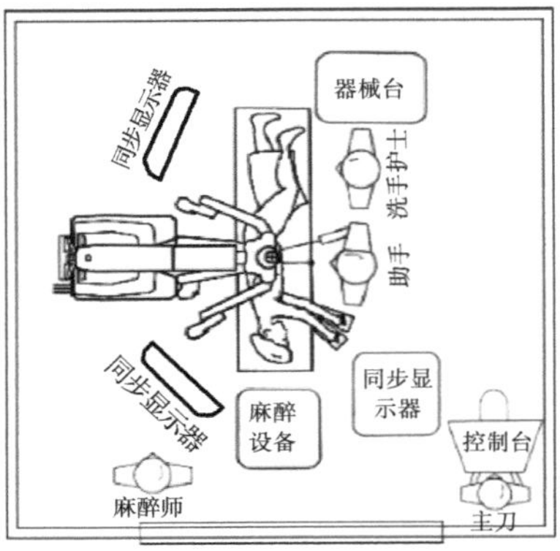 图15-7 **机器人左肾部分切除术室间布局图**
麻醉实施前安全核查	具有执业资质的手术护士、麻醉医生和手术医生三方（以下简称“三方”），在麻醉实施前共同按照手术安全核查表上的内容逐项进行核查	
整理无菌器械台	1. 无菌器械台：统一布局，建立“瘤区”和“非瘤区” 2. 瘤区铺上无纺布，准备好隔离盆和一次性标本袋，用于放置直接接触肿瘤的手术器械和手术标本	
手术开始前物品清点	手术开始前，洗手护士和巡回护士共同按照手术物品清点原则进行清点，特别是机器人手术器械臂的钢丝、小螺丝配件、旋转活动度、胶圈保护垫的完整性（图15-8）	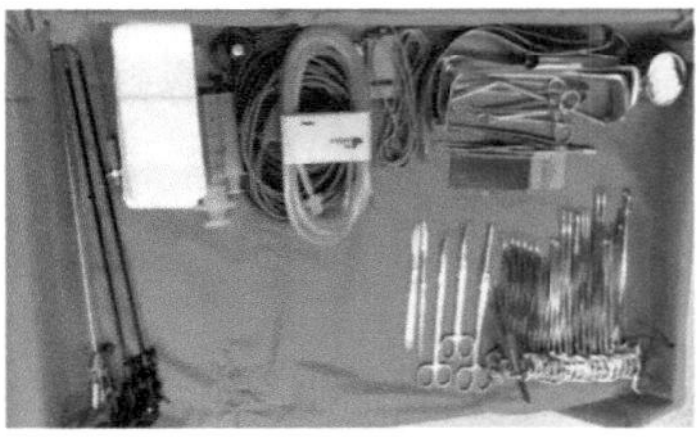 图15-8 **清点手术物品**
体位安置	巡回护士与外科医生一同确认手术体位，检查受压部位的风险，并采取相应措施	
消毒铺巾	1. 消毒范围：上至乳头连线，下至腹股沟，前后过正中线 2. 铺巾方法：4块大夹单铺切口周边（左右两边大夹单铺至腋后线、上边大夹单铺至剑突、下边大夹单铺至耻骨联合），将患侧手放置在头架旁枕头上，铺设大孔巾	

续表

简要手术步骤	配合要点	图示
手术开始前安全核查	1. 三方在手术开始前共同按照手术安全核查表中的内容逐项进行核查 2. 手术物品准备情况的核查由手术室护士执行，并在三方核查过程中进行陈述	
安装机械臂无菌套及设备连接	1. 展开机械臂，将机械臂全部张开，机械臂的高度与两臂之间的距离合适，并在臂与臂之间保留适当的空间，以保证安装机械臂无菌套时有足够的操作空间，避免污染；安装机械臂无菌套后并拢机械臂备用（图 15-9） 2. 洗手与巡回护士共同连接机器人镜头、气腹管、机器人单双极线、吸引管等设备	图 15-9　安装机械臂无菌套
建立气腹及穿刺器置入	准备尖刀、巾钳、气腹针、10ml 注射器建立气腹，传递机器人穿刺器，开通气腹机，在机器人镜头指引下放置其余机器人穿刺器及助手辅助穿刺器孔	
床旁机械臂系统入位	1. 首先调节手术床的高度 2. 移动床旁机械臂系统至机器人镜头穿刺器孔，移动过程中注意室间周围环境，确保床旁机械臂系统不会碰撞任何设备，如无影灯、腔镜吊塔等，以免发生污染 3. 升高到预设高度，增加患者距离，注意手术患者，机械臂最低位置距离患者皮肤表面至少一拳的高度	
连接器械臂器械	协助助手医生完成所有机械臂接口与穿刺器的连接，单极手术弯剪、双极单孔长抓钳的安装，并在对应的机器人器械臂孔上接上单极线与双极线	
显露肾脏，清除肿瘤周围的肾周筋膜内脂肪	主刀在操控台上进行操作，用双极单孔长抓钳与单极手术弯剪进行操作，传递助手腔镜吸头和腔镜抓钳、分离钳进行辅助牵拉（图 15-10）	图 15-10　显露肾肿瘤

续表

简要手术步骤	配合要点	图示
显露肾动脉	准备 10cm 长的丝线，传递给助手作牵引标记（图 15-11）	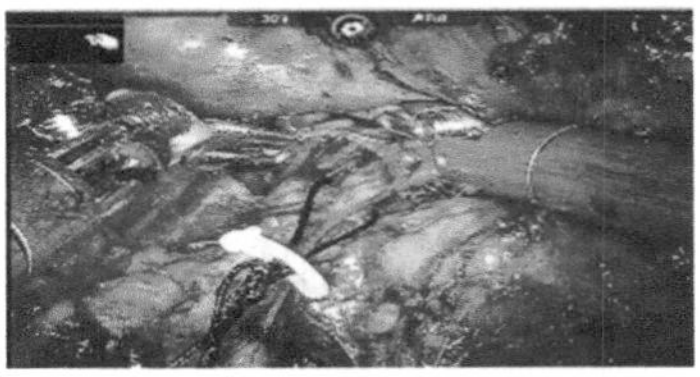 图 15-11 显露肾动脉
阻断肾动脉	传递给助手腔镜止血夹阻断肾动脉，并开始计算阻断时间	
切除肿瘤	传递助手腔镜吸头，辅助吸引切除肿瘤时的出血点（图 15-12）	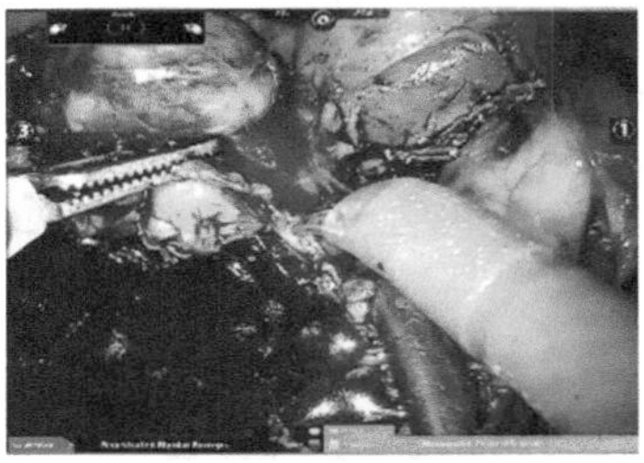 图 15-12 切除肿瘤
缝合创面止血	协助助手更换器械臂为大号针持，用腔镜针持夹闭可吸收缝线并传递给助手，传递给助手绿夹固定线尾并适当拉紧加固（图 15-13）	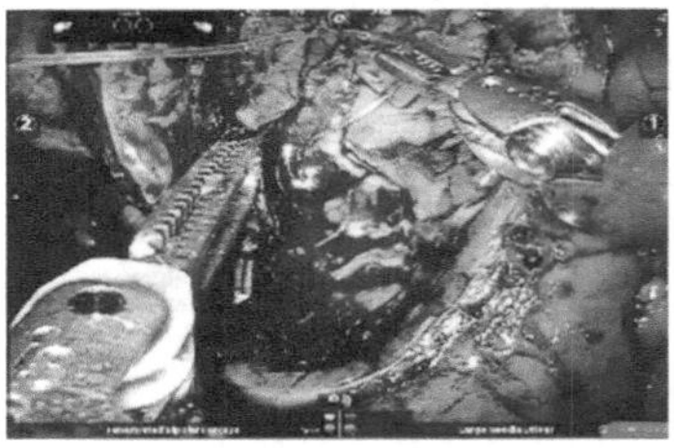 图 15-13 缝合创面止血
松开腔镜止血夹	收好腔镜血管夹，恢复肾脏血供，计算阻断时间	
出标本、冲洗腹腔放引流管	准备一次性标本袋，传递给助手装取标本，接上腔镜吸头冲洗腹腔，检查腹腔有无出血，传递 24 号引流管	
床旁机械臂系统撤离	1. 床旁机械臂系统与患者相连后不得移动床旁机械臂系统，若术中需要调整床旁机械臂系统或调整手术床的高度或角度，应移除所有机器人器械，断开床旁机械臂系统连接，调整完成后再重新连接床旁机械臂系统 2. 与手术医生确认机械臂使用完毕，手术医生将机器人镜头、所有机械臂器械从患者身上移除，洗手护士将机器人器械及镜头放置于治疗车上进行妥善保管	

续表

简要手术步骤	配合要点	图示
	3. 将床旁机械臂系统从患者身上移除推至室间适宜位置归位，移除所有机械臂无菌套并将所有机械臂并拢后关闭电源开关（图 15-14）	图 15-14 床旁机械臂系统归位
手术物品清点，关闭体腔	1. 关闭体腔前、关闭体腔后、缝合皮肤后按照手术物品清点制度进行清点 2. 每一次清点无误后，方可关闭体腔	
术毕处理	1. 完成各项护理文书检查、签字 2. 三方在患者离开手术室前共同按照手术安全核查表上的内容逐项进行核查	

三、注意事项

（一）机器人系统维护保养

1. 专人负责

2. 线缆维护保养

（1）应合理布置线缆，靠近墙壁走线或使用电缆保护槽，建议使用理线束线管保护各种线缆的安全使用，以防止医护人员或器械治疗车踩踏、碾压而造成破坏，影响正常使用。

（2）线缆的位置及预留长度应有利于床旁机械臂系统的移动。

（3）术后收纳线缆时应避免过度弯曲折叠，以免妨碍系统的正常工作。

3. 内镜维护保养

（1）内镜从专用消毒盒拿取时应避免线缆严重弯曲或扭结。

（2）内镜应轻放于器械车上，轻取轻放，每次使用前，彻底检查内镜是否存在机械或光学缺陷，注意与其他器械分开放置，禁止放于手术患者身上，以免内镜滑落地面导致镜头破损。

（3）插入内镜之前，需要将内镜端头短暂（不到 15s）浸入不超过 55℃的温水中。

（二）机器人系统设备管理

1. 医生控制系统　应定位放置，减少移动，定位后设置制动器进行固定；若需推动则应使用两侧的手柄进行移动或定位，不得从后面或前面推拉医生控制系统；立体观察器和触摸板应定期进行擦拭清洁。

2. 床旁机械臂系统

（1）首次使用前，床旁机械臂系统连接到墙上插座至少 2 ～ 2.5h，以便对备用电池进行完全充电；靠近墙壁定位放置，24h 充电；电源处应设置醒目的标识。

（2）抓住手把和手术平台驱动装置启用开关，并向所需的方向进行推拉，以此移动床旁机械臂系统。

3. 影像处理系统

（1）应定位放置，减少移动；单独使用电源。

（2）触摸屏可用于查看内镜图像和调整系统设置，移动影像处理系统平台前应将触摸屏归位，松解双侧固定轮锁，以免造成翻倒的危险。

（3）手术完毕后，先关闭启动按钮，待散热完全后再关闭与之连接的主刀控制系统电源。术后检查各种连接线是否有松动或脱落，确保各个线路连接正确妥当。

4. 及时关注、查看系统的故障提示　发现问题及时向机器人工程师反馈情况。

（三）机器人手术耗材管理

1. 建立机器人手术耗材管理制度，如实记录耗材入库、领取、使用、报废及耗损等信息。

2. 设置专用库房，专人、专锁、定基数管理。

3. 应严格按照剩余次数进行使用或废弃，每次使用前、后注意查看影像处理系统触摸屏显示的剩余次数及其器械的完整性。

4. 使用时与无菌适配器紧密连接，避免出现无效激发。

（四）术中中转开放应急预案

1. 撤除机器人手术系统，医生通过操纵医生控制台释放器械夹钳，在保证安全的情况下从患者身上移除所有器械。

2. 从患者身上移除内镜，从臂件上断开套管，从患者身上移开各臂。

3. 巡回护士将床旁机械臂系统推离术区，并根据手术需求调节手术体位，保证患者安全。

4. 增添开放手术所需用物（器械、纱布、缝针、止血耗材等），洗手护士与巡回护士共同进行清点，准确记录。

（陈丽结）

第三节　抗肿瘤药物使用安全

一、概述

1. 抗肿瘤药物能抑制恶性肿瘤的生长和发展，并在一定程度上杀灭肿瘤细胞。但是任何抗肿瘤药物对人体都具有毒性，在杀灭肿瘤或抑制癌细胞的同时也会损伤正常细胞。

2. 抗肿瘤药物由医院药物配置中心集中配置，应经过专业知识、操作技能、配置流程及安全防护等培训和考核，方可从事抗肿瘤药物的集中配置。配置成品应由专人送到手术室，由护理人员经核对后接收，交接有签字记录。运送途中如发生药物泼洒，应立即报告配置中心和用药病区，并启用《化疗药物溢出应急预案》进行处理。药物处理尽可能中心化，集中式管理，以利于职业安全和环境保护。

3. 抗肿瘤药物灌注应由经过专业培训的护士进行，用药过程中，应注意抗肿瘤药物的保存条件、给药方式、渗漏处理等各个环节，保证“五对”：患者对、药品对、剂量对、给药时间对、给药途径对。

4. 手术室抗肿瘤药物给药途径

（1）胸腔注射：药物通过胸腔注射到胸腔内。

（2）腹腔灌注：药物通过腹腔灌注到腹腔内。

（3）膀胱内灌注：药物通过导尿管注射到膀胱内，给药前吸空膀胱，给药后遵医嘱定时开放尿管。

二、抗肿瘤药物医嘱核对制度

1. 化疗医嘱必须由在本医疗机构拥有两证（医师资格证和执业证）的医师开具，医生在电脑 HIS 系统上开立医嘱并打印出来，由主诊组主治以上资格医生审核签名。

2. 病房电脑班护士在 HIS 系统查对化疗医嘱时，要认真查看医嘱，包括药物名称、剂量、浓度、时间、用法等情况，如有疑问及时与审核签名的医生沟通，如果发生争议，必须报告主任和护士长，由主任和护士长认定后执行。

三、抗肿瘤药物医嘱执行制度

1. 医师开出化疗医嘱后，手术室护士应及时、准确、严格执行医嘱，不得擅自更改。如发现医嘱中有疑问或不明确处，应及时向医师提出，明确后方可执行。

2. 手术室护士在执行医嘱的过程中，必须严格执行“三查八对一注意”制度，以防差错和事故发生。执行医嘱时须严格执行双人查对制度。执行医嘱后，在电脑医嘱单上签署执行时间和姓名。

四、抗肿瘤药物配制规范

1. 药液的配制要全程无菌，遵守化疗注射器、玻璃安瓿、西林瓶的技术操作流程，尽量减少药物气雾或残留物的产生，这是保护操作者安全的最重要的途径。

2. 检查配好的药物产品是否完整，外观有无任何物理性变化；配制好的药液应套上防护帽和外包装，防止洒漏。

五、手术室抗肿瘤药物的使用流程

（一）巡回护士在 HIS 系统查对化疗医嘱

认真查看医嘱，包括药物名称、剂量、浓度、时间、用法等情况。

（二）手术室护士通知药物配制中心

由专业输送人员封口、包装、标识、输送配制好的抗肿瘤药物至手术室，由护理人员经核对后接收，交接有签字记录。

（三）膀胱灌注抗肿瘤药物使用注意事项

1. 膀胱灌注抗肿瘤药物是向膀胱内注入细胞毒性药物直接杀伤肿瘤细胞，或注入免疫制剂如卡介苗等直接或间接诱导体内免疫反应，从而降低肿瘤复发和进展的风险。

2. 为了保证剂量的准确性和防止化疗药液洒漏，每次注射器所抽取的药液不宜超过其容量的 3/4；为了保持注射器的无菌性，操作时不应触及注射器的尖端及推杆；严禁接触针头本身的任何部位，只能通过其保护性外套或直接放入锐器盒。

3. 双人核对抗肿瘤药物的药物名称、剂量、浓度、时间、用法等情况，巡回护士佩戴无菌手套，连接无菌针头，注射至手术台上备用的一次性冲洗器，药液不宜超过其容量的 3/4，注意速度均匀，以防抗肿瘤药物喷溅。注意将一次性冲洗器封盖好，做好高危药物标识，定位放置器械台上备用（图 15-15）。

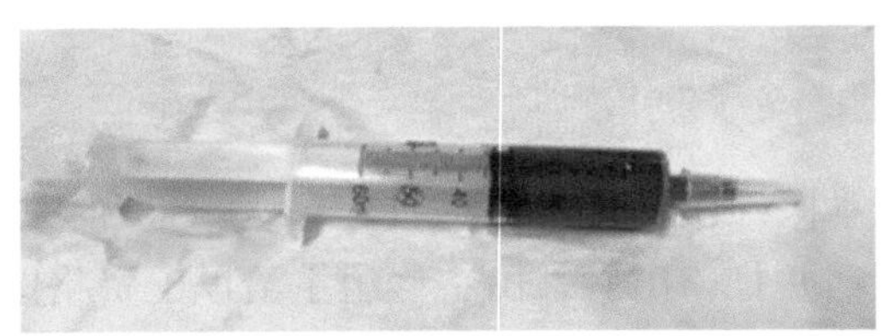

图 15-15　抗肿瘤药物装载在一次性冲洗器中

4. 膀胱灌注前吸空膀胱，通过导尿管注射到膀胱内，给药后遵医嘱定时开放尿管。

5. 术中接触过抗肿瘤药物的用具（如一次性冲洗器、注射器、被化疗药污染的纱布）应放入专用袋内集中封闭处理；注射器针头放入标本袋并密封，丢入锐器盒。抗肿瘤药物药液吸进吸瓶，灌注完成后拆除的吸瓶用黄色垃圾袋包装并严实封口，在垃圾袋外贴上标签，标签注明“术中冲洗化疗药液”，然后放进污物间术中灌注化疗药液收集桶统一处理，按化学物品集中处理。

（四）腹腔热灌注抗肿瘤药物使用注意事项

1. 双人核对抗肿瘤药物的药物名称、剂量、浓度、时间、用法等情况。

2. 化疗药液静脉输注后的药袋，连同输液管道一起（不得拆分），用密实袋封装后按医疗废物放进黄色垃圾袋。黄色垃圾袋包装并严实封口，在垃圾袋外贴上标签，标签注明“术中冲洗化疗药液”，然后放进污物间术中灌注化疗药液收集桶，按化学物品集中处理。

（五）抗肿瘤药物溢出的处理和清洁流程

1. 配制、运输、使用抗肿瘤药物区域应备有急救药物及应急用物，有应急处理指引指导。

2. 一般药液溢出量≤ 5ml 或＜ 5mg 时，可只用吸水中方纱处理。如果化疗药液溅到皮肤上，应立即脱去被污染的外套及手套，先用清水冲洗污染处 10 ～ 15min，然后用肥皂清洁；如被针尖刺伤，立即用肥皂和流动的清水洗手，并挤出伤口的血液，用大量等渗盐水冲洗。

3. 若眼睛被污染，则立即用大量等渗盐水或等渗溶液冲洗受污染的眼睛 15min，并尽快到眼科医生处接受治疗。

（陈丽结）

第四节　荧光显影技术在肿瘤手术中的应用

一、荧光显影技术简介

荧光显影技术是一种术中即时影像指导辅助技术。荧光显影技术利用荧光显影剂吸收近红外光后释放出不同波长荧光的特性，通过静脉或局部注射荧光染料，再运用发光二极管或激光设备将该染料激发，成像系统捕捉其产生的发射光，并通过高级数据处理技术形成实时图像，实现术中特定组织的靶向标记或示踪血液流动组织灌注情况。

术中荧光成像需要两个前提：一是一种可以选择性聚集在特定组织的荧光显影剂；二是可以检测这种荧光显影剂的成像系统。

在过去的几年中，术中荧光的成像系统已经得到广泛开发和应用。目前常用的系统包括荷兰的 Artemis 系统、加拿大的 PINPOINT 系统、美国的 Firefly 系统及我国的 DMP 系统等。虽然这些系统在临床的应用已经比较成熟，但同样也面临一些挑战，如需要优化光源以激发足够的荧光、需要提高接收器的敏感性以检测到更低浓度的荧光剂等。

二、腔镜近红外荧光显影原理

腔镜近红外荧光显影技术基于近红外光的特性，近红外光波长范围为 700 ～ 1000nm，具有较强的穿透力和较低的散射。在手术中，医生通过注射含有近红外荧光染料的溶液或直接给予患者静脉注射，使荧光染料进入血液循环系统。这些染料会特异性地结合到病灶细胞或靶标分子上，形成荧光复合物。

当近红外光照射到病灶部位时，荧光复合物会吸收光能并发射荧光，这些发射的荧光信号会被腔镜系统的特殊摄像头捕捉到，并经过信号处理后转化为可见的图像，显示在手术器械的显示屏上，这样医生就能够清晰地观察到病灶的位置、形态和边界，从而更加准确地进行手术操作。

近红外荧光显影技术在腔镜手术中具有多个优势。首先，它可以提供实时的显像，使医生能够直观地观察到病灶的情况，避免对健康组织的误伤。其次，近红外荧光显影技术可以提供更加准确的定位信息，帮助医生更好地规划手术方案。此外，该技术对于检测微小病灶和淋巴结转移也具有较高的敏感性，有助于提高手术的治疗效果。

需要注意的是，近红外荧光显影技术虽然可以提供更多的信息，但仍然需要医生结合临床经验进行综合判断。此外，荧光染料的选择和使用也需要慎重考虑，以确保安全和有效性。腹腔镜近红外荧光显影技术为腹腔镜手术提供了强大的辅助功能，可以提高手术的精确性和安全性。它在肿瘤切除、淋巴结清扫等手术中的应用前景广阔，具有重要的临床价值。随着技术的不断发展和完善，相信近红外荧光显影技术将在腹腔镜手术中发挥更大的作用。

三、荧光显影技术在肿瘤手术中应用的几个方面

（一）肿瘤定位

荧光显影技术可以通过向肿瘤组织注射荧光染料，使其在手术中呈现高亮荧光，从而帮助医生更准确地定位肿瘤位置。这有助于减少手术创伤，提高手术的精确性和效率。

（二）淋巴结导航

淋巴结转移是指肿瘤细胞侵入淋巴管后，随淋巴液转移到淋巴结，是最常见的肿瘤转移方式之一。术中对淋巴结的精准定位及指导清扫范围有利于检出更多的淋巴结，提供更准确的 pTNM 分期，指导患者术后的辅助治疗。前哨淋巴结的概念已经被世界各地的研究者广泛认可，前哨淋巴结是假想的癌症发生淋巴结转移所必经的第一个（或一组）淋巴结，根据前哨淋巴结的病理状态可以判断恶性肿瘤是否已经发生淋巴结转移和判断患者的初步预后；在早期的子宫内膜癌及胃癌中，通过荧光显影技术标记前哨淋巴结，避免了对早期癌症患者淋巴结的过度清扫，从而减轻手术创伤，降低术后并发症的发生率。应用荧光显影技术在癌周组织内注射荧光剂，荧光剂沿着淋巴管引流并与淋巴管中的蛋白结合，在淋巴结中聚集，在近红外光装置激发下显示成像。其操作简单，多模式实时监测显影淋巴结，不影响白光图像，使得导航效果更优，检出率和灵敏度更高。

（三）血管导航或评估组织血供

经静脉注射荧光剂后，荧光剂迅速与血中的白蛋白、脂蛋白结合，结合后因无法通过血管壁而被限制在血管内，对于术中血管的可视化，有学者认为在几个方面对手术风险进行控制有好处，第一个是对于血流动力学的整体观察及术前特定血管的快速确认，包括特定血管的夹闭；第二个是外科手术在剥离操作寻找目标器官的时候，因为大部分组织粘连非常严重，血管的原有位置或者新生成的血管难以确认位置，在切割或者剥离的时候需要从血管分布较少的地方进行操作，在出血量上进行确定性的控制，否则术中大出血可能导致出血量过高，给患者带来致命性的手术风险。

（四）切除肿瘤评估

荧光显影技术可以用于评估切除的肿瘤是否彻底，以及判断肿瘤是否转移至其他部位，这有助于医生根据实际情况调整手术方案，确保手术效果。

四、荧光显影剂的介绍

术中采用荧光引导，可以提高手术过程的安全性和有效性，理想的荧光显影剂应具有安全易用、特异度高、信号强且明显的特征。临床上常用的荧光显影剂主要包括荧光素钠、5- 氨基乙酰丙酸和吲哚菁绿。

（一）荧光素钠

荧光素钠（FLS）为棕红色、中性的小分子结晶体，相对分子质量为 376.27，其激发波长为 465 ～ 490nm，最大荧光波长为 520 ～ 530nm，平时保存无须冷藏，主要作为眼底荧光血管造影和脑部肿瘤切除术的荧光显影剂。FLS 给药前需要进行药敏试验，给药 15min 后无明显心率、血压变化及皮疹出现方可正式给药。通常术中经外周静脉注射 1 ～ 2mg/kg 的 FLS，其中只有 20% 游离在血中的 FLS 可被激发出荧光，再静脉注射 1min 后

即可分布到全身的组织中，造成组织染色，在黄荧光显微镜 560nm 滤光片下肿瘤组织黄染明显（图 15-16）。

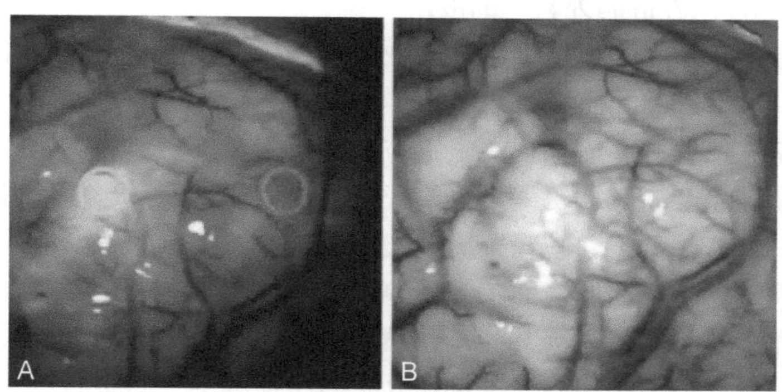

图 15-16 术中 560nm 荧光模式下胶质瘤荧光素钠显影表现（蓝圈为荧光阳性部分，红圈为阴性部分）（A）；白光下胶质瘤及周围脑组织的表现（B）

（二）5- 氨基乙酰丙酸

5- 氨基乙酰丙酸（5-ALA）是血红蛋白合成中的一种天然氨基酸前体，本身并不具有光敏特征，在被恶性肿瘤细胞吸收并在细胞线粒体中经过各种酶的作用下，5-ALA 可诱导生成具有强光敏活性的原卟啉，在 400 ～ 410mm 的光照射下发出明亮的红色荧光，提高术中恶性肿瘤边界的可视化，能够更加安全、彻底地切除对比增强的肿瘤。5-ALA 用法简单，仅需将 20mg/kg 的 5-ALA 溶于 50ml 酸性溶液中于术前 3 ～ 4h 口服即可。5-ALA 在术中常规蓝光荧光下探测深度仅为 1mm，由于肿瘤密度过高、组织遮挡、光褪色等因素使得其深部荧光效果不满意；5-ALA 价格昂贵，且应用后可导致多种不良反应，但一般均可以于短时间内自愈。

（三）吲哚菁绿

吲哚菁绿（ICG）是常用的近红外荧光染料示踪剂，可被波长范围在 750 ～ 810nm 的外来光所激发，发射波长 840nm 左右的近红外光，其增强荧光的组织穿透深度范围在 0.5 ～ 1.0cm。1954 年 ICG 即被美国 FDA 批准应用于临床生物显影。注入血液后 ICG 会迅速与血浆蛋白结合（98%），随血液经过肝脏时 90% 以上被肝细胞摄取，再以原形由胆道排泄，不参与体内化学反应，无肠肝循环，无淋巴逆流，不从肾脏等肝外脏器排泄，无辐射，无毒副作用，且排泄快，正常人 20min 内约有 97% 的 ICG 从血液中排出。ICG 起初在临床上用于血管造影，并逐渐用于识别前哨淋巴结、转移性淋巴结及评估组织灌注。静脉给药的 ICG 与血浆蛋白结合后被限制于血管内，随血液循环至器官组织的毛细血管，可判断组织血液灌注情况；局部注射 ICG，其一部分与组织中的白蛋白结合留在局部，可通过观察局部荧光情况定位肿瘤。ICG 荧光显影淋巴结技术的原理是在肿瘤周围富含淋巴网的组织内注射 ICG，继而 ICG 可沿淋巴管引流并与淋巴管中的蛋白结合，在淋巴结中浓集。吲哚菁绿无绝对禁忌证，但国内的吲哚菁绿含有微量碘，故妊娠、对碘过敏和过敏体质者禁用，部分患者可表现为恶心、呕吐及荨麻疹等。

五、以吲哚菁绿为例介绍荧光显影技术在肿瘤各外科中的应用

（一）荧光显影技术在肝胆外科中的应用

腹腔镜肝切除术越来越多地用于治疗肝脏肿瘤，但腹腔镜检查期间可视化和触诊肝脏表面的能力相对有限，影响肿瘤的精准切除，而腹腔镜吲哚菁绿荧光成像能够使ICG在肝癌及癌旁组织聚集，使肝脏肿瘤呈现清晰、与正常组织对比强烈的荧光影像，实时识别包膜下肝癌，ICG在肝癌及癌旁组织聚集，使肝脏肿瘤呈现清晰、与正常组织对比强烈的荧光影像，有助于估计切除范围。吲哚菁绿荧光成像技术引导下的解剖性肝切除术，一旦染色成功即可获得确切、持久的肝表面荧光现象。ICG是实质内荧光界限可实时引导肝脏离断时肝断面的选择。同时ICG荧光显影能快速辅助定位肝脏胆道的荧光成像技术，有助于实时定位区分胆道及其周边结构，尤其是在复杂的胆道解剖中明辨胆道走行，且荧光染色精准肝切除可提供有效的视觉对比，为外科医生增加了另一双眼睛。其操作安全且迅速，可有效缩短手术时间，减少出血，还可以降低胆管损伤、胆漏等风险，减少术后并发症，助力患者快速康复。

（二）荧光显影技术在胃肠外科中的应用

在胃肠外科手术中，吲哚菁绿可以精确简便地定位肿瘤和导航淋巴结，实现系统、充分的淋巴结清扫，吲哚菁绿造影可减少低位直肠癌切除术患者吻合口瘘的发生。在手术开始前，医生在腹腔镜下将吲哚菁绿注射到肿瘤周围，这种显影剂可以使肿瘤和周边淋巴结在特殊的荧光镜头下呈现荧光绿色。手术医生可以根据显影的位置确认肿瘤及淋巴结切除的范围，使手术过程更流畅，减少误伤和误判，避免转移淋巴结的遗漏，从而做到更彻底的手术清扫，有效降低胃癌术后的复发率。有研究表明，注射吲哚菁绿的患者平均总淋巴结清扫数可达到50余枚，而传统的淋巴结清扫技术平均只能达到42枚。这表明吲哚菁绿的应用可以提高淋巴结清扫的效率和彻底性。

（三）荧光显影技术在头颈外科中的应用

荧光显影技术在甲状腺手术中有着广泛的应用，特别是在甲状旁腺的保护方面。首先，在甲状旁腺的精准辨认方面，荧光显影技术被证明是一种有效的工具。这种技术的原理是利用甲状旁腺自身含有的特殊荧光物质，在特定波长激光照射下会产生特定波长的近红外光，进而被系统捕捉并在显示屏上显像。这样，医生就可以在术中实时鉴别和保护甲状旁腺，提高手术的安全性。其次，该技术还能用于实时保护甲状旁腺。通过荧光摄像系统，医生可以在手术过程中实时观察到甲状旁腺的位置和血供情况，从而更好地保护甲状旁腺不受损伤。这样不仅可以减少手术并发症，提高手术效果，还能保障患者的术后生活质量。此外，该技术还能探查原位保留的甲状旁腺的血供情况，从而预测甲状旁腺功能。通过该技术，医生就能更好地了解甲状旁腺的状态，从而预测其功能。

（四）荧光显影技术在泌尿外科中的应用

随着ICG荧光成像技术的不断发展，其在泌尿外科中的应用越来越广泛。

（1）泌尿系肿瘤前哨淋巴结的标记：术中注射ICG到肿瘤组织周围以显示区域淋巴结分布及淋巴引流，辅助行前哨淋巴结（SLN）活检和相应淋巴结清扫，有助于盆腔肿瘤的准确分期诊断和治疗。尤其是睾丸肿瘤和阴茎肿瘤根治术中行腹股沟淋巴结清扫可降低术

后淋巴漏发生率。膀胱肿瘤的前哨淋巴结标记可以通过在膀胱镜下对肿瘤四周黏膜下注射造影剂来完成，而前列腺癌的前哨淋巴结标记则可以通过超声指引下经会阴或经直肠穿刺，将造影剂注射到前列腺上以达成目的肿瘤淋巴引流的导航。

（2）肾部分切除（肿瘤定位）中的应用：通过外周静脉注射 ICG，肾脏肿瘤组织呈低荧光，而正常肾脏皮质则呈现高荧光表现（肾脏近曲小管上皮细胞可分泌胆红素膜转运蛋白，而肿瘤细胞分泌较少，ICG 可以和蛋白结合荧光显影，正常肾组织呈高亮度荧光，而肾脏肿瘤组织结合较少，呈低荧光）。在腹腔镜辅助肾部分切除术中，可帮助术者准确定位界限不清的肿瘤或实质内肿瘤，有助于选择合适的肿瘤切除范围达到“精准切除”，既保证安全切缘，又可避免不必要的肾实质切除，还可实时判断以减少术中出血和保护健康肾脏组织灌注。

（3）输尿管的标识：近年来，医源性输尿管损伤已成为输尿管损伤的首要原因，如输尿管结石激光碎石过程中损伤输尿管致其管腔狭窄，宫颈癌手术、子宫内膜癌手术、结直肠癌手术亦可误伤输尿管，盆腔的恶性肿瘤行盆腔放疗也可导致输尿管狭窄手术。修复医源性输尿管损伤的关键是重新恢复输尿管的连续性和通畅性。复杂输尿管的修复往往指因受损输尿管及其周围瘢痕粘连严重，导致术中输尿管病变部位不易辨认、分离困难，存在术中误损伤或无法找到病变的输尿管。在近红外光腹腔镜下使用 ICG 显影技术，可在复杂上尿路修复手术中辅助术者快速辨认出输尿管及其狭窄段，有利于减少手术误损伤，更好地保护输尿管血液供应，使用方法简便、安全，值得临床推广。

（五）荧光显影技术在胸外科中的应用

在胸外科，荧光显影技术主要用于手术中的精准定位和导航，以提高手术的准确性和安全性。具体来说，胸外科医生在手术中可以使用荧光显影技术来标记肿瘤、淋巴结或其他关键结构，以便在手术中快速准确地找到它们。这种技术可以帮助医生更精确地切除病变组织，减少对周围正常组织的损伤，从而减少手术并发症和患者的痛苦。吲哚菁绿近红外荧光成像不引起辐射暴露，临床操作简便。荧光成像系统可有效检测肺结节，包括原发性肺结节和转移性肺结节。胸腔镜下精准的肺段切除术能够最大限度地保存患者的肺功能，创伤更小，恢复更快。但与肺叶切除术相比难度更大，其中最大的难点在于游离靶段支气管、动脉、静脉，以及如何确定靶肺段和邻近肺段间的界线，目前国内外报道确定段间平面的方法很多，但都存在一定的局限性。近红外荧光成像技术可以很好地弥补这一缺陷。近红外荧光成像技术可以精准辨别肺段间平面，在保证肿瘤切除平面足够距离的前提下，保留更多的正常肺功能，缩短手术时间，减小手术创伤，降低围手术期相关并发症，真正实现靶向手术、精准医疗。

（六）荧光显影技术在乳腺外科中的应用

既往乳腺癌保乳手术的成功与否很大程度上依靠术中快速冷冻病理检查，但术中病理等待时间较长且易受病理医师经验和切片质量等因素的影响。因此，乳腺癌保乳手术仍存在着手术切缘阳性的风险。而利用 ICG 荧光显影技术可以精确识别肿瘤边缘，在荧光示踪导航系统的识别下，肿瘤病灶与健康的乳腺组织形成边界清楚的两部分，可在术中比较精确地判断肿瘤边缘位置及切缘处是否存在肿瘤残留。荧光显影技术应用于不可触及的乳腺癌保乳术中，可达到定向切除肿瘤的目的，而且肿瘤的切缘阴性率更高、切除正常乳腺组织更少，使保乳手术更完美。

在乳腺癌重建的手术中，相较于传统手术，使用术中荧光影像导引系统可以大大减少术后并发症及组织坏死发生率，让病患能够更放心地进行手术，重获自信。此外，ICG 荧光显影还可应用于假体重建手术中评估保留乳头乳晕复合体（NAC）的供血模式，从而指导即刻乳房重建术中植入物的选择，降低严重缺血坏死风险，以便进一步改善术后乳房满意度。

（李明天）

第五节　肿瘤手术患者困难静脉通道的选择与建立

静脉穿刺是手术室最为常见的无菌操作技术，手术中，患者的血液体液丢失是很常见的，特别是进行大手术时，通过静脉穿刺可以及时有效地为患者补充必要的血容量，从而维持正常血压、保证心脏、大脑等重要器官的血液供应。同样，静脉穿刺也是麻醉药物和其他手术药物的给药途径，在手术过程中，麻醉师和医生会通过静脉穿刺的管路为患者注射麻醉药、抗生素、止血药等必要的药物。为保障手术的安全及顺利，手术室护士通常选择较粗的套管针进行留置针的刺穿，临床上，大多数手术患者需术前 6 ～ 8h 禁食、禁水，加之肿瘤患者的营养状况通常较差，导致血管充盈度不足，在肿瘤手术患者中，由于肿瘤压迫、血管损伤、化疗药物使用等原因，患者的血管条件通常更差；并且肿瘤患者的血液一般处于高凝状态，增加了血栓形成的风险，因此需要更加谨慎地进行静脉治疗，以上几方面的原因都给静脉通道的建立带来了更大的困难和挑战。因此，选择合适的静脉通道和建立方法对于肿瘤手术患者的治疗至关重要。

一、静脉穿刺在手术室中的应用场景

1. *麻醉给药*　手术前，麻醉师需要通过静脉穿刺为患者注射麻醉药物，确保手术顺利进行。

2. *急救护理*　在手术过程中，如果出现意外情况，如大出血、心搏骤停等，医护人员需要通过静脉穿刺迅速给药和补液，进行急救护理。

3. *输液治疗*　对于需要长时间输液治疗（如营养支持、抗生素治疗等）的患者，可以在手术室内进行静脉穿刺，以确保药物的准确和及时给药。

二、困难静脉通道的选择

1. *外周静脉通道*　对于困难静脉的手术患者，外周静脉通路上肢可选择腕关节处静脉、肘正中静脉，下肢可选择大隐静脉、小隐静脉等，必要时可以选择颈外静脉。

2. *中心静脉通道*　对于血管条件差、难以建立外周静脉通道的患者，但是术后需要较长时间的补液，中心静脉通道是一种有效的选择。中心静脉通道包括 PICC 留置管、深静脉留置管（如颈内静脉、锁骨下静脉或股静脉留置管）和输液港。这些方法能够提供长期的静脉输液通路，减少术后反复穿刺的痛苦和风险。

三、困难静脉通道的建立

困难外周静脉指穿刺时看不到、摸不到的静脉或经 2 ～ 3 次穿刺均失败的静脉。进入手术室后原本陌生的环境已经给患者带来了紧张和焦虑感，穿刺失败可能会增加患者的心理压力，同时也影响患者治疗的及时性，并增加感染等并发症发生的风险，下面介绍几种增加困难静脉患者穿刺成功率的方法。

（一）采用利多卡因凝胶涂抹加热敷的方法

有研究显示此法可以在较短时间内显著改善患者表浅静脉的充盈程度，并且能够降低穿刺给患者带来的疼痛感。利多卡因凝胶是由利多卡因和丙胺卡因 1 ∶ 1 混合而成，能麻醉浅表感觉神经，抑制疼痛信号的转导。静脉穿刺前 15min 将凝胶涂抹在无受损皮肤表面，并用密封膜覆盖，然后热敷，热敷不仅能够增加血管的充盈，也能加快利多卡因的吸收速度，从而更快地达到局部麻醉作用。

（二）应用血管可视化技术

1. *LED 静脉观察仪*　手背静脉显示仪、手持式静脉注射显影透视器等均属于此类产品。LED 静脉观察仪是一种采用 LED 光源技术的静脉观察照明工具，广泛应用于各大医院护理部门静脉穿刺过程。该仪器使用方法简单，可帮助医护人员更清晰地观察到患者静脉血管的情况，提高静脉穿刺的成功率。LED 静脉观察仪具有全方位的安全设计，需要满足 3 个条件才能启动光源，确保使用过程中的安全可靠。此外，该仪器还考虑到了婴幼儿输液的特点，可将遮光输液板作为输液固定板使用。

2. *血管成像导航仪*　是一种利用近红外光和血液中血红蛋白对光的吸收强于其他组织的原理，实时地将血管原位投影在皮肤表面，显示出血管的粗细、走向、分布和轮廓的医疗设备。这种设备通常由投影窗、双光源（850nm 和 940nm 近红外双光源）和高性能图像处理芯片组成，可以通过微投影技术将图像清晰地呈现在皮肤表面。通过准确评估血管的位置和形态，该设备可以降低穿刺的风险，提高穿刺成功率，从而提高护理质量，减少患者的穿刺痛苦和不必要的医患矛盾。此外，血管成像仪还可以用于皮肤变化、瘢痕或文身及肥胖等情况下的血管定位和识别。需要注意的是，血管成像仪只能识别静脉血管，无法对动脉血管进行有效评估。

3. *静脉穿刺引导仪*　通常由高频超声探头、显示控制器和软件算法等组成。其工作原理是通过高频超声探头向皮肤表面发射超声波，收集回声信号，然后通过软件算法将这些信号转换成血管的实时图像。显示控制器则负责将血管图像呈现给操作者。这类仪器体积小、结构简单、显影较清晰，具有广阔的应用前景。但这类仪器也存在一定不足，如图像观看不够直观，血管定位局限在手背静脉等。

4. *血管超声仪*　近年来，随着现代医疗技术的不断发展，血管超声仪已成为外周静脉穿刺的一种新选择。传统的外周静脉穿刺通常依赖于操作者的经验和手感来确定血管的位置和深度。然而，这种方法有时会导致穿刺失败或损伤血管，特别是在一些困难的情况下，如肥胖、水肿、血管硬化或血管位置较深等情况。血管超声仪的应用改变了这一状况。通过使用超声探头，操作者可以在实时超声图像上清晰地看到血管的位置、大小、深度和血流情况。这使得医生能够更准确地选择穿刺部位和进针角度，显著提高了穿刺成功率。此外，血管超声仪还可以帮助操作者避免一些常见的并发症，如血肿、静脉炎和神经损伤等。总之，血管超声仪在外周静脉穿刺中的应用具有显著的优势，可以提高穿刺成功率，减少并发症，改善患者的就医体验。多项研究表明利用多普勒超声能够增加困难外周静脉穿刺的成功率。但血管超声仪对操作者技术要求较高，需要经过较长时间专业的培训，学习如何正确识别静脉的位置和结构，区分动脉和静脉，避免误穿动脉，根据超声图像确定最佳的穿刺路径，避开血管内壁钙化、血管狭窄或扭曲等不利因素，掌握适当的穿刺技巧，如进针角度、进针速度、进针深度等，以确保一次性成功穿刺。多种原因限制了其推广应用。

（三）选择颈外静脉穿刺

在肿瘤手术患者静脉穿刺困难时也可选择颈外静脉，颈外静脉是颈部浅静脉最大的一支，管径平均约0.6cm，充盈状态下可以达到0.8～1cm，位置相对固定，易于穿刺和留置导管，通常由下颌后静脉的后支和耳后静脉等在下颌角附近汇合而成。颈外静脉经胸锁乳突肌的浅面斜向后下，至该肌后缘、锁骨中点上方，穿过深筋膜注入锁骨下静脉或颈内静脉。颈外静脉的中上段位置比较表浅，显露较好，穿刺时可以直接在直视下进行，不借助超声等影像设备；颈外静脉所在位置也利于固定，鲜少见穿刺针脱落或药液外渗的现象。也有研究证明头低足高的体位可更好地暴露颈部血管，并使血管伸直，可增加穿刺的成功率，尤其适用于婴幼儿。

（四）改良置管方法

目前临床应用的静脉留置针针芯比套管略长1～2mm，静脉穿刺见到针芯回血时，套管前端未必完全进入静脉血管腔，因此常规操作方法在针芯回血时需继续进针3～5mm确定留置针在血管内后，将针芯退出2～3cm，再将外套管完全送入血管，避免因套管前端未完全进入血管腔即退出针芯而导致穿刺失败。然而实际操作中，继续进针角度或深度较难把握，可能刺破对侧血管壁而造成血肿，无法顺利置入套管针。有研究者的改良方法是见针芯回血时保持针芯固定不动，将套管外壳推进血管腔。此种方法在针芯尖端进入血管腔后保持针芯位置相对固定，能够有效避免针尖刺入对侧血管壁，同时针芯仍起到引导作用，可以大大提高穿刺置管成功率。

肿瘤手术患者困难静脉通道的选择与建立是治疗过程中的重要环节。根据患者的具体情况选择合适的静脉通道和建立方法，能够有效地提高治疗效果，减少患者的痛苦和并发症的风险。因此，在肿瘤手术患者的治疗过程中，应充分重视困难静脉通道的选择与建立工作。

（李明天）

第六节　人文关怀在肿瘤患者围手术期的应用

一、概念

护理人文关怀是一种以提高患者生活质量、满足其身心需求为目标的护理方式。它强调关注患者的情感、社会、文化、精神等方面，以人为中心，尊重患者的自主性和个性，通过提供温暖、理解、支持和关爱，促进患者身心健康和康复。

二、内涵

“以人为本”的人文关怀是护理的本质，护理人文关怀的内涵是指在护理实践中，将人文关怀的理念融入对患者的护理服务中，关注患者的整体需求，提升护理服务的质量和水平。护理人文关怀的内涵主要包括尊重个体差异、重视情感交流、关注生命意义、提倡人道主义、促进患者自主、提升专业素养、倡导整体护理。通过护理人文关怀的实践，可以提高患者的满意度和治疗效果，促进患者的身心健康，提升护理服务的价值和意义。

三、人文关怀在肿瘤患者围手术期的应用

围手术期肿瘤患者大多对手术充满恐惧，随着医学模式的转变，生活质量的提升，患者对医疗服务质量有了更高的要求，除了精湛的医疗技术和舒适的治疗环境，更需要被理解、被关爱、被尊重。因此，关于如何为患者提供人性化服务、提高护患沟通、提高护理质量，提出以下建议。

（一）人文关怀措施应用于肿瘤患者疼痛的管理

对肿瘤患者的人文关怀是实施个性化疼痛管理计划。通过个性化的疼痛管理，可以有效缓解患者的疼痛，提高他们的生活质量。

1. *疼痛评估*　使用标准化工具定期评估患者的疼痛程度，包括疼痛的强度、性质、持续时间及疼痛对日常生活的影响。

2. *个性化疼痛治疗计划*　根据疼痛评估结果，制订个性化的疼痛治疗计划。这可能包括药物治疗（如镇痛药）、非药物治疗（如物理治疗、针灸、按摩）和心理社会干预（如认知行为疗法、放松训练）。

3. *药物管理*　合理使用镇痛药物，包括按时给药、按阶梯给药（从非阿片类药物到阿片类药物），并根据患者的反应调整药物种类和剂量。

4. *患者教育*　教育患者和家属关于疼痛的知识，包括疼痛的原因、治疗方法、药物的正确使用和可能的副作用。

5. *持续监测和评估*　定期监测疼痛管理的效果，根据患者的反馈调整治疗方案。

6. *多学科团队合作*　医生、护士、疼痛专家、心理咨询师等多学科团队合作，为患者提供全面的疼痛管理。

通过实施这样的疼痛管理计划，可以有效缓解肿瘤患者的疼痛，减少疼痛带来的不适和焦虑，从而提高他们的生活质量。

（二）人文关怀措施应用于促进肿瘤患者的身体康复

人文关怀可以在多个层面上促进肿瘤患者的身体康复，以下是一些具体的方式。

1. *心理健康的支持*　肿瘤治疗过程中，患者可能会经历焦虑、抑郁等心理压力，通过心理咨询和支持，帮助患者建立积极的心态，有助于提高身体的抗病能力。

2. *社会支持的加强*　家人、朋友和病友的支持可以减少患者的孤独感和压力，从而促进身体的康复。提供实际帮助，如提供交通工具、帮其照顾孩子等，减轻患者的日常压力。

3. *营养和生活方式的指导*　提供专业的营养建议和生活方式指导，帮助患者建立健康的饮食习惯并适度运动，这些都有助于身体康复。

4. *症状管理和康复训练* 通过专业的症状管理，如疼痛控制、恶心和呕吐的处理，以及定制的康复训练计划，可以帮助患者更快地恢复体能。

5. *治疗依从性的提高* 通过教育和心理支持，提高患者对治疗计划的依从性，确保治疗效果的最大化，从而促进身体康复。

6. *精神层面的关怀* 对于寻求精神慰藉的患者，提供心理辅导，可以帮助他们找到内心的平静和力量，这对身体的康复同样重要。

7. *临终关怀* 对于晚期肿瘤患者，提供临终关怀，关注患者的舒适和尊严，帮助他们在生命的最后阶段保持尽可能好的生活质量。

通过这些人文关怀的措施，可以有效地支持肿瘤患者的身体康复，提高他们的生活质量和治疗成效。

（三）人文关怀在肿瘤病房的应用

1. 改变病房环境：更换彩色床单被套，从视觉上改变患者对医院的恐惧感，在科室、走廊上摆放绿色植物，进一步改善病房色调结构，有利于患者感悟生命，提高其生存信念。

2. 提供生活便民服务：为患者提供微波炉、便民箱等，方便患者在住院期间的生活。

3. 增加文化活动的元素

（1）设置“心愿箱”，让患者及家属将心愿写在便利贴上，放进心愿箱，定期让不同的患者抽取，使不同的患者间相互激励。

（2）设置照片墙，将其他患者出院时与护士的合照贴在展板上，增强患者的信心，拉近患者与医护人员之间的距离。

（3）设置 5 年内生存率展板、个人故事展板，加强患者与病魔抗争的信念。

（4）给在院患者赠送生日卡、生日礼物，节日卡、节日礼物，写上祝福语；对于手术患者，送上鼓励卡，让患者感受到无微不至的关怀。

（5）利用义工资源，根据患者身体及心理情况，邀请义工陪患者聊天、协助患者如厕等，让患者感受到来自社会的关怀，减轻患者的焦虑感、孤独感。义工群体可以选择党政义工、心理咨询师、疗愈师、营养师，有爱心的社会人士、大学生等。

4. 创建肿瘤病员疗养工作坊：根据肿瘤患者不同的喜好开展不同的主题活动。邀请在院及出院的患者家属举办各种节日、游戏、读书活动、心灵疗愈；播放积极励志的电影，向患者展示积极抗癌的典型人物等。

5. 增加患者与健康管理师、营养师、心理咨询师、疗愈师的互动，开展疗愈主题活动如冥想打卡、能量调频、疗愈社群，为患者提供心理疗愈场所。

6. 为肿瘤患者提供同类疾病治疗、康复科普专业知识，让患者能更加科学地认识所患疾病，能理解和认可疾病的诊疗和转归，不惧怕治疗。

7. 建立肿瘤科普账号。

8. 将叙事护理应用于肿瘤患者。

（四）肿瘤患者围手术期规范化人文工作流程

肿瘤患者围手术期规范化人文工作流程见表 15-3。

表 15-3　**肿瘤患者围手术期规范化人文工作流程**

手术前访视	配合要点	图示
用物准备	1. 准备肿瘤患者访视登记本、访视清单，专科护士访视 2. 病历资料：详细了解患者的病史、过敏史、生活习惯等 3. 健康科普温馨提示卡	
访视礼仪	1. 着装准备：穿着整洁的工作服、工作鞋、工作帽 2. 仪容准备：亲切的微笑，注意与患者对话过程中真诚的眼神交流 3. 礼貌用语 “您好”“谢谢”“您休息好” 4. 自我介绍：“患者姓名 + 您好，我是手术室某某护士，明天您的手术由我全权负责护理方面的工作，请您不要紧张。今天为您做手术前的访视，了解您的身体情况，并给您介绍手术前需要做的一些准备工作”	
术前访视内容	1. 手术过程宣教：向患者及其家属讲解手术方式、预期效果、可能的并发症、手术风险、注意事项及恢复过程（图 15-17） 2. 术前心理支持：给予心理咨询，提供情绪支持，教授放松技巧，如深呼吸、正念冥想等 3. 术前营养支持：补充身体所需的营养，调整酸碱平衡。主要适用于比较大的手术及营养不良的患者 4. 建立医患信任：鼓励患者及其家属与医疗团队建立信任关系 5. 家庭支持：鼓励家庭成员参与术前准备，为患者提供情感支持 6. 中医适宜技术：可使用耳穴贴等，有助于患者术前一晚的睡眠	图 15-17　**术前宣教**
患者准备	1. 术前准备：取下所有饰品、义齿，术前一晚清洁皮肤 2. 术前胃肠道准备：术前禁饮 4h、禁食 8h，胃肠道手术的特殊准备	
术中人文关怀	1. 术中环境改善：播放轻柔的音乐 2. 预防低体温：保持手术室内的温度为 22 ～ 25℃，使用保温毯，加热冲洗液 3. 术中情绪的安抚：保持积极沟通，询问感受、给予鼓励。语言表达方式如下，接患者前：“张叔叔，我们手术室在 6 楼，手术室门口是等候区，手术中我们会为您做好保暖措施等” 监测血压前：“张叔叔，现在我给您佩戴监测血压的袖带、血氧监测指套”	

续表

手术前访视	配合要点	图示
	建立静脉通路前："张叔叔，我看一下您的手臂血管吧，现在需要给您建立一组静脉通路，用于术中补液及麻醉用药，您放心，术前就疼这一下"（图 15-18）	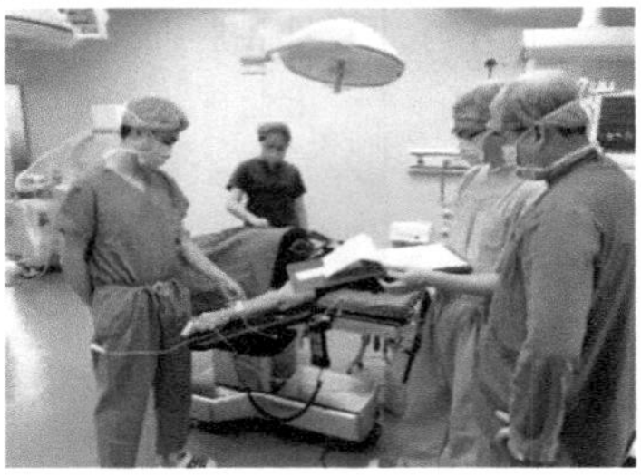 图 15-18 术中关怀
术后访视	1. 手术后 24h 访视：观察患者生命体征，了解手术效果、伤口及管路情况，并处理可能的术后并发症（图 15-19） 2. 家属支持：向患者及其家属提供基本的术后护理知识，如伤口护理、引流管和导尿管的管理 3. 心理支持：提供必要的心理支持，如倾听、安慰、鼓励等，可使心理咨询师介入 4. 进行认知行为疗法：调整患者的思维模式，可以缓解焦虑、抑郁等问题	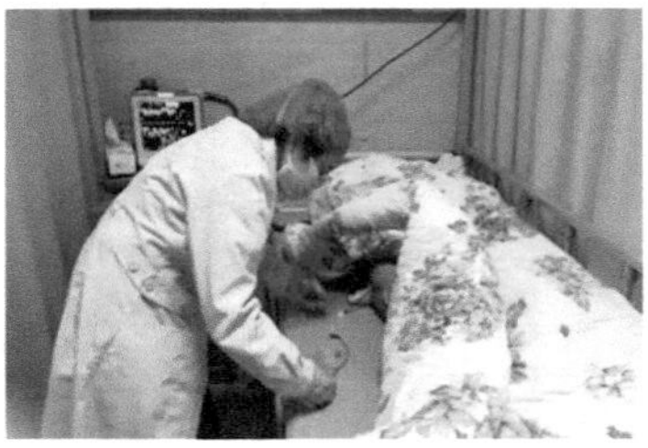 图 15-19 术后观察
康复指导	1. 术后护理指导：指导患者识别并报告可能的并发症，如感染、出血或血栓的迹象 2. 疼痛管理教育：提供关于疼痛管理的信息 3. 营养和饮食建议：提供术后营养指导，强调蛋白质、维生素和矿物质的重要性。提供个性化的饮食建议，如针对消化系统手术后的特殊饮食要求 4. 活动和运动指导：制订合适的运动计划（图 15-20） 5. 康复资源的信息：提供关于康复资源的信息，如物理治疗、职业治疗和言语治疗等 6. 定期随访的重要性：制订定期随访计划 7. 患者教育材料：提供书面或电子教育材料，如手册、小册子或网站链接 8. 沟通和支持：提供联系方式，确保患者需要帮助时联系医疗团队	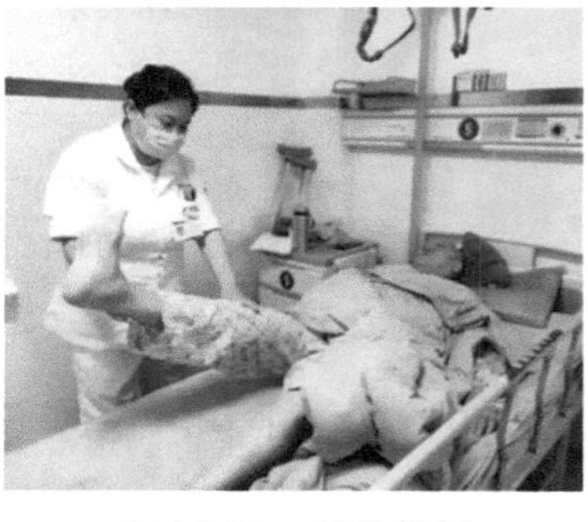 图 15-20 活动指导
建立回访制度	1. 在患者出院时，填写访视登记本，由访视团队定期访视 2. 建立支持小组：让患者和家属有机会分享经验 3. 提供长期的康复和支持计划，帮助患者适应术后的生活	

（刘 艺）

第 16 章

围手术期压力性损伤预防护理技术

一、概念

1. 围手术期（perioperative period） 即从患者确定手术开始，到与本次手术相关治疗基本结束的一段时期，包括手术前期（从确定手术到将患者送至手术台）、手术期 [患者被送至手术台到患者结束手术后被送到复苏室（观察室）或病房]、手术后期（本次手术相关治疗基本结束直到出院或继续追踪）3 个阶段。

2. 围手术期压力性损伤 包括术中获得性压力性损伤、器械相关压力性损伤、黏膜压力性损伤。2015 年美国压疮咨询委员会（NPUAP）网络研讨会将围手术期压力性损伤描述为发生在手术过程中受到压力的组织在手术后 72h 内可检测到的损伤。一项研究发现，大多数与手术时间相关的压力损伤发生在手术后 5d 或更晚，其发生率高达 3.7% ～ 27.2%。

二、目的

外科病区和手术室护理人员作为围手术期患者直接护理者，掌握围手术期压力性损伤预防技术，全面、准确防范压力性损伤，减少压力性损伤发生和随之带来的各种负面影响，具有重要意义。

三、适用范围

围手术期压力性损伤预防护理技术适用于各级各类医疗机构。

四、操作原则

- 2015 年，Tod Brindle 等学者在“中美手术室压力性损伤预防高峰论坛”首次强调预防围手术期压力性损伤应为链条式的、连续性的、上下游科室（外科病房、手术室）协同合作的模式。
- 确定当前手术室压力损伤风险评估和预防是否符合循证标准。
- 制定策略，解决不符合的领域，并提高对手术室压力伤害风险评估和预防的循证标准的依从性。
- 为手术室多学科团队提供压力损伤风险评估与预防的循证培训。

五、操作章程

1. 手术前期压力性损伤预防技术操作流程 见表 16-1。

表 16-1　手术前期压力性损伤预防技术操作流程

简要步骤	操作者	操作要点	图示
评估	病房护士	采用 Braden 评分量表（见附录 16-1），评估发生压力性损伤的风险因素（图 16-1）	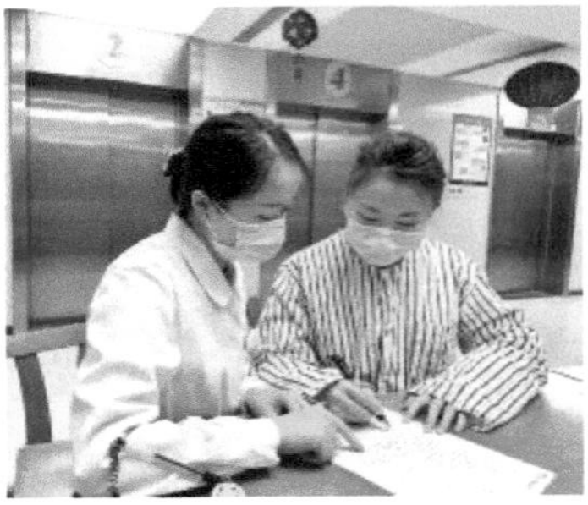 图 16-1　评估
报告	病房护士	填写“压力性损伤动态信息登记报告表”(图 16-2)	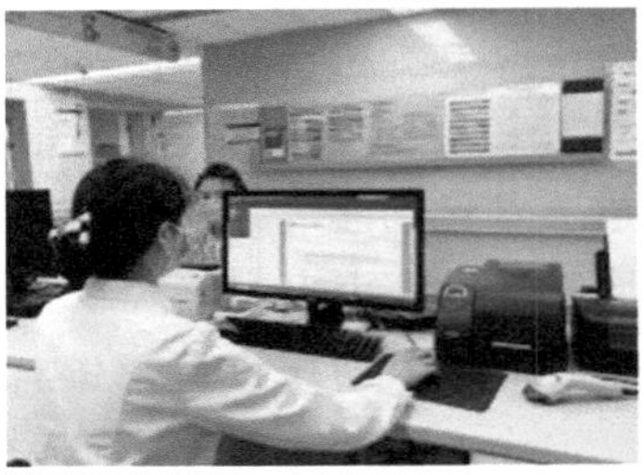 图 16-2　填写登记表
预防措施	病房护士	1. 与患者 / 家属签订“压力性损伤风险告知书” 2. 邀请患者参与防护措施的制定 3. 根据患者血糖、血压情况，结合患者的食欲及医护人员的要求制订饮食计划 4. 指导患者正确清洁皮肤的方法、保持皮肤清洁干燥；观察和保护易发生压力性损伤部位，出现异常情况能及时通知医务人员 5. 指导正确的术后定期变化体位的方法，翻身或体位变换时避免拖、拉、拽（图 16-3）	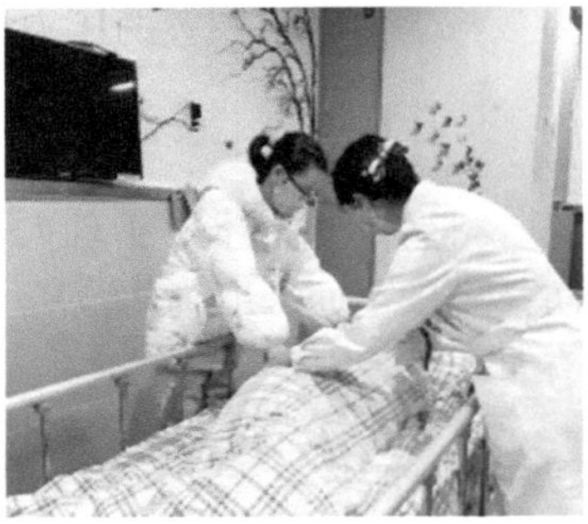 图 16-3　指导翻身
	主管医生	1. 根据护士对压力性损伤风险的评估结果，告知患者配合主管护士的护理方案 2. 控制血糖（7.8 ～ 10mmol/L）、血压，做好充分的术前准备 3. 与患者及其家属详细沟通手术方案、预计时间、手术体位，以及出现异常和不适需及时反馈（图 16-4）	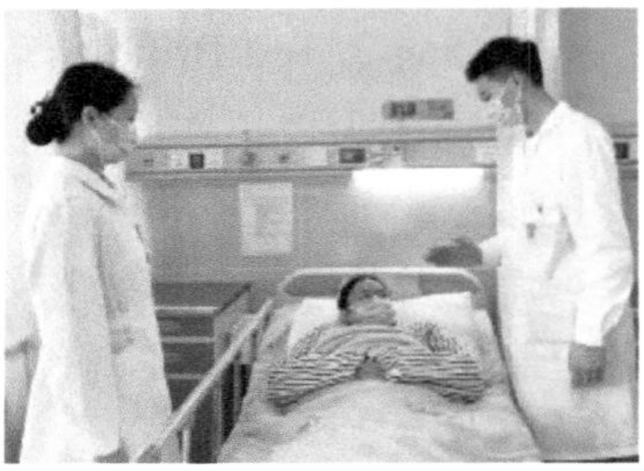 图 16-4　沟通手术方案
	麻醉医生	1. 术前一天访视患者，全面了解患者情况 2. 详细交代麻醉方式 3. 解答患者问题，消除其对麻醉过程的恐惧	

续表

简要步骤	操作者	操作要点	图示
	手术室护士	1. 术前一天 （1）访视患者，向患者及其家属自我介绍，积极建立相互信任的关系 （2）关注患者的心理状态，必要时和病房护士一起进行心理护理，消除对手术的恐惧 （3）了解患者一般情况：年龄、体重指数、肢体活动、现有压力性损伤风险等级，是否既往或现有压力性损伤，是否有糖尿病、心脑血管疾病病史，以及血糖、血压控制情况 （4）了解手术相关情况：手术类型、预计手术时长、手术体位、麻醉方式等 （5）评估全身皮肤颜色、温度、完整性，有无水肿、压痛等，给患者及其家属介绍手术体位的摆放流程及该体位易导致的与手术相关的压力性损伤部位 2. 急诊手术接诊时进行压力性损伤风险评估	
交接	病房护士 手术室护士	送入手术室时填写手术患者交接单，交代受压皮肤情况，特殊事项需备注说明（如肿瘤治疗的皮肤反应、皮肤病等）。病房护士和手术室护士根据手术患者交接单逐项签字确认（图 16-5）	**图 16-5　签字确认**

2. 术中获得性压力性损伤预防技术流程　见表 16-2。

表 16-2　术中获得性压力性损伤预防技术操作流程

简要步骤	操作者	操作要点	图示
评估	手术室护士（巡回护士）	对所有手术患者均采用 CORN 术中压力性损伤风险评估量表进行评估（见附录 16-2） 1. 择期手术于术前一天或入手术间时进行评估；急诊手术接诊时进行评估 2. 术中根据患者手术情况进行动态评估 3. 如压力性损伤带入病房，先与病房 / 准备室交接手术患者皮肤情况、发生的时间、已实施的护理方案	

续表

简要步骤	操作者	操作要点	图示
报告	手术室护士（巡回护士）	1. 针对评分为中、高风险的手术患者，或具有独立因素的患者［极度肥胖（BMI ＞ 40kg/m^2）、手术时间＞ 6h、年龄＞ 75 岁、术中失血＞ 800ml、皮肤水肿状态、皮肤水疱、皮肤溃烂］需填写电子版“压力性损伤动态信息登记报告表”，并报告科室质量管理小组 / 护士长 2. 病情特殊、实施预防措施困难的需上报医院压力性损伤管理负责人，共同拟定术中预防措施	
预防措施	巡回护士 手术医生 麻醉医生	1. 沟通：与手术医生、麻醉医生沟通该患者面临的压力性损伤风险和护理方案，取得支持与配合 2. 根据风险等级，采取分级预防措施 ◆ 术前预防措施 （1）术前 30min，调节手术室温度为 21 ～ 25℃，湿度控制在 30% ～ 60% （2）保持受压部位皮肤清洁干燥，保持床单位、衣服整洁干燥，床单位平整、无褶皱（图 16-6） （3）使用记忆海绵手术床垫 （4）规范安置手术体位；对于中风险患者，安置体位可使用凝胶 / 流体等体位垫；对于高风险患者，在手术体位受压部位可使用预防性敷料 （5）肢体部位合理使用啫喱垫、海绵垫、软硅胶泡沫、半透聚氨酯膜、水胶体敷料等；有条件的可在手术受压部位放置压力监测装置（图 16-7 ～图 16-9） ◆ 术中预防措施 （1）对于低风险患者，采用盖被、肢体包裹、冲洗液加温、环境温度调节等综合保暖措施；对于中风险患者，使用体表加温、输注液体、血制品加温等主动加温措施 （2）观察术中出血及血压变化，维持患者循环稳定 （3）术中调整变换体位时，在受压部位增加棉垫 / 海绵 / 凝胶 / 流体等体位垫进行减压；对于高风险患者，在手术允许的情况下，可在术中进行手术体位微调	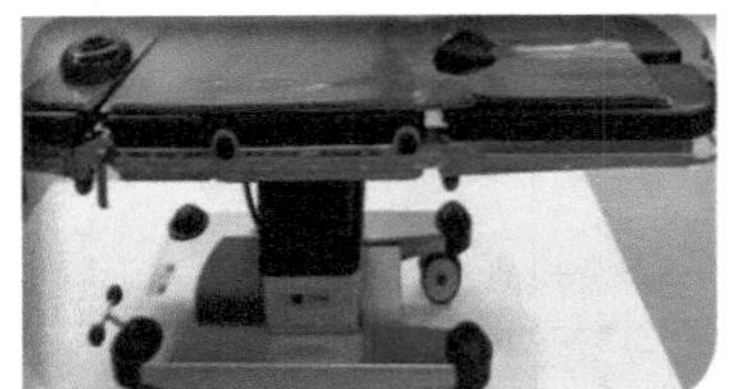 图 16-6　床单位 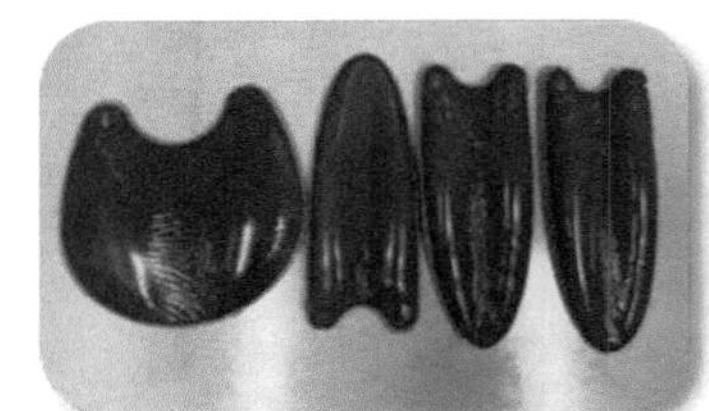 图 16-7　凝胶垫 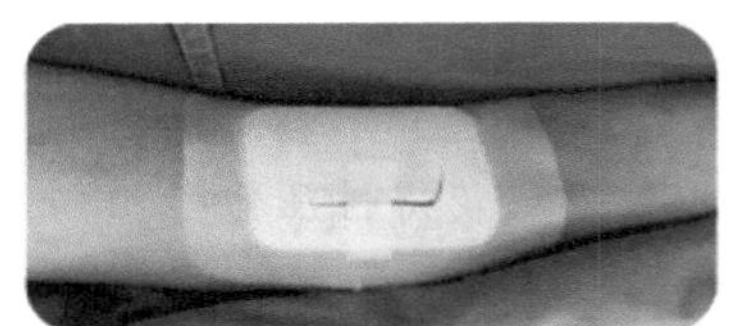 图 16-8　预防性敷料 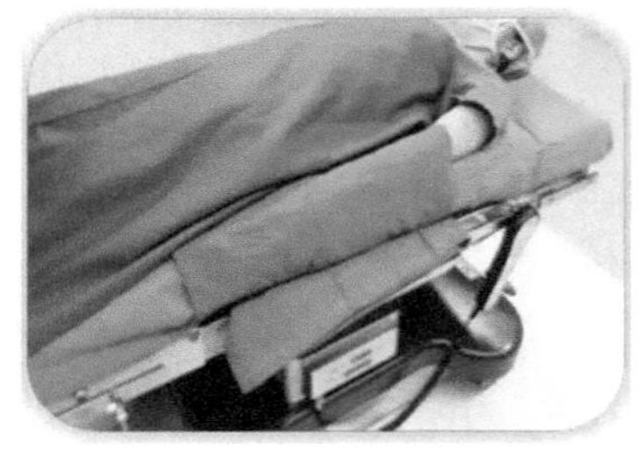 图 16-9　保持肢体功能位

续表

简要步骤	操作者	操作要点	图示
		（4）糖尿病患者、中风险伴有极度肥胖患者（BMI > 40kg/m²）、手术时间 > 6h 的患者，或年龄 > 75 岁的患者，受压部位采用预防性敷料 （5）防止医疗器械压力性损伤发生：选择合适的器械，避免过度受压或固定不稳所致的损伤，使用预防性敷料降低医疗器械性损伤的发生率，及时检查医疗器械周围皮肤，对局限性和全身性水肿患者要增加评估次数，一旦不需要使用医疗器械，应尽早将其移除，或更换器械使用位置，避免同一位置长时间受压（图 16-10、图 16-11）	图 16-10　选择合适的体位架 图 16-11　避免肢体长时间受压

3. 手术后压力性损伤预防技术操作流程　见表 16-3。

表 16-3　手术后压力性损伤预防技术操作流程

简要步骤	操作者	操作要点
评估	手术室护士	采用 CORN 术中压力性损伤风险评估量表 - 术后受压部位皮肤评估 1. 正常：患者未发生压力性损伤，巡回护士在 CORN 术中压力性损伤风险评估量表 - 术后受压部位皮肤评估栏勾选结局为“正常”，同时填写电子病例压力性损伤登记表结局“未发生” 2. 发生压力性损伤 （1）巡回护士在 CORN 术中压力性损伤风险评估量表 - 术后受压部位皮肤评估栏勾选发生类型、分期、部位、面积、皮肤持续受压时间，同时填写电子病历压力性损伤登记表结局为“发生”，并记录发生类型、部位、分期、面积、巡回护士 （2）带入压力性损伤的患者，填写电子病历压力性损伤登记表结局为“发生”，并填写发生类型、部位、分期，填写备注，备注内容包括入室时间、入室时发生的类型、部位、分期；出室时间、去向、发生部位、分期、巡回签名。如果病房已经在备注栏填写入室前压力性损伤的皮肤情况，巡回护士可以不再描述
交接	手术室护士 病房护士	1. 与恢复室/ICU/病房护士一起评估皮肤情况，确认正常和异常情况，检查“压力性损伤动态信息报告表”是否规范填写 2. 患者发生压力性损伤的类型、部位、分期；已采取的相应护理措施，如翻身、体位倾斜、记忆软枕、保护性敷料等 3. 科学评价术中预防性敷料使用的延续性 4. 根据治疗和护理的需要摆放患者体位，专科特殊体位，如血管吻合、皮瓣修复、喉切除等需使用适宜的体位支撑垫、实施局部减压措施

续表

简要步骤	操作者	操作要点
护理措施	病房护士 主管医生	1. 采用 Braden 量表，如评估结果≤ 12 分，填写压力性损伤动态信息报告表 2. 制订术后活动方案 3. 和医生、患者及其家属一起制订饮食计划 4. 遵医嘱控制血糖、血压 5. 必要时请医院伤口 - 造口 - 失禁护理专业小组会诊处理术中获得性压力性损伤 6. 严密观察受压部位皮肤变化，并在压力性损伤信息登记报告表的备注栏中填写受压部位皮肤变化情况
回访	手术室护士	1. 手术患者发生压力性损伤，该患者由评估者 / 预报者每天进行压力性损伤回访，直至痊愈 2. 术后患者返回病房，与手术室护士、病房责任护士一起评估皮肤情况，术后 24h、48h、72h 做好追踪记录

4. 注意事项

（1）儿童患者由于皮肤和体型发育不成熟，有发生围手术期压力性损伤的风险，危险因素可能因年龄而异，因此围手术期护士应使用结构化和适合年龄的工具进行术前压力性风险评估，可以使用多种风险评估工具，新生儿皮肤风险评估量表适用于胎龄为 26 ～ 40 周的患者，格拉摩根儿科压疮风险评估量表（未指定患者年龄范围）、Braden-Q 量表适用于 21 天～ 8 岁的患者，Braden-Q+P 量表包括手术评分（未指定患者年龄范围），Braden QD 量表包括医疗器械评分，适用于早产儿至 21 岁的患者。

（2）CORN 术中压力性损伤风险评估量表分别对患者术前、术中、术后皮肤情况进行评估。术前危险因素评估，总分＜ 9 分为低风险，9 ～ 14 分为中风险，＞ 14 分为高风险。术中危险因素动态评估，总分＜ 8 分为低风险，8 ～ 12 分为中风险，＞ 12 分为高风险。

（3）在手术过程中适当地重新定位患者，在实践改变中仅显示 17% 的改善。重新定位需要手术室团队成员之间的良好协作和协调。目前普遍缺乏共同的多学科目标设定。

（4）术中体位变化方案

- 受压部位在头枕部时：左右侧变化受压部位。
- 受压部位在头面部时：抬高受压部位。
- 受压部位在骶尾部和身体背侧时，可调节手术床角度（头高足低、左右倾斜角度）。
- 患者仰卧位时使用足跟悬挂装置并使用升高和支撑小腿的装置，减少或防止对足跟的压力，避免增加静脉血栓栓塞的风险。

（5）手术时间与术中获得性压力性损伤的关系：手术时间越长，压力性损伤的发生风险越高。一般认为手术时间＞ 2.5h 为术中获得性压力性损伤发生的危险因素；若手术时长＞ 3h，术中获得性压力性损伤发生风险则为 2.176 倍；若手术时间＞ 10h，则术中获得性压力性损伤发生风险高达 13.344 倍。

（6）术中定时记录患者手术过程中的体位及承受高压力的接触面，通过显示术中患者体位和相关压力区域的注释图像，可能有助于围手术期护士加强标准化的移交过程。

附录 16-1　Braden 评分量表

评估内容	评估计分标准			
	4 分	3 分	2 分	1 分
感知能力	无损害	轻度受限	大部分受限	完全受限
潮湿程度	罕见潮湿	偶尔潮湿	常常潮湿	持续潮湿
活动能力	经常步行	偶尔步行	坐椅子	卧床
移动能力	不受限	轻微受限	非常受限	完全受限
营养摄取能力	丰富	充足	可能不足或不足	非常差
摩擦力和剪切力		不存在问题	潜在问题	存在问题

附录 16-2　CORN 术中压力性损伤风险评估量表

术前压力性损伤危险因素评估（在□内打✓，总分：____分）				
评估项目	1 分	2 分	3 分	4 分
麻醉风险分级	Ⅰ级 □	Ⅱ级 □	Ⅲ级 □	≥Ⅳ级 □
体重指数（kg/m^2）	18.5 ～ 23.9 □	24.0 ～ 27.9 □	≥ 28 □	< 18.5 □
受压部位皮肤状态	完好 □	红斑、潮湿 □	瘀斑、水疱 □	重度水肿 □
术前肢体活动	不受限 □	轻度受限 □	部分受限 □	完全受限 □
预计手术时间（h）	< 3 □	≥ 3 且< 3.5 □	≥ 3.5 且< 4 □	≥ 4 □
高危疾病（糖尿病）				有 □
带入压力性损伤				有 □　9 分
注：术前评估总分< 9 分为低风险，9 ～ 14 分为中风险，> 14 分或极度肥胖（体重指数> 40kg/m^2）、年龄> 75 岁、皮肤水肿状态、皮肤水疱、皮肤破溃等为高风险				
术中压力性损伤危险因素动态评估（在□内打✓，总分：____分）				
评估项目	1 分	2 分	3 分	4 分
体温丢失因素	浅组织显露 □	深组织显露 □	体腔 / 器官显露 □	低体温 / 降温治疗□
手术出血量（ml）	< 200 □	≥ 200 且< 400 □	400 ～ 800 □	>800 □
压力剪切力改变	轻度增加 □	中度增加 □	重度增加 □	极度增加 □
实际手术时间（h）	< 3 □	≥ 3 且< 3.5 □	≥ 3.5 且< 4 □	≥ 4 □
注：术中评估总分< 8 分为低风险，8 ～ 12 分为中风险，> 12 分或手术时间> 6h、术中失血> 800ml 为高风险				
术后受压部位皮肤评估（在□内打✓）				
正常□　带入性压力性损伤□　部位：　面积：　cm ×　cm 术中获得性压力性损伤□：压红□　1 期□　2 期□　3 期□　4 期□　深部组织损伤□　不可分期□ 器械相关性压力性损伤□　黏膜压力性损伤□ 部位：　面积：　cm ×　cm　皮肤持续受压时间　h				

（田仁娣）

第 17 章 围手术期加速康复外科护理技术

第一节 概述

一、围手术期护理

（一）围手术期护理的概念

围手术期护理(perioperative nursing care)是指在围手术期为患者提供全程、整体的护理，旨在加强术前至术后整个治疗期间患者的身心护理。围手术期护理共包含 3 个阶段。①手术前期：系统评估患者各器官功能和心理状况，发现潜在危险因素并进行针对性干预，为手术做充分准备。②手术期：该部分主要由手术室护士完成，包括手术环境的准备、手术中患者的护理。③手术后期：解除患者术后不适，防治并发症，促进患者早日康复。

（二）围手术期护理的目的

通过全面评估，充分做好术前准备，并采取有效措施维护患者的机体功能，提高手术安全性，减少术后并发症，促进术后康复。

二、加速康复外科

（一）加速康复外科的概念

加速康复外科（enhanced recovery after surgery，ERAS）是以循证医学证据为基础，通过外科、麻醉、护理、营养等多学科协作，对涉及围手术期处理的临床路径予以优化。其主要策略是在加速康复外科的理念下，以整体护理为基础，以循证护理为依据，以围手术期系列优化的护理干预为措施，实施加速康复外科的临床护理路径，以减轻患者的不适，降低创伤和应激，促进患者快速康复，促进护患关系和谐。

（二）加速康复外科的目的

通过缓解患者围手术期各种应激反应，达到减少术后并发症、缩短住院时间及促进康复。

（向宏清　田昌英）

第二节　手术前患者的加速康复外科护理技术

一、护理评估

（一）概念

护理评估是系统地收集评估对象的资料，并对资料进行分析、判断的过程。全面准确的护理评估是护理程序的第一步，也是加速康复外科护理管理的基础。

（二）目的

1. 通过针对性、计划性、系统性地收集资料，发现和确认患者的健康问题 .
2. 通过护理评估发现护理问题，对实施加速康复中的护理风险进行预测和防控。

（三）手术前患者的加速康复外科护理操作流程

手术前患者的加速康复外科护理操作流程见表 17-1。

表 17-1　手术前患者的加速康复外科护理操作流程

评估前准备	环境：环境清洁、明亮、舒适 护士：护士仪表整齐
解释并取得配合	向患者解释评估的目的并取得配合
了解患者基本情况	初步了解患者的基本情况，选择合适的沟通方式
一般资料评估	主要评估患者的一般资料，包括姓名、年龄、性别、职业、地址、生活习惯（睡眠情况、饮食、吸烟、饮酒、吸毒等）、入院诊断、入院时间、入院方式、既往史（各系统伴随疾病、过敏史、手术史）、用药史（如降压药、抗凝血药、镇静药、皮质激素等）、女性患者的月经婚育史、家族史（家族成员有无同类疾病、遗传病史）等
身体状况评估	评估主要器官及系统功能状况是否满足手术要求及潜在的影响病程的因素，主要如下 1. 循环系统评估：脉搏速率、节律、强度，皮肤色泽、温度及有无水肿，体表血管有无异常，有无颈静脉怒张或四肢浅静脉曲张，有无高血压或心肌梗死等心脏疾病 2. 呼吸系统评估：胸廓形状，呼吸频率、节律、深度及呼吸形态，有无咳嗽、咳痰、呼吸困难及发绀，有无肺炎、肺结核、慢性阻塞性肺疾病等 3. 泌尿系统评估：有无排尿困难、尿频、尿急，尿液颜色及尿量，有无肾功能不全或前列腺增生等 4. 神经系统评估：有无头痛、头晕、眩晕、耳鸣、瞳孔不对等或步态不稳，有无意识障碍或颅内高压等 5. 血液系统评估：有无牙龈出血、凝血功能异常、贫血等 6. 消化系统评估：有无腹胀、恶心、呕吐、黄疸、腹水等症状，肝功能是否正常 7. 内分泌系统：有无糖尿病、甲状腺功能异常或肾上腺皮质功能不全等
其他评估	实验室检查结果、X 线、超声、CT 及 MRI 等影像学检查结果，心电图及内镜检查结果等

（四）注意事项

1. **评估的全面性** 术前要充分评估患者的情况，不仅关注疾病本身，还要详细了解患者的全身情况，评估影响手术的风险因素及影响整个病程的潜在因素，如循环、呼吸、消化、泌尿、内分泌、血液、免疫等系统的功能及营养、疼痛、心理状态等。

2. **评估的系统性** 评估应运用结构化的评估工具或技术，遵循固定的程序和标准，确保每次评估的一致性。

3. **评估的个性化** 评估过程应结合被评估者的年龄、性别、教育水平及语言能力进行调整。

4. **评估的持续性** 评估应贯穿术前、术中及术后，而不仅仅存在于术前。

二、营养筛查

（一）概念

美国肠外肠内营养学会（American Society for Parenteral and Enteral Nutrition，ASPEN）将营养筛查定义为判断个体是否已有营养不良或有营养不良风险，以决定是否需要进行详细的营养评定的流程，判断成年患者是否存在营养风险的标准如下（满足一条以上即考虑有营养风险）。

1. 6 个月内体重下降≥ 10%，或 1 个月内下降≥ 5%（非计划性的）。
2. 6 个月内体重下降或增加 4.5kg 以上。
3. BMI < 18.5kg/m^2 或> 25kg/m^2。
4. 合并慢性疾病。
5. 饮食或饮食习惯改变。
6. 营养摄入不足，包括 1 周以上未进食或摄入营养物。

（二）目的

1. 评估患者的营养状态，识别营养不良的风险。
2. 根据患者情况制订个体化营养干预方案。
3. 降低术后并发症风险，促进术后康复，缩短住院时间。

（三）营养不良的概念

营养不良是指“一种急性、亚急性或慢性的营养状态，存有不同程度的营养过剩或营养不足，伴或不伴炎症活动，可导致身体成分的变化和功能减退”，营养不良患者常伴随低蛋白血症，而低蛋白血症可引起组织水肿，进而影响伤口愈合，并且营养不良的患者大多抵抗力低下，易发生感染。

（四）营养筛查操作流程

营养筛查操作流程见表 17-2。

表 17-2 营养筛查操作流程

简要步骤	操作要点
了解患者疾病情况	收集患者的基本信息，包括年龄、性别、疾病史、生活方式等 测量相关的生物指标，如体重、身高、BMI（体重指数）、体重变化、食欲变化等

续表

简要步骤	操作要点
评估膳食摄入情况	1. 询问患者的膳食模式和食物摄入情况，包括食物种类、食量、饮食习惯和特殊饮食需求 2. 注意评估最近一段时间内的食欲和饮食量的变化
识别营养不良风险	1. 通过 NRS 2002（附录 17-1）和收集到的数据评估患者的营养风险 2. 确定是否有营养不良的迹象，如体重显著下降、BMI 低、摄入不足等
定期监测	定期监测患者的营养状况和干预效果，根据跟进结果调整营养计划
记录及报告	将筛查和干预的结果记录在患者的病历中，以确保多学科团队的协作和沟通

三、血栓风险评估

围手术期血栓预防及护理见第 3 章。

四、术前患者胃肠道准备

（一）概念

术前通过饮食的调整、清洁灌肠、使用泻药，以及口服或肠道给药的抗生素治疗，对患者的消化系统进行一系列准备措施，旨在减少术中和术后并发症的风险。

（二）目的

1. 减少肠内容物，降低术后感染的风险。
2. 保持胃排空，预防胃内容物反流导致的误吸。
3. 改善手术视野。

（三）适应证

全身麻醉手术患者，尤其是腹腔手术患者。

（四）术前患者胃肠道准备操作流程

术前患者胃肠道准备操作流程见表 17-3。

表 17-3　**术前患者胃肠道准备操作流程**

简要步骤	操作要点
术前禁食安排	1. 手术前 6h 内停止进食淀粉类固体食物 2. 手术前 2h 内停止摄入任何液体（包括清水、糖水、无渣果汁） 3. 术前禁止饮用含酒精饮料
特殊饮食调整	1. 普通消化道手术患者：术前 1 ～ 2d 流质饮食 2. 幽门梗阻患者：进行术前洗胃 3. 结直肠手术患者：术前 2 ～ 3d 流质饮食及手术前一天清晨执行结肠灌洗
胃管安置	1. 评估是否需要术前安置胃管 2. 对需要安置胃管的患者提前准备 3. 急性胰腺炎患者可能需要安置胃管

五、术前戒烟、戒酒

吸烟可导致组织氧合降低，增加伤口感染、血栓栓塞及肺部感染等并发症的发生风险，吸烟与术后住院时间延长和死亡率增加显著相关。研究显示，术前戒烟 4 周以上可明显缩短术后住院时长、降低伤口感染率。因此，相关指南建议术前戒烟 4 周以上，以期缩短术后住院时长及降低术后并发症的风险。

戒酒 2 周可明显改善血小板功能，进而缩短出血时间，相关指南推荐术前戒酒 4 周。

六、术前预康复

术前预康复指通过一些干预措施对有可能影响患者术后康复状态的因素进行调理，以改善机体生理和心理状态，提高患者对手术应激的反应能力，进而减少术后并发症的发生，促进患者早日康复。

（一）术前纠正贫血

研究显示贫血可导致住院时长显著增加，并且增加急性肾损伤的发生率、病死率及再入院率。相关指南建议术前常规行贫血相关检查、评估及干预，补充铁剂是纠正缺铁性贫血的首选一线治疗方法，输血或红细胞生成刺激剂不应用于纠正术前贫血。

（二）预防性镇痛

术前根据患者疼痛情况及手术类型进行预防性镇痛，可缓解术后疼痛，降低术后谵妄、恶心、呕吐风险。主要使用的镇痛药为非甾体抗炎药和 COX-2 抑制剂。

（三）术前衰弱评估

1. *衰弱的概念*　衰弱是因生理储备下降所致的抗应激能力减退的非特异性状态，多发生在老年群体中，主要表现为疲乏、无法解释的体重下降、反复感染、跌倒、谵妄等。

2. *术前衰弱评估的目的*　评估衰弱程度并根据评估结果进行针对性的干预措施，以降低术后死亡率。

3. *衰弱评估的对象*

（1）老年患者。

（2）高风险手术患者（如心脏、头颅手术等）。

（3）有多重慢性疾病的患者。

4. *衰弱评估工具*　Fried 衰弱量表（目前应用最广泛的衰弱量表之一）（附录 17-2）及 FRAIL 量表（附录 17-3）。

5. *术前衰弱评估操作流程*　见表 17-4。

表 17-4　术前衰弱评估操作流程

简要步骤	操作要点
准备阶段	足够的评估工具和设备 保障评估环境安静、光线适宜 确保评估人员已经接受过相关培训并了解评估标准

续表

简要步骤	操作要点
患者资料收集	核对患者身份，收集基本病史和医疗信息
评估前沟通	解释评估目的，获得患者同意
体格检查	测量生命体征，观察患者体型和体征
客观量表评估	Fried 衰弱量表或 FRAIL 量表（附录 17-2 和附录 17-3）
干预	根据量表结果进行干预，干预主要包括运动干预、营养干预、多重用药管理及减少医疗伤害等

（四）术前锻炼

1. *术前深呼吸锻炼*

（1）深呼吸的概念：深呼吸是指胸腹式呼吸联合进行，以排出肺内残气及其代谢产物、增加有效通气的一种呼吸方式。

（2）深呼吸锻炼的目的

- 帮助患者掌握有效呼吸训练方法，纠正患者不正确的呼吸方式。
- 通过锻炼有节律地、缓慢地深呼气和深呼气，有利于拓宽气道，使肺泡氧分压增加，二氧化碳分压降低，减少呼吸肌耗氧，增加呼吸肌肌力和咳嗽力度。
- 有利于手术后及时清除呼吸道分泌物、促进肺复张和控制感染。

（3）深呼吸锻炼的适应证

- 肺部或胸部手术患者。
- 易导致肺不张的情形。

（4）深呼吸锻炼的禁忌证

- 对于因疼痛、膈肌功能障碍或阿片类镇痛作用而无法有效深呼吸的患者。
- 肺活量＜ 10ml/kg 或者最大呼气量＜ 33% 正常值。

（5）深呼吸锻炼器的操作流程：见表 17-5。

表 17-5　深呼吸锻炼器的操作流程

简要步骤	操作要点
护士准备	仪表端庄、着装整洁、洗手、戴口罩
用物准备	一次性深呼吸器
评估	患者病情、意识、自理能力、合作程度
指导呼吸	指导患者深呼吸
体位	协助患者取直立状态（坐位或半坐卧位）
讲解及组装深呼吸锻炼器	讲解呼吸锻炼器的结构及作用 连接深呼吸锻炼器各部分，确认连接紧密（图 17-1）
设定呼吸目标值	根据患者身高及年龄，按公式算出患者深呼吸应达到的目标值，调节好指标刻度（图 17-2）

续表

简要步骤	操作要点
指导患者使用	指导患者正常呼吸，先将余气呼尽，双唇紧闭含住咬嘴，以平稳的速度由嘴慢慢吸气，使深呼吸锻炼器的黄色浮标上升（注意：最好维持在“BEST”水平）。白色浮盘被吸上来达到指示刻度时，把咬嘴取出，屏住呼吸 3 ～ 5s，然后缓慢做缩唇呼气。当白色浮盘回到原始位置时，再重新开始
锻炼频次	10 次 / 组，5 组 / 天
观察	患者病情及呼吸状态，警惕头晕、心搏加速、胸闷、口唇发麻等症状
整理用物	取下咬嘴，用清水冲洗干净备用

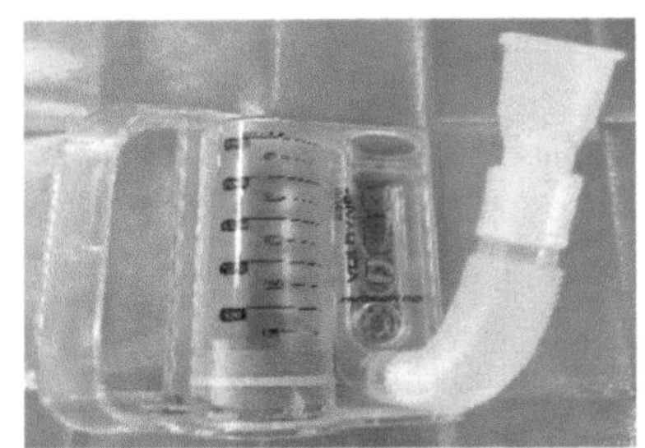
图 17-1 **深呼吸锻炼器**

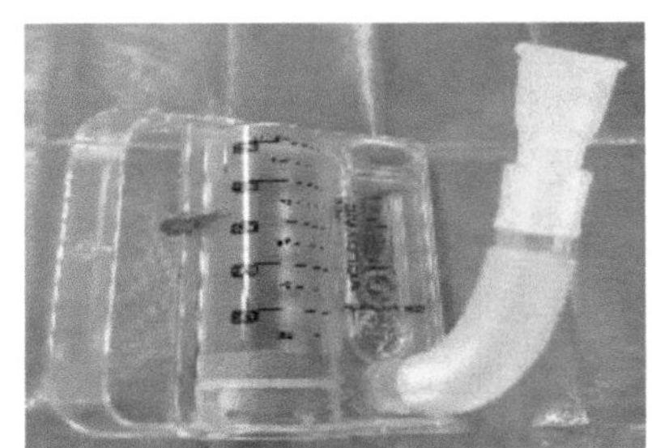
图 17-2 **调节参数**

（6）注意事项

● 使用中若感觉到头晕、心跳加速、胸闷、口唇发麻，暂停锻炼，休息至症状消除后再练习。

● 若不能有效地深呼吸，则由呼吸治疗师协助进行训练。

● 防止交叉感染，专人专用。

2. 有效咳嗽

（1）有效咳嗽的概念：有效咳嗽是在咳嗽时通过加大呼气压力，增强呼气流速以提高咳嗽的效率。

（2）有效咳嗽的目的

● 清除气道分泌物，减少呼吸努力，预防感染。

● 提高氧气交换效率提高舒适度。

（3）适应证：适用于神志清醒，一般状况良好、能够配合的患者。

（4）有效咳嗽的操作流程：见表 17-6。

表 17-6 **有效咳嗽的操作流程**

简要步骤	操作要点
环境准备	环境清洁、明亮
核对及评估	核对患者姓名、住院号，评估患者病情、意识及配合程度

续表

简要步骤	操作要点
体位	协助患者取坐位，屈膝，上身前倾，双手抱膝或在胸部和膝盖上置一枕头并用两肋夹紧
指导患者深呼吸	指导患者进行深而慢的腹式呼吸 5 ～ 6 次
指导患者咳嗽	在患者进行深呼吸 5 ～ 6 次后，嘱患者进行深吸气至膈肌完全下降，屏气 3 ～ 5 s，继而缩唇，慢慢经口将肺内气体呼出，之后再深吸一口气屏气 3 ～ 5 s，身体前倾，从胸腔进行 2 ～ 3 次短促而有力的咳嗽
评估咳嗽情况	评估患者咳嗽情况及掌握程度，协助患者取舒适体位

（5）注意事项

● 嘱患者经常变换体位，利于痰液咳出。

● 针对胸部有伤口而疼痛的患者，可用双手或枕头轻压伤口两侧。

● 针对长期卧床、久病体弱、无力排痰的患者，可进行叩击，叩击的手法及体位：患者取坐位或侧卧位，操作者将手固定成背隆掌空状，即手背隆起，手掌中空，手指弯曲，拇指紧靠示指，有节奏地从肺底自下而上、由外向内轻轻叩击。

3. *术前运动耐量评估*

（1）概念：6 分钟步行试验（6MWT）是最常见的亚极量运动试验之一，通过测量在规定时间内行走的距离来评估机体功能状态及储量。

（2）6 分钟步行试验的目的：评估患者的心肺功能。

（3）适应证

● 心血管系统疾病：冠心病、肺动脉高压、心力衰竭、心房颤动、经导管主动脉瓣置入术后、经导管二尖瓣修复术后、肺静脉阻塞性疾病 / 肺毛细血管瘤病、外周动脉疾病、起搏器置入术后等。

● 呼吸系统疾病：慢性阻塞性肺疾病、囊肿性纤维化、间质性肺病、矽肺等。

● 其他：帕金森病、卒中、肌萎缩侧索硬化、脊髓灰质炎、外科术后肺部并发症的预测，腹部手术后的康复、纤维肌痛症、2 型糖尿病、老年患者及残疾患者等。

（4）绝对禁忌证：未控制的急性冠脉综合征、急性心力衰竭、有症状的重度主动脉瓣狭窄、严重主动脉缩窄或降主动脉瘤、急性主动脉夹层、急性心肌炎、心包炎或心内膜炎、有症状或血流动力学不稳定的心律失常、急性下肢深静脉血栓、急性肺栓塞及肺梗死、急性呼吸衰竭、未控制的哮喘、急性感染性疾病、急性肝肾衰竭、精神异常不能配合者。

（5）相对禁忌证：已知的冠状动脉左主干 50% 以上狭窄或闭塞，中度到重度主动脉瓣狭窄无明确症状，缓慢性心律失常或高度及以上房室传导阻滞、梗阻性肥厚型心肌病，严重的肺动脉高压、静息心率＞ 120 次 / 分、未控制的高血压（收缩压＞ 180mmHg 或舒张压＞ 100mmHg），近期卒中或短暂性脑缺血发作、心房内血栓、尚未纠正的临床情况（如严重贫血、电解质紊乱、甲状腺功能亢进等），休息时外周 SpO_2 ＜ 85%，行走功能障碍者。

（6）6 分钟步行试验操作流程：见表 17-7。

表 17-7　6 分钟步行试验操作流程

简要步骤	操作要点
场地准备	选择适当的室内或室外环境，确保 30m 长的走廊，宽度为 2 ～ 3m，地面平坦且行人流量少
标记设置	沿着走廊每 2 ～ 3m 设置标记，并在起点、折返点及每 60m 的终点用明亮的条带标于地面上
操作人员资质	确认操作人员已接受至少基础级别的生命支持培训，了解急救程序
质量控制	每 6 个月对操作流程进行标准化复审与质量控制
设备检查	核查并准备计时器、圈数计数器、血压计、指脉氧仪、交通锥等设备
一体机准备	如果可用，设置整合计时计数、心电监护、氧饱和测定等功能的一体机
抢救物品准备	准备氧气袋、急救药品、简易呼吸器、除颤仪、抢救车等应急物品
患者告知及同意	向患者说明 6MWT 的原理及目的，获取其书面知情同意
患者装备与饮食	确保患者穿着合适的衣物和鞋子，避免穿高跟鞋、拖鞋或赤脚。建议试验前饮食清淡，不过饱进食
初始检查与记录	测量并记录患者的基线动脉血压、心率、SpO_2，并使用 Borg 量表评估呼吸困难和疲劳程度
患者试验前准备	确保患者试验前 2h 内避免剧烈活动并在起点旁休息 15min
操作指导	向患者交代试验过程中的注意事项，示范绕过交通锥的方式，并确认患者已准备好
计时器设置	调整计时器至 6min，圈数计数器归零，确认所有必需物品已就位
试验开始	指导患者站在起始线上，操作人员站在出发线附近，开始计时
中途鼓励	使用标准鼓励用语，每分钟报时并在最后 15s 提醒患者
6min 结束	在 6min 结束时即刻通知患者停下并记录其所在位置
数据记录	记录患者停下的具体位置，计算总步行距离，记录 SpO_2、心率等信息
患者状态评估	使用 Borg 量表再次评估患者的呼吸困难和疲劳水平，询问患者感受
后续观察	提供饮用水，观察患者至少 10 ～ 15min 以确保其安全，确认无明显不适后可离开

（7）注意事项

- 试验开始前，应了解被试者的病史及辅助检查结果。
- 患者常规治疗不中断，气管药物需要在试验前 1h 内使用。
- 建议在整个试验期间进行连续的 SpO_2 监测。
- 如需进行练习测试，两次试验之间应该至少间隔 1h，应报告较高的 6MWD。
- 长期氧疗患者，建议携带自己的便携式氧气设备。
- 患者的重复试验应在 1d 中的相同时间进行，以减少日内差异。
- 患者试验期间每次停止或休息，秒表不应该关闭，这个时间包含在 6MWT 的持续时间内。

4. *术前认知功能评估*　围手术期认知功能障碍可导致术后并发症发生率及死亡率的增加，尤其是老年患者。谵妄、痴呆和抑郁是认知功能评估的关键因素，建议术前应用方便、快捷、准确的评估量表进行认知功能评估，并可作为术后评估的基线参考值，必要时请专科医生干预。

5. *术前炎症控制*　研究显示，术前应用类固醇类药物可缓解术后疼痛，减轻炎症反应和早期疲劳。在保障安全的前提下，可行激素预防性抗感染治疗。

6. *术前心理评估及干预*

（1）心理评估的概念：通过观察法、访谈法、医学检测法、心理测验法对患者心理状态进行评估。

（2）心理评估的目的：评估患者在疾病发生发展过程中的心理过程，包括认知功能、情绪与情感、应激与应对、健康行为，以及自我概念和精神信仰等，从而发现患者现存或潜在的心理健康问题，为制订心理干预措施提供依据。

（3）心理干预的概念：心理干预是一种专门针对心理问题的干预，其作用机制是分析患者心理活动规律、反应特征，并对其心理活动采取干预措施，影响其认知及感受，以此改善患者心理状态与行为活动，帮助其适应医疗环境与新的人际关系，为其提供有益于治疗与康复的最佳心理状态。

（4）术前常见的心理问题：见表 17-8。

表 17-8　**常见心理问题**

心理问题	表现
焦虑	多由于对术后疼痛、并发症、家庭及死亡的过度担心，主要表现为紧张、烦躁、担心、害怕等情感症状，坐立不安、易激惹等行为症状，肌肉紧张等全身症状或心悸、腹泻等自主神经功能失调症状等，多运用广泛性焦虑量表评估（附录 17-4）
抑郁	常有疲劳、乏力、心情低落、兴趣丧失等表现，还可能出现食欲改变、睡眠障碍、注意力下降、内疚感或无价值感、精神运动性激越、迟滞、自杀或自我伤害行为等，多运用患者健康问卷抑郁症状群量表（附录 17-5）
疼痛灾难化	患者常有疲劳、乏力、心情低落、兴趣丧失等表现，还可能出现食欲改变、睡眠障碍、注意力下降、内疚感或无价值感、精神运动性激越、迟滞、自杀或自我伤害行为等，多运用疼痛灾难化量表（附录 17-6）
物质相关障碍	术前患者常需戒烟戒酒管理，部分患者出现物质相关障碍，如戒酒后出现自主神经过度兴奋、焦虑、胃肠道不适等症状，戒烟后出现焦虑、易激惹、注意力下降等症状，多运用 CAGE 药物适用量表（附录 17-7）

（5）心理评估及干预的操作流程：见表 17-9。

表 17-9　**心理评估及干预的操作流程**

简要步骤	要点
心理评估	评估患者的主要心理问题
心理干预	1. 认知行为疗法：常用于焦虑、抑郁及疼痛的干预。治疗技术包括①认知技术：识别、质疑和纠正自动思维，重新归因和认知重构，认知演练和图像治疗技术等。②行为技术：活动规划，任务的掌握程度和愉悦程度评分，分级的任务行为作业，现实测验，角色扮演，社交技能培训及问题解决技术等

续表

简要步骤	要点
	2. 正念疗法：主要用于焦虑、抑郁、睡眠障碍及疼痛的干预，通过冥想、太极拳、气功、瑜伽等基于正念的干预 3. 精神运动康复：主要包括多感官功能训练（做游戏、灯光、音乐等）、放松疗法（按摩、听轻音乐、深呼吸等） 4. 催眠疗法：多用于疼痛和焦虑的干预。催眠是在特定意识状态下对患者的暗示和疏导，注意力高度集中及外围意识下降的状态使患者更容易接受外界的暗示性输入 5. 治疗性游戏干预：用于缓解儿童术前焦虑及恐惧。主要方法包括看视频、玩玩具、使用医疗设备等 6. 中医疗法：主要包括芳香疗法、针灸、推拿、气功导引、耳穴压豆、穴位敷贴等 7. 药物治疗：对心理干预无效的患者，可给予小剂量非典型抗精神病药物；对于严重焦虑抑郁的患者，则需配合精神专科医师进行抗焦虑抗抑郁治疗

（向宏清　刘晓琴）

第三节　手术后患者的加速康复外科护理技术

一、疼痛评估及干预

（一）疼痛的概念

疼痛是一种与实际或潜在组织损伤相关的不愉快的感觉与情绪体验，是术后的常见症状。

（二）疼痛评估及干预的目的

评估患者的疼痛情况，进行有效镇痛。

（三）疼痛评估及干预的操作流程

疼痛评估及干预的操作流程见表 17-10。

表 17-10　疼痛评估及干预的操作流程

简要步骤	操作要点
环境准备	环境安静、舒适
介绍评估过程	向患者解释评估的目的及过程，取得患者的配合
单维度疼痛评估量表的选择	1. 视觉模拟评分法（VAS）：提供标有 0 ～ 10 刻度的直线，指导患者根据疼痛强度选择相应的刻度 2. 数字评分法（NRS）：询问患者选择 0 ～ 10 中代表其疼痛强度的数字 3. 面部表情疼痛量表修订版（FPS-R）：展示不同疼痛表情的图卡，让患者选择与其疼痛程度相匹配的面部表情 4. 语言评分法（VRS）：询问患者，用“无疼痛”“轻微”“中等”“严重”或“极其严重”来描述疼痛
多维度疼痛评估量表的选择	1. 简明疼痛量表（BPI）：评估患者疼痛的位置、强度及对日常生活影响的详细信息 2. McGill 疼痛问卷（MPQ）或简化版（SF-MPQ）：评估患者疼痛的性质、强度和影响 3. 健康调查简表（SF-36）：评估患者整体健康状况中的疼痛部分 4. 整体疼痛评估量表（GPS）：通过多项条目全面评估患者的疼痛状况

续表

简要步骤	操作要点
评估过程	1. 选择适合患者情况的评估工具 2. 仔细记录患者的反馈和评估结果 3. 对于无法自我报告疼痛的患者，观察其生理和行为表现
记录与反馈	将评估结果详细记录在患者的病历中并及时反馈给治疗团队
疼痛干预	1. 减少引起疼痛的诱因：如腹部手术后咳嗽引起伤口疼痛，应对患者进行有效咳嗽指导，减少诱因 2. 药物镇痛 （1）轻中度或慢性疼痛可使用对乙酰氨基酚、非选择性非甾体抗炎药或 COX-2 选择性抑制剂，针对急性疼痛或疼痛控制不佳的患者，可联合使用阿片类药物，镇痛药物的使用应遵循低剂量、短疗程的原则，并注意避免药物副作用 （2）神经病理性疼痛者可加用加巴喷丁或普瑞巴林 （3）癌性疼痛应按照癌痛控制三阶梯原则进行镇痛，或给予高级别的阿片类镇痛药物 （4）外伤或慢性炎症的局部刺激可能造成肌肉痉挛，进一步加重疼痛，肌肉松弛剂也是可选择的术前辅助用药 3. 物理镇痛：可采取冷热疗法、理疗、推拿、按摩等 4. 针灸镇痛：通过针刺相应的穴位，使经络疏通，气血调和，达到镇痛目的 5. 经皮神经电刺激疗法：经皮肤将特定的低频脉冲电流输入人体，利用其所产生的无损伤性镇痛作用来治疗疼痛

（四）注意事项

1. 确保使用评估工具的过程中严格遵守隐私和保密原则。

2. 评估过程中要注意观察患者的非言语行为，如呻吟、面部表情等。

3. 评估工具的选择要考虑患者的认知能力和沟通能力。

4. 对于慢性疼痛患者，应进行定期评估，以监测疼痛状况的变化。

二、患者自控镇痛泵的使用

（一）概念

患者自控镇痛（patient controlled analgesia，PCA）是指患者疼痛时，通过由计算机控制的微量泵主动向体内注射设定剂量的药物，进行按需镇痛。

（二）目的

提供个体化的疼痛控制，提高患者的舒适度及满意度，促进术后康复。

（三）适应证

1. 无法通过消化道给药或胃肠道消化吸收功能障碍的患者，如存在吞咽困难、消化道梗阻、消化道水肿、消化道出血、胃肠造瘘或肿瘤治疗导致严重恶心呕吐等。

2. 难治性癌痛患者：经规范的 WHO 三阶梯镇痛药物治疗 1 ～ 2 周，疼痛缓解仍不满意，或出现不可耐受药物不良反应的中重度疼痛患者。

3. 疼痛数字评分（numeric rating scale，NRS）≥ 7 分的重度癌痛患者的快速滴定。

4. 暴发痛频繁（每日≥ 5 次）的患者。

（四）绝对禁忌证

1. 患者意识不清或缺乏沟通能力，无法正确理解自控镇痛的含义。

2. 患者主观不愿意接受应用 PCA。

（五）相对禁忌证

患者意识清醒但活动受限，无法控制自控按钮，此时可由家属或陪护人员在医护人员指导下依据患者需求进行代操作。

（六）患者自控镇痛泵操作流程

患者自控镇痛泵操作流程见表 17-11。

表 17-11　患者自控镇痛泵操作流程

简要步骤	操作要点	图片
评估患者	了解患者的基本情况、病情及是否有 PCA 禁忌证等	
操作前准备	1. 检查医嘱，确认药物、剂量、锁定时间和限制总剂量 2. 准备 PCA 泵、药物、输液线、针头及其他必需的设备	
药物配制	1. 按照医嘱配制药物，通常由药剂师完成 2. 核对药物名称、浓度和总量	
设置参数及自检	1. 根据医嘱设定参数（负荷量、单次给药剂量、背景剂量、锁定时间、单位时间最大剂量等）(图 17-3) 2. 使用泵之前，进行设备的自检程序以确保正常工作	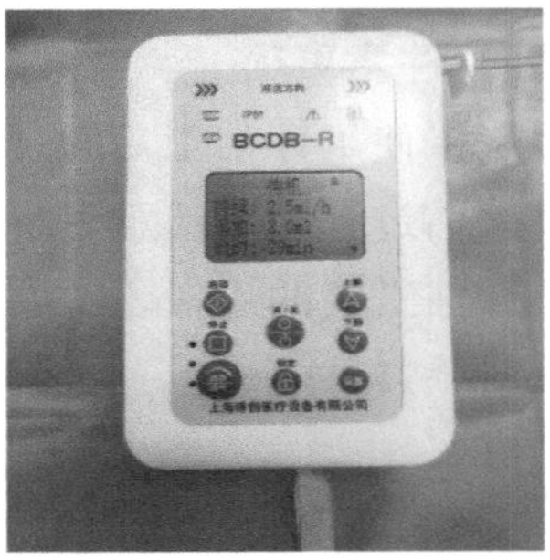 图 17-3　镇痛泵
连接输液器	1. 使用无菌技术连接输液线和 PCA 泵。 2. 若患者已有静脉通路，则将输液线连接到静脉导管。如果没有现成的静脉通路，则需要按照无菌操作建立静脉通路	
启动 PCA 泵	1. 启动 PCA 泵前，再次核对所有设置 2. 开始输注前检查系统无泄漏、空气泡等问题 3. 按下泵上的“开始”或类似按钮，开始给药（图 17-4）	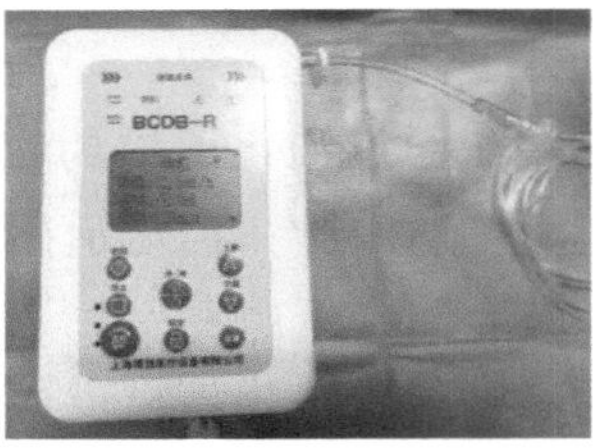 图 17-4　连接镇痛泵

续表

简要步骤	操作要点	图片
健康宣教	1. 向患者解释 PCA 泵的使用方法和注意事项，确保患者知道如何在感到疼痛时使用按钮控制给药，并理解不会因为按得太频繁而导致过量（图 17-5） 2. 说明 PCA 的可能副作用和患者应在何时通知医疗人员	图 17-5　追加剂量
监控及调整	1. 在 PCA 泵开始后监控患者的疼痛级别、意识状态和呼吸情况，根据需要调整剂量和锁定间隔 2. 定期评估患者对于 PCA 的反应和满意度	
记录及报告	1. 记录患者的疼痛评分、使用的药物剂量和副作用 2. 在医疗记录中详细记录 PCA 的使用情况	

（七）注意事项

1. 应用前应对患者知情同意告知，让患者及其家属明确获益与风险，并培训患者及其家属如何正确使用自控按键，禁止患者及其家属自行调整参数。

2. 要严格遵守《麻醉药品和精神药品管理条例》。

3. 密切关注患者心率、血压、呼吸频率、脉搏、血氧饱和度等，应根据患者的疼痛情况及用药剂量确定监测时间、频率，动态全面评估。

三、恶心、呕吐的预防及护理

（一）概念

恶心（nausea）为一种特殊的上腹部不适、紧迫欲吐的感觉。

呕吐（vomiting）是胃内容物或部分小肠内容物经食管、口腔排出体外的现象。

（二）目的

1. 提高患者舒适度、减少因恶心呕吐导致的并发症，如脱水、电解质紊乱等。

2. 促进术后康复，降低医疗成本。

（三）恶心呕吐预防及护理的操作流程

恶心呕吐预防及护理的操作流程见表 17-12。

表 17-12　恶心呕吐预防及护理的操作流程

简要步骤	操作要点
风险评估	在手术前对患者进行术后恶心呕吐（PONV）风险评估，参考因素包括性别、年龄、吸烟史、PONV 或晕动病史、手术类型和预计麻醉时间等
麻醉选择	1. 优先考虑使用区域麻醉，减少全身麻醉剂的使用 2. 选择丙泊酚而非挥发性吸入麻醉剂进行麻醉维持 3. 避免或减少术中使用阿片类药物，采用多模式镇痛策略
恶心、呕吐的干预	1. 对高风险患者进行预防性抗呕吐药物的选择和使用 2. 对患者进行教育，解释 PONV 的潜在风险、预防策略和可能采取的治疗措施 3. 高风险患者：使用组合疗法，包括 5-HT_3 拮抗剂和小剂量地塞米松 中等风险患者：使用单一药物预防，5-HT_3 拮抗剂或地塞米松 低风险患者：可能不需要预防性药物治疗，但要准备
恶心、呕吐的护理	1. 健康宣教：使患者充分认识预防性止吐的重要性，配合药物的规范使用，也要使患者认识到恶心呕吐并非难以避免 2. 环境：保持病房内采光和通风良好，无异味或刺激性气味，营造安静、有序的治疗环境 3. 用药：根据医嘱运用止吐药，护士应熟悉常用药物的药理特性、给药方法和配伍禁忌，协助医生做好口服用药指导 4. 饮食指导：合理膳食有助于减轻恶心呕吐，如选择易消化食物、少食多餐、避免辛辣刺激及生冷食物 5. 心理护理：加强沟通，及时了解和掌握患者和家属的心理状态，为患者提供心理疏导，增强治疗信心 6. 并发症护理：观察患者有无因恶心呕吐导致的脱水及电解质紊乱，根据医嘱进行相应的补液支持

四、术后营养管理

（一）胰岛素抵抗

1. 概念　胰岛素抵抗是应对饥饿的一种反应机制，主要由抑制葡萄糖氧化引起。这是一种保护蛋白质的进化“生存”机制。各种手术后均出现一定程度的胰岛素抵抗，但其严重程度与手术的大小及脓毒症等并发症的发生有关。

2. 目的

（1）改善血糖控制，降低术后并发症的风险。

（2）促进术后康复，降低长期健康问题风险。

3. 适应证　需手术且伴有超重 / 肥胖、糖尿病、高血压、睡眠呼吸暂停综合征等。

4. 胰岛素抵抗的评估及干预操作流程　见表 17-13。

表 17-13　胰岛素抵抗的评估及干预操作流程

简要步骤	操作要点
风险评估	1. 对所有即将进行手术的患者进行胰岛素抵抗风险评估 2. 确定患者是否有胰岛素抵抗的历史，如 2 型糖尿病等 3. 评估患者的手术类型和预计时间，因为较大的手术和较长的手术时间可能增加胰岛素抵抗的风险

续表

简要步骤	操作要点
健康宣教	1. 向患者提供有关胰岛素抵抗和血糖管理的教育 2. 强调术后早期进食和适当活动的重要性
术前准备	除了 1 型糖尿病患者外，为其他患者提供术前 2 ～ 3h 的碳水化合物饮料 教育患者关于胰岛素抵抗和术后管理的重要性
镇痛管理	1. 优先考虑使用非阿片类镇痛药物 2. 根据患者的状况和手术类型，评估使用局部麻醉剂进行持续硬膜外镇痛的可能性
术后营养	在患者麻醉完全清醒后，尽早开始完全肠内喂养，除非有肠道消化或进食禁忌证，如果肠内营养无法满足能量和营养需求（<热量需求的 50%）超过 7d 的患者，应该考虑使用肠内和肠外营养组合
持续监测与评估	定期评估患者的胰岛素抵抗状态，包括血糖监测和必要时的胰岛素敏感性测试，根据评估结果调整治疗方案，以优化血糖控制和减少胰岛素抵抗

（二）消化道手术术后的饮食管理操作流程

消化道手术术后的饮食管理操作流程见表 17-14。

表 17-14　消化道手术术后的饮食管理操作流程

手术类型	简要步骤
胃术后	第 1 天：除有并发症风险者外，可予清流质饮食 第 2 天：予半流质饮食，之后逐渐过渡至正常饮食
肝术后	1. 当天可饮水 2. 术后 12h：可进流质饮食
减重术后	术后早期进食有助于肠道功能恢复，减少并发症和缩短住院时间
结直肠术后	1. 术后 24h 内：无不适可试饮水，2h 后正常饮水，观察不良反应 2. 术后 24h 后：如不能尽早进食或需长期管饲，开始缓慢管饲（10 ～ 20ml/h）
胰腺术后	1. 术后第 1 天：倾向肠外营养，少部分采取经口进食结合肠外营养 2. 术后 3d 内：对于营养状态良好的患者，不强调营养达标 3. 术后 4 ～ 7d：逐渐恢复饮食，监测营养摄入是否达标，必要时辅以肠内或肠外营养
食管术后	术后 3 ～ 6d：支持术后早期开始肠内喂养，逐渐开始肠内喂养以达到完全热量需求目标，鼻空肠 / 鼻十二指肠管喂养均可使用

（三）常用的营养支持途径

1. 肠内营养

（1）概念：肠内营养（enteral nutrition）是采用口服或管饲等方式经胃肠道提供能量及营养素的支持方式。

（2）目的

- 恢复和维持营养状态。
- 保持肠道功能和完整性。

● 促进病情恢复和术后康复。

（3）管饲操作流程：见表 17-15。

表 17-15 管饲操作流程

简要步骤	操作要点
核对	护士备齐用物携至患者床旁，核对患者姓名、床号
摆体位	有义齿者取下义齿，可配合者取半坐位或坐位，无法坐起可取右侧卧位，昏迷者取去枕平卧位，头向后仰
保护床单位	将治疗巾围于患者颌下，弯盘置于便于取用处
鼻腔准备	观察患者鼻腔是否通畅，选择通畅的一侧，用棉签清洁鼻腔
标记胃管	测量胃管插入长度并标记（长度：前额发际至胸骨剑突处或鼻尖经耳垂至胸骨剑突处，一般长度为 45 ～ 55cm）
润滑胃管	将少许液体石蜡涂抹至胃管前端
开始插管	一手持纱布托住胃管，一手持镊子夹住胃管前端，沿选定侧鼻孔轻轻插入，插入 10 ～ 15cm，嘱患者做吞咽动作，顺势将胃管向前推进至预定长度；对于昏迷无法配合的患者，则用左手将患者头托起，使下颌靠近胸骨柄，缓缓将胃管推进至预定长度
确认胃管是否在胃内	1. 在胃管末端连接注射器回抽胃液，若回抽到胃液，则说明在胃内 2. 置听诊器于患者胃部，快速经胃管向胃内注射 10ml 空气，若有气过水声，则说明在胃内 3. 将胃管末端置于盛水的空碗中，观察是否有水泡溢出
固定	确定胃管在胃内后，将胃管用胶布固定在鼻翼两侧及颊部
灌注食物	1. 连接注射器于胃管末端，抽吸至见有胃液抽出，再注入少量温开水 2. 缓慢注入鼻饲液或药液 3. 鼻饲完毕后，再次注入少量温开水
处理胃管末端	将胃管末端反折，用纱布包好，用橡皮筋扎紧或用夹子夹紧，用别针固定于患者衣领或大单、枕旁
操作后处理	协助患者清洁鼻孔、口腔；整理床单位；清理用物；洗手并记录

（4）注意事项

● 保持管道通畅，妥善固定。

● 每次灌注食物前应抽吸胃液，以确定胃管在胃内及胃管是否通畅。

● 管饲液体温度应为 38 ～ 40℃。

● 鼻饲结束后，嘱患者维持原卧位 20 ～ 30min，防止呕吐。

● 持续管饲时，每 4 小时用 20 ～ 30ml 温水脉冲式冲管 1 次。每次给药前后用 10 ～ 30ml 温水脉冲式冲洗胃管，以减少堵管和药物腐蚀管壁的危险；免疫功能受损或危重患者建议用无菌水冲管，一旦发现堵管，建议及时用 20ml 注射器抽温开水反复冲洗，必要时可用胰酶或碳酸氢钠溶液冲管。

● 禁食期间，每日进行 2 次口腔护理。

● 输注过程中密切观察患者的胃肠道症状及腹部体征，有无腹胀、腹泻等胃肠道不耐受情况；观察患者的体温、呼吸、呛咳及痰液情况等，预防吸入性肺炎；观察鼻咽部黏膜及空肠造口周围皮肤，预防因管道压迫导致的压力性损伤；监测患者的体重、血糖及白蛋白情况，确保满足患者营养需求。

2. 肠内营养输注泵

（1）概念：肠内营养输注泵（enteral feeding pump）是一种肠内营养输注系统，是通过鼻胃管或鼻肠管连接泵管及其附件，以微电脑精确控制输注的速度、剂量、温度、输注总量等的一套完整、封闭、安全、方便的系统。

（2）目的：以固定的速率，经由鼻胃管输送流质液体，维持持续性管饲。

（3）适应证：昏迷状态或需要准确控制营养输入的管饲饮食患者。

（4）肠内营养输注泵的操作流程：见表 17-16。

表 17-16　肠内营养输注泵的操作流程

简要步骤	操作要点
仪表及环境准备	护士仪表规范
核对医嘱，准备用物	1. 双人核对患者：床号、姓名、住院号、医嘱内容查看患者病历记录，了解患者诊断、病情及治疗情况 2. 准备用物：治疗车、治疗盘、肠内营养液、肠内营养输注泵、肠内营养输注泵管、标识、鼻饲注食器、温开水、听诊器、弯盘。另备：病历、医嘱执行单
核对患者	核对患者姓名、床号、住院号
解释目的	向患者解释操作目的，并取得患者配合
评估患者及环境	1. 评估患者身体情况、意识状态、胃管 2. 患者对健康知识的需要，对于清醒患者，告知其使用肠内营养输注泵的目的、方法和配合要点，取得合作 3. 评估肠内营养输注泵是否正常工作 4. 病室环境，如温度、光线、电插座位置
洗手、戴口罩	用七步洗手法洗手、戴口罩
携用物至患者床旁，再次核对	1. 携用物到床旁，再次核对患者，关闭门窗、拉上围帘，必要时用屏风遮挡 2. 再次核对患者的姓名、床号、住院号
机器安放及准备	1. 固定肠内营养输注泵，用肠内营养输注泵后面的固定旋紧架将肠内营养输注泵固定在输液架的适当高度，旋紧固定旋钮（图 17-6） 2. 接上外部电源，用本机配用的专用三芯电源线将肠内营养输注泵与 220V 交流电源连接，内部电源只在突然停电时使用 3. 开机打开电源开关键（on/off），肠内营养输注泵进入自检阶段，自检结束
安置营养管	1. 安装泵管，将肠内营养输注泵专用泵管扎入肠内营养液内，打开肠内营养输注泵上盖，将泵管“U”形弯部分正确卡入盖内，关闭上盖 2. 按排气键（fill set），“滴”声后开始自动排气，等待 1min 自动排气结束 3. 按调速按钮（ml/h），设置好泵入速度
再次检查患者	1. 安置患者体位，抬高床头 15° ～ 30° 2. 检查鼻饲管是否在胃内 3. 确认完毕后向鼻饲管内注入 20ml 温开水冲洗管路

续表

简要步骤	操作要点
营养输注	1. 再次核对患者、医嘱执行单、营养液 2. 去除肠内营养输注泵专用泵管末端保护帽，将泵管与鼻饲管连接牢固 3. 按开始键（start/stop），泵即开始工作 4. 再次核对，悬挂“肠内营养”标识
指导患者	1. 指导患者及其家属肠内营养输注泵的目的 2. 指导患者及其家属不可随意调节营养泵的参数，仪器报警时及时通知医护人员 3. 出现任何不适症状及时通知医护人员
清理用物	1. 收拾用物，将弯盘放于治疗车下层 2. 整理床单位，手消毒
洗手及记录	清理用物，洗手并做记录（输注开始时间、速度、总量、患者有无不适）
巡视	按分级护理要求巡视患者。密切监测患者消化道症状，出现异常情况及时处理
停止输注	1. 核对医嘱，向患者解释 2. 停止键（start/stop） 3. 分离鼻饲管与肠内营养输注泵的泵管，确认鼻饲管在胃内无误后向胃内注入适量温开水冲洗管路 4. 夹闭鼻饲管末端并妥善固定 5. 妥善安置患者，进行健康指导（鼻饲 30min 后可予患者取舒适体位） 6. 整理用物，正确清洁、消毒肠内营养输注泵、电源线等，保持良好备用状态 7. 洗手、记录

（5）注意事项

● 应检查胃管是否在胃内。

● 长期鼻饲患者应每日进行口腔护理 2 次，并定期更换胃管（参照产品使用期限执行）。

● 泵入过程中如果患者出现呛咳、呼吸困难、发绀等，应立即停止泵入并汇报医生。

● 新鲜果汁与奶液应分别注入，防止产生凝块，药片应研碎溶解后注入，一次注入量不多于 200ml。

● 鼻饲前应抬高床头 20°～30°，验证胃管在胃情况，用少量温水冲管后再进行喂食，鼻饲完毕后再次注入少量温开水，防止营养液凝结。

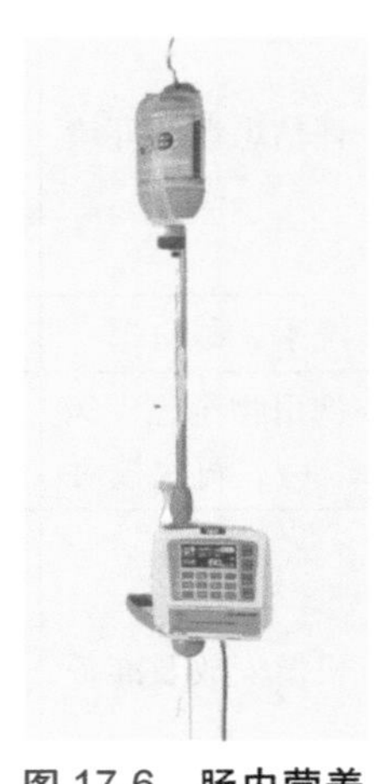

图 17-6 肠内营养输注泵

3. 肠外营养

（1）概念：肠外营养（parenteral nutrition，PN）是按照患者的需要，通过周围静脉或中心静脉输入患者所需的全部能量及营养素，包括氨基酸、脂肪、各种维生素、电解质和微量元素的一种营养支持方法。

（2）目的：用于各种原因引起的不能从胃肠道摄入营养、胃肠道需要充分休息、消化吸收障碍及存在超高代谢等的患者，保证热量及营养素的摄入，从而维持机体新陈代谢，促进患者康复。

（3）适应证

● 无法通过口服或肠道摄取足够营养的病患。

● 消化道功能障碍，如胃肠道瘘管、肠瘘等。

● 肠道吸收功能障碍，如肠道混合痔管、短肠综合征等。

● 消化道出血、急性胰腺炎等疾病需要使消化道休息的患者。

● 术后肠道功能不能恢复者。

（4）禁忌证

● 胃肠道功能正常，能获得足够的营养。

● 估计应用时间不超过 5d。

● 患者伴有严重水、电解质紊乱和酸碱失衡、出凝血功能紊乱或休克时应暂缓使用，待内环境稳定后再考虑肠外营养。

● 已进入临终期、不可逆昏迷等患者。

（5）肠外营养操作流程：见表 17-17。

表 17-17　**肠外营养操作流程**

简要步骤	操作要点
操作前准备	1. 护士准备：着装整洁、洗手、戴口罩 2. 环境准备：安静整洁、宽敞明亮、室温适宜 3. 用物准备：治疗车、治疗盘、肠外营养液、输液器、输液贴、输液卡、输液记录单、纱布、棉签、安尔碘、快速手消毒液、弯盘、PDA（无外周静脉留置针或中心静脉导管者，需备留置针、止血带）、锐器盒、生活垃圾桶及医疗垃圾桶 4. 患者准备：取舒适卧位 5. 医嘱核对：双人查对医嘱
操作	1. 检查营养液包装是否完好无损、有效期、有无异物、沉淀等。检查输液器包装是否完好无损，保质期 2. 填写、粘贴输液贴 3. 插入输液器并排气（插入时注意无菌） 4. 消毒留置针肝素帽或无针接头。CVC 及 PICC 需消毒后回抽查看管道是否通畅 5. 连接留置针或中心静脉导管 6. 调节速度：根据患者年龄、病情及营养液性质调整，成人 40 ～ 60 滴 / 分；儿童 20 ～ 40 滴 / 分 7. 健康宣教：向患者解释肠外营养的重要性及输注过程中的注意事项
处理用物及记录	分类处理用物、洗手并做记录
巡视	观察患者有无不良反应，并根据患者情况动态调整输注速度
肠外营养结束	输注结束后应记录结束时间，有无发生不良反应等

（6）注意事项

● 加强配制营养液及静脉穿刺过程中的无菌操作。

● 配制好的营养液储存于 4℃冰箱内备用，若存放超过 24h，则不宜使用。

● 输液导管及输液袋每 12 ～ 24 小时更换一次；导管进入静脉处的敷料每 24 小时应更

换一次。更换时严格无菌操作，注意观察局部皮肤有无异常征象。

- 输液过程中加强巡视，注意输液是否通畅，开始时缓慢，逐渐增加滴速，保持输液速度均匀。一般成人首日输液速度60ml/h，次日80ml/h，第3日100ml/h。输液浓度由较低浓度开始，逐渐增加。速度及浓度可根据患者年龄及耐受情况加以调节。
- 输液过程中应防止液体中断或导管拔出，防止发生空气栓塞。
- 静脉营养导管严禁输入其他液体、药物及血液，也不可在此处采集血标本或测中心静脉压。
- 使用前及使用过程中要对患者进行严密的实验室监测，每日记录出入液量，观察血常规、电解质、血糖、氧分压、血浆蛋白、尿糖、酮体及尿生化等情况，根据患者体内代谢的动态变化及时调整营养液配方。
- 密切观察患者的临床表现，注意有无并发症的发生，若发现异常情况应及时汇报医生并配合处理。

五、术后早期活动

（一）概念

术后早期活动是指协助术后患者在可能的情况下尽早地离开床，做一些轻微活动(如坐、站、走)。

（二）目的

1. 促进呼吸、胃肠、肌肉骨骼等多系统功能恢复。
2. 有利于预防肺部感染、压疮和下肢深静脉血栓形成。

（三）术后早期活动操作流程

术后早期活动操作流程见表17-18。

表17-18 术后早期活动操作流程

简要步骤	操作要点
活动前准备	在开始早期活动之前，确保患者麻醉复苏完全，肌力恢复，生命特征（如心率、血压、呼吸频率和体温）稳定，伤口没有出血和严重疼痛 对于计划进行早期活动的患者，术前可进行6分钟步行试验以评估其心肺功能和运动耐量
个体化活动计划	根据患者的专科特点和潜在危险，制订个性化的运动方案；例如，胸腔镜术后患者在麻醉完全清醒后，可以先抬高床头进行床上运动，如行踝泵运动，然后在术后第一天尝试下床活动
健康教育	向患者详细解释早期活动的好处，如预防血栓形成、促进肺功能恢复等。 教授患者正确的活动方法，如起床、行走、坐下和躺下的步骤
活动中监测	1. 在活动过程中监测客观指标，如心率、血压等 2. 如果患者在活动过程中心率、血压上升超过安静状态的20%，或患者主诉不适，应立即终止活动
活动后评估	对患者进行术后活动的评估，记录患者活动的耐受性和任何不适症状；活动结束后应再次检查生命体征，并对患者进行适当的休息指导

（四）注意事项

1. 在患者活动前检查所有管道（如导尿管、引流管、静脉输液管），确保固定牢固，长度足够以免受拉扯。

2. 应根据患者的具体情况来调整活动计划。

3. 在活动过程中，要密切关注患者的生理和心理反应，确保活动的安全性。

六、术后引流管管理

（一）概念

术后引流管管理是将体内非生理性液体（包括血液、淋巴液、消化液及脓液等）持续地排出至体外的外科技术，可减少非生理性液体的危害，促进伤口愈合。

（二）目的

1. 引流积液，降低感染的风险。

2. 监测出血。

（三）引流管护理的一般操作流程

引流管护理的一般操作流程见表 17-19。

表 17-19　引流管护理的一般操作流程

简要步骤	操作要点
准备工作	1. 洗手并戴上适当的个人防护装备 2. 准备需要的材料和设备，如无菌纱布、负压吸引设备、无菌盐水、新的引流瓶等 3. 将患者置于舒适的位置，并确保隐私
识别标记	1. 识别不同引流管放置的部位，并根据其放置位置和功能进行标记 2. 确认每个引流管的名称和预期作用
固定妥当	1. 检查引流管固定的稳定性 2. 如有必要，使用适当的固定带或绷带重新固定引流管，确保不会因患者移动而移位或脱落
保持引流通畅	1. 观察引流液是否黏稠，如果是，可以使用负压吸引来防止管道堵塞 2. 定期检查引流管是否有扭曲、压迫或堵塞的情况
观察及记录	1. 观察引流液的量、性状和颜色 2. 记录所有相关信息，并在发现任何异常时立即通知医师
更换装置	1. 若要更换引流瓶，请遵循无菌操作原则 2. 每天更换引流瓶，并确保密封良好
拔管准备	1. 熟悉各类引流管的拔管指征 2. 根据不同类型的引流管，准备拔除，例如 乳胶片：术后 1 ～ 2d 拔除 烟卷引流：术后 3d 拔除 腹腔引流管：术后 1 ～ 2d 或 5 ～ 7d 拔除，取决于预防措施 胸腔闭式引流管：在肺膨胀良好且经 X 线证实后拔除 胃肠减压管：在肠功能恢复后拔除
观察与记录	1. 继续观察患者的一般情况和创口愈合情况 2. 提供适当的疼痛管理和支持性护理

（四）注意事项

1. 引流管护理过程中，保持无菌操作是非常重要的，任何违反无菌原则的行为都可能导致感染。

2. 在护理引流管时，应密切监控患者的舒适度和疼痛水平，必要时提供相应的疼痛管理。

3. 所有操作应该在遵守医院政策和程序的基础上进行，并在有需要时及时与医生沟通。

（五）胸腔闭式引流管的护理

1. 概念　胸腔闭式引流术（closed thoracic drainage）指在胸部外科手术后或因胸部受伤导致气胸、血胸、胸腔积液等情况时，采用闭式引流系统将胸腔内积聚的空气或液体排出体外，以恢复肺部功能的医疗程序。

2. 目的

（1）引流胸膜腔内积气、血液和渗液。

（2）重建胸膜腔内负压，保持纵隔的正常位置。

（3）促进肺复张。

（4）观察及记录引流液的颜色、性状、量及气体逸出情况。

（5）维持有效引流，防止逆行感染。

3. 适应证

（1）中量及大量气胸、开放性气胸、张力性气胸、血胸、脓胸。

（2）胸腔穿刺术治疗下肺无法复张者。

（3）剖胸手术后引流。

4. 胸腔闭式引流护理操作流程　胸腔闭式引流护理操作流程见表 17-20。

表 17-20　胸腔闭式引流护理操作流程

简要步骤	操作要点	图示
操作前准备	1. 护士准备：着装整洁、洗手、戴口罩 2. 环境准备：安静整洁、宽敞明亮、室温适宜 3. 医嘱核对：核对医嘱、查阅病历，了解患者病情及生命体征 4. 用物准备：一次性使用胸腔引流装置（在水封瓶内加入灭菌纯化水或无菌生理盐水，达到说明书指定位置）、胸腔引流管标识、PE 手套、无菌治疗巾、纱布、棉签、安尔碘、血管钳（2 把）、快速手消毒液、医嘱确认单（图 17-7）	图 17-7　用物准备
	1. 携用物至床旁，核对患者信息 2. 解释操作目的并取得合作，确认咳嗽及配合程度 3. 拉上围帘，保护隐私，患者取半卧位 4. 评估伤口敷料及周围皮肤情况 5. 评估引流装置的固定情况、密闭性和通畅性 6. 观察引流液的颜色、性状、量、水柱波动及气体逸出情况 7. 关闭外部吸引装置，分离吸引装置与引流装置 8. 洗手、铺无菌治疗巾于引流管和连接管下方 9. 双向夹闭引流管（图 17-8）	图 17-8　双向夹闭

续表

简要步骤	操作要点	图示
操作过程	10. 洗手、戴 PE 手套，消毒引流管与连接管口并用纱布分离（图 17-9） 11. 洗手、消毒引流管口，戴乳胶手套，连接新的引流装置并检查是否连接妥当	图 17-9　**分离**
	12. 松血管钳，恢复引流，妥善固定及放置（图 17-10） 13. 检查引流装置密闭性 14. 粘贴标识，标记更换日期、时间及责任人	图 17-10　**取夹子**
	15. 连接外部吸引装置与引流装置，恢复吸引至指定水平（图 17-11） 16. 取舒适体位，健康宣教 17. 再次核对，医嘱执行确认 18. 用物分类处理，洗手 19. 记录引流液的颜色、性状、量等	图 17-11　**更换后胸引瓶**

5. 注意事项

（1）保持引流管通畅，观察引流液及水封瓶内水柱波动情况。

（2）避免胸引管扭曲、打折、脱落。

（3）严格无菌操作，防止逆行感染。

（4）应每日检查置管部位有无渗血、渗液、皮肤过敏，以及伤口敷料有无松脱、污染等。

（5）应根据病情需要，鼓励患者咳嗽、深呼吸、变换体位和早期活动。

（6）保持引流瓶直立，使引流瓶低于患者胸壁引流口平面 60 ～ 100cm，移动引流瓶高于胸壁引流口时应夹闭引流管。

（7）一侧全肺切除术后患者，观察气管是否居中，遵医嘱全夹闭或半夹闭胸腔引流管，定时开放引流，气胸患者减少夹管时间。

（8）根据产品说明书更换时间更换引流瓶。

七、下肢淋巴水肿综合消肿治疗技术

（一）目的

治疗和缓解妇科恶性肿瘤、泌尿系统恶性肿瘤术后或放疗后引起的淋巴水肿。

（二）适应证

宫颈癌、子宫内膜癌、卵巢癌、外阴癌、前列腺癌等阴阜、会阴部、下肢淋巴水肿。

（三）禁忌证

1. 下肢复发及区域淋巴结转移。
2. 下肢血栓急性期。
3. 肾衰竭。

（四）相对禁忌证

1. 下肢皮肤完整性受损。
2. 下肢感染急性期。
3. 心功能不全者禁用绷带压力包扎。

（五）下肢淋巴水肿综合消肿治疗操作流程

下肢淋巴水肿综合消肿治疗操作流程见表 17-21。

表 17-21　下肢淋巴水肿综合消肿治疗操作流程

简要步骤	操作要点	图示
评估	1. 评估患者阴阜及下肢水肿情况，测量腿围及足围（每 10cm 测量一次）（图 17-12、图 17-13） 方法：将卷尺的边缘放在标记的正下方 （1）0 刻度：以足掌内侧缘的足弓顶点为起点，测量足掌处周径 （2）10 刻度：以足掌内侧缘的足弓顶点为起点向心方向 10cm 处为界，测量足踝周径 （3）20 刻度：以足掌内侧缘的足弓顶点为起点向心方向 20cm 处为界，测量腿周径 （4）30 刻度：最远不超过腹股沟 2. 检查患处皮肤情况，查看局部有无破损、发红等异常情况	图 17-12　测量足围 图 17-13　测量下肢周径
操作前准备	1. 患者脱去衣裤，平卧，保暖，保护隐私 2. 使患者处于放松状态	
皮肤护理	1. 患者在操作前清洁皮肤 2. 患肢涂抹润肤露 3. 必要时涂抹喜疗妥软膏软化皮肤	

续表

<table>
<tr><th>简要步骤</th><th>操作要点</th><th>图示</th></tr>
<tr><td>放松</td><td>1. 患者取平卧位，调整呼吸，完全放松
2. 锁骨放松（双手大拇指置于锁骨上，沿锁骨向外滑动放松 3 次）</td><td></td></tr>
<tr><td>淋巴开通及手法引流</td><td>总原则：淋巴结开通时，手掌并拢，用示指、中指、环指静止旋转抚摩浅表淋巴结，力度适中；每部位方向均沿淋巴循环走向；每个部位 5 次，循环 3 遍（或仅每部位 15 次）。要求：轻、柔、慢
1. 颈前淋巴结开通（图 17-14）
（1）耳后（方向：向下向上，向下为脊柱方向，向上为斜方肌及锁骨方向）
（2）颈部两侧（方向：同前，向下向上）
（3）锁骨上窝（向下向内，即向锁骨和胸导管）
2. 颈后淋巴结开通（图 17-15）
（1）枕后（方向：两手置于枕后向内向下，即向内指尖对指尖，向下为脊柱方向）
（2）枕中部（向内向下）
（3）锁骨上窝
3. 胸骨旁淋巴结开通：从胸骨上窝至剑突的胸骨柄两侧（方向：向下向外）

4. 双侧腋窝淋巴结开通（图 17-16）
（1）双上臂内侧近腋窝区（方向：向腋窝方向）
(2) 胸壁旁双手手掌并排打圈（方向：向腋窝方向）
5. 腹部淋巴结开通
（1）开通腹部淋巴结，绕脐周打圈或旋转法（方向：顺时针、向心方向）
（2）双手重叠置于患者脐部，嘱患者腹式呼吸，吸气时将腹部顶起至最高，缓缓呼气双手向下加压，协助腹部收缩至最瘪，刺激内脏深部淋巴结

6. 双侧腹股沟淋巴结开通：共外、中、内三步（图 17-17）
（1）腹股沟外、中部：双手掌并拢旋转（方向：指尖指引向腹股沟及向心方向）
（2）大腿根内侧双手手掌并排打圈（方向：向腹股沟方向）
7. 大腿手法引流
大腿分正、内、外三面，每面各 5 遍（或每部位 5 ～ 10min）
（1）正面：泵送 + 泵送</td><td>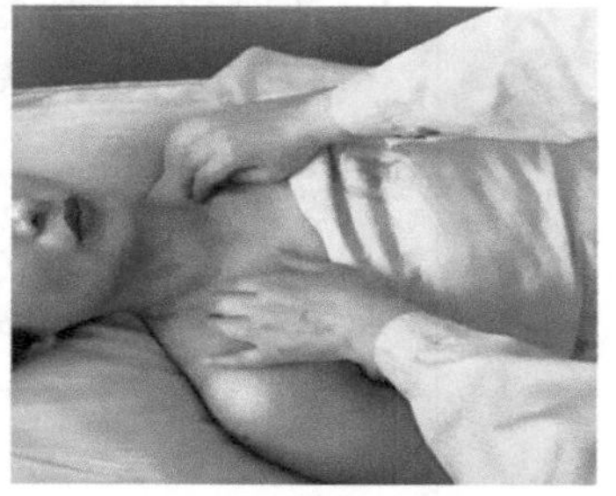
图 17-14　颈前淋巴结开通
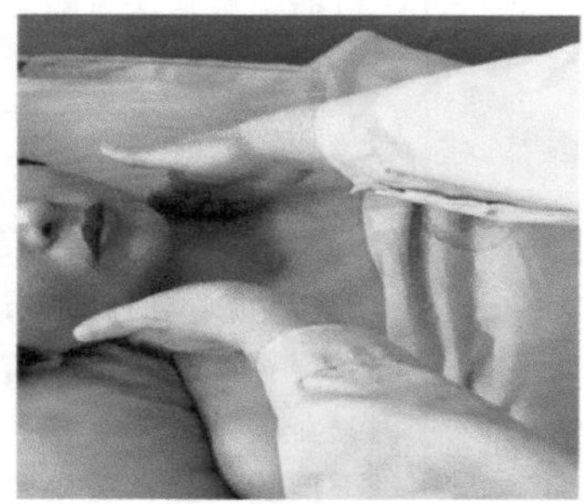
图 17-15　颈后淋巴结开通
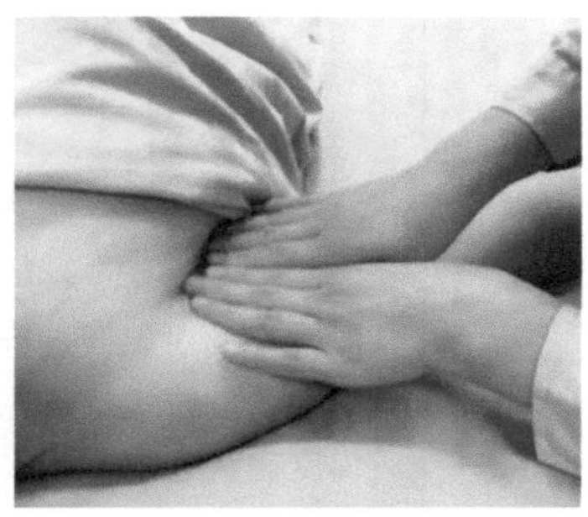
图 17-16　腋窝淋巴结开通
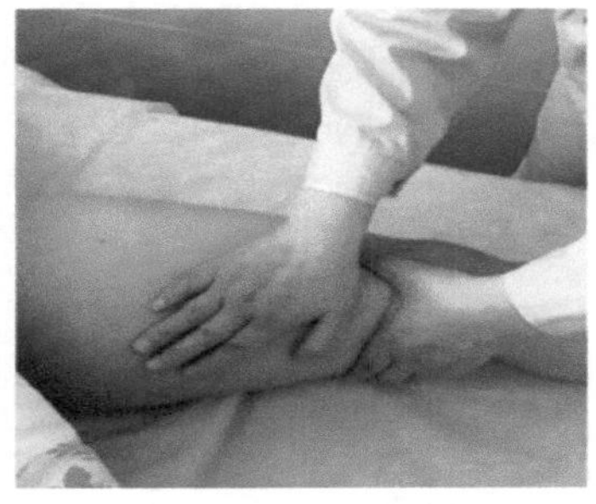
图 17-17　腹股沟淋巴结开通</td></tr>
</table>

续表

简要步骤	操作要点	图示
	（2）内侧面：泵送 + 滑动 / 雨刮 （3）外侧面：泵送 + 旋转 8. 膝关节手法引流及淋巴结开通 （1）双手置于小腿内侧靠近膝关节，双手依次滑动，跨过膝关节，共 6 次 （2）窝淋巴结开通：双手置于　窝，动作似枕后淋巴结开通手法（方向：向内向心，共 5 次） （3）双手拇指置于膝关节，拇指旋转（方向：绕膝关节外缘，向内向心） （4）膝关节泵送：一手托起　窝，一手行膝关节泵送，共 5 次 （5）膝关节内侧面：双手拇指从髌骨中心点开始，行拇指旋转法至腘窝方向（方向：腘窝淋巴结） 9. 小腿（图 17-18） （1）松动踝关节：双手置于跟腱部位，手法似颈部双侧（图 17-19） （2）踝关节正前方及双侧踝关节骨隆突处：拇指旋转法，类似膝关节手法 （3）足背面：双拇指旋转法 （4）趾关节放松：操作者转身背对患者，双手置于足的两侧，放松	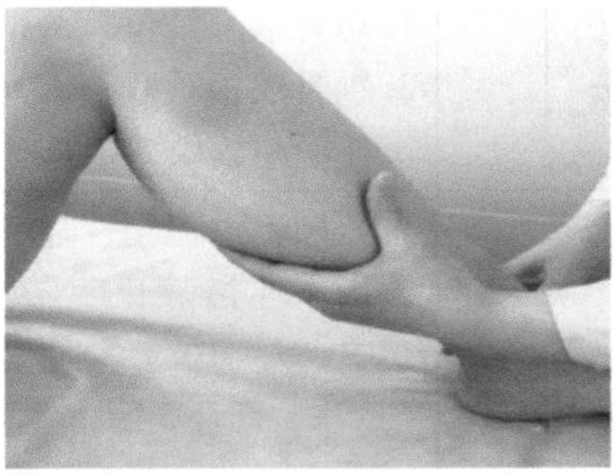 图 17-18　**小腿淋巴结开通** 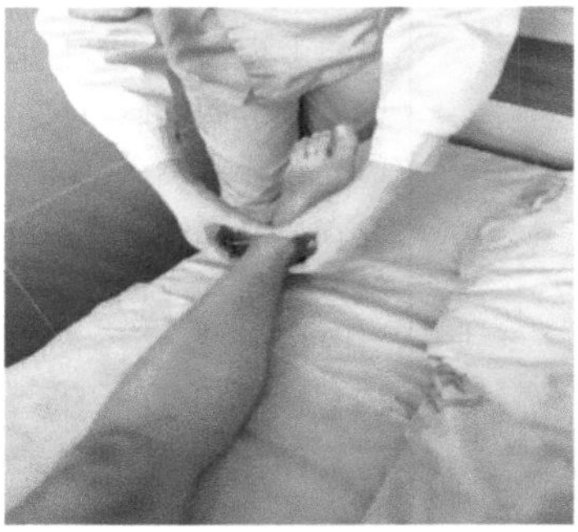 图 17-19　**松动踝关节**
绷带加压包扎	从手部开始对患肢进行绷带加压包扎，采用螺旋向上的方法进行包扎。从远心端到近心端压力梯度递减（图 17-20、图 17-21）	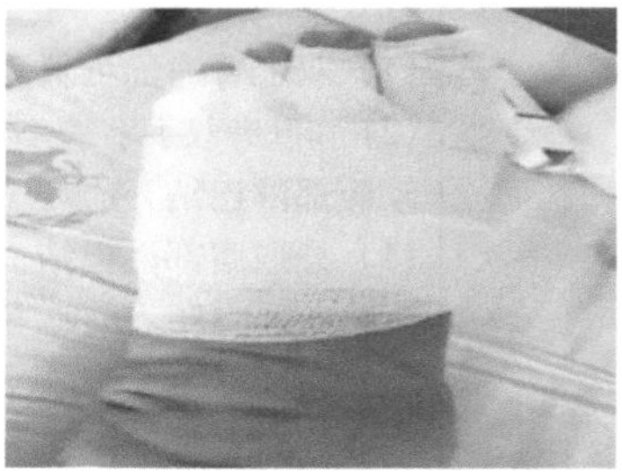 图 17-20　**足绷带加压包扎** 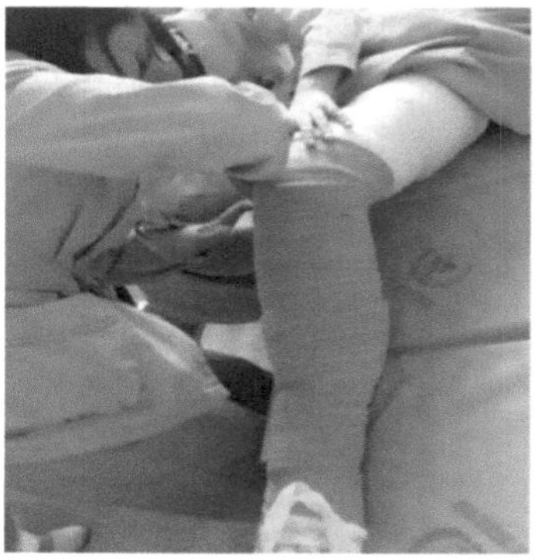 图 17-21　**腿绷带加压包扎**

续表

简要步骤	操作要点	图示
功能锻炼	1. 伸指、握拳 2. 屈腕运动 3. 屈肘运动 4. 从后向前绕肩运动 5. 弯曲肘部，将手臂向上伸展后缓慢放下 6. 双臂向两侧伸展后，由两侧向头部伸展后，缓慢放下 7. 每个动作重复 10 次，2 ～ 3 次 / 日，逐渐增加至每个动作重复 20 次，2 ～ 3 次 / 日	

（六）注意事项

1. 操作前注意操作者的指甲不可过长，以避免划伤患者皮肤。
2. 操作时患者达到足够的放松。
3. 测量腿围时易产生误差，需注意每次测量手法的统一性。
4. 徒手引流时，需分段单向引流，即从远心端向近心端引流。
5. 淋巴引流手法应轻柔、缓慢。
6. 绷带加压包扎 24h 为宜，至少 8h。

附录 17–1　NRS 2002 量表

评分	内容
A. 营养状态受限评分（取最高分）	
1 分（任一项）	近 3 个月体重下降＞ 5%
	近 1 周内进食量减少＞ 25%
2 分（任一项）	近 2 个月体重下降＞ 5%
	近 1 个月内进食量减少＞ 50%
3 分（任一项）	近 1 个月体重下降＞ 5%
	近 1 周内进食量减少＞ 75%
	体重指数＜ 18.5kg/m^2 及一般情况差
B. 疾病严重程度评分（取最高值）	
1 分（任一项）	一般恶性肿瘤患者、髋部骨折、慢性疾病急性发作或有并发症者、慢性阻塞性肺疾病、血液透析、肝硬化、糖尿病
2 分（任一项）	腹部大手术、脑卒中、重度肺炎、血液恶性肿瘤
3 分（任一项）	颅脑损伤、骨髓移植、急性生理与慢性健康评分（APAHEI）＞ 10 分
C. 年龄评分	
1 分	≥ 70 岁
0 分	＜ 70 岁

附录 17-2 Fried 衰弱量表

序号	检测项目	男性	女性
1	体重下降	过去 1 年中，意外出现体重下降＞ 4.5kg 或＞ 5% 体重	
2	行走时间（4.57m）	身高≤ 173cm：≥ 7s 身高＞ 173cm：≥ 6s	身高≤ 159cm：≥ 7s 身高＞ 159cm：≥ 6s
3	握力（kg）	BMI ≤ 24.0kg/m^2：≤ 29kg/m^2 BMI 24.1 ～ 26.0kg/m^2：≤ 30kg/m^2 BMI 26.1 ～ 28.0kg/m^2：≤ 30kg/m^2 BMI ＞ 28.0kg/m^2：≤ 32kg/m^2	BMI ≤ 23.0kg/m^2：≤ 17kg/m^2 BMI 24.1 ～ 26.0kg/m^2：≤ 17.3kg/m^2 BMI 26.1 ～ 29.0kg/m^2：≤ 18kg/m^2 BMI ＞ 29.0kg/m^2：≤ 21kg/m^2
4	体力活动（MLTA）	＜ 383kcal/ 周（约散步 2.5h）	＜ 270kcal/ 周（约散步 2h）
5	疲乏	CES-D 量表（抑制量表）任意一问题得分 2 ～ 3 分 过去 1 周内以下现象发生了几天 （1）我感觉做每一件事都需要经过努力 （2）我不能向前行走 0 分：＜ 1d；1 分：1 ～ 2d；2 分：3 ～ 4d；3 分：＞ 4d	

注：1kcal=4.185kJ

附录 17-3 FRAIL 量表

条目	定义
疲乏	过去 4 周内，大部分时间或所有时间感到疲乏
阻力增加 / 耐力减退	在不使用任何辅助工具及无他人帮助情况下，中途不休息爬完一层楼梯有困难
自由活动下降	在不使用任何辅助工具及无他人帮助情况下，走完一个街区（约 100m）有困难
疾病情况（5 种以上疾病）	医生告诉你存在 5 种以上的疾病，如高血压、糖尿病、急性心脏疾病发作、卒中、恶性肿瘤、充血性心力衰竭、哮喘、关节炎、慢性肺病、肾脏疾病、心绞痛等
体重下降（≥ 5%）	1 年或更短时间内出现体重下降≥ 5%

附录 17-4 广泛性焦虑量表

	完全不会（0 分）	几天（1 分）	一半以上时间（2 分）	几乎每天（3 分）
感到紧张、焦虑或急切				
不能停止或无法控制担忧				
对各种各样的事情担忧过多				
很难放松下来				
由于烦躁而坐立不安				
变得容易烦恼或急躁				
感到似乎有什么可怕的事发生而害怕				

附录 17-5　患者健康问卷抑郁症状群量表（PHQ-9）

	完全不会（0 分）	几天（1 分）	一半以上时间（2 分）	几乎每天（3 分）
做事提不起劲或没有兴趣				
感到心情低落、沮丧或绝望				
入睡困难、睡不安稳或睡眠过多				
感觉疲乏或无精打采				
食欲缺乏或吃得太多				
觉得自己很糟糕或觉得自己很失败，或让自己或家人失望				
很难集中注意力做事情，如读书、看报、看电视				
动作或说话速度缓慢到别人可察觉的程度，或正好相反——烦躁或坐立不安、动来动去的情况比平时多				
有不如死掉或某种方式伤害自己的念头				

附录 17-6　疼痛灾难化量表（PCS）

当我疼痛时	从来没有（0 分）	偶尔（1 分）	适度的（2 分）	很多时候（3 分）	总是如此（4 分）
我总是为疼痛会不会停止而忧心忡忡					
我感觉自己撑不下去了					
我感觉太难熬了，心想永远都不会好转了					
我感到它比我更强大，这太可怕了					
我想我自己再也受不了这种痛苦了					
我害怕疼痛会变本加厉					
我不停地回想另一些痛苦的经历					
我焦虑地等待疼痛消失					
我无法从疼痛上分散注意力					
我忍不住地想：这可真疼啊！					
我忍不住地想：让疼痛赶快彻底消失吧！					
我没有任何办法减轻痛楚					
我怀疑这下自己要出大问题了					

附录 17-7 CAGE 药物适用量表（CAGE-AID）

问题	是	否
1. 您是否曾觉得自己应该减少饮酒 / 用药		
2. 是否曾有人批评您饮酒 / 用药而让您感到恼怒		
3. 您是否曾对饮酒 / 用药感到罪恶感		
4. 您是否曾觉得早上一起来就需要饮酒 / 用药来稳定情绪或摆脱宿醉		

（刘晓琴　田昌英）

第 18 章

麻醉护理相关技术

第一节　口咽通气管的放置

一、目的

口咽通气管是一种常用的声门上人工通气管，其主要目的是使舌根与咽后壁分隔开，纠正舌后坠，防止抽搐患者咬伤舌头，维持有效的呼吸，保障通气。

二、适应证

口咽通气管适用于患者因使用药物或昏迷等导致不同程度舌根后坠，造成完全或部分上呼吸道梗阻的情况，也可用于患者意识不清导致呕吐反射减弱或颌部肌肉松弛导致的气道阻塞等情况，还可以在全身麻醉气管插管后作为牙垫，从而防止气管导管被患者咬扁，也可以吸除口咽部分泌物、放置温度监测探头等。因口咽通气管的患者耐受性相对较差，更适用于麻醉诱导期间。

三、基本要求

（一）口咽通气管放置的操作流程

口咽通气管放置的操作流程见表 18-1。

表 18-1　口咽通气管放置的操作流程

简要步骤		操作要点	图示
操作准备	人员准备	仪表整齐，洗手，戴帽子、口罩	
	物品准备	监护仪、听诊器、手套、选择适合患者型号的口咽通气管（型号选择不合适时应选择稍大型号）、胶布或者其他固定带、吸痰管和吸引设备、手消液、污物盘、黄色医疗垃圾袋（图 18-1）	图 18-1　用物准备

续表

简要步骤		操作要点	图示
	患者准备	将患者头部置于正中位，头后仰	
	环境准备	安静整洁、调节室温至 20 ～ 25℃，光线充足	
评估		1. 患者意识状况、呼吸情况、年龄、体重、有无活动性义齿 2. 患者舌后坠的严重程度 3. 患者口咽部有无活动性出血或手术史	
操作配合	操作前准备	1. 核对患者的信息及医嘱 2. 解释放置口咽通气管的目的、方法及注意事项，以取得其配合 3. 给患者安置心电监护仪并做好生命体征的记录 4. 检查用物是否准备齐全，负压吸引装置连接情况、口咽通气管的型号等（图 18-2）	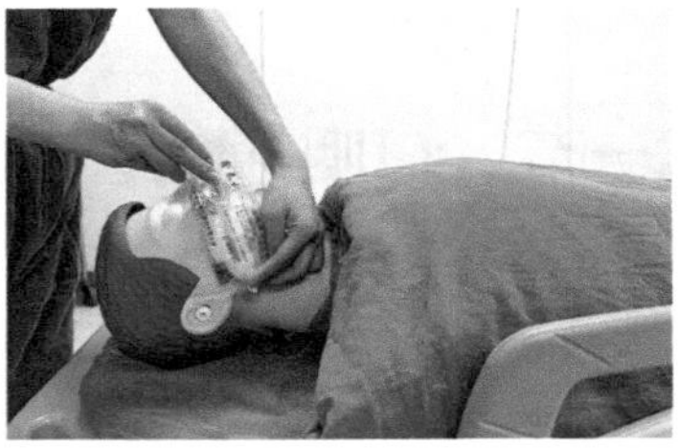 图 18-2　测量口咽通气管的大小
	操作中配合	1. 协助患者头部置于正中位，头后仰（图 18-3）	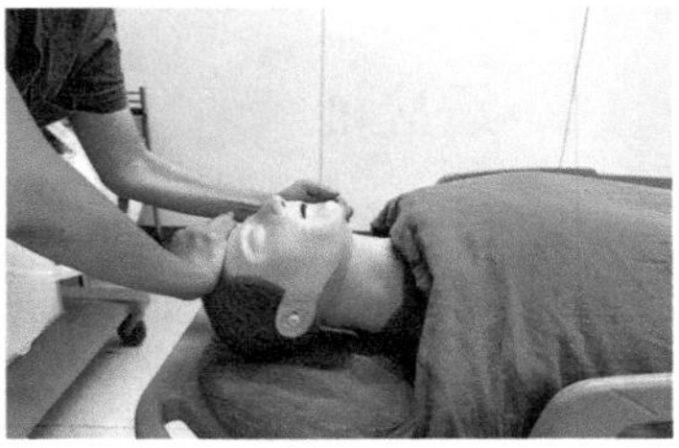 图 18-3　协助摆放体位
		2. 清除口腔的血液或分泌物，托起下颌，保持呼吸道通畅（图 18-4）	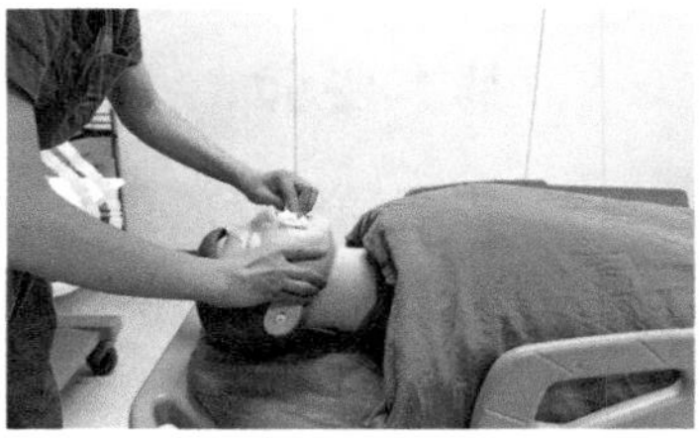 图 18-4　清理呼吸道分泌物
		3. 插入口咽通气管：①直接插入法。将口咽通气管的弯曲面沿着舌面向下顺势送到咽部，使其将后坠的舌根与咽后壁分开。②反向插入法：用左手拇指、示指撑开患者上下唇，使患者张口，右手持口咽通气管，弧面向硬腭面进入口腔，内口接近咽后壁后将其旋转 180°，顺着舌面下滑，尖端直至舌根，将舌根与咽后壁分开（图 18-5）	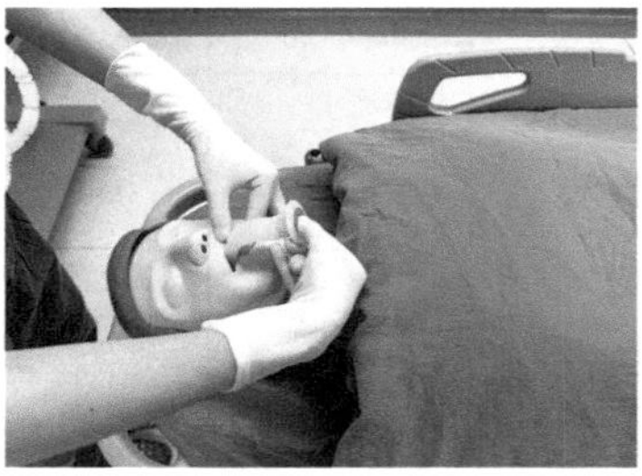 图 18-5　插入口咽通气管

续表

简要步骤		操作要点	图示
		4. 固定：将口咽通气管使用胶布固定于面颊，也可以在口咽通气管的两侧分别打孔，用固定带或绷带绕过患者的颈后，打结、妥善固定（图 18-6）	图 18-6　**固定**
		5. 将吸氧管放于通气道中间孔内吸氧（图 18-7）	图 18-7　**吸氧**
	整理用物	1. 协助患者取合适体位，进行健康宣教 2. 洗手，记录安置口咽通气管的型号、时间及患者的生命体征 3. 分类整理用物	
效果评价		1. 口咽通气管外口能感受到随着呼吸动度出现的气流 2. 观察置于通气管外口的棉花絮随着呼吸摆动 3. 舌后坠情况得到解除，上呼吸道恢复通畅无阻，通气得到改善，血氧饱和度逐渐上升即提示置入口咽通气管成功 4. 有条件者也可使用纤维支气管镜检查	

（二）注意事项

1. 口咽通气管插入操作比较容易，但容易导致清醒或浅麻醉患者剧烈呛咳、恶心呕吐、喉痉挛和支气管痉挛等反射，因此，该技术只适用于麻醉深度恰当或昏迷患者。

2. 选择合适的口咽通气管型号，妥善固定，防止脱出。

3. 不恰当地放置通气管，不仅不能将舌与咽后壁分离，反而会加重阻塞，或引起喉痉挛，或引起牙、舌体和咽腔损伤。

4. 如果患者张口困难，置入鼻咽通气管受限，可先用开口器或者压舌板撬开口腔，然后再置入口咽通气管。

5. 气道压高时应警惕胃胀气和反流误吸，备好吸引设备，同时由助手按压环状软骨。

6. 加强湿化：用 1 ～ 2 层纱布覆盖口咽通气管外口，可以湿化，还可以防止异物掉落口腔甚至气道。

7. 定时更换胶布防止面部皮肤的损伤。

（潘　慧　张　丹）

第二节　鼻咽通气管的放置

一、目的

鼻咽通气管主要用于解除在麻醉诱导、苏醒阶段或者昏迷状态时因不同程度舌根后坠造成的完全或部分上呼吸道梗阻，恢复呼吸道的通畅，保障通气。

二、适应证

鼻咽通气管适合在紧急情况下使用。特别适用于咬肌强直、痉挛的患者，口咽通气管置入失败时，颊面部操作，或难以置入口咽通气管的情况，如患者张口困难，张口度受限，口腔畸形或已行口腔内手术，神经损伤且咽部张力弱或协调性差继而导致上气道梗阻的患者。

三、基本要求

（一）鼻咽通气管放置操作流程

鼻咽通气管放置的操作流程见表 18-2。

表 18-2　鼻咽通气管放置的操作流程

简要步骤		操作要点	图示
操作准备	人员准备	仪表整齐，洗手，戴帽子、口罩	
	物品准备	监护仪、麻醉机、手套、听诊器、合适型号的鼻咽通气管（鼻尖到同侧外耳道的距离推算）、润滑油，如利多卡因胶浆或医用液体石蜡、鼻腔黏膜收缩剂、弯盘、胶布、吸痰管、吸引装置、手消液、黄色医疗垃圾袋等（图 18-8）	图 18-8　**用物准备**
	患者准备	患者头部置于正中位，将患者的下颌向前、向上方托起，呈“嗅花位”（图 18-9）	图 18-9　**摆放体位**
	环境准备	安静整洁、调节室温 20 ～ 25℃，光线充足	

续表

简要步骤		操作要点	图示
评估		1. 患者病情、年龄、体重、生命体征是否平稳、意识合作程度 2. 患者舌后坠的严重程度 3. 患者凝血功能是否正常 4. 患者鼻腔有无创伤、异物、鼻息肉、鼻中隔偏曲等情况，以及有无鼻腔外伤手术史（图 18-10） 5. 是否合并颅底骨折或颅脑损伤	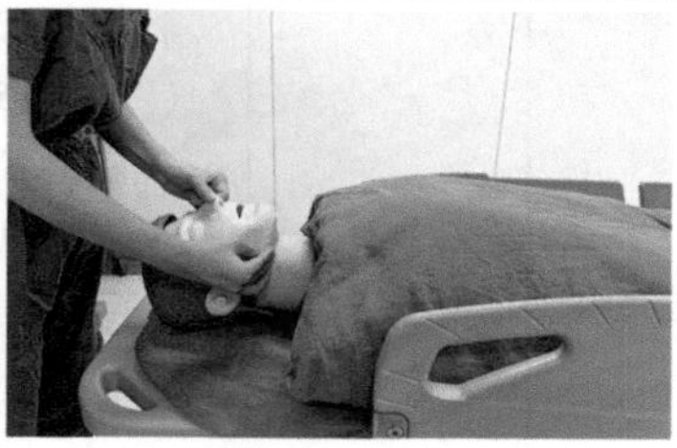 图 18-10　**鼻腔评估**
操作配合	操作前准备	1. 核对患者信息及医嘱 2. 向患者解释放置鼻咽通气管的目的、方法及注意事项，取得患者配合 3. 给患者安置心电监护仪并记录生命体征，检查用物是否准备齐全，麻醉机、吸氧装置、负压吸引装置连接情况、鼻咽通气管的大小等（图 18-11）	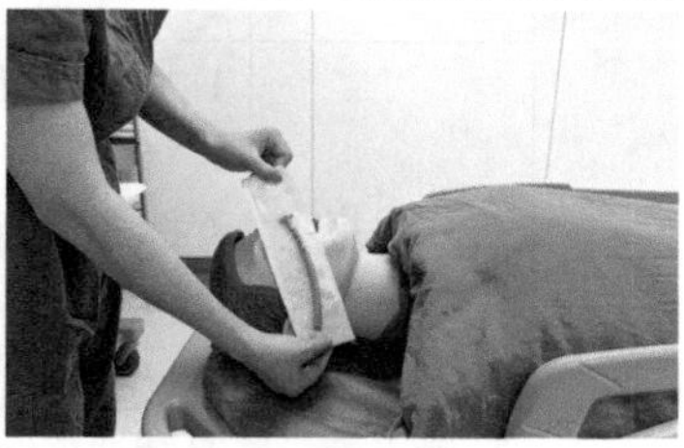 图 18-11　**鼻咽通气管测量**
	操作中配合	1. 患者头部置于正中位，将患者的下颌向前、向上方托起，呈“嗅花位” 2. 清洁鼻腔（图 18-12），选择通气较顺畅的一侧鼻腔置入，首选右侧鼻腔，当置入不顺利时，不可强入，可选择左侧鼻腔置入	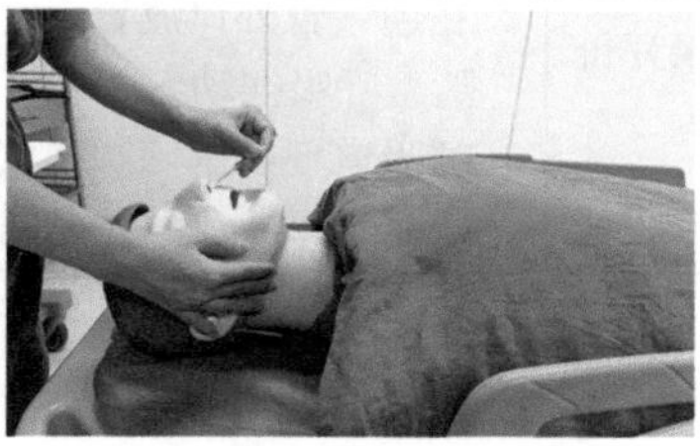 图 18-12　**清洁鼻腔**
		3. 保持与面部表面完全垂直的方向轻柔、缓慢地插入鼻咽通气管（图 18-13）	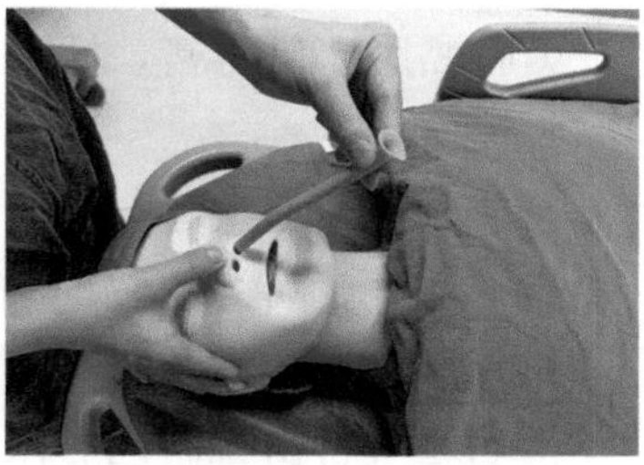 图 18-13　**插入鼻咽通气管**
		4. 用胶布将鼻咽通气管外口的翼缘固定在鼻翼部（图 18-14）	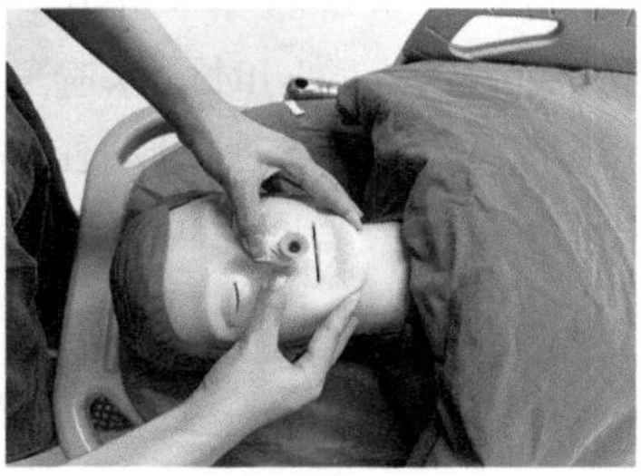 图 18-14　**固定**

续表

简要步骤		操作要点	图示
		5. 将吸氧管放于通气道中间孔内吸氧（图 18-15） 6. 观察患者的生命体征，必要时连接麻醉机辅助通气	**图 18-15　吸氧**
	整理用物	1. 协助患者采取合适体位，进行健康宣教 2. 洗手，记录安置鼻咽通气管的型号、时间及患者的生命体征 3. 分类整理用物	
效果评价	1. 置入管后在鼻咽通气管外口可感受到随呼吸动度出现的呼吸气流 2. 在通气管外口放置一个棉花絮，可观察到棉花絮随着呼吸摆动 3. 呼吸道梗阻解除，通气得到改善，血氧饱和度逐渐上升即提示插入鼻咽通气管成功		

（二）注意事项

1. 严格控制禁忌证，颅底骨折的患者严禁插入鼻咽通气管，以免误入颅腔损伤脑组织或者引起颅内感染。

2. 鼻腔黏膜血供丰富，插入鼻咽通气道之前应充分润滑通气道和鼻腔，收缩黏膜血管，减少黏膜损伤出血。

3. 在插入鼻咽通气管时应警惕反流误吸的发生，提前备好负压吸引装置。

4. 鼻咽通气道有分泌物时需及时清除，以防堵塞通气道，若有较黏稠的分泌物致通气道阻塞且无法清理，需及时更换鼻咽通气道。

5. 鼻咽通气管留置时间有限，通常情况应不超过 72h，超过 72h 的需更换鼻咽通气管。

6. 放置鼻咽通气管时，通气管的插入方向必须保持与面部表面完全垂直。

7. 将患者头部置于正中位，先将患者的下颌向前、向上方托起，使气道通畅，以便鼻咽通气管的置入，同时可以避免其置入上鼻道。

8. 插入鼻咽通气管时动作需缓慢轻柔，遇到阻力感时不可强行或者暴力插入，可旋转通气道或者稍微后退后再缓慢推进。

（潘　慧　张　丹）

第三节　简易呼吸法

一、目的

简易呼吸法可为无自主呼吸或呼吸弱且不规则、通气严重不良的患者增加或辅助自主呼吸，以改善患者气体交换功能，纠正低氧血症，缓解机体组织缺氧状态，为临床抢救争取更多的时间。

二、适应证

1. 各种原因所致的呼吸骤停或衰竭等抢救。
2. 麻醉期间的气道管理。
3. 转运依赖机械通气的危重患者。
4. 遇到机械故障、电力设备异常等特殊情况时，做临时替代使用。

三、基本要求

（一）简易呼吸器操作流程

简易呼吸器操作流程见表 18-3。

表 18-3　简易呼吸器操作流程

简要步骤		操作要点	图示
操作准备	人员准备	仪表整齐，洗手，戴帽子、口罩	
	物品准备	简易呼吸器、面罩、氧气导管、吸氧装置、氧气储气袋、记录单、黄色医疗垃圾袋，抢救车呈备用状态（图 18-16）	图 18-16　用物准备
	患者准备	松解衣领，清除口鼻腔异物 / 义齿，畅通呼吸道	
	环境准备	安静整洁、调节室温 20 ～ 25℃，光线充足	
评估		1. 评估患者病情、体位、有无意识、自主呼吸（图 18-17） 2. 评估患者气道是否通畅，有无使用简易呼吸器的禁忌证，有无建立人工气道 3. 评估简易呼吸器功能是否完好，其接头是否与人工气道接头相吻合 4. 医护人员的安全防护	图 18-17　评估患者

续表

简要步骤		操作要点	图示
操作配合	操作顺序	1. 在没有人工气道建立的前提下，患者取仰卧位，头后仰，开放气道（仰头抬颏法、托下颌法），清理呼吸道（图 18-18） 2. 将简易呼吸器与面罩、氧气储气袋、吸氧装置连接，调节氧流量至 8 ～ 10L/min 3. 将面罩充分罩住患者口鼻部（EC 手法），并保持气道通畅，必要时可插入口咽通气管、鼻咽通气管，另外一只手挤压球囊，观察患者胸廓起伏情况（图 18-19） 4. 对于无自主呼吸的成年患者，球囊挤压频率 10 ～ 12 次 / 分，如有自主呼吸，应尽量在患者吸气相挤压球囊：成人每次送气 500 ～ 600ml，对应球囊体积的 1/3 ～ 2/3，吸呼比为 1 ：（1.5 ～ 2） 5. 在条件允许时，一人固定面罩同时保持气道的开放，另一人挤压球囊，提供足够的潮气量 6. 如果患者已建立人工气道，使用简易呼吸器的，应先将口腔分泌物吸除干净，并将导管气囊充气 7. 观察患者胸廓有无起伏，面部口唇是否发绀，简易呼吸器是否工作正常，以及患者生命体征情况。若患者呼吸情况未改善，须立即配合医生进行下一步处理，如气管插管等	图 18-18　摆放体位 图 18-19　辅助呼吸
	整理用物	1. 给患者取合适体位 2. 洗手、记录，分类整理用物	
效果评价		1. 观察患者瞳孔、颜面、口唇、甲床及胸廓是否随挤压而有变化或起伏 2. 呼气时，面罩内是否有雾气	

（二）注意事项

1. 使用简易呼吸器的前提条件是保持呼吸道通畅。

2. 使用简易呼吸器前应清理口鼻腔及呼吸道分泌物或异物，保持通畅，如舌根后坠，需先置入口咽通气道。

3. 若无吸氧装置，应去除氧气储气袋后，方可使用简易呼吸器，防止二氧化碳潴留。

4. 挤压时压力适中，挤压球囊深度在 1/3 ～ 2/3，挤压节律均匀，需避免损伤肺组织或造成呼吸紊乱，影响呼吸功能的恢复。

5. 儿童呼吸频率 14 ～ 20 次 / 分，婴儿 35 ～ 40 次 / 分，儿童球囊容积 / 最大压缩气体量为 550/350ml，婴儿球囊容积 / 最大压缩气体量 280/100ml。

6. 选择与患者脸型合适的面罩。

7. 进行胸外心脏按压时，简易呼吸器的使用应注意与心脏按压配合，在送气时，需停止按压，如果患者已建立人工气道，则不需要停止按压。

（潘　慧　张　丹）

第四节　经气管导管吸痰法

一、目的

经气管导管吸痰法可将患者气管内的痰液吸出，以维持呼吸道通畅，改善肺通气。

二、适应证

1. 协助气管插管或气管切开术后患者的呼吸道清理。
2. 高呼气末正压通气（PEEP）患者，防止肺泡塌陷萎缩。
3. 有传染性的患者，可防止交叉感染。
4. 适用于一氧化氮、一氧化碳中毒患者。

三、基本要求

（一）经气管导管吸痰法操作流程

经气管导管吸痰法操作流程见表 18-4。

表 18-4　经气管导管吸痰法操作流程

简要步骤		操作要点	图示
操作准备	人员准备	仪表整齐，洗手，戴帽子、口罩	图 18-20　用物准备
	用物准备	中心负压、吸引装置、吸痰装置及吸痰管、无菌生理盐水、纱布、听诊器、一次性手套、黄色医疗垃圾袋等（图 18-20）	
	患者准备	有义齿者予以取下，清醒患者做好沟通解释	
	环境准备	安静整洁、调节室温 20 ～ 25℃，光线充足	
评估		1. 患者的意识状况、生命体征 2. 呼吸情况：包括呼吸频率、节律，有无呼吸窘迫和发绀、肺部听诊有无痰鸣音（图 18-21） 3. 气管导管的位置及气囊状况、呼吸机是否存在气道高压、低潮气量等异常报警 4. 负压吸引装置的性能	图 18-21　听诊

续表

简要步骤	操作要点	图示
操作配合	1. 吸痰指征（肺部听诊） 2. 准备好用物，携至患者床旁，核对患者信息 3. 协助患者取仰卧位，头偏向一侧 4. 确定患者人工气道妥善固定及通畅 5. 评估呼吸机参数、气管导管型号、插管深度、吸痰管型号及有效期 6. 将吸氧浓度调为 100% 后吸纯氧 2min，以免吸痰期间造成低氧血症 7. 调节负压吸引器压力< 150mmHg 8. 取出吸痰管，与负压装置连接，试吸通畅（图 18-22） 9. 吸痰前，观察患者的生命体征、血氧饱和度是否正常 10. 打开呼吸机延长管上的吸痰帽，无负压状态下插入吸痰管 11. 将吸痰管轻轻插入气管导管远端（气管切开导管），注意插入的深度（经鼻气管插管深度约 26cm，经口气管插管深度约 22cm，气管切开深度约 15cm），遇阻力上提 1cm，间断负压，边旋转边向外提拉，每次吸痰不超过 15s，两次吸痰间隔时间大于 3min（图 18-23） 12. 吸痰完毕，关闭呼吸机延长管上的吸痰帽，分离吸痰管，脱去手套，将吸痰管弃于黄色垃圾桶，并关闭负压源 13. 调整吸氧浓度至吸痰前设置的浓度 14. 整理用物：①给患者取合适体位；②洗手，记录，分类整理用物	图 18-22　试吸通畅 图 18-23　导管内吸痰
效果评价	1. 患者生命体征的变化，尤其是血氧饱和度 2. 患者呼吸动度、听诊肺部痰鸣音有无改善	

（二）注意事项

1. 检查用物是否准备齐全。

2. 严格遵循无菌操作原则，操作应避免将塑料保护膜弄破，如保护膜有破损，应及时更换。

3. 吸痰管每次操作后需进行更换。

4. 应在无负压的状态下放置吸痰管，动作轻柔，防止引起呼吸道黏膜的损伤。如置入过程中遇到阻力，应分析原因，不要盲目、暴力插入。

5. 吸痰前后应给予氧气吸入，每次吸痰时间不超过 15s，防止患者缺氧。

6. 吸痰过程中应注意观察痰液情况，若痰液黏稠，可从密闭式吸痰管注液口注入少量生理盐水稀释后再操作。

7. 吸痰过程中需密切关注患者生命体征，若出现心律异常或呼吸窘迫、血氧饱和度快速下降，应立即停止操作。

（潘　慧　张　丹）

第五节　气管内插管术

一、目的

1. 为患者建立人工气道，便于实施控制或辅助通气。解除呼吸道梗阻，保持气道通畅。
2. 为机械通气和呼吸支持治疗提供条件。
3. 在围手术期、急救等情况下保持呼吸道通畅。

二、适应证

1. 各种原因所致的呼吸衰竭，需人工通气。
2. 不能自行清除上呼吸道分泌物、胃反流物或出血，下呼吸道分泌物过多或出血需要反复吸引者。
3. 上呼吸道阻塞、损伤、狭窄，气管内肿瘤，重症肌无力、多发肋骨骨折等影响正常通气者。
4. 心肺复苏及各种全身麻醉手术者。

三、基本要求

（一）气管内插管术操作流程

气管内插管术操作流程见表 18-5。

表 18-5　气管内插管术操作流程

简要步骤		操作要点	图示
操作准备	人员准备	仪表整齐，洗手，戴帽子、口罩	图 18-24　用物准备
	物品准备	监护仪、麻醉机、听诊器、合适类型和型号的喉镜、手套、医用润滑剂、固定胶布、牙垫、吸痰管和吸引设备、根据手术选择气管导管、管芯、麻醉面罩、人工鼻、空针、口咽通气道、黄色医疗垃圾袋等（图 18-24）	
	患者准备	告知患者插管目的及风险，患者取仰卧位，脱去病员服	
	环境准备	安静整洁、调节室温 20 ～ 25℃，光线充足	
评估		1. 患者病情、年龄、体重、意识等情况 2. 评估患者张口度、颈部活动度，以及有无颈椎损伤、有无活动性义齿 3. 患者术前禁食禁饮情况，是否属于饱胃患者 4. 手术大小及术中对通气的要求 5. 排除气管插管的禁忌证	

续表

简要步骤		操作要点	图示
操作配合	操作前准备	1. 核对患者信息及医嘱 2. 向患者说明安置气管插管的目的、方法和注意事项，取得其配合 3. 给患者安置心电监护仪并做好生命体征记录 4. 检查用物准备是否准备齐全，麻醉机、吸氧装置、负压吸引装置连接情况、气管插管及喉镜的大小（图 18-25）	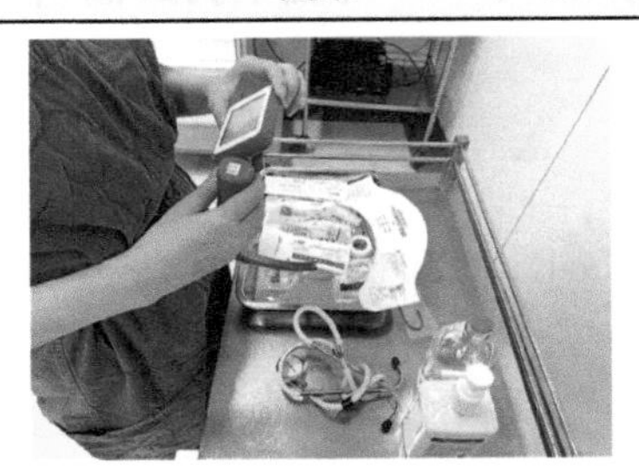 图 18-25　检查喉镜
	操作中配合	1. 患者取仰卧位，头轻度后仰 2. 检查并正确安装喉镜片 3. 选择合适型号的气管导管，检查气管导管套囊是否漏气，在导管前端涂抹医用润滑剂（图 18-26）	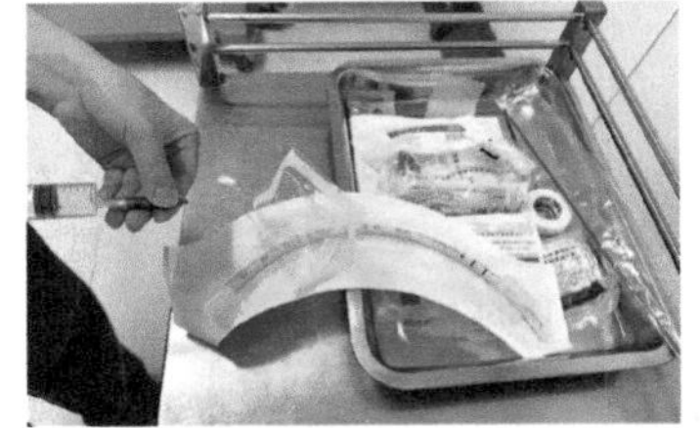 图 18-26　检查导管套囊
		4. 检查管芯，将管芯插入气管导管并进行塑形（图 18-27） 5. 再次询问患者有无活动性义齿，观察口鼻腔内有无分泌物 6. 遵医嘱给予患者面罩吸氧 2 ～ 3min，吸氧浓度为 100% 7. 遵医嘱用镇静镇痛药、肌肉松弛药等，当咽喉反射消失、下颌松弛时，准备行气管插管	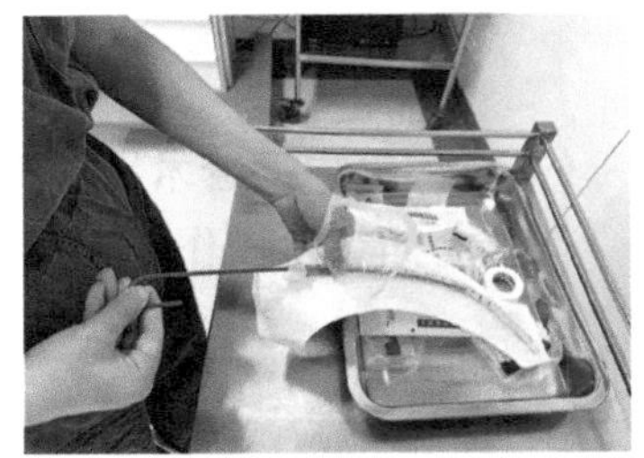 图 18-27　检查管芯塑形
		8. 操作者左手握住喉镜，右手将患者上下牙撑开打开口腔，将喉镜片从患者右侧口角送入，逐渐移到中央，把舌体推向左侧，缓缓插入镜身至会厌和舌根连接处，向前、向上提拉喉镜，看到会厌边缘，暴露声门（图 18-28）	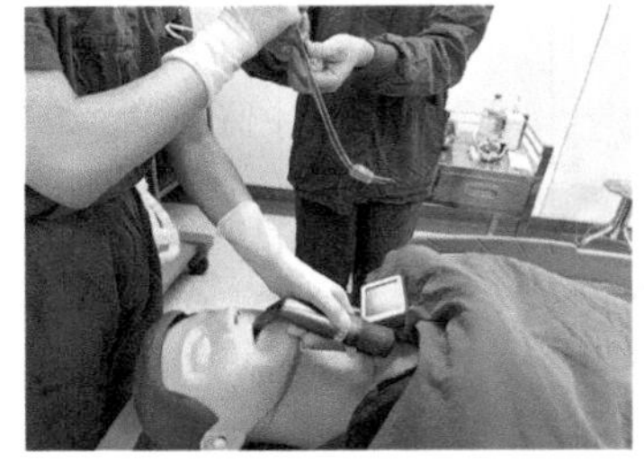 图 18-28　协助医生插管
		9. 右手握毛笔式持气管导管，从患者右侧口角将气管导管沿镜片插入，然后退出，喉镜斜口端对准声门送入气管内，套囊进入气管内，助手拔除管芯，继续送入，导管尖端距门齿（22±2）cm，然后退出喉镜（图 18-29）	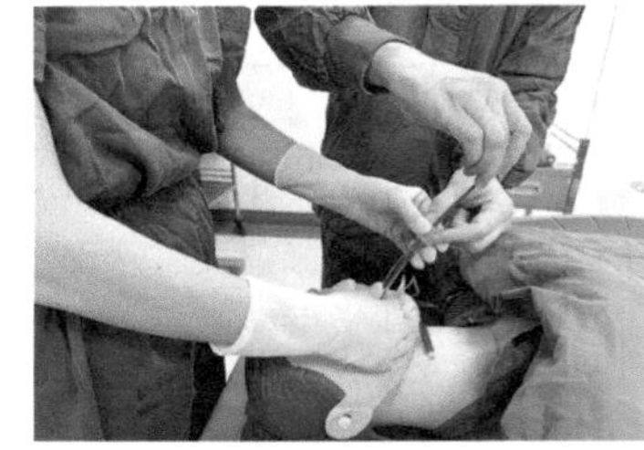 图 18-29　拔除管芯

续表

简要步骤		操作要点	图示
		10. 向导管套囊内注入空气，连接麻醉机或呼吸机回路行机械通气，放置牙垫，随后将头复位（图 18-30）	图 18-30　**套囊充气**
		11. 再次听诊检查双侧呼吸音是否对称，胸廓是否起伏，判断并调整气管导管至最佳位置，吸出呼吸道分泌物（图 18-31）	图 18-31　**再次听诊**
		12. 用胶布将导管与牙垫一起固定（图 18-32）	图 18-32　**固定**
	整理用物	1. 给患者取合适体位，妥善放置螺纹管 2. 洗手、记录气管插管的深度、套囊充气量、放置时间及患者的生命体征 3. 分类整理用物	
效果评价	1. 气管插管后保持患者的呼吸道通畅、生命体征平稳，尤其是氧饱和度正常，维持有效的气体交换 2. 无反流、误吸等相关并发症发生 3. 无因插管导致患者牙齿松脱		

（二）注意事项

1. 插管前，检查插管用具是否齐全合用。
2. 插管过程中注意无菌原则。
3. 选择合适型号的气管导管，管芯塑形时应该注意短于气管导管 1 ～ 1.5cm。

4. 插管前检查喉镜是否明亮。

5. 插管动作要轻柔，操作迅速准确，勿使缺氧时间过长。如果一次插管未成功，要及时使用面罩通气或寻求帮助。

6. 喉镜的着力点须始终放在喉镜片的顶端，并采用上提喉镜的方法，禁止以门齿为支点“撬动”。

7. 导管套囊充气不可过多，压力保持在 15 ～ 25cmH$_2$O，以免压迫气管黏膜。

（潘　慧　张　丹）

第六节　气管导管拔除术

一、目的

气管导管拔除术用于在需要结束机械通气或控制呼吸时拔出气管导管。

二、适应证

1. 手术结束停止麻醉后，肌肉松弛药代谢完毕，肌力恢复，可抬头 5s 以上，可张口伸舌、握手、睁眼等。

2. 咽喉反射、吞咽反射、咳嗽反射已完全恢复，无喉头水肿、喉痉挛等并发症的表现。

3. 潮气量和每分通气量恢复正常，吸频率为 12 ～ 30 次 / 分。

4. 必要时，让患者呼吸空气 20min 后测血气指标达到正常值。

5. 患者完全清醒，呼之能应，血压、心率、心电图正常，暂无再次手术指征。

三、基本要求

（一）气管导管拔除术操作流程

气管导管拔除术操作流程见表 18-6。

表 18-6　**气管导管拔除术操作流程**

简要步骤		操作要点	图示
操作准备	人员准备	仪表整齐，洗手，戴帽子、口罩	图 18-33　**用物准备**
	用物准备	监护仪、麻醉机、手套、听诊器、吸痰管和吸引设备、空针、口咽或鼻咽通气管、一次性插管包、黄色医疗垃圾袋等（图 18-33）	
	患者准备	患者取仰卧位或半卧位，告知其拔管的注意事项以取得患者的配合	
	环境准备	安静整洁、调节室温 20 ～ 25℃，光线充足	

续表

简要步骤		操作要点	图示
评估	1. 患者病情、年龄、体重、意识情况 2. 评估患者符合拔管适应证		
操作配合	操作前准备	1. 核对患者信息及医嘱 2. 向患者解释拔除气管导管的目的、方法及注意事项，消除患者恐惧心理，取得患者的配合 3. 检查心电监护仪并做好生命体征记录 4. 检查用物准备是否齐全	
	操作中配合	1. 给予患者吸入纯氧 2 ～ 3min 2. 确认患者生命体征平稳，根据患者呼吸节律使用麻醉机手控呼吸辅助患者膨肺 3 次，使肺充分膨胀 3. 气管内吸痰（图 18-34）。每次吸痰时间 < 15s，多次吸痰时，应间隔 3 ～ 5min 再吸 4. 口腔内吸痰（图 18-35） 5. 气管导管内分泌物吸引干净后，揭开固定气管导管的胶布，保留牙垫，用空针缓慢抽掉套囊内的空气（图 18-36） 6. 协助医生拔除气管导管 7. 拔除后，鼓励患者深呼吸和咳嗽，头偏向一侧，以防呕吐、误吸 8. 清洁患者头面部，使用面罩继续吸氧，嘱患者大口喘气并协助其排痰 9. 听诊患者双肺呼吸音，观察生命体征	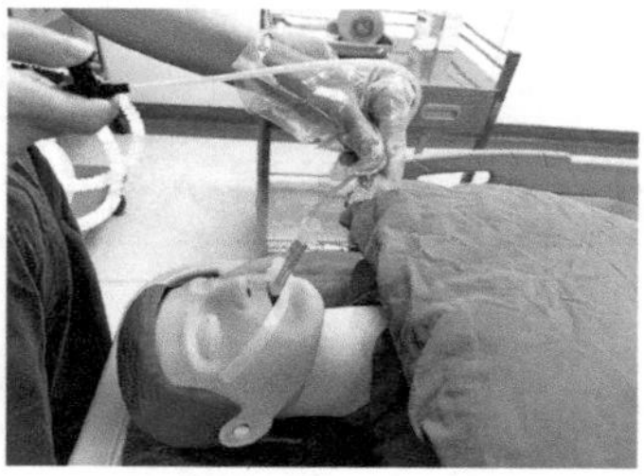 图 18-34　**气管内吸痰** 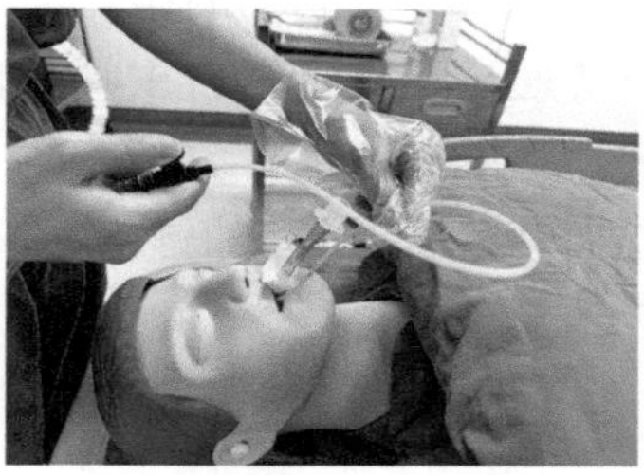 图 18-35　**口腔内吸痰** 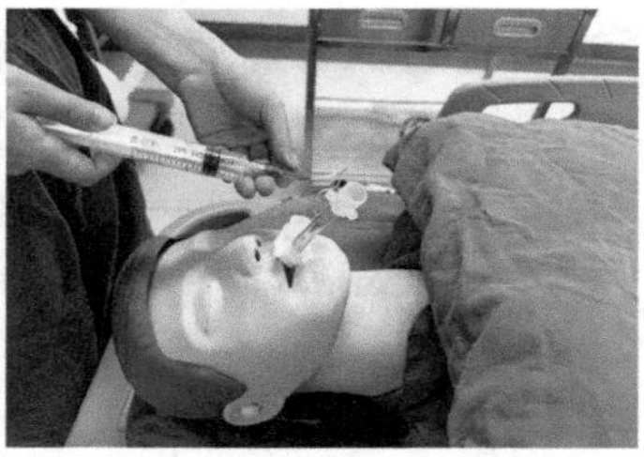 图 18-36　**套囊松气**
	整理用物	1. 给患者取合适体位 2. 记录拔除气管导管的时间及患者的生命体征 3. 洗手，分类整理用物	
效果评价	1. 气管导管拔除顺利 2. 保持患者的呼吸道通畅，生命体征平稳，尤其是氧饱和度正常 3. 患者有无出现呼吸道梗阻、喉痉挛、舌后坠等相关并发症		

（二）注意事项

1. 拔管前评估气道和常见问题。
2. 根据患者手术、麻醉等情况评估拔管指征和时机。
3. 床旁备好急救物品。
4. 拔管前应充分吸氧，以避免低氧血症的发生。
5. 吸痰时动作轻柔，吸引时间不宜过长。
6. 拔管时应严密观察患者生命体征，出现严重拔管反应时应及时配合麻醉医生进行处理。
7. 特别注意经鼻气管导管拔除后，要注意观察是否有鼻出血等情况，及时处理。

（潘　慧　张　丹）

第七节　喉罩置入术

一、目的

喉罩（laryngeal mask airway，LMA）作为一种新型的声门上人工通气管道，是介于面罩和气管导管之间的维持通气的装置。放置喉罩的目的是在短小手术的全身麻醉中既能让患者通过喉罩进行自主呼吸，又能根据需要实施正压通气，在临床麻醉中遇到困难气道出现插管困难时或者急诊抢救中作为紧急而有效的通气管使用，其效果比面罩好，操作比气管插管简便，可为抢救赢得时间，亦可经过特殊类型的喉罩（如插管型喉罩）引导气管插管。

二、适应证

1. 无呕吐反流风险的短小手术，特别是气管插管困难患者。
2. 当遇到困难插管时，喉罩可作为引导气管内插管用。
3. 需要尽快控制气道，特别是在快速诱导期，并且插管有困难时。
4. 需要全身麻醉手术而面部或颈椎有损伤的患者。
5. 通过喉罩可施行纤维支气管镜下声带激光切除手术、气管或支气管内小肿瘤手术。
6. 急救复苏时置入喉罩简单，操作方便，效果明确可靠，可争取更多宝贵时间。
7. 适用于不需要肌肉松弛或者全身麻醉的手术。

三、基本要求

（一）喉罩置入操作流程

喉罩置入操作流程见表 18-7。

表 18-7　喉罩置入操作流程

<table>
<tr><th colspan="2">简要步骤</th><th>操作要点</th><th>图示</th></tr>
<tr><td rowspan="4">操作准备</td><td>人员准备</td><td>仪表整齐，洗手，戴帽子、口罩</td><td></td></tr>
<tr><td>物品准备</td><td>监护仪、麻醉机、手套、听诊器、合适类型和型号的喉罩医用润滑剂、固定胶布，牙垫、吸痰管和吸引设备、喉镜、气管导管、口咽通气管、麻醉面罩、人工鼻、黄色医疗垃圾袋等（图 18-37）</td><td> 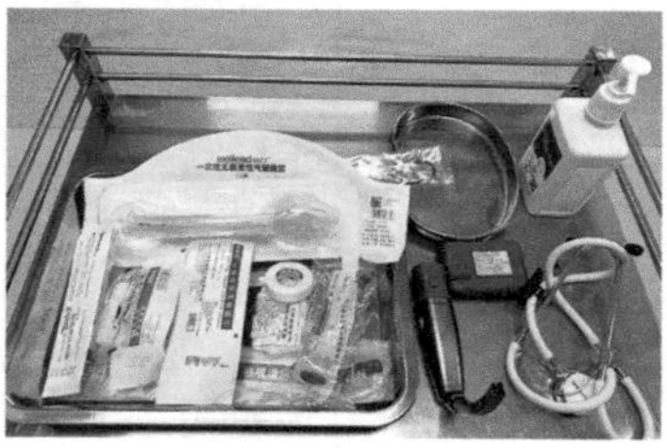图 18-37　用物准备</td></tr>
<tr><td>患者准备</td><td>取仰卧位，头轻度后仰</td><td></td></tr>
<tr><td>环境准备</td><td>安静整洁、调节室温至 20 ～ 25℃，光线充足</td><td></td></tr>
<tr><td>评估</td><td colspan="2">1. 患者病情、年龄、体重、有无活动性义齿
2. 有无咽部病变及手术史，咽腔结构是否正常（图 18-38）
3. 术前禁食、禁饮情况，是否属于饱胃患者
4. 手术大小及术中对通气的要求
5. 排除喉罩置入的禁忌证</td><td> 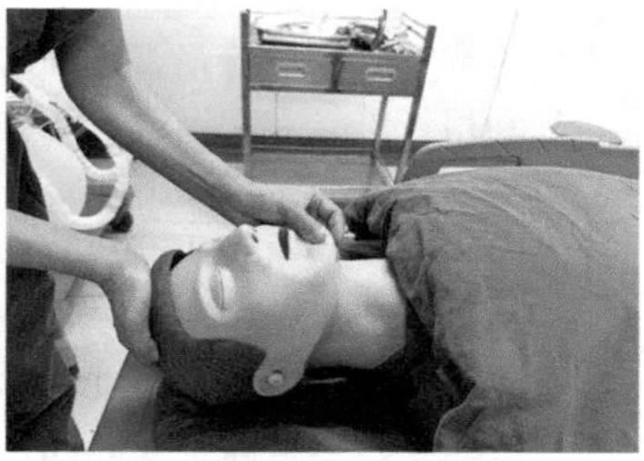图 18-38　评估患者</td></tr>
<tr><td rowspan="2">操作配合</td><td>操作前准备</td><td>1. 核对患者信息及医嘱
2. 向患者解释放置喉罩的目的、方法及注意事项，取得患者的配合
3. 给患者安置心电监护仪并做好生命体征记录
4. 检查用物准备是否齐全，麻醉机、吸氧装置、负压吸引装置连接情况、喉罩的大小</td><td></td></tr>
<tr><td>操作中配合</td><td>1. 患者取仰卧位，头轻度后仰
2. 检查喉罩的通气罩有无损坏或漏气，用医用润滑剂涂抹喉罩通气罩的凸面
3. 再次询问患者有无活动性义齿，观察口鼻腔内有无分泌物
4. 遵医嘱给予患者面罩吸氧 2 ～ 3min，吸氧浓度为 100%
5. 遵医嘱用麻醉药，当咽喉反射消失、下颌松弛时，准备置入喉罩
6. 操作者站于患者头顶处，轻托下颌，用左手的拇指和中指撑开口腔，右手执笔式拿住喉罩（图 18-39）</td><td> 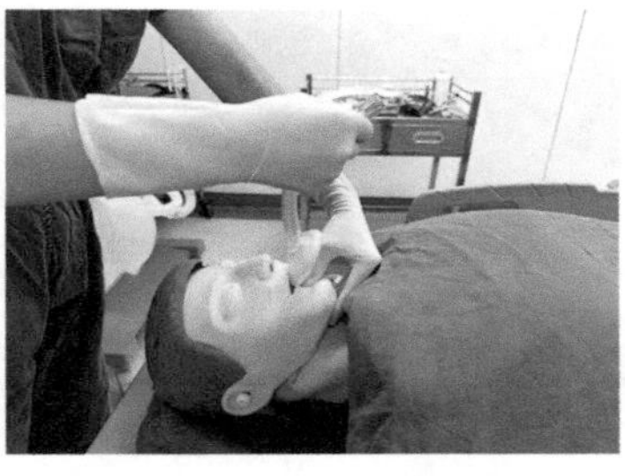图 18-39　放入喉罩</td></tr>
</table>

续表

<table>
<tr><th colspan="2">简要步骤</th><th>操作要点</th><th>图示</th></tr>
<tr><td></td><td></td><td>7. 喉罩的通气罩口朝向下颌，沿舌正中线贴咽后壁向下顺序置入，通过咽腔后，有明显的到位感。稳住喉罩，避免移位，接呼吸回路进行通气。如果是通气喉罩，则要对喉罩进行充气
8. 听诊双肺呼吸音，观察患者胸廓起伏情况（图 18-40）
9. 置入牙垫，用胶布将喉罩通气管和牙垫妥善地固定在双侧面颊</td><td>图 18-40　听诊双肺</td></tr>
<tr><td></td><td>整理用物</td><td>1. 给患者取合适体位
2. 记录安置喉罩型号、时间及患者的生命体征
3. 洗手，分类整理用物</td><td></td></tr>
<tr><td>效果评价</td><td colspan="2">评价喉罩置入位置是否正确的方法常有两种
1. 利用纤维光束喉镜或者纤维支气管镜置入喉罩进行观察，标准为：1 级（仅看见会厌）；2 级（可见会厌和声门）；3 级（可见会厌，即部分罩口已被会厌覆盖）；4 级（看不见声门，或会厌向下折叠）
2. 置入喉罩后施行正压通气，检查潮气量实现情况及气道峰压，不宜高于 2.0kPa，听诊两肺呼吸音是否清晰对称，观察胸廓起伏的程度，听诊颈前区是否有漏气杂音。操作熟练，动作轻柔规范</td><td></td></tr>
</table>

（二）注意事项

1. 放置喉罩时严格无菌操作。

2. 在使用充气型喉罩前，应常规检查通气罩的套囊是否通气。

3. 根据患者体重选择合适型号的喉罩，喉罩型号选取不当时，会不同程度阻塞气道，引起通气不畅。

（潘　慧　张　丹）

第19章

肿瘤手术器械再处理护理技术

第一节　使用后手术器械的预处理技术

一、概念

预处理是指在器械清洗操作前进行的去除器械上肉眼可见污物的一系列操作，必要时需要进行保湿，防止污染物干涸。

广义上的预处理包括现场预处理和清洗前预处理，现场预处理是指手术室护士在器械使用间隙或使用后去除器械上残留的血液、组织等其他肉眼可见的污染物；清洗前预处理是指消毒供应中心在器械清洗前进行的拆卸、浸泡、灌注、超声波清洗等操作。本节主要讲述现场预处理的相关内容。

二、目的

1. 减少各类污染物对器械表面的腐蚀。
2. 提高清洗效率，减少人力资源浪费。
3. 提高清洗合格率，确保灭菌成功。

三、预处理的方法

（一）现场预处理方法

1. 在手术过程中、手术结束后使用低纤维絮的软布（如纱布）擦拭器械，去除明显血渍和污物。

2. 在手术过程中、手术结束后使用无菌水冲洗器械，去除明显血渍和污物。不能使用生理盐水等含氯液体冲洗、浸泡手术器械，否则可能造成金属的点状腐蚀。

3. 可复用吸引器应在使用间隙和使用结束后进行多次的冲吸水，及时去除管腔内残留的污染物，防止管腔堵塞。

4. 手术结束后可以在手术室专用清洗工作站对使用后的器械进行初步清洗，其间需要佩戴面屏或眼罩防止污染物飞溅。

（二）保湿处理方法

使用后的医疗器械即使经过了现场预处理，其管腔、齿牙、关节和缝隙也还是会存在一定量的污染物，如果预期 1 ～ 2h 内不能在消毒供应中心开始清洗消毒程序（如过夜器械），需要进行保湿处理，常用的保湿处理方法见表 19-1。

表 19-1 保湿处理方法

保湿方法	图示	备注
湿巾覆盖法（图 19-1）	图 19-1 湿巾覆盖保湿法	在硬质容器中使用较为有效，因为硬质容器相对密闭的空间减缓了无菌水的蒸发。湿巾覆盖法成本最低，但保湿效果和时长有限
沉水箱法（图 19-2）	图 19-2 沉水箱保湿法	使用网篮装载的器械包比较适合使用该方法，器械完全浸泡在溶液中，可以使器械的各个部位均与溶液接触
喷洒保湿剂法（图 19-3）	图 19-3 喷洒保湿剂保湿法	在保湿的同时可以分解器械上的污染物，还能够在器械表面形成一层保护膜减少水分蒸发，操作较为简便且保湿效果较好

（三）注意事项

1. 复用器械和一次性物品分开处放置，只对复用器械进行现场预处理。

2. 不同器械包内的器械不混装，每套器械包内的器械数量、规格型号正确。

3. 对于有功能故障、主体损坏的器械，使用“系线拴绳”的方法做好标记或提前与消毒供应中心进行沟通。

4. 预处理过程应动作轻柔，做好精密器械的保护，镜头使用专用容器盛装，禁止和腔镜器械混装，所有器械处于功能位，线缆盘绕直径应≥ 10cm。

5. 对于使用硬质容器盛装的器械，预处理后务必平整放置器械，避免在关闭盒盖时因摆放器械过高导致器械损坏或硬质容器过滤膜破损。

6. 对于被朊病毒、气性坏疽和突发原因不明的传染病病原体污染的器械，应遵循 WS/T 367—2012 医疗机构消毒技术规范的规定进行处理，使用双层黄色医疗垃圾袋捆扎包装并标明感染性疾病名称。

（郑　伟）

第二节　术中放疗器械的再处理护理技术

一、概念

术中放疗器械的再处理护理技术是指对术中放疗器械进行手术室现场预处理和消毒供应中心回收、清洗、消毒、干燥、装配包装和灭菌的处理全过程。

二、目的

1. 检查、维护术中放疗器械功能。
2. 清除并杀灭术中放疗器械上的一切微生物。
3. 保持术中放疗器械无菌状态直至启用。

三、基本方法

（一）器械概述

本节术中放疗设备以 MOBETRON 2000 型移动式术中放疗系统为例进行阐述，其可复用器械包括准直器盖、限光筒、反射镜、夹具组件，使用前均需要进行灭菌（表 19-2）。

表 19-2　**术中放疗器械**

器械名称	图示	备注
准直器盖（图 19-4）	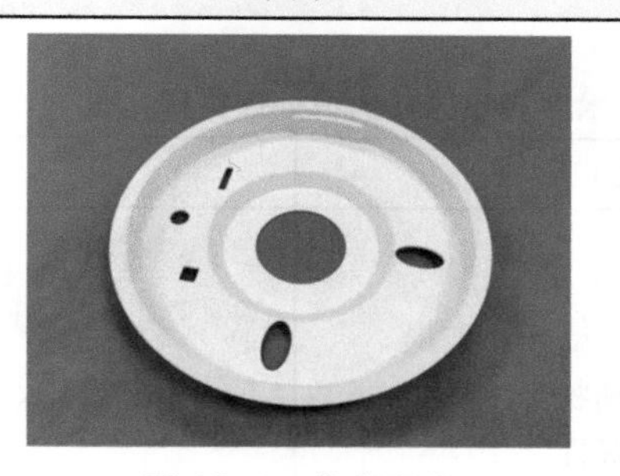 图 19-4　**准直器盖**	塑料材质，上有小孔用于透过准直激光，不能采用高温灭菌方式
限光筒（图 19-5）	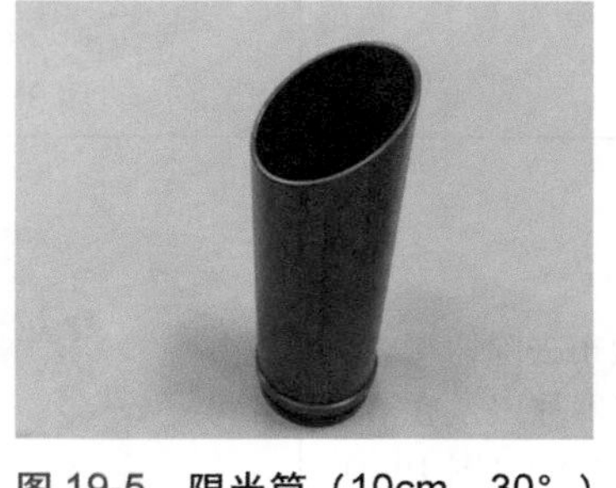 图 19-5　**限光筒（10cm、30°）**	硬质阳极氧化铝制成，外表接近黑色，其特点是耐刮擦和磨损，限光筒包含多种规格，尖端倾斜角 0°、15° 和 30°，照射野 3 ～ 10 cm，倾斜角度和照射野均标注在限光筒底座

续表

器械名称	图示	备注
反射镜（图 19-6）	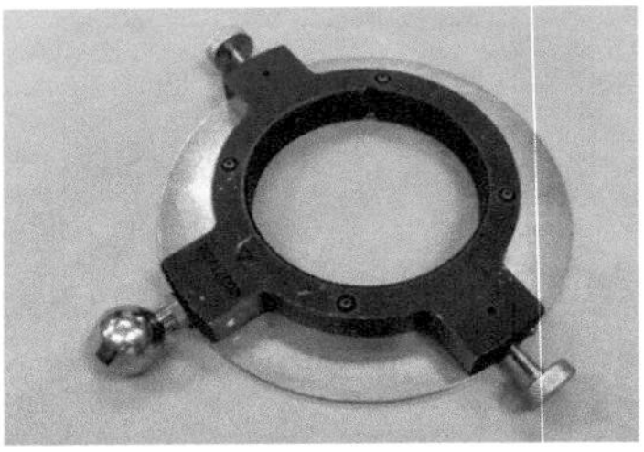 图 19-6　反射镜	为准直激光提供反射面，底部为硬质阳极氧化铝，顶部为不锈钢镜面，镜面不能有缺口、划痕
夹具组件（图 19-7）	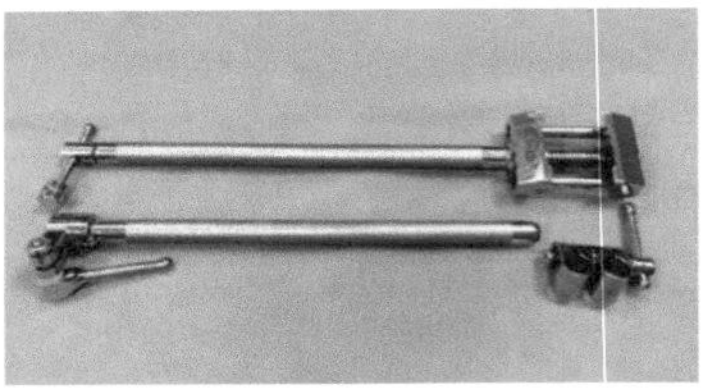 图 19-7　夹具组件	包括固定限光筒的夹具和固定手术台的夹具，为限光筒提供支撑和固定

（二）术中放疗器械的再处理护理技术

术中放疗器械的再处理包括检查、清洗、消毒、干燥、再次检查、包装、灭菌等步骤，再处理前需要准备好清洗工具、清洗溶液和超声波清洗机，同时做好个人防护措施（表 19-3）。

表 19-3　术中放疗器械的再处理护理技术

操作步骤	操作要点	图示
接收时检查	1. 检查器械有无裂纹、变形、破损 2. 检查带螺纹结构活动状态 3. 检查准直器盖的完好性 4. 检查反射镜镜面情况，有无凹陷、划痕、缺口等（图 19-8）	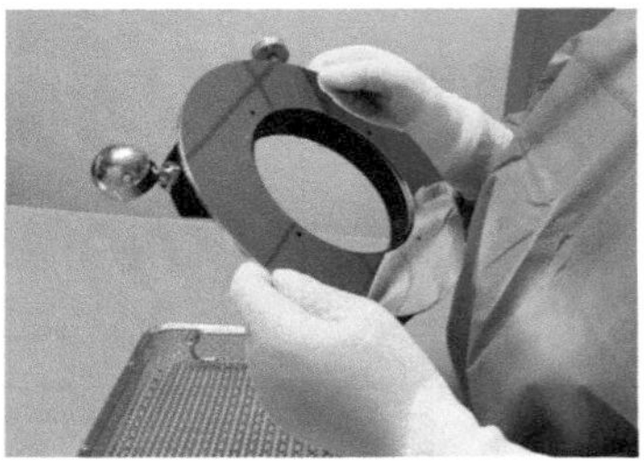 图 19-8　接收时检查
浸泡	使用流动水 + 低纤维絮布去除器械表面明显的污物，然后将器械浸没在清洗溶液中浸泡，时间≥ 1min（图 19-9）	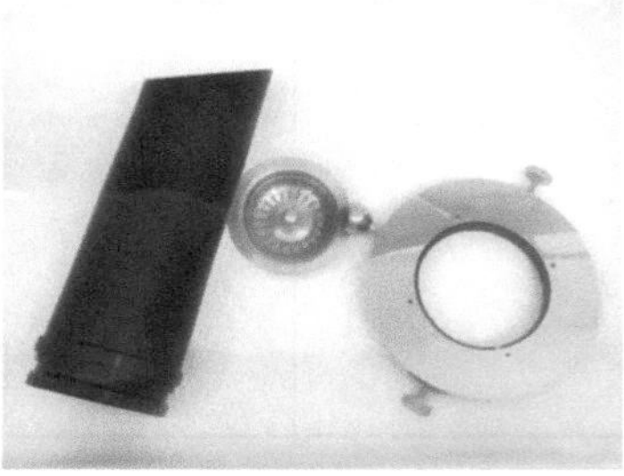 图 19-9　清洗溶液浸泡

续表

操作步骤	操作要点	图示
刷洗	1. 使用低纤维絮布擦洗限光筒筒身、夹具主体等平滑处（图 19-10） 2. 使用清洗刷刷洗器械缝隙、螺纹、扳手等结构复杂处（图 19-11） 3. 刷洗操作必须在水面下进行 4. 禁止使用金属刷头刷洗	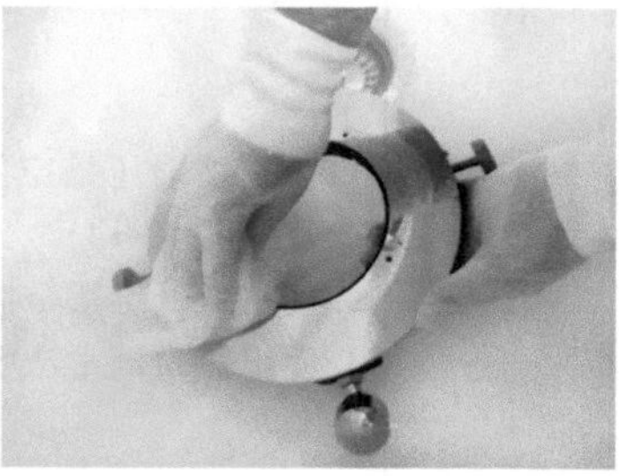 图 19-10 **擦拭反射镜镜面** 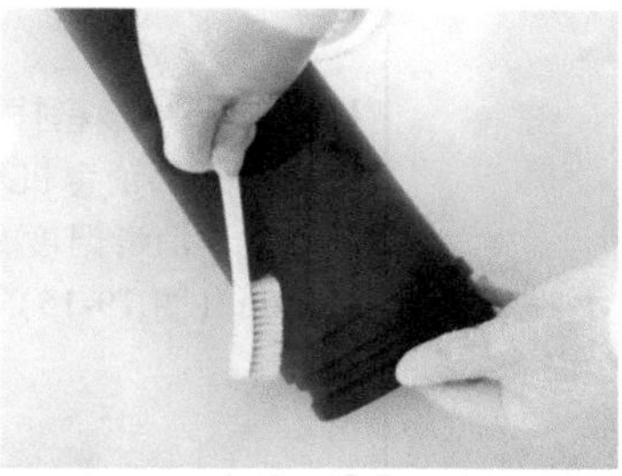 图 19-11 **刷洗限光筒**
超声波清洗（可选）	限光筒和夹具组件可以使用超声波清洗，时间不超过 10min	
漂洗	使用流动水冲洗器械，每件器械漂洗时间≥ 20s（图 19-12）	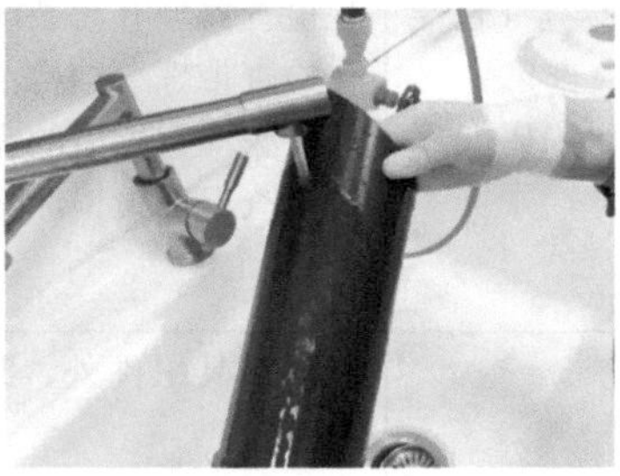 图 19-12 **漂洗限光筒**
终末漂洗	使用纯化水冲洗器械，每件器械漂洗时间≥ 20s，确保去除全部清洗剂（图 19-13）	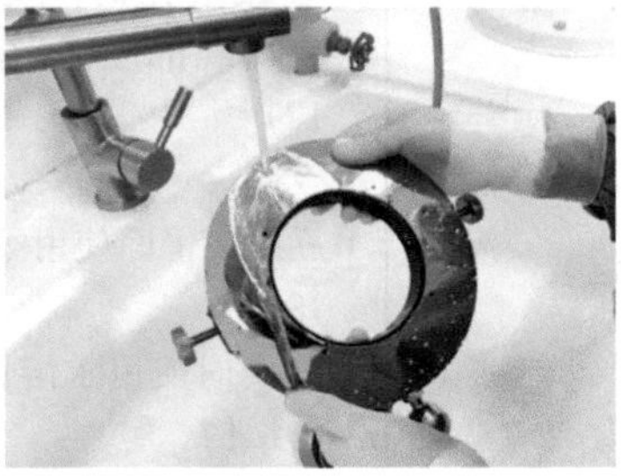 图 19-13 **终末漂洗反射镜**

续表

操作步骤	操作要点	图示
干燥	1. 使用洁净压缩空气干燥外表面、缝隙处（图 19-14） 2. 使用低纤维絮布擦拭干燥反射镜镜面 3. 使用热力消毒法则可略过此步骤	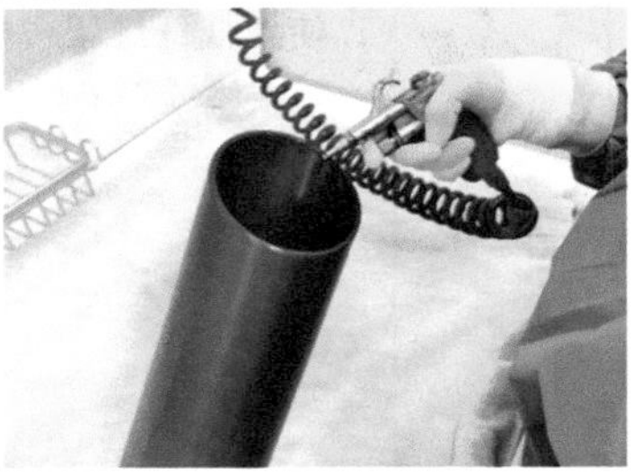 图 19-14 压缩空气干燥法
消毒	1. 使用 75% 酒精擦拭准直器盖进行消毒 2. 使用煮沸消毒机对其余器械进行热力消毒，消毒温度 90℃，消毒时间 1 ～ 5min（图 19-15）	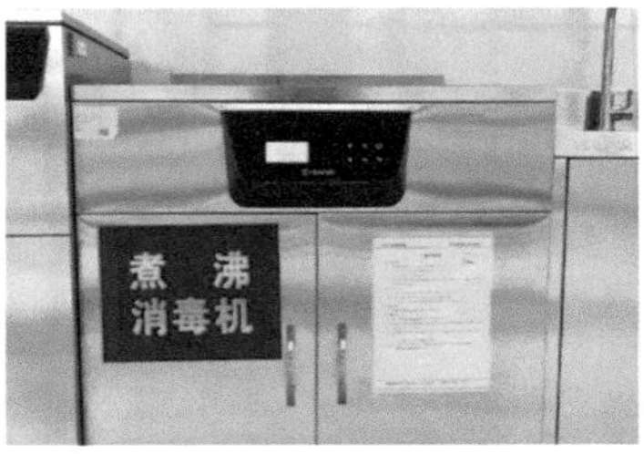 图 19-15 热力消毒
再次检查（包装前检查）	1. 检查器械清洗是否合格、干燥程度（图 19-16） 2. 检查器械有无裂纹、变形、破损 3. 检查带螺纹结构活动状态 4. 检查准直器盖的完好性 5. 检查反射镜镜面情况	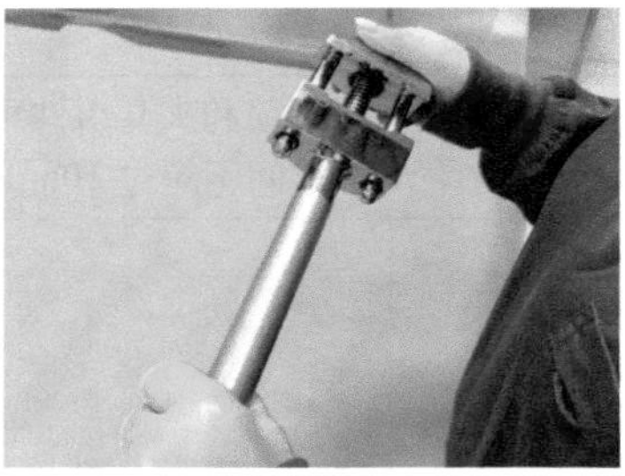 图 19-16 检查螺纹清洁度和活动状态
装配包装	1. 除夹具组件外，其余器械均需要独立包装 2. 准直器盖使用无纺布包装 3. 装载限光筒、反射镜、夹具组件的容器底部应铺设防滑硅胶垫（图 19-17） 4. 反射镜镜面使用柔软的吸水纸保护（图 19-18） 5. 必要时使用水溶性润滑剂润滑带螺纹的结构	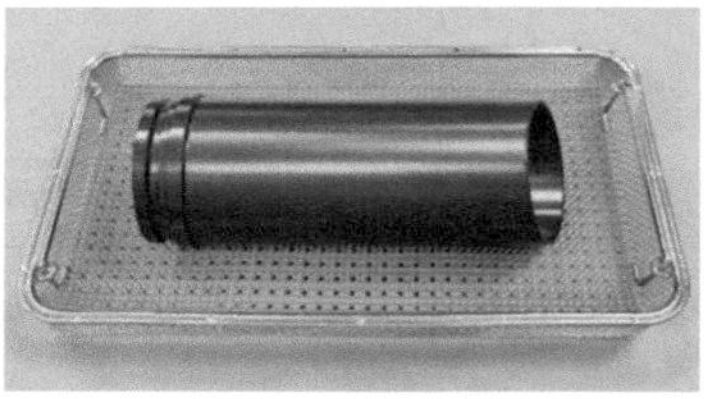 图 19-17 使用硅胶垫保护限光筒 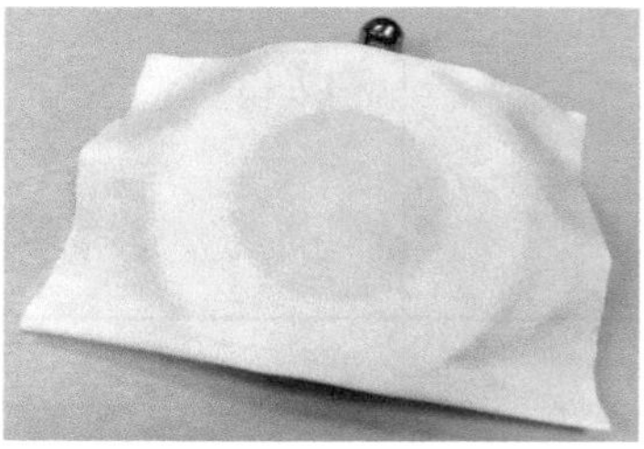 图 19-18 使用软布保护反射镜镜面

续表

操作步骤	操作要点	图示
灭菌	1. 准直器盖使用过氧化氢低温等离子体灭菌器进行灭菌 2. 其余器械使用压力蒸汽灭菌，灭菌参数为温度 134℃、时间 10min、干燥≥30min（图 19-19）	图 19-19　**压力蒸汽灭菌**
储存	1. 存放在消毒供应中心无菌物品存放区或手术室器械间 2. 距离地面≥ 20cm，距离墙面≥ 5cm，距离天花板≥ 50cm 3. 根据不同的包装材料确定其效期 4. 除非使用硬质容器包装，否则所有器械包不应叠放，防止受压	

（三）注意事项

1. 术中放疗结束后应立即开始现场预处理，使用无菌水浸湿的纱布去除所有器械（尤其是限光筒）上明显的血渍、污渍，然后使用专门的容器装载并尽快送入消毒供应中心开始再处理。

2. 转运、交接和处理术中放疗器械时，注意保护好反射镜镜面、减少限光筒滚动移位。

3. 硬质阳极氧化铝经过再处理过程后会在其黑色表面上出现污点，这些污点无法被清洗方法去除，但这些污点不会降低器械的使用寿命或可用性。

（郑　伟）

第三节　达芬奇机器人器械的再处理护理技术

一、概念

达芬奇机器人器械的再处理护理技术是指对达芬奇机器人器械进行手术室现场预处理和消毒供应中心回收、清洗、消毒、干燥、装配包装、灭菌的处理全过程。

二、目的

1. 检查、维护达芬奇机器人器械功能。
2. 清除并杀灭达芬奇机器人器械上的一切微生物。
3. 保持达芬奇机器人器械无菌状态直至启用。

三、基本方法

（一）器械概述

达芬奇机器人可复用的器械类型较多（本节以达芬奇机器人 Xi 为例），根据其材质、结构和功能的不同可以分为手臂、附件和内镜 3 类，其类型信息、限制使用次数和再处理次数见表 19-4、表 19-5 和图 19-32。

表 19-4 达芬奇机器人手臂器械（部分）

产品名称	图示	限用次数	最大再处理次数
Cadiere 镊（Cadiere forceps，图 19-20）	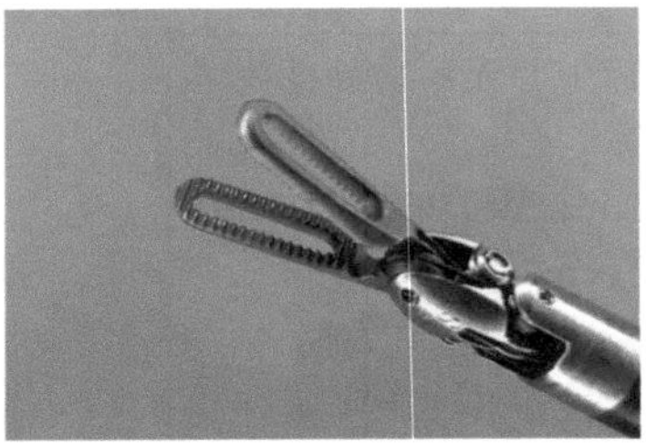 图 19-20 Cadiere 镊	10	15
Maryland 双极镊（Maryland bipolar forcpes，图 19-21）	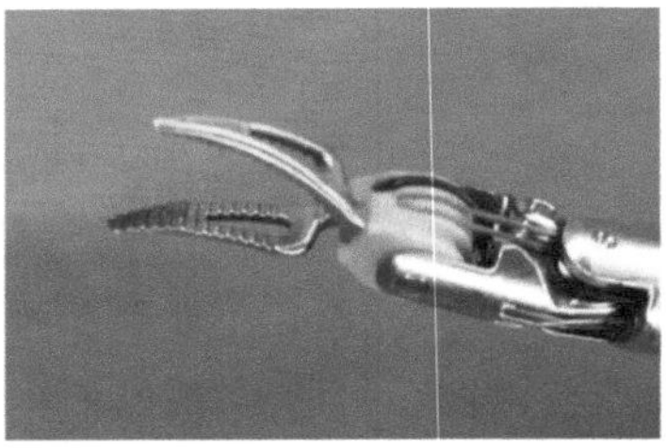 图 19-21 Maryland 双极镊	10	15
单极手术弯剪（monopolar curved scissors，图 19-22）	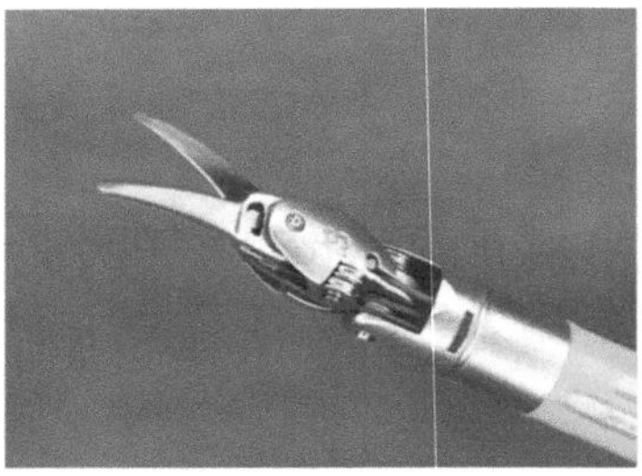 图 19-22 单极手术弯剪	10	15
持针钳（needle driver，图 19-23）	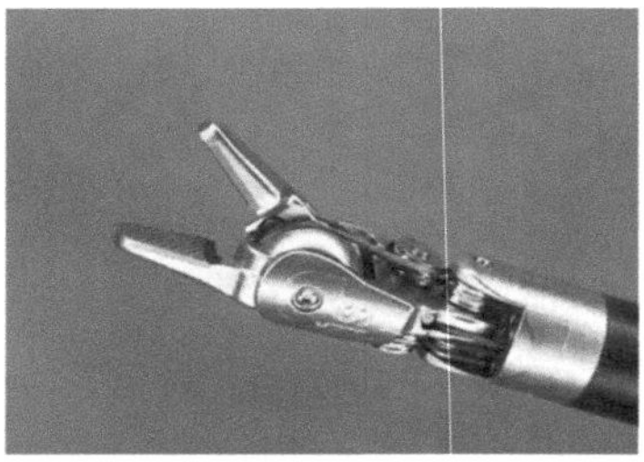 图 19-23 持针钳	10	15

续表

产品名称	图示	限用次数	最大再处理次数
有孔双极镊（fenestrated bipolar forceps，图 19-24）	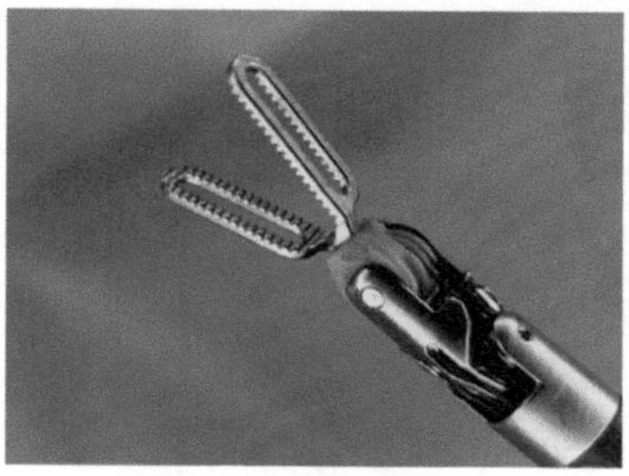 图 19-24　有孔双极镊	10	15
端头向上式有孔抓持器（tip-up fenestrated grasper，图 19-25）	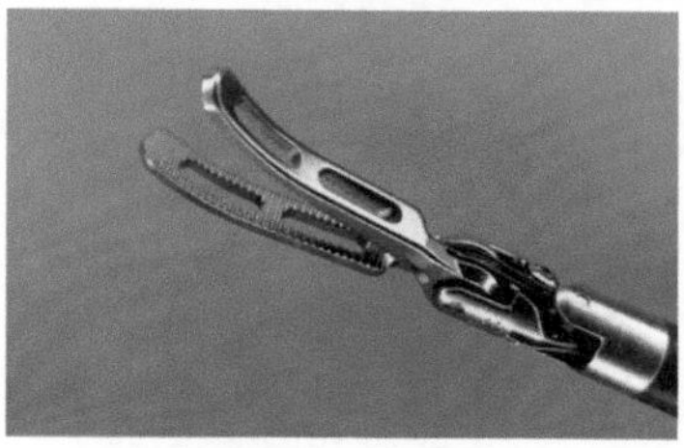 图 19-25　端头向上式有孔抓持器	10	15

表 19-5　达芬奇机器人附件器械（部分）

产品名称	图示	限用次数	最大再处理次数
器械套管（instrument cannula，图 19-26）	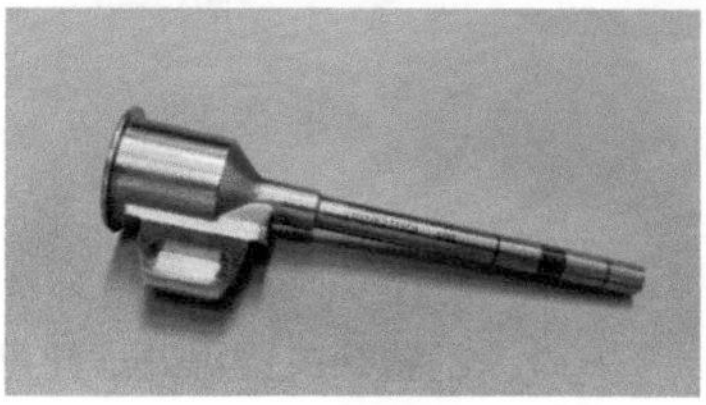 图 19-26　器械套管	无	无
钝型闭孔器（blunt obturator，图 19-27）	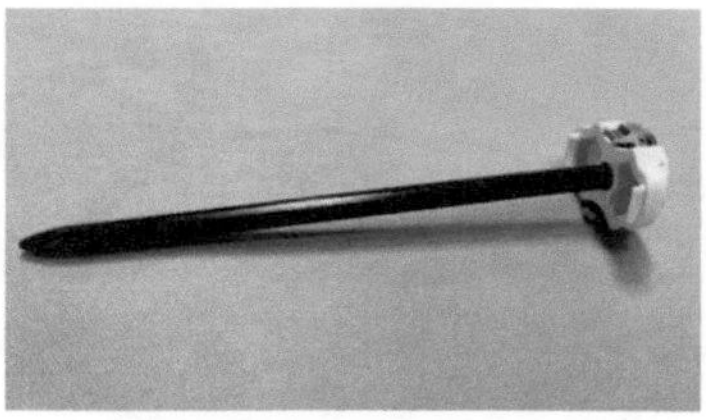 图 19-27　钝型闭孔器	无	无
套管量针（cannula gage pin，图 19-28）	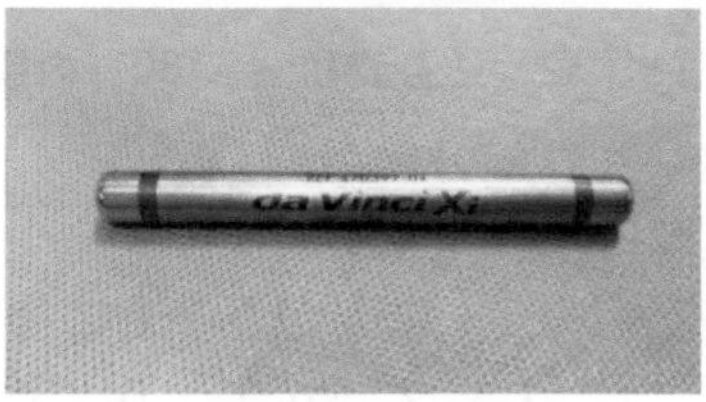 图 19-28　套管量针	无	无

续表

产品名称	图示	限用次数	最大再处理次数
单极电刀线（monopolar cautery cord，图 19-29）	图 19-29　单极电刀线	20	25
双极电刀线（bipolar cautery cord，图 19-30）	图 19-30　双极电刀线	20	25
不锈钢内镜再处理托盘（stainless steel endoscope reprocessing tray，图 19-31）	图 19-31　不锈钢内镜再处理托盘	无	无

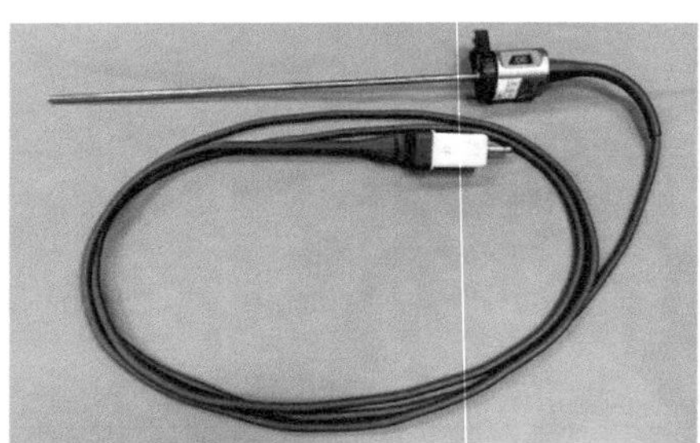

图 19-32　达芬奇机器人 30° 内镜

（二）达芬奇机器人手臂器械再处理护理技术

1. 达芬奇机器人手臂器械较为细长，主要包括壳体、轴部和工作端 3 个部分，不同手臂器械的壳体和轴部结构基本一致，主要区别在于工作端的不同（图 19-33）。壳体两侧有释放按钮，一侧有使用限次指示灯，后部有 2 个冲洗口，1 号冲洗口为主冲洗口，内部有

1 根白色的内置冲洗管（图 19-34）。

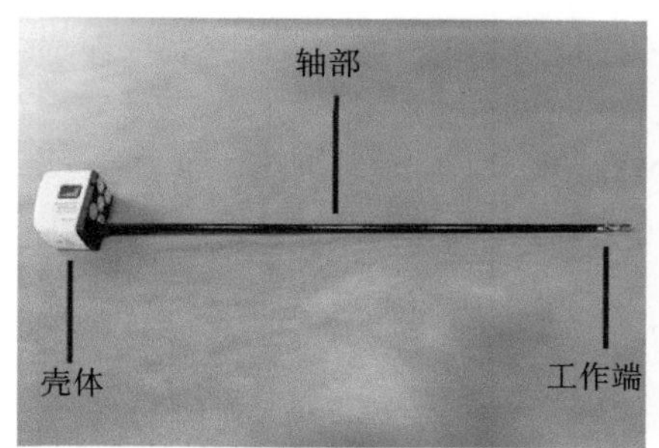

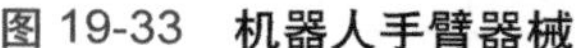
图 19-33　**机器人手臂器械**

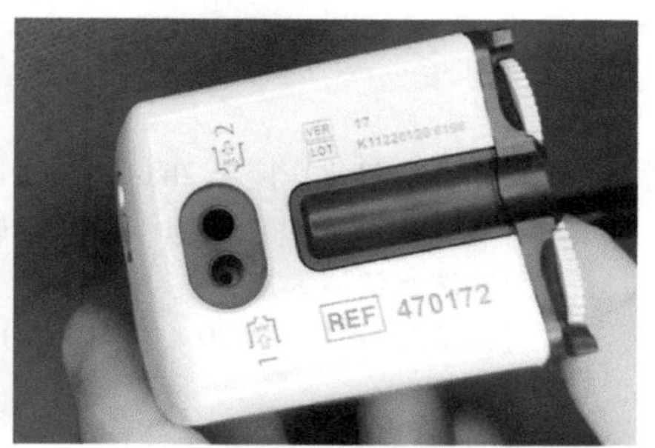

图 19-34　**机器人手臂器械壳体后部**

2. 达芬奇机器人手臂器械再处理包括检查、清洗、消毒、干燥、再次检查、包装、灭菌等步骤（表 19-6）。

表 19-6　**达芬奇机器人手臂器械再处理护理技术**

简要步骤	操作要点	图示
接收时检查	1. 检查是否有一次性附件，如有则移除 2. 检查指示灯颜色，应为绿色（图 19-35） 3. 检查轴部、壳体有无损坏 4. 检查腕部、端头有无损坏 5. 检查 1 号冲洗口内置冲洗管	图 19-35　**接收时检查**
灌注	使用注射器在 1 号冲洗口内注入至少 15ml 清洗溶液，注射器规格≥ 20ml（图 19-36）	图 19-36　**灌注 1 号冲洗口**
浸泡	将手臂器械完全浸泡在清洗溶液中≥ 30min（图 19-37）	图 19-37　**浸泡**

续表

简要步骤	操作要点	图示
冲洗	1. 专用冲水管水压应≥ 2bar（1bar=10^5Pa） 2. 冲洗 1 号冲洗口≥ 20s，同时旋转工作端，直至冲洗水清洁为止 3. 冲洗 2 号冲洗口≥ 20s（图 19-38）	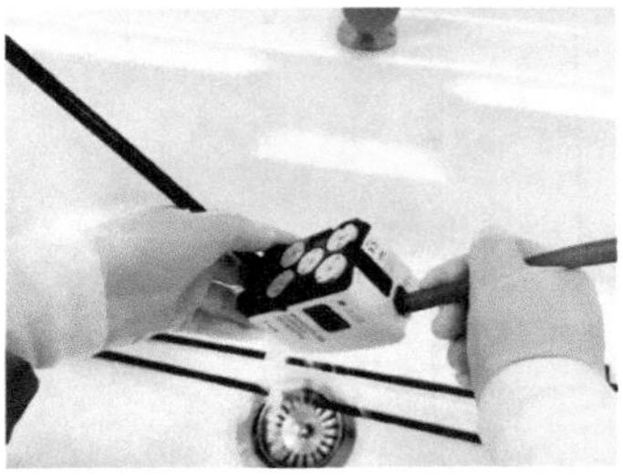 图 19-38　**冲洗 2 个冲洗口**
喷洗	1. 确保手臂器械全部浸没在溶液中，防止喷洗过程中不可控地喷溅水流 2. 使用冲水管喷洗工作端、壳体≥ 30s（图 19-39）	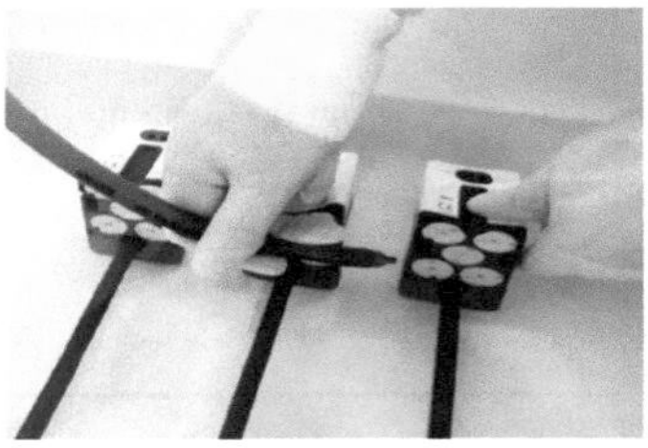 图 19-39　**水下喷洗壳体**
刷洗	在清洗溶液中使用尼龙刷刷洗壳体、轴部和工作端，刷洗工作端时要不断调整工作端的各种工作角度，整体用时≥ 1min（图 19-40）	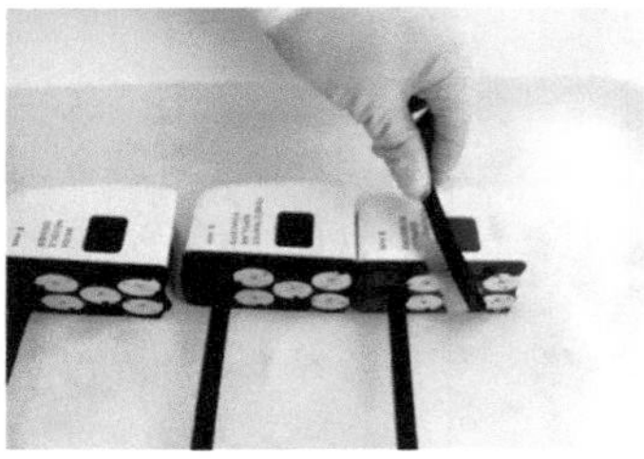 图 19-40　**刷洗壳体**
漂洗	使用自来水 / 软水 / 纯化水漂洗手臂器械≥ 1min（图 19-41）	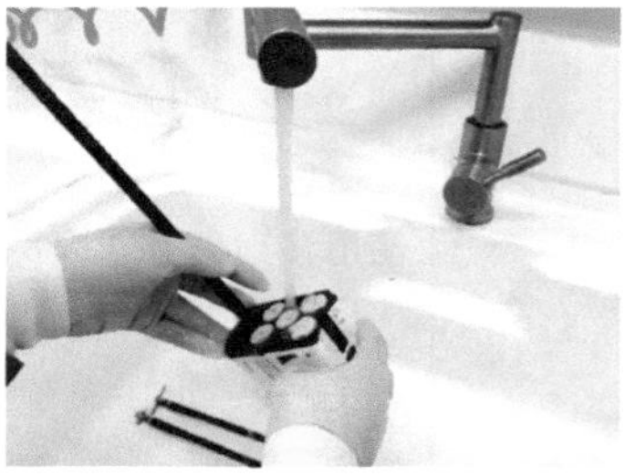 图 19-41　**漂洗**
超声波清洗	1. 将手臂器械平放在超声波清洗机篮筐中 2. 使用注射器在 1 号冲洗口内注入至少 15ml 清洗溶液 3. 启动超声波运行 15min（图 19-42）	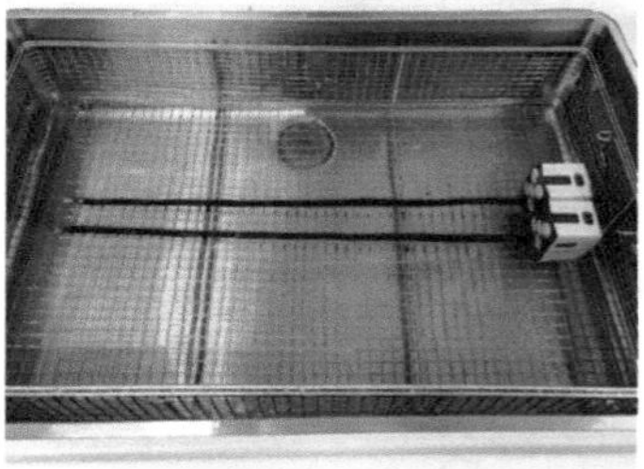 图 19-42　**超声波清洗**

续表

简要步骤	操作要点	图示
冲洗	方法同第 4 步冲洗	
终末漂洗	使用纯化水漂洗手臂器械≥ 1min，需要漂洗包含壳体、轴部和工作端等所有部件，勿将手臂置于溶液中（图 19-43）	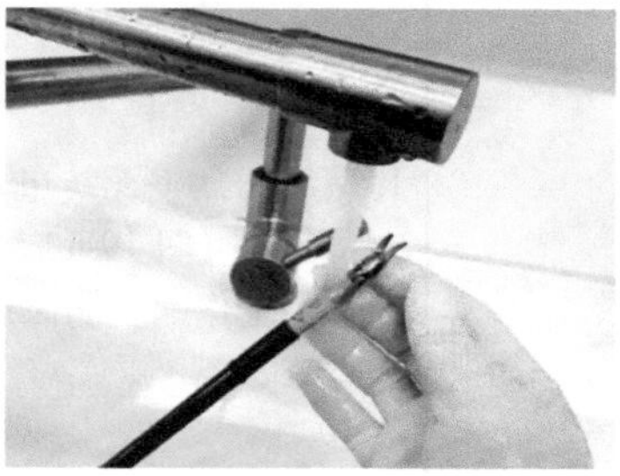 图 19-43　漂洗工作端
热力消毒	将手臂器械放入热力消毒器中，消毒温度 90℃，时间 1 ～ 5min（图 19-44）	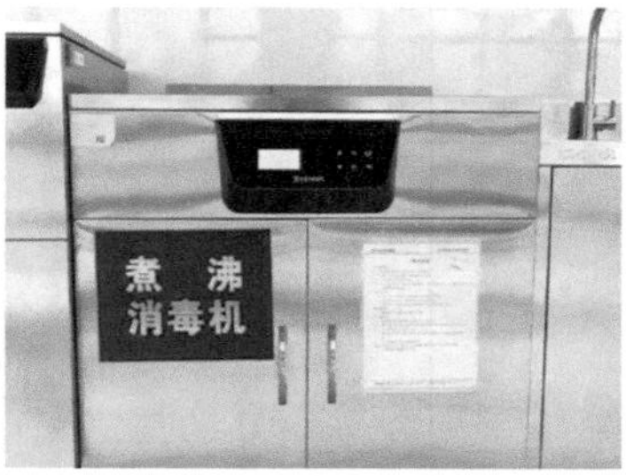 图 19-44　热力消毒器
干燥	1. 调整角度，尽量排空壳体内水分 2. 使用洁净压缩空气进行干燥（图 19-45） 3. 辅以低纤维絮布擦拭干燥	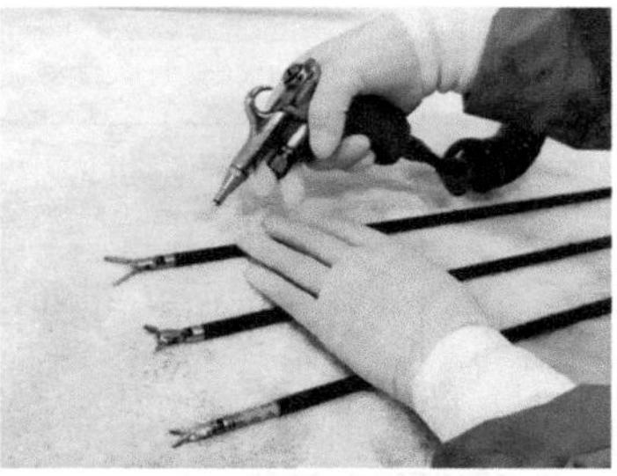 图 19-45　压缩空气干燥法
再次检查（包装前检查）	1. 肉眼观测或借助带光源放大镜检查清洗是否合格（图 19-46） 2. 检查壳体、轴部、工作端、线缆完好性 3. 检查 1 号冲洗口内置冲洗管位置	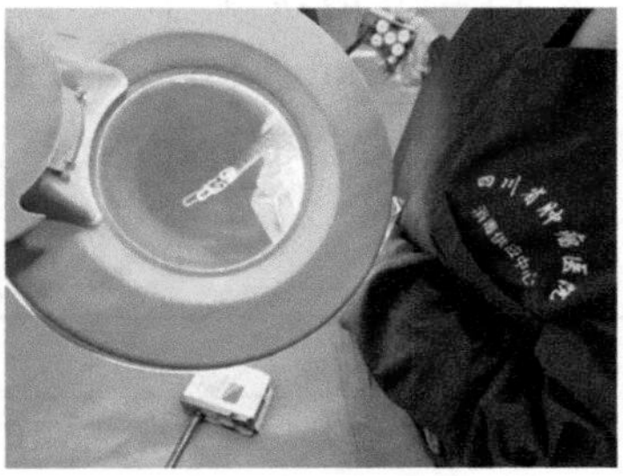 图 19-46　手臂装配前检查
润滑	使用 pH 中性的水溶性润滑油润滑工作端	

续表

简要步骤	操作要点	图示
包装	1. 使用托盘 + 无纺布 / 纺织物包装，或使用纸塑袋包装（图 19-47、图 19-48） 2. 注意工作端功能保护	图 19-47　纸塑袋包装 图 19-48　托盘盛装
灭菌	1. 使用压力蒸汽灭菌方法进行灭菌，灭菌温度 ≥ 134℃，灭菌时间 ≥ 4min 2. 能耐受的最高灭菌温度和最长灭菌时间是 137℃、18min 3. 灭菌后干燥时间 ≥ 30min（图 19-49）	图 19-49　压力蒸汽灭菌装载
储存	1. 存放在消毒供应中心无菌物品存放区或手术室器械间 2. 距离地面 ≥ 20cm，距离墙面 ≥ 5cm，距离天花板 ≥ 50cm 3. 根据不同的包装材料确定其效期	

表 19-6 中清洗至干燥环节可以使用经验证的清洗消毒器完成，包括 Belimed、Getinge、Medisafe、Miele RobotVario、MMM®、Steelco 和 STERIS 等品牌的多种型号清洗消毒器，需要搭配专用的清洗架进行装载，典型的清洗消毒器参数见表 19-7。

表 19-7　达芬奇机器人手臂器械机械清洗典型参数

步骤名称	典型参数
预清洗	常温（10 ～ 25℃）自来水，1 ～ 5min
清洗	多酶等中性清洗剂；清洗剂温度、浓度遵循制造商建议；10 ～ 30min
漂洗	去离子水 / 反渗透水；2 ～ 5min
热力消毒	去离子水 / 反渗透水；A0 值 ≥ 600（如至少 90℃ 消毒 1min）
干燥	温度 ≤ 120℃；时间 ≤ 45min

（三）达芬奇机器人附件器械再处理护理技术

达芬奇机器人附件器械分为 3 组：第 1 组包括套管、闭孔器、量针；第 2 组包括单极电刀线和双极电刀线；第 3 组为不锈钢内镜再处理托盘。附件器械的现场预处理和手臂一致，附件器械第 1 组和第 2 组的再处理过程见表 19-8。

表 19-8　**达芬奇机器人附件器械再处理护理技术**

简要步骤	操作要点	图示
接收时检查	1. 检查套管有无凹陷变形 2. 检查闭孔器完好性（图 19-50） 3. 检查电刀线完好性等	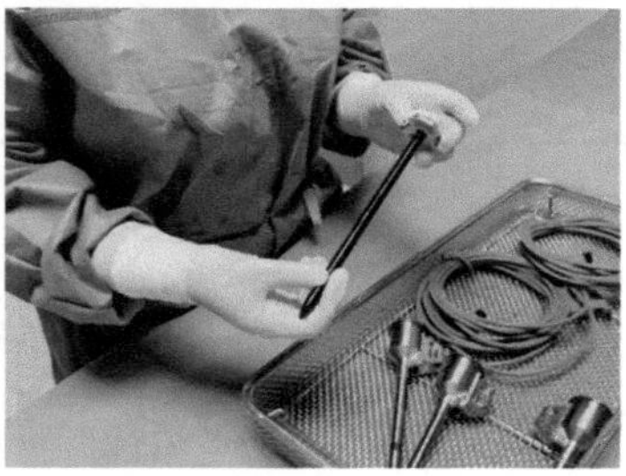 图 19-50　**接收时检查**
浸泡	将第 1 组和第 2 组附件浸泡在清洗溶液中 ≥ 10min（图 19-51）	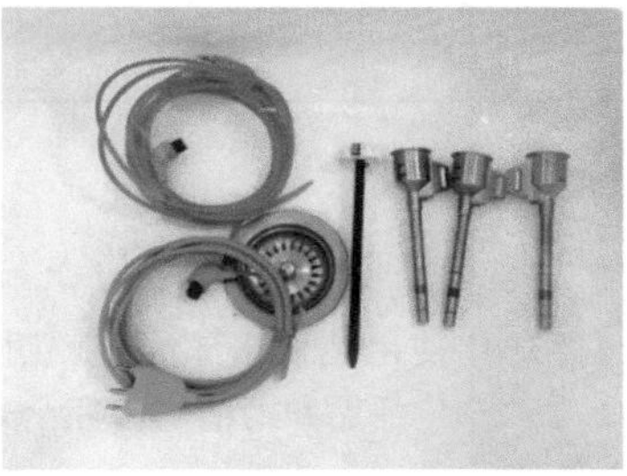 图 19-51　**浸泡**
漂洗	使用自来水 / 软水 / 纯化水漂洗附件 ≥ 20s（图 19-52）	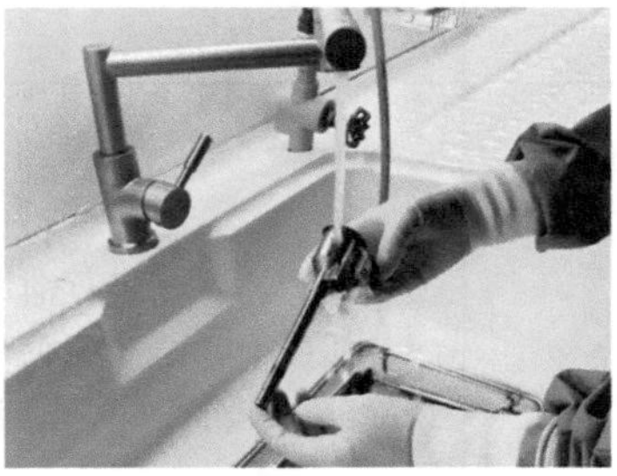 图 19-52　**漂洗套管**
刷洗	在清洗溶液中使用尼龙刷刷洗第 1 组附件，使用不掉絮软布擦洗第 2 组附件，整体用时分别 ≥ 1min（图 19-53、图 19-54）	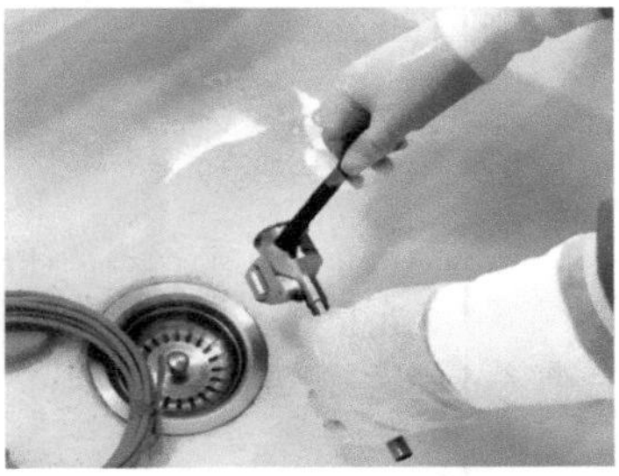 图 19-53　**刷洗套管**

续表

简要步骤	操作要点	图示
		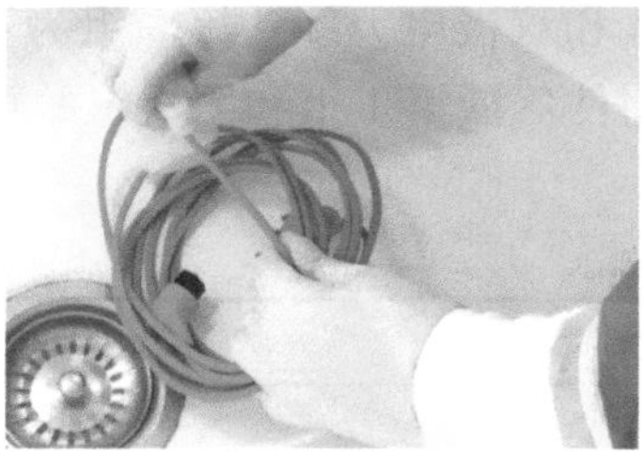 图 19-54 擦洗电刀线
超声波清洗	1. 将附件全部浸没在超声波清洗机中（图 19-55） 2. 启动超声波运行 15min 3. 第 2 组器械可不进行超声波清洗	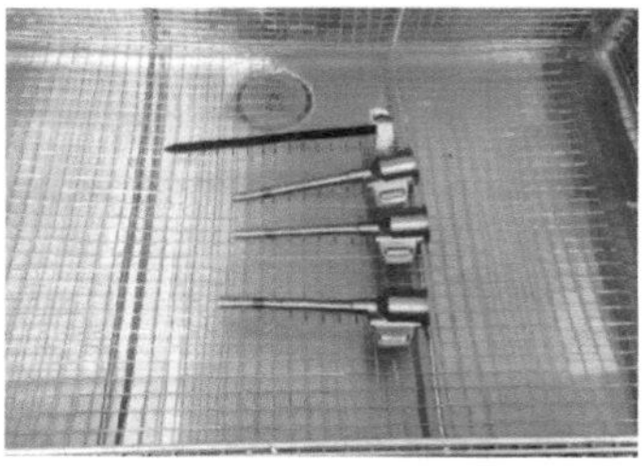 图 19-55 超声清洗附件
终末漂洗	使用纯化水漂洗每个附件≥ 10s，直至可见污垢和清洁剂被完全去除（图 19-56）	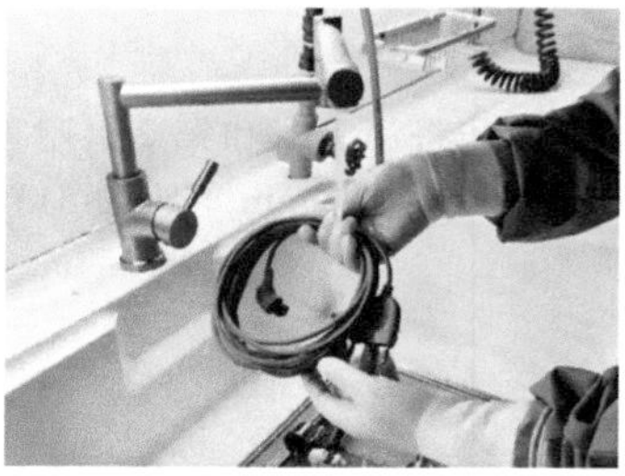 图 19-56 终末漂洗电刀线
消毒	使用热力消毒法进行消毒，温度 90 ～ 93℃，时间≥ 1min；也可使用 75% 酒精消毒（消毒前需充分干燥，图 19-57）	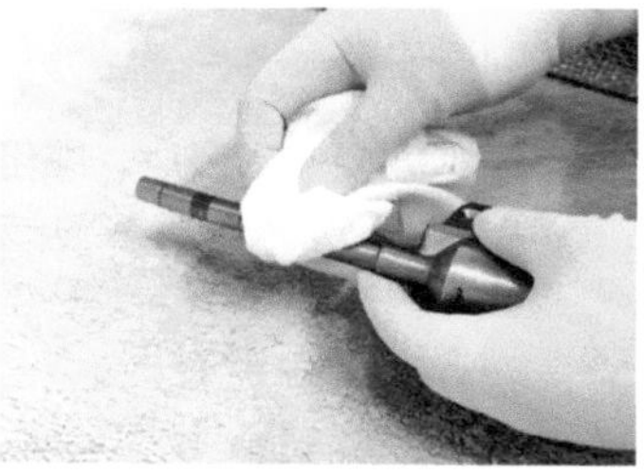 图 19-57 75% 酒精消毒套管
干燥	热力消毒法后使用洁净压缩空气 + 低纤维絮布擦拭干燥（图 19-58），75% 酒精消毒法后待其自然挥发即可	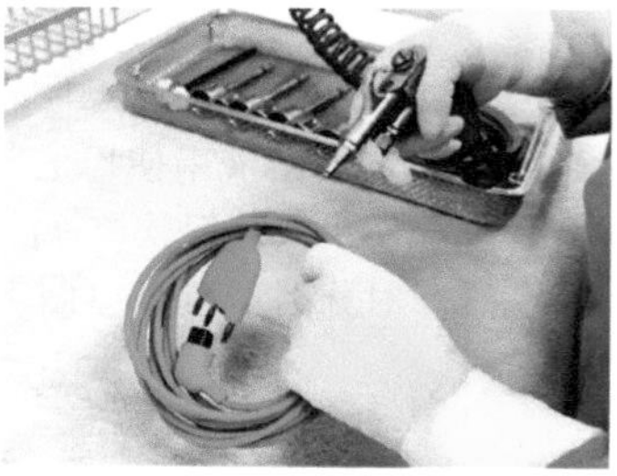 图 19-58 压缩空气干燥电刀线

续表

简要步骤	操作要点	图示
再次检查（包装前检查）	1. 肉眼观测或借助带光源放大镜检查清洗是否合格 2. 检查附件有无损坏和变形（图 19-59） 3. 检查电刀线插头、线缆的完好性 4. 使用量针检查套管功能	图 19-59　**附件包装前检查**
包装	1. 使用托盘 + 无纺布 / 纺织物包装，或使用纸塑袋包装（图 19-60） 2. 第 1 组和第 2 组附件可装配在一起，也可以每一件独立包装（图 19-61）	图 19-60　**纸塑袋独立包装** 图 19-61　**多合一进行装配**
灭菌 / 储存	同机器人手臂器械要求一致	

不锈钢内镜再处理托盘（第 3 组附件）的再处理过程较为简单，手术结束后，将内镜装入内镜托盘后尽快送入消毒供应中心。消毒供应中心检查内镜托盘有无变形、插销是否完好，可直接放入清洗消毒器进行清洗、消毒和干燥；也可以采取人工清洗消毒方法（使用低纤维絮布 + 清洗溶液擦拭，在液面下刷洗整个托盘 ≥ 2min，使用纯水漂洗 ≥ 1min，使用低纤维絮布 + 压力气枪干燥，最后使用 75% 酒精消毒）。干燥后的内镜托盘用于盛装清洗消毒后的内镜，后续的检查、包装、灭菌和储存同内镜再处理流程一致。

（四）达芬奇机器人内镜再处理护理技术

达芬奇机器人内镜包含两种类型：配有接头盖的内镜（接头处为米色，整体耐受最高温度≤ 60℃）和不配有接头盖的内镜（接头处为白色，整体耐受最高温度≤ 95℃），本节以不配有接头盖的内镜进行距离说明（图 19-62 ～图 19-64）。

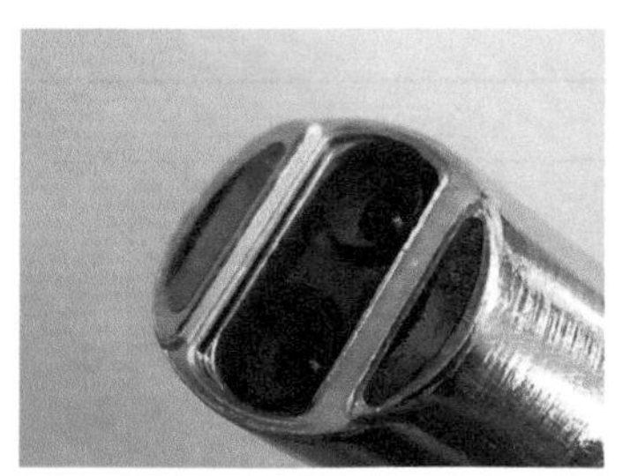

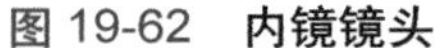
图 19-62　内镜镜头

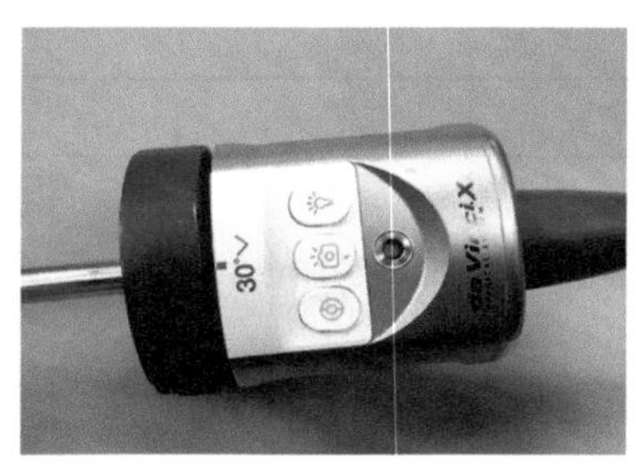

图 19-63　内镜按钮及指示灯

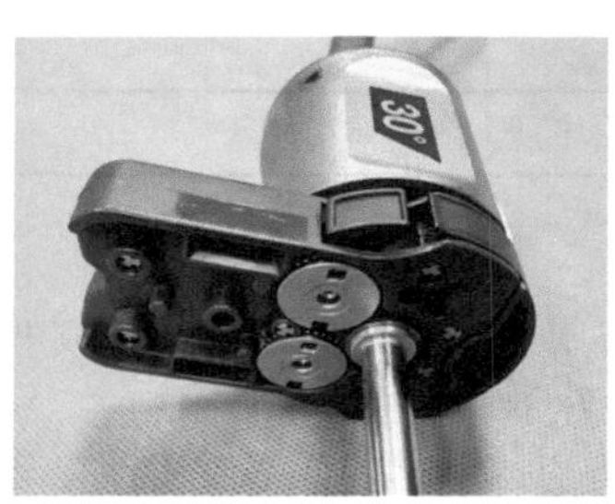

图 19-64　内镜基座

达芬奇机器人内镜再处理过程见表 19-9。

表 19-9　达芬奇机器人内镜再处理护理技术

简要步骤	操作要点	图示
接收时检查	1. 检查轴部有无凹陷、弯曲等变形 2. 检查线缆有无破损、划伤（图 19-65） 3. 检查镜头端有无破损 4. 检查窗口指示灯	图 19-65　接收时检查
灌注	1. 打开基座释放凸舌 2. 使用容量 ≥ 20ml 的注射器分别为 3 个按钮冲洗口注入至少 15ml 清洗溶液（图 19-66） 3. 同法灌注 2 个输入圆盘冲洗口（图 19-67）	图 19-66　灌注按钮冲洗口 图 19-67　灌注圆盘冲洗口

续表

简要步骤	操作要点	图示
	4. 同法灌注 1 个基座冲洗口（图 19-68）	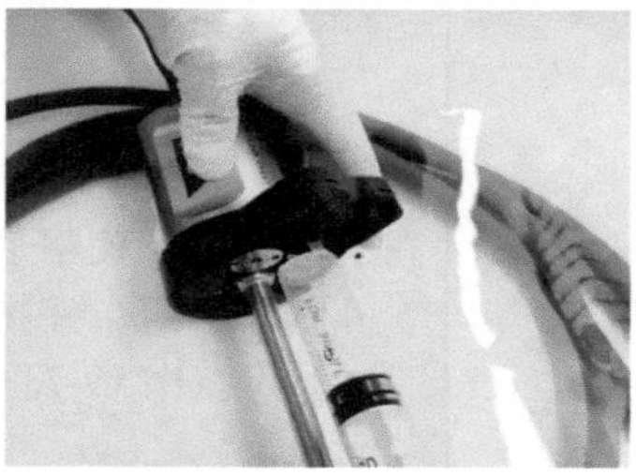 图 19-68　**灌注基座冲洗口**
浸泡	将内镜浸泡在清洗溶液中≥ 15min（图 19-69）	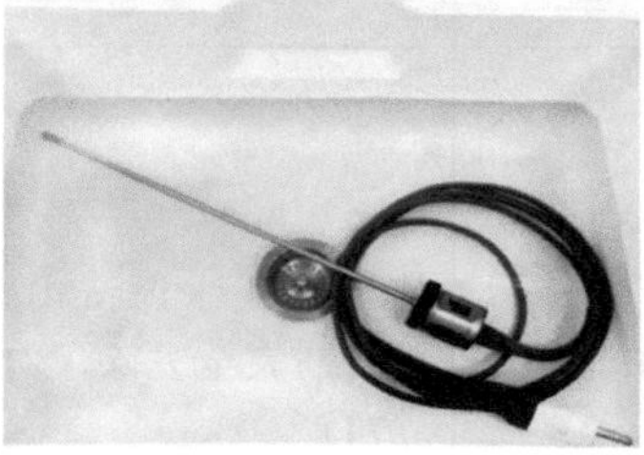 图 19-69　**浸泡**
漂洗	使用自来水 / 软水 / 纯化水漂洗内镜≥ 1min（图 19-70）	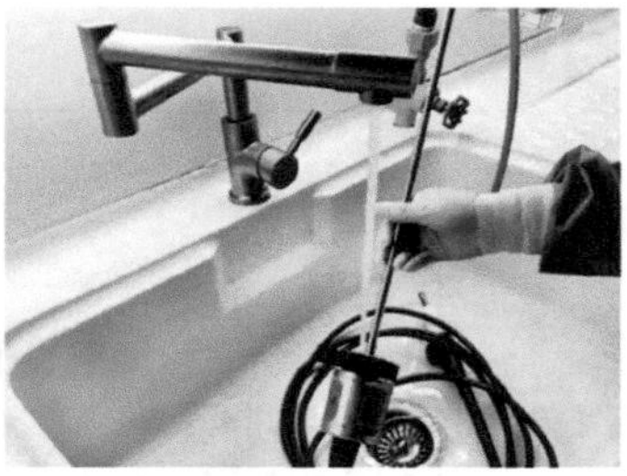 图 19-70　**漂洗**
冲洗	1. 专用冲水管水压应≥ 2bar 2. 冲洗 3 个按钮冲洗口，其间需反复按压相应按钮 3. 冲洗 2 个输入圆盘冲洗口（图 19-71） 4. 冲洗 1 个基座冲洗口 5. 每个孔冲洗时间≥ 20s，直到确保冲出的水流清洁为止	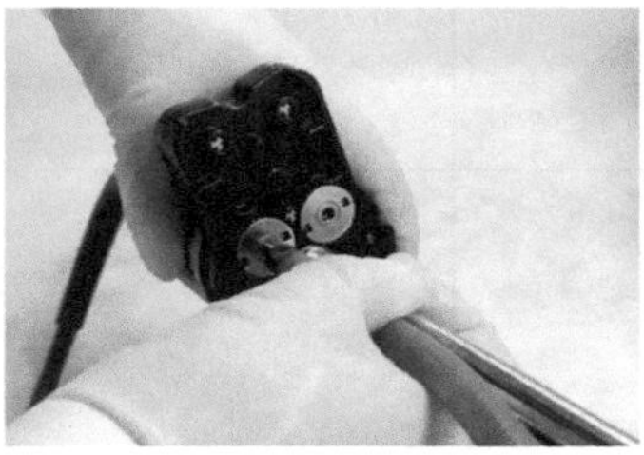 图 19-71　**冲洗圆盘冲洗口**
喷洗	1. 确保内镜全部浸没在溶液中 2. 使用冲水管喷洗基座间隙≥ 20s 3. 喷洗基座≥ 20s（图 19-72）	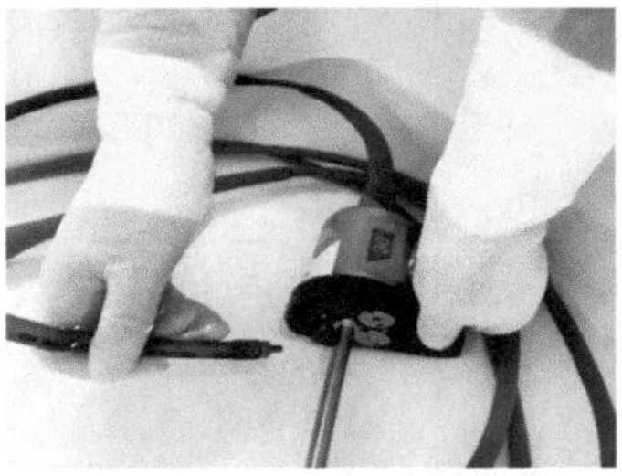 图 19-72　**水下喷洗内镜基座**

续表

简要步骤	操作要点	图示
刷洗	在清洗溶液中使用尼龙刷刷洗轴部和基座，使用低纤维絮布擦拭镜头端、线缆，整体用时≥ 1min（图 19-73）	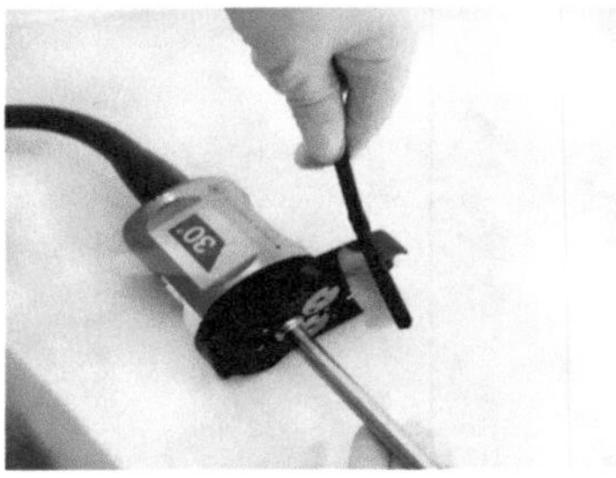 图 19-73　**刷洗基座**
终末漂洗	使用纯化水漂洗内镜≥ 1 min，直至污垢和清洁剂完全去除，勿将内镜置于溶液中（图 19-74）	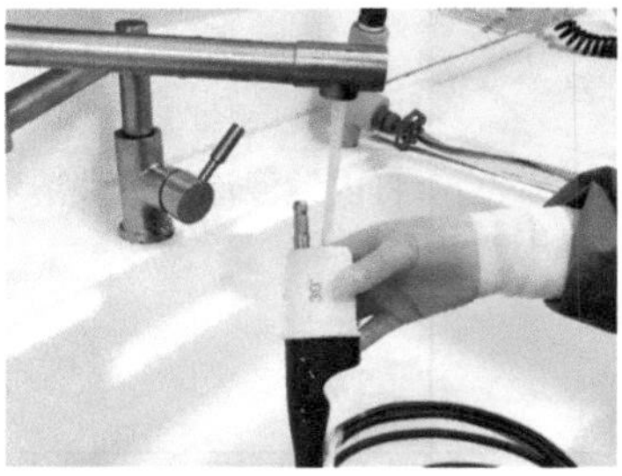 图 19-74　**终末漂洗**
干燥	1. 使用洁净压缩空气干燥外表面、基座、冲洗口（图 19-75） 2. 使用低纤维絮布擦拭干燥镜头端	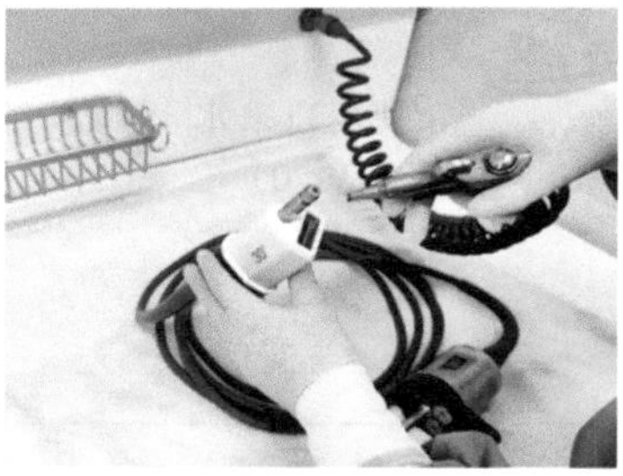 图 19-75　**干燥**
消毒	使用 75% 酒精擦拭内镜进行消毒（图 19-76）	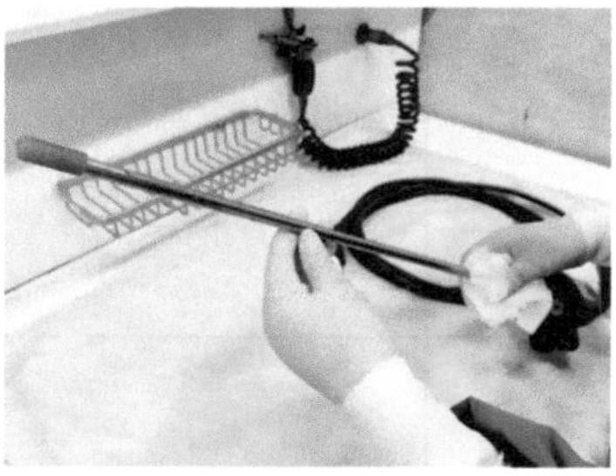 图 19-76　**75% 酒精消毒**
转移	将消毒后的内镜装入干燥后的内镜托盘中，转移至清洁区进行后续处理，注意确保轴部不受压、镜头端不碰撞、线缆不挤压打折	

续表

简要步骤	操作要点	图示
再次检查（包装前检查）	1. 肉眼观测或借助带光源放大镜检查清洗是否合格 2. 检查镜头端、轴部、基座和线缆的完好性（图 19-77） 3. 检查内镜干燥情况及托盘完好性	图 19-77　**包装前检查内镜**
包装	使用内镜托盘装载内镜，按照生产商提供的图示盘绕线缆，保护好镜头端，确保轴部、线缆未受压，锁定托盘插销，使用合适尺寸的无纺布进行双层包装（图 19-78）	图 19-78　**正确装载**
灭菌	1. 主要使用过氧化氢低温等离子灭菌，也可以使用低温蒸汽甲醛灭菌 2. 对于过氧化氢低温等离子灭菌方法，需要使用经过验证的灭菌器和灭菌程序进行灭菌，不同灭菌器和灭菌程序的装载要求不同（图 19-79）	图 19-79　**装载进灭菌器**
储存	与机器人手臂器械要求一致	

不配有接头盖的内镜可以使用机械清洗、消毒和干燥，但是必须要搭配专用的清洗架和连接管，使用经过验证的清洗消毒器和运行程序。

经过验证的不锈钢内镜托盘（内含内镜）过氧化氢低温等离子灭菌器和灭菌参数包括：Steris V-PRO 1/1 Plus/maX，两层置物架可分别放置 1 个内镜托盘；STERRAD 100S，仅顶层置物架可放置 1 个内镜托盘；STERRAD 100NX，快速程序仅底层置物架放置 1 个内镜托盘，DUO 循环两层置物架可分别放置 1 个内镜托盘。仅不配有接头盖的内镜和不锈钢内镜托盘的组合可以使用低温蒸汽甲醛灭菌，灭菌浓度 2% 甲醛，65℃灭菌温度持续至少 40min。

（五）注意事项

1. 手臂器械生产后为清洁物品，使用前必须进行清洗、消毒和灭菌处理。

2. 手术结束后应尽快将机器人器械送入消毒供应中心开始再处理，如果预期 1h 内不能送入消毒供应中心，需使用规格≥ 20ml 的注射器向手臂器械 1 号冲洗口、内镜 3 个按钮冲洗口分别注入清洗溶液至少 15ml 进行保湿。

3. 再处理前检查手臂器械的 1 号冲洗口的内置冲洗管情况，若部分脱出，可以联系工程师处理，若遗失则按报废处理。

4. 手臂器械需要做好漂洗和终末漂洗，避免清洗剂腐蚀壳体内的电路板。

5. 其间需注意保护好电刀线、内镜线缆，避免扭曲、打折、挤压和划伤。

6. 器械套管在包装前务必使用套管量针检查其功能状况。

7. 内镜禁止使用超声波清洗，禁止采用压力蒸汽灭菌。

8. 内镜灭菌前需要充分干燥，避免低温灭菌程序因器械干燥不充分导致的程序中断。

（郑　伟）